Biörn Ivemark

Kinderpathologie

Wege zur Diagnose

Übersetzt von Erika Weber
unter Mitarbeit von
Alfred Löhrer und Peter Sonderegger

Mit 132 Abbildungen

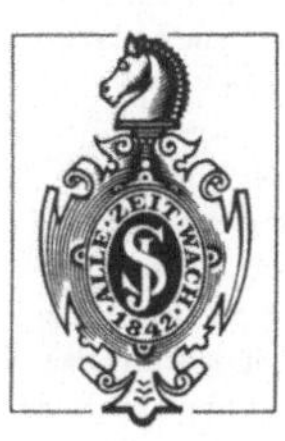

Springer-Verlag
Berlin · Heidelberg · New York 1974

Professor BIÖRN IVEMARK, M. D.
Institutet för pediatrisk patologi, Karolinska sjukhuset,
Stockholm 60, Schweden

ERIKA WEBER
Institut für Pathologische Anatomie der Universität,
Schmelzbergstraße 12, Zürich, Schweiz

Titel der schwedischen Ausgabe:
Barnpatologi
Vägar till diagnos
© Biörn Ivemark und Almqvist & Wiksell Förlag AB,
Stockholm 1971
Softcover reprint of the hardcover 1st edition 1971

ISBN-13: 978-3-642-65724-5   e-ISBN-13: 978-3-642-65723-8
DOI: 10.1007/978-3-642-65723-8

Vorwort

In den letzten Jahren hat sich die Kinderpathologie entsprechend
der schon seit langer Zeit spezialisierten Neuropathologie zu einem
Spezialfach der Pathologie entwickelt. Dem allgemein tätigen
Pathologen entgehen deshalb vielleicht etwas die auf dem sich
rasch entwickelnden Spezialgebiet der Pädopathologie gewonne-
nen neuen Erkenntnisse. Aber auch der Pädopathologe braucht
eine praktische Anleitung für viele der recht speziellen Probleme
der Kinderpathologie. B. IVEMARK, Kinder-Pathologe am Karo-
linska-Institutet in Stockholm, hat in seinem Buche „Barnpatologi" eine vorzügliche kleine Übersicht kinderpathologischer Probleme geschaffen. Es handelt sich um ein eigenwilliges Buch, in
dem nur solche Probleme behandelt werden, die den Autor speziell
interessieren. Dafür sind diese Kapitel von ganz besonderem Wert,
da sie die große persönliche Erfahrung des Autors widerspiegeln.
Spezielle Bedeutung wird auch den bioptischen Untersuchungsmethoden zugemessen. Das Buch vermittelt damit auch dem
klinisch tätigen Pädiater eine sehr gute Übersicht der bioptischen
Diagnosemöglichkeiten.

Das 1971 erschienene Buch war bisher leider nur in schwedi-
scher Sprache erhältlich. Dank den Bemühungen von Fräulein E.
WEBER liegt nun auch eine deutsche, zum Teil von B. IVEMARK
vollkommen neu bearbeitete Auflage vor. Dank gebührt auch den
Herren Drs. E. LÖHRER und P. SONDEREGGER, die die Übersetzung kontrolliert haben, sowie Fräulein M. MICHEL und Fräulein H. WANNER für die Bearbeitung des Manuskriptes und der
Korrekturen.

Zürich, Oktober 1973   CHR. HEDINGER

Vorwort des Autors

Dieses Buch ist nicht nur für Studenten, sondern auch für Kliniker und Allgemein-Pathologen geschrieben worden. Es wendet sich also an eine heterogene Leserschaft, aber ich hoffe, daß ich gerade dadurch den Leser aktivieren kann. Der Inhalt stellt lediglich eine Auswahl dar. Ein Grund hierfür ist zunächst der Umfang des Stoffes. Die Pädopathologie ist lediglich altersmäßig durch eine obere Grenze bei 15 Jahren und eine untere bei der Konzeption abgegrenzt. Innerhalb dieses Zeitraumes können sich pathologische Prozesse abspielen, welche die meisten medizinischen Spezialfächer berühren, da alle Organsysteme und Funktionen betroffen werden können.

Die Auswahl kann willkürlich erscheinen. Richtlinie ist indessen gewesen, für Kliniker und Pathologen diagnostisch schwierige Krankheitsbilder bezüglich Biopsie und Obduktion zu behandeln. Dabei sind hauptsächlich Prozesse beschrieben worden, bei welchen eine Biopsie wertvoll ist. In der Pädiatrie stellt sich nicht nur das Problem der richtigen Diagnose und der richtigen Therapie, sondern auch die Frage nach der Vererblichkeit einer Krankheit, wobei die genetische Beratung von einer klaren Diagnose abhängt.

Die Forschung in der Biochemie scheint in gewisser Hinsicht schneller voranzugehen als in der Pathologie, was möglicherweise zu einer Kluft zwischen Biochemikern, Klinikern und Pathologen führt. In den metabolischen Kapiteln ist deshalb die biochemische Nomenklatur, unter zusätzlicher Angabe der Syndromenbezeichnung mit Eigennamen, den Klassifizierungen zu Grunde gelegt worden.

Selbstverständlich hätten die erwähnten Absichten nicht ohne beträchtliche Hilfe verwirklicht werden können. Kapitel 4 ist von BENGT ROBERTSON geschrieben worden. Einige Präparate und Bilder sind von JAN LINDSTEN, JUHANI RAPOLA HELSINGFORS, PATRICK SOURANDER und KARL-GUNNAR TILLINGER zur Verfügung gestellt worden. Für Kapitel 5 durfte ich eine noch nicht publizierte Arbeit von BENGT HAGBERG verwenden. Bei der Klassifizierung der Neurolipidosen im gleichen Kapitel war mir LARS SVENNERHOLM sehr behilflich. Für die kritische Betrachtung einiger Kapitel danke ich ARNE BRUN und INGRID GAMSTORP (Kap. 6), BO HELLSTRÖM und PATRICK SOURANDER (Kap. 5), ROLF LUFT (Kap. 11), JAN LINDSTEN und KARL-GUNNAR TILLINGER (Kap. 10) und BENGT ROBERTSON (Kap. 3). Die Zeichnungen in Kapitel 2 wurden von cand. med. INGEMAR SÖDERLUND und diejenigen in Kapitel 12 von INGA NORLANDER, medizinische Zeichnerin, Karolinska Institutet, ausgeführt. Abbildungen und Tabellen sind im Text eingefügt. Literaturangaben finden sich am Schluß des Buches.

Ein finanzieller Beitrag wurde vom Universitätskanzleramt gewährt. Bedeutende Hilfe für die Herstellung der Bilder ist mir von der Kodak AG zugekommen.

Schließlich danke ich allen Mitarbeitern im Institut für ihren Humor und ihre Bereitschaft, die zusätzliche Belastung zu tragen, welche die Ausführung dieser Arbeit bedeutete.

Stockholm, im Januar 1971 BIÖRN IVEMARK

Inhaltsverzeichnis

Inhalt

1. Einleitung

Diese Zusammenstellung von kinderpathologischen Problemen hat mehrere große Lücken. Was hier nicht berücksichtigt ist, wird in verschiedenen Handbüchern und Artikeln behandelt. Es wird fast ausschließlich auf Spezialliteratur hingewiesen; gängige Handbücher werden nicht genannt.

Pathologische Veränderungen

Infektionen. Immer noch ist die perinatale Morbidität und Mortalität an Infektionen hoch. Von den in der ersten Lebenswoche verstorbenen Lebendgeborenen (in Schweden etwa 1100 pro Jahr) wird der Tod in mindestens 10% durch Infektionen verursacht, gewöhnlich in Form des sogenannten Amnion-Infektionssyndroms, bei dem infiziertes Fruchtwasser das Kind via Plazenta und Lungen angreift. Mechanismus und Infektionsausbreitung in Plazenta und Kind sind von OLDING, die fetalen Virusinfektionen von MONIF übersichtlich dargestellt worden. Die kindlichen Gewebereaktionen bei Infektionen hat BOLANDE hervorragend geschildert. Im großen Handbuch von KISSANE and SMITH sind 100 Seiten sowie eine ausführliche Literaturangabe den Infektionskrankheiten gewidmet. Probleme der neonatalen Immunität werden von BRAMBELL erörtert.

Metabolische Störungen. Auf diesem Gebiet gibt es eine Fülle an Literatur. Die Forschung geht hier sehr rasch voran, neue Enzymdefekte werden nachgewiesen, abnorme Metaboliten analysiert und neue Diagnosemethoden entwickelt. Drei Standardwerke sind von HSIA, von STANBURY *et al.* und von HARRIS verfaßt worden.

Mißbildungen. Dieser wichtige Teil des Stoffgebietes der pädiatrischen Pathologie ist weggelassen worden. Es sind jedoch einige ausgezeichnete Handbücher vorhanden, so das Buch von SAXÉN und RAPOLA, das klar und bündig die funktionellen und strukturellen kongenitalen Defekte darstellt. Andere Arbeiten auf dem Gebiet der Teratologie stammen von BREMER, KÄLLEN und GAMSTORP, WILSON und WARKANY und von SMITH. Klassisch ist das kardiovaskuläre Kapitel von BREMER. Im weiteren ist das Buch von WILLIS für die Diagnostik unentbehrlich. Und schließlich hat LANGMAN ein modernes Embryologiebuch publiziert.

Tumoren. Für diesen bedeutungsvollen Teil der Kinderpathologie soll das Buch von MARSDEN und STEWARD genannt sein, welches auf dem Register für Kindertumoren in Manchester basiert und eine Erweiterung der Arbeit von WILLIS von 1962 darstellt. Ein Buch über Augentumoren bei Kindern ist von ILIFF und OSSOFSKY publiziert worden. MÄKINEN hat eine Zusammenstellung von Neuroblastomen herausgegeben.

Immunologie und Thymus. Dieser Themenkreis der Medizin erfährt rasche Änderungen auch in der pädiatrischen Altersgruppe. Eine Zusammenstellung über immunologische Defekte ist von BERGSMA redigiert worden. Probleme der neonatalen Immunologie beim Menschen und im Tierexperiment hat BRAMBELL behandelt. Dem Thymus ist ein Ciba-Symposium gewidmet, das von WOLSTENHOLME redigiert worden ist. Die einzige Zusammenstellung von Kollagenosen beim Kinde scheint diejenige von MCKUSICK zu sein.

Malabsorption. Zu diesem großen Gebiet gibt es zahlreiche Übersichten. Etliche wertvolle Artikel finden sich in der Februarnummer 1967 der „Pediatric Clinics of North America". Im weiteren hat SEIFERT einen Band über Malabsorption redigiert, die das Hauptthema an der Deutschen Pathologentagung 1969 war.

Technik

Zytologische Punktionstechnik und exfoliative Technik haben immer noch nicht dieselbe Verbreitung gefunden wie beim Erwachsenen. Es gibt keine Arbeiten aus diesem Gebiet, die lediglich dem Kindesalter gewidmet sind. Die Beurteilung von Vaginalausstrichen und Tumoren ist dieselbe wie bei Erwachsenen, ebenso ist die Technik der zytologischen Urinuntersuchung (z.B. bei Zytomegalie) die gleiche.

Einige weniger bekannte Handbücher der histologischen Technik sollen noch genannt sein. Die großen Bände von LYNCH *et. al.* sowie von THOMPSON enthalten viel Wertvolles, was Technik, Normalwerte, Fehlerquellen, autofluoreszierende Stoffe usw. betrifft. LYNCH, der übrigens kanadischer Pädopathologe war, legt mehr Gewicht auf die klinische Morphologie, während THOMPSON Anleitungen für histochemische Untersuchungen vermittelt. Eine Arbeit von DISBREY und RACK legt den Schwerpunkt auf die praktische Laborarbeit. Diese Publikation wird deshalb vor allem von technischen Mitarbeitern geschätzt.

Spezielle Pathologie der Organe

Die gängigen Handbücher spezieller Organpathologie enthalten die häufigsten Veränderungen beim Kind. Einige pädopathologische Arbeiten sind vorhanden. Zum Teil sind sie im Literaturverzeichnis aufgeführt.

Sammlungen medizinischer Syndrome und Periodika

Immer noch werden Krankheiten vor allem in der Pädiatrie mit Eigennamen bezeichnet. Auf drei Bücher mit Sammlungen medizinischer Syndrome sei hingewiesen (DURHAM; JABLONSKI; LEIBER/OLBRICH). DURHAM gibt ausführliche Krankheitsbeschreibungen, während JABLONSKI, dessen Buch illustriert ist, mehrere Synonyma von Krankheiten angibt und auch die Publikationen der Autoren anführt, deren Eigennamen für Syndromenbezeichnungen verwendet werden. Ähnlich wie JABLONSKI, aber noch umfassender, gehen LEIBER und OLBRICH vor. Gewisse Periodika enthalten wertvolle Zusammenstellungen pädiatrischer Probleme. Sie sind besser zu gebrauchen als solche, die nur einzelne Artikel referieren. Unter anderen bringt „Annual Review of Medicine" in der Regel jedes Jahr einen pädiatrischen Übersichtsartikel. „Obstetrical and Gynecological Survey" enthält immer einen Abschnitt über Neugeborene und außerdem manchmal Artikel über die Plazenta. Auch die „Monatsschrift für Kinderheilkunde" bringt neben Originalarbeiten regelmäßig Übersichtsarbeiten zu allen wichtigen Themen.

2. Plazenta

Die Untersuchung der Plazenta läßt Krankheiten bei Mutter und Kind erkennen, was eine frühe Behandlung erlaubt. So können intrauterine Infektionen, die Zygotie bei Mehrlingen, latenter oder manifester Diabetes bei der Mutter, Mißbildungen, Isoimmunisierung und Tumoren festgestellt werden.

Untersuchungsmethoden

Die Plazenta kann mit Hilfe mehrerer Methoden untersucht werden, wovon hier diejenigen aufgezählt werden sollen, die für Diagnose und Behandlung bei Mutter und Kind wertvoll sind:

1. Die morphologische Untersuchung ist bei herdförmigen Veränderungen (z. B. Thrombosen, Blutungen, Infarkten und Tumoren) und bei Erythroblastose angezeigt. Die histologische Untersuchung der Eihäute ist bei Mehrlingen wichtig.

2. Eine Angiographie ist bei der Untersuchung von Anastomosen bei Zwillingsplazenten wertvoll.

3. Histochemische Untersuchungen können für das Studium von Enzymen, Lipiden und Kohlenhydraten angewendet werden und sind bei mütterlichem Diabetes sowie bei Plazentainsuffizienz aufschlußreich.

4. Mikrobiologische Untersuchungen bei Chorioamnionitis sind nützlich, wenn eine infektiöse Genese vermutet wird.

Morphologische Untersuchung

Am besten wird die morphologische Untersuchung an frischem, unfixiertem Material vorgenommen. Wenn dies aber aus praktischen Gründen nicht durchführbar ist, soll in 10% neutralem Formol fixiert werden. Ungepuffertes Formol ist sauer und reagiert mit Blut in der Weise, daß ein braunes Pigment (Formaldehyd-Hämatin) ausfällt, welches die histologische Beurteilung des Schnittes erschwert. Kalzium-Formol ist als Routinefixativ geeignet (Seite 205). Zur Untersuchung gehören das Messen der Nabelschnur in ihrer Länge und der Plazenta in drei Dimensionen sowie die Inspektion der fetalen und mütterlichen Oberfläche mitsamt den freien Eihäuten. Die Gefäßanzahl wird in der Mitte der Nabelschnur und nicht am plezentaren Ende untersucht, wo eine Fusion der Nabelarterien sehr häufig ist und einen Normalbefund darstellt. Die Plazenta wird von Häuten und Bindegewebssträngen befreit, gewogen und in Scheiben geschnitten. Sodann wird der prozentuale Anteil herdförmiger Veränderungen geschätzt. Gewebsstücke zur mikroskopischen Aufarbeitung werden aus der Mitte der Nabelschnur, aus den freien Eihäuten sowie aus der mütterlichen und fetalen Oberfläche der Plazenta herausgeschnitten. Dazu kommt ein schräg geschnittenes Stück der mütterlichen Plazentaoberfläche, um mütterliche Gefäße zu treffen, die bei Toxikose eine Arteriosklerose aufweisen können. Herdförmige Veränderungen werden mitsamt dem umliegenden Gewebe zur histologischen Untersuchung entnommen. Die morphologische Untersuchung von Mehrlingsplazenten sollte womöglich an unfixiertem Material zur Abklärung von Gefäßanastomosen begonnen werden (Angiographie, Seite 4; Plazenta bei Mehrlingen, Seite 5). Auch formolfixierte Mehrlingsplazenten können wertvolle Aufklärung liefern. Bei Mehrlingsgeburten soll eine Plazentagewebsprobe immer dort entnommen werden, wo die Teilungsmembran an der Plazenta festhält (Abb. 2.2, 2.3 und 2.5). Eine monochoriale Plazenta weist auf eine monozygote Gravidität hin. Arterienanastomosen können auch nach der Fixation freigelegt werden. Die subchorialen Arterien liegen immer im Kreuz über den Venen. Daher lassen sich Arterien, die fragliche Verbindungen der Kreisläufe in Mehrlingsplazenten bilden, verfolgen. Voraussetzung für eine wertvolle Untersuchung von Mehrlingsplazenten ist die Markierung der Nabelschnüre, damit man weiß, welcher Plazentabereich zu welchem Kind gehört.

Angiographie

Auch wenn es manchmal gelingt, die Gefäßanastomosen von Mehrlingsplazenten nach Formolfixation freizulegen, sind doch Injektionsstudien an unfixiertem Material vorzuziehen. Ungleich gefärbte Lösungen werden in Nabelarterie und -vene eingespritzt. Wenn geeignete Röntgenkontrastmittel nicht zur Hand sind, kann man sich mit Methylenblau oder ähnlichem behelfen. Am besten eignen sich Bariumsuspensionen. Im Handel sind weißes Micropaque (Damancy & Co.) und Chromopaque in verschiedenen Farben erhältlich. Das Pulver oder die Lösung wird mit Wasser zu einer 25% Suspension gemischt. Zuerst wird in eine Nabelarterie injiziert. Auf der fetalen Plazentaoberfläche kann dann der Kontrastübergang in einen anderen Gefäßbereich beobachtet werden. Nach der Arterieninjektion wird die Plazenta geröntgt. Danach wird die zweite Nabelschnur eventuell mit einer anderen Farbe injiziert, um venöse, arteriovenöse oder kapilläre Anastomosen feststellen zu können. Beim Transfusionssyndrom wird den arteriovenösen Verbindungen mehr Bedeutung zugesprochen als den arteriellen Anastomosen. Nach abgeschlossener Injektion wird die Plazenta photographiert, nochmals geröntgt und dann für die histologische Aufarbeitung in 10% neutralem Formol fixiert.

Das nicht angeschnittene Gewebe ist frühestens nach einer Woche durchfixiert. Um während der Fixation einen Kontrastverlust in der mütterlichen Oberfläche zu vermeiden, kann der Injektionslösung bis zu 2% Gelatinepulver zugesetzt werden.

Histochemie

Um den Grad der Plazentainsuffizienz bei Gestose und Hypertonie der Mutter zu beurteilen, hat sich CURZEN histochemischer Methoden bedient. Dabei wurde die Verteilung von 10 Enzymen in frischem, unfixiertem Plazentagewebe zu verschiedenen Zeitpunkten der Gravidität untersucht. Man fand eine erhöhte Aktivität von alkalischer Phosphatase und Glukose-6-Phosphatase in der Zytotrophoblastenschicht gegen das Ende der Schwangerschaft, eine Erhöhung, die bei Präeklampsie früher in Erscheinung trat. Dagegen war die Aktivität der sauren Phosphatase gegen das Ende der Schwangerschaft vermindert, eine Verminderung, die bei Präeklampsie und Hypertonie ausgeprägter war und früher auftrat. Diese Befunde erklären allerdings die Genese der Plazentainsuffizienz nicht. Lipidhistochemische Methoden wurden an Plazenten bei mütterlichem Diabetes angewandt, wobei man eine deutliche Anhäufung der Phospholipide in Eihäuten und Zotten feststellte. Für diese Methode, die einfacher ist als Enzymstudien, fixiert man in Kalzium-Formol und schneidet mit einem Gefriermikrotom.

Mikrobiologische Untersuchung

Bakterienkulturen von Fruchtwasser, Eihäuten und Plazenta können wegweisend sein für die Behandlung der kongenitalen Pneumonie. Die Entzündung von Eihäuten und Plazenta (Chorioamnionitis) wird nur in 20–30% von Bakterien verursacht. Besteht der Verdacht auf eine intrauterine Infektion (trübes, verfärbtes Fruchtwasser, matte, grüngelbe Eihäute), so sind immer eine Bakterienkultur sowie die genaue

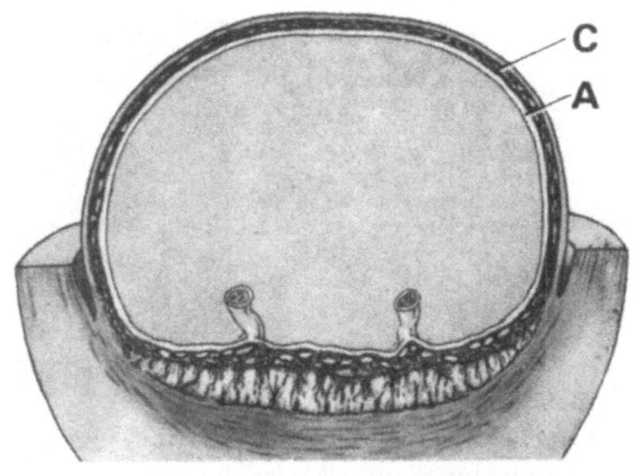

Abb. 2.1. Monochoriale monoamniotische Plazenta. Dieser Typ von Zwillingsplazenta ist selten (1,4%). Die innere Hülle, das Amnion, ist weiß, die äußere, das Chorion, ist schwarz. Die Scheidewand fehlt. Gefäßverbindungen zwischen den Plazentahälften finden sich immer. Diese Form ist immer monozygot

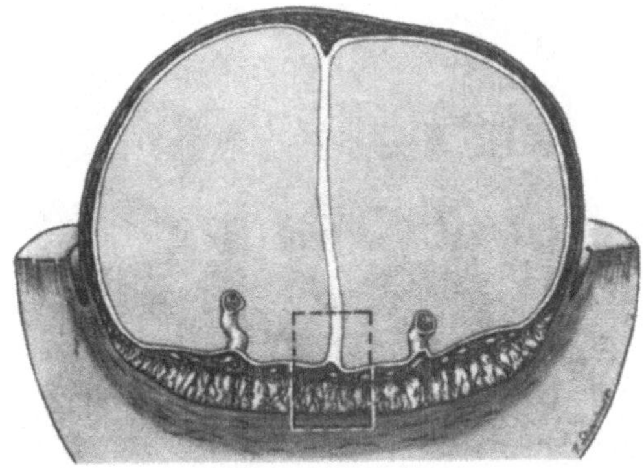

Abb. 2.2. Monochoriale diamniotische Plazenta (29,6%). Zwei Amnionblätter bilden die Scheidewand zwischen den Fetalräumen. Die eingerahmte Partie ist für Mikroskopie geeignet. Gefäßverbindungen zwischen den Plazentahälften finden sich immer. Diese Form ist immer monozygot

mikroskopische Untersuchung notwendig, niemals nur die letztere. Kulturen werden mit kleinen Stücken von Eihaut, Nabelschnur oder Plazenta durchgeführt, die in sterilen Röhrchen dem Bakteriologen eingeschickt werden. Allenfalls kann auch Material mit sterilen Platin-Ösen gewonnen werden. Nach diesen Entnahmen für Kulturen werden kleine Stücke von Nabelschnur, Eihäuten und Plazenta für histologische Untersuchungen in neutralem Formol fixiert.

Übrige Methoden

Werden metabolische Störungen vermutet, so kann es nützlich sein, Plazentagewebe bei $-20\,°C$ einzufrieren, falls eine biochemische Analyse (Aminosäuren, Lipide, Polysaccharide, Enzyme) nach der morphologischen Plazentauntersuchung und nach der klinischen Untersuchung des Kindes notwendig werden sollte. Für elektronenoptische und fluoreszenzmikroskopische Untersuchungen sollte das Material so frisch wie nur irgend möglich sein. Dies setzt immer eine Zusammenarbeit mit Spezialisten voraus, die im voraus unterrichtet werden müssen, damit dann auch geeignete Fixationsmethoden angewendet werden können.

Plazenta bei Mehrlingen

Die Pathologie der Plazenta ist umfangreich. In der großen Monographie von BENIRSCHKE und DRISCOLL (1967) sind die Veränderungen gut beschrieben. Im folgenden werden die Darstellungen auf die Mehrlingsplazenta begrenzt, was den Wert einer richtigen Plazentauntersuchung illustrieren kann. Es sind vor allem fünf Gruppen von Befunden, die durch eine solche Untersuchung geklärt werden können: a) Zygotie, b) Transfusionssyndrom, c) Plazentitis, d) Mißbildungen und e) Blutgruppenchimärismus.

Anatomie

Die Plazenta besitzt eine fetale und eine mütterliche Oberfläche. Die fetale ist mit zwei Häuten belegt, die einen Sack um den Embryo bilden.

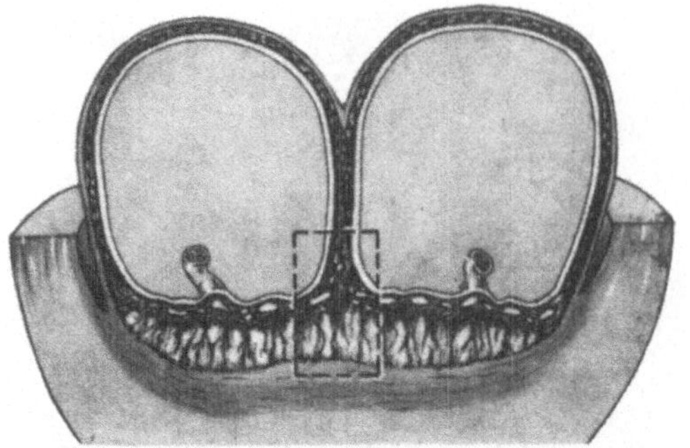 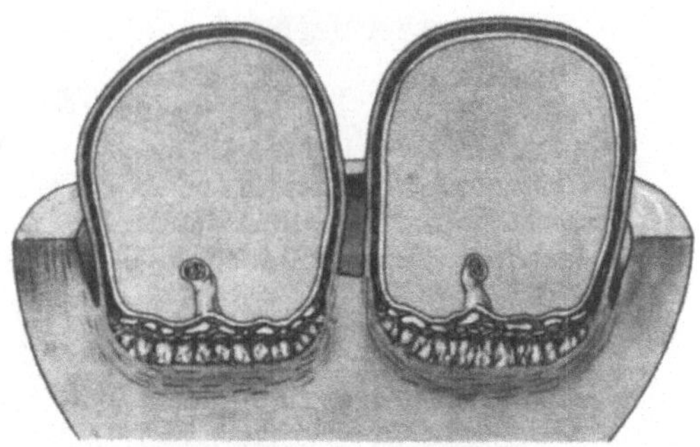

Abb. 2.3. Verschmolzene dichoriale diamniotische Plazenta (34%). Die Scheidewand ist aus vier Blättern aufgebaut, zwei chorialen in der Mitte, die beidseitig mit einem Amnion ausgekleidet sind (vgl. Abb. 5.). Eingerahmtes Gebiet für Mikroskopie. Gefäßverbindungen sind extrem selten. Diese Form kann mono- oder dizygot sein, was morphologisch bestimmt werden kann

Abb. 2.4. Dichoriale diamniotische Plazenta ohne Verschmelzung. Es ist die häufigste Art von Zwillingsplazenta (35,2%). Zwei Scheidewände, jede mit Amnion und Chorion. Diese sind gewöhnlich verschmolzen, auch wenn die beiden Plazentamassen getrennt sind, was aus dem Diagramm nicht hervorgeht. Gefäßverbindungen sind nicht beschrieben worden. Diese Form kann mono- oder dizygot sein

Da die gegenseitigen Beziehungen der Eihäute bei Mehrlingen für eine morphologische Zygotiebestimmung ausschlaggebend sind, werden sie näher beschrieben. Das Amnion liegt zuinnerst, dem Embryo am nächsten, das Chorion unmittelbar anschließend, angrenzend an die Dezidua. In den Abbildungen ist das Amnion mit einer schmalen, das Chorion mit einer breiten Linie markiert. Auf der fetalen Seite inseriert die Nabelschnur meist in der Plazentamasse selbst, und zwar zentral, parazentral, paramarginal oder marginal. Manchmal, insbesondere bei Mehrlingsgeburten, wird der Nabelschnuransatz in den Eihäuten gefunden, was als sogenannte velamentöse Insertion bezeichnet wird. Die Nabelschnur enthält normalerweise zwei Arterien, die das Blut vom Embryo zur Plazenta führen, und eine Vene, die Blut von der Plazenta zum Embryo leitet. Oft vereinigen sich die Nabelarterien nahe der Plazentaoberfläche, weshalb Querschnitte durch die Nabelschnur bis einige Zentimeter weit vom Ansatz an der Plazenta oft nur zwei Gefäße beinhalten. Die Gefäßanzahl nahe beim Embryo oder in der Mitte der Nabelschnur ist entscheidend für die folgenden Bemer-

kungen zur Nabelarterienagenesie (Mißbildungen, Seite 10).

Im Nabelstrang können multiple, dünnwandige, kleine Oberflächengefäße vorkommen. Eine spezielle Technik ermöglicht es, diese darzustellen. Ihre funktionelle Bedeutung ist auf Grund ihrer geringen Größe wahrscheinlich klein.

Die Plazenta ist aus sogenannten Kotyledonen aufgebaut (griechisch kotyledon = kleine Schale, Saugwarze), die die funktionellen Einheiten der Plazenta bilden. Sie wiederum bestehen aus Chorionvilli, korallenähnlichen Vorsprüngen, die fetale Kapillaren beinhalten. Diese Zotten „baden" in den intervillösen Räumen, die das mütterliche Blut von der Deziduaplatte aufnehmen und abgeben. Die Embryonalhäute haben keine Gefäße; dagegen wurden in den freien Hüllen kleine Nervenstämme nachgewiesen (Fox und JACOBSON, 1968), welche möglicherweise als Dehnungs-Rezeptoren fungieren.

Zygotiebestimmung

Bei der Geburt kann in 80% aller Zwillinge die Zygotie mit Hilfe von Plazentauntersuchung, einfacher Blutgruppenbestimmung und Geschlechtsbestimmung festgestellt werden. Der Rest von gleichgeschlechtlichen Zwillingen muß für die Bestimmung der Zygotie einer eingehenderen Blutgruppenbestimmung unterzogen werden.

Monochoriale Plazenten (die immer eine Plazentamasse aufweisen), sind immer monozygot (Abb. 2.1 und 2.2). Sie können diamniotisch sein, oder, was sehr ungewöhnlich ist, monoamniotisch (PAULS, 1969). Die monoamniotischen werden oft abgestoßen, weil sich die Nabelschnüre verwickeln, was zu Nabelschnurkompressionen und zu intrauterinem Absterben führt.

Die restlichen 20% an gleichgeschlechtlichen Zwillingen haben die gleiche Hauptblutgruppe und weisen dichoriale Plazentation auf (Abb. 2.3–2.5). Den größten Teil dieser Gruppe bilden wahrscheinlich die Monozygoten. Es sind aber fortgesetzte, vergleichende Untersuchungen mit detaillierten Blutgruppenanalysen sowie Ähnlichkeitsuntersuchungen notwendig, um die Zygotie sicherzustellen. Der Plazentationstyp stellt einen wichtigen Indikator für die Zygotie der Embryonen dar. Nimmt man einzig Rücksicht auf Geschlecht und Hüllen, so können 53% der Zwillinge unmittelbar bei der Geburt klassifiziert werden. Es sind die Verhältnisse der Eihäute und nicht der Plazentamassen, die für die morphologische Zygotiebestimmung entscheidend sind. Das Vorkommen von zwei Plazentamassen erbringt keinen Beweis für die Zygotie. Dies beweist eine Serie von 250 Zwillingsplazenten, von denen 70% dichorial waren. Die eine Hälfte besaß separate Plazentamassen, bei der andern waren sie verschmolzen. Bei allen Plazenten waren 10% monozygote gleichmäßig verteilt auf solche mit und auf solche ohne Verschmelzung. Ob bei Mehrlingen eine, zwei oder mehrere Plazentamassen vorliegen, gibt also keine Anhaltspunkte für die Zygotie. Die unterschiedliche Plazentation bei monozygoter Gravidität hängt vom Zeitpunkt der Zygoten-Teilung ab. Geschieht diese bald nach der Befruchtung, entsteht eine dichoriale Plazenta, kommt sie erst später, entsteht ein monochorialer Mutterkuchen.

Tabelle 2.1. Perinatale Sterblichkeit bei Zwillingen in Relation zur Plazentation, 250 konsekutive Zwillingsgeburten (BENIRSCHKE und DRISCOLL, 1967)

	Todesfälle		
	Anzahl Kinder	Anzahl	%
Monochoriale monoamniotische	6	2	33
diamniotische	148	37	25
Dichoriale, diamniotische			
Fusion	170	14	8,2
getrennte	176	17	9,6
Total	500	71	14,2

In all diesen Fällen ist es ein Ei, das befruchtet wird. Die polyzygote Gravidität setzt selbstverständlich eine gleichzeitige Befruchtung von mehreren Eiern voraus, und dabei entsteht immer eine polychoriale Plazentation. Die Plazentamassen können später während der Gravidität verschmelzen. Bei einer der 1968 in Stockholm geschehenen Vierlingsgeburten waren zwei Plazentamassen zusammengeschmolzen, während die anderen durch Eihäute vereint waren (Plazentation bei Mehrlingen, Seite 10). Zwei der Vierlinge (mit gemeinsamer Plazentamasse) wiesen monochoriale Plazentation auf und waren demzufolge monozygot, während die beiden anderen dichoriale Plazenten hatten, wovon die eine mit der monozygoten „Zwillingsplazenta", aber nicht mit dem dichorialen Geschwister-Mutterkuchen zusammengeschmolzen war. Unglücklicherweise waren die Nabelschnüre nicht markiert. Deshalb konnte morphologisch das monozygote Paar nicht bestimmt werden. Eine unterlassene Markierung der Nabelschnüre mag durch dramatische Ereignisse im Gebärsaal erklärbar sein, ist jedoch kaum zu verantworten im Hinblick auf Therapie und Prognose für die Kinder. In mehreren Frauenkliniken ist es üblich, die erste Nabelschnur mit einer Klemme zu bezeichnen und eine zweite mit einer Ligatur. Dies geschieht routinemäßig, da in der Schwangerschaft die Diagnose von Zwillingen klinisch oft schwierig ist. Werden Zwillingsplazenten dem Pathologen eingeschickt, so wird die Klemme vorher meist entfernt, und an der zweiten Nabelschnur fehlt oft die Ligatur. Es ist notwendig, daß die Nabelschnüre vor dem Einsenden auf geeignete Weise markiert werden (praktische Anwendung, Seite 12).

Bei monochorialer Plazentation liegen praktisch immer Gefäßanastomosen zwischen den Plazentahälften vor, was als sogenannter dritter Kreislauf bezeichnet wird. Es kann sich um arterielle oder arteriovenöse Anastomosen handeln, die im allgemeinen intrauterin nicht zu Komplikationen führen, wenn Monozygotie vorliegt. Indessen kann – wie z. B. beim zitierten Vierlingsfall – ein bedeutender Gewichtsunterschied zwischen den Kindern vorliegen. Wenn in solchen Fällen eine monochoriale Plazenta nachgewiesen wird, haben die interplazentären Gefäßanastomosen intrauterin eine große Rolle gespielt.

Intrauterines Transfusionssyndrom

Im Gegensatz zum Vorkommen bei gewissen Tierarten sind Gefäßanastomosen zwischen den Plazentahälften in der menschlichen dichorialen Plazenta außerordentlich selten (Blutgruppenchimärismus, Seite 11). Bei Rindern ist schon lange bekannt (von VALSALVA beschrieben 1692), daß bei geschlechtlich ungleichen Zwillingen (also mit dichorialer Plazenta) das Kuhkalb eine eigentümliche Virilisierung aufweist, die

„freemartin" genannt wird. Der Ursprung des Wortes ist unklar, aber Martin hängt zusammen mit Martinsmesse, an der sterile Kühe geschlachtet und für den Verbrauch im Winter eingesalzen wurden. Eine Bezeichnung im schwedischen Sprachbereich fehlt. Der Verantwortliche für das Schwedische akademische Lexikon, Professor SVEN EKBO, schlägt als Übersetzung von „freemartin" „galltvilling/steriler Zwilling" (gall = steril) vor. Die Ursache für das Vorkommen von sterilen Zwillingen liegt im Übertritt von Androgenen vom Stierkalb zum Kuhkalb via die Gefäßanastomosen (Kapitel 10, Seite 159), welche bei Rindern normalerweise auch in der dichorialen Plazenta vorkommen. Von BIGGER und McFEELY (1966) wurde gezeigt, daß sogar Blutkörperchen durchgehen, was beweist, daß Gefäßanastomosen in der Plazenta die anatomische Grundlage für das Entstehen von „sterilen Zwillingen" bilden. Gleiche anatomische Verhältnisse wie bei der Kuh wurden beim Marmoset-Affen gefunden, bei dem auch Blutgruppenchimärismus beschrieben worden ist (LILLIE, 1916 und 1917; BENIRSCHKE, 1970).

Liegt bei einer Mehrlingsgeburt eine monochoriale Plazenta vor und erweisen sich große Gewichtsunterschiede zwischen den Neugeborenen, muß die Plazenta zur Bestätigung des Eihautaufbaues in den Scheidewänden einerseits sowie des Typs und der Anzahl interplazentärer Gefäßanastomosen anderseits untersucht werden. Ein intrauterines Transfusionssyndrom kann vorgelegen haben. In diesem Fall ist der kleinere, oft exsikkotische Zwilling Spender gewesen, der größere, oft ödematöse Zwilling Empfänger. Die Plazenta des Empfängers zeigt manchmal ein Hydramnion. Aus irgendeinem Grund, z. B. eine Plazentaerkrankung in der einen Hälfte oder eine Veränderung des Widerstandes im plazentären Kreislauf, hat der Blutstrom eine Richtung genommen, die zu diesem Zustand führt. Der größere Zwilling (Empfänger) zeigt Ödem, Polyglobulie, rote

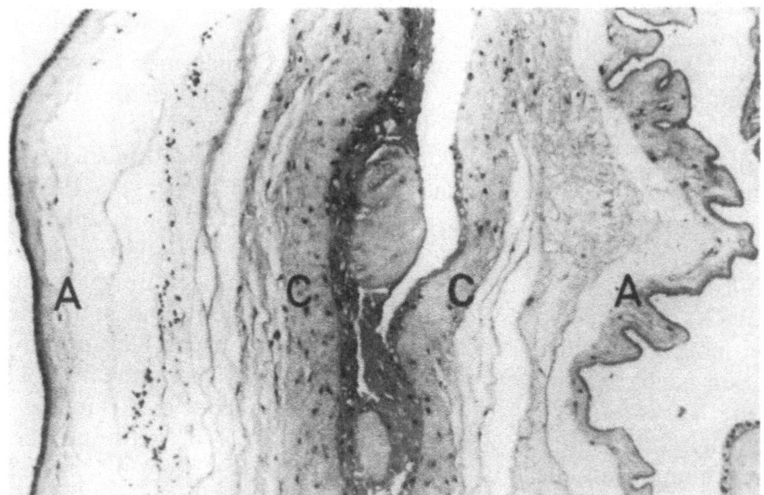

Abb. 2.5. Scheidewand in dichorialer diamniotischer Zwillingsplazenta. A = Amnion, C = Chorion. Das rechte Amnion ist degeneriert (totgeborener, mazerierter Zwilling). HE, ×80

Haut und vergrößerte Organe. Namentlich das Herz ist bedeutend vergrößert. Beide Kinder sind gefährdet. Dem kleineren droht Exsikkose, dem größeren Polyglobulie. In solchen Fällen soll die Plazenta in frischem Zustand mit Hilfe des Injektionsverfahrens untersucht werden, und zwar nicht mit Milch, sondern am besten mit wässeriger Bariumsulfat-Suspension sowie anschließender Röntgenuntersuchung. Um Anastomosen festzustellen, kann auch Methylenblau verwendet werden. Erst danach soll in Formol fixiert werden. Besteht Unsicherheit über den Aufbau der Eihäute in den Teilungsmembranen, so entnimmt man Gewebe für die Histologie, und zwar am besten T-förmige Stücke, die einen Teil der subchorialen Schicht der Plazenta enthalten. Sind die Hüllen vor der Injektion grüngelb verfärbt, so soll vor der Fixation, jedoch nach der Injektion Material für die bakterielle Untersuchung gesichert werden. Damit kann eine bakterielle Chorioamnionitis ausgeschlossen werden (Plazentitis, Seite 4). Zur Fragestellung an den Bakteriologen gehört auch die Suche nach Mykoplasmen (KUNDSIN et al., 1967). Die morphologische Chorioamnionitis ist nur in 20–30% bakteriellen Ursprungs.

Plazentitis

Liegt bei Mehrlingsgraviditäten eine Plazentitis vor (gewöhnlich in Form einer Chorioamnionitis), so ist immer das erstgeborene Kind betroffen, während das zweite keine oder weniger ausgeprägte Entzündungszeichen aufweist. Die Korrelation zwischen Chorioamnionitis und den intrauterinen Lageverhältnissen bei multipler Gravidität beleuchtet ihre Pathogenese. Es handelt sich demnach meistens um eine von der Zervix aufsteigende Infektion. Das Häufigkeitsverhalten zwischen Zwilling 1 und 2 behält seine Gültigkeit bei allen Formen von Plazentation und beruht also nicht auf interplazentären Gefäßanastomosen. Die Entzündung breitet sich nicht via Blutbahn aus, sondern direkt durch die Eihäute. Anders verhält es sich, wenn eine Gefäßentzündung der Nabelschnur vorliegt. In diesem Fall sind in der Regel beide Zwillinge betroffen, weil die Ausbreitung durch die Plazentagefäße vor sich geht. Kennzeichnend für eine Chorioamnionitis sind, wie bei Einzelkind-Schwangerschaften, verfärbtes Fruchtwasser und trüb gelbgrün verfärbte Eihäute mit mattem Aussehen.

Chorioamnionitis ist die morphologische Bezeichnung der Entzündung der Eihäute. Sie ist nicht gleichbedeutend mit einer Infektion, eine Tatsache, die vor allem mit umfassenden korrelativen Kulturen und mikroskopischen Kulturuntersuchungen erhärtet wird. Nur in 20–30% der Fälle konnten in Kulturen von morphologischer Chorioamnionitis Bakterien nachgewiesen werden. Dadurch wird die Notwendigkeit unterstrichen, die morphologischen Untersuchungen zu ergänzen, um eine eventuelle perinatale Infektion festzustellen. Wird eine Plazentitis vermutet, müssen Proben von Plazenta und Eihäuten für mikroskopische sowie bakterielle Untersuchungen entnommen werden. Es wurde festgestellt (KUNDSIN et al., 1967; HARWICH et al., 1969), daß auch Mykoplasmainfektionen eine Plazentitis auslösen können (speziell bei Abort), wobei ein modifiziertes Kulturverfahren angewandt werden muß. Ein anderer kausaler Mikroorganismus, der spezielle Kulturbedingungen erfordert, ist die Listeria monocytogenes. Virusbedingte Plazentitiden können durch Herpes simplex-, Rubeolen- und Zytomegalievirus bedingt sein. Schließlich kommt auch Toxoplasmose vor.

Plazentation bei Mehrlings-Schwangerschaft

Die Plazentation bei Mehrlings-Schwangerschaft mit mehr als zwei Embryonen weicht nicht prinzipiell von der Zwillingsplazentation ab. Bevor die Sterilitätsbehandlung mit hypophysärem Gonadotropin eingeführt wurde, gab es mehr gleichgeschlechtliche Drillinge, Vierlinge etc. (ca. 40%) als man statistisch vermuten konnte. Man glaubte die Ursache darin zu sehen, daß Drillinge, Vierlinge usw. öfter monozygot sind als Zwillinge. Seit Einführung der Gonadotropinbehandlung ist eine Änderung eingetreten. Durch diese Behandlung werden oft multiple Ovulationen hervorgerufen, wodurch bei Mehrlingen die Anzahl der Polyzygoten ansteigt und die Plazentation von überwiegend monochorial zu polychorial verschoben wird (GEMZELL, 1963).

Praktisch kann jedes nur denkbare Verhalten der Eihäute in der Mehrlingsplazenta vorkommen. In einem Beispiel von Vierlingen, alles Mädchen, fand man eine trichoriale, quadramniotische Plazenta mit separaten dichorialen Komponenten, die ihrerseits von der monochorialen (monozygoten) „Zwillings-Plazenta" getrennt war. Es konnte sofort festgestellt werden, daß zwei Mädchen monozygot waren. Die Blutgruppenbestimmung zeigte, daß die Vierlinge paarweise zwei Blutgruppen angehörten, nämlich A rh– respektive O rh–.

Ein Abort von Siebenlingen, vier Mädchen und drei Knaben, illustriert eine Gravidität mit extrem vielen Embryonen nach Gonadotropinbehandlung. Die Plazenta bestand aus zwei Massen, einer einzelnen Plazenta und einer Sechslingsplazenta, welche wiederum aus einer triamniotischen monochorialen und einer trichorialen zusammengeschlossenen Drillingsplazenta bestand. Das Verhalten der Eihäute: septoamniotische, quadrochoriale Plazentation.

Mißbildungen

Mißbildungen treten bei Mehrlingsgravidität häufiger auf als bei Einzelkindern. Sie kommen entweder diskordant oder konkordant, bei monozygoten wie bei polyzygoten Graviditäten vor. Ein Teil der diskordanten Mißbildungen bei Monozygotie geht mit Chromosomenanomalien einher. Dieses Beispiel zeigt, wie ungeeignet die Bezeichnung „identische" Zwillinge ist. Bestimmt werden in nächster Zukunft mehrere Parameter entdeckt, die Unterschiede zwischen monozygoten Geschwistern beweisen.

Eine Veränderung der Nabelschnur von

frühdiagnostischer Bedeutung ist das Fehlen einer Nabelarterie, das sogenannte „single umbilical artery syndrome". Bei Einzelgeburten tritt diese Anomalie in ca. 1% der Entbindungen auf. Bei einer fehlenden Nabelarterie bestehen in 25–30% Mißbildungen von inneren Organen. Ihr Schweregrad variiert von einfacher membranöser Analatresie bis zu schweren kardiovaskulären, urogenitalen und zentralnervösen Mißbildungen. Sind bei der Abnabelung nur zwei Nabelgefäßquerschnitte sichtbar, so soll das Kind sofort auf Anomalien untersucht werden.

Das Fehlen einer Nabelarterie kommt bei Mehrlingsgravidität häufiger vor. In einer konsekutiven Serie von 100 Zwillingsgraviditäten wird die Häufigkeit mit 7% angegeben (BENIRSCHKE und BOURNE, 1960). Dabei wurden die Fälle ausgeschlossen, bei denen ein Zwilling ein „Monstrum ohne Herz" war, eine Kombination, die fast immer mit einer Agenesie einer Umbilikalarterie zusammengeht. In den sieben Zwillingsfällen mit einer fehlenden Umbilikalarterie war immer nur ein einziger Zwilling betroffen. Somit hatten 3,5% der Kinder eine Nabelarterie, eine Zahl, die später in einer Serie von 250 Zwillingspaaren erhärtet wurde. In der letztgenannten Serie waren von den 18 Fällen mit einer einzigen Nabelarterie 5 monochorial (monozygot), eine weitere Illustration für die Ungleichheit „identischer" Zwillinge. Wenn auch bei Mehrlingsgeburten öfter eine einzige Umbilikalarterie gefunden wird, bleibt die Frequenz von weiteren Organmißbildungen beim Fehlen einer Umbilikalarterie doch ungefähr dieselbe (27%) wie beim Einzelkind.

Die Ursache der Nabelarterien-Agenesie ist unbekannt, wie auch ihre eventuelle funktionelle Bedeutung. Gegenwärtig ist man geneigt anzunehmen, daß es sich nicht um einen Anlagedefekt handelt, sondern um eine Atrophie einer Arterienanlage im Zusammenhang mit der Plazentaexpansion in der frühen Gravidität. Was auch immer die Ursache sein mag, bedeutet der Nachweis von nur zwei Gefäßquerschnitten in der Nabelschnur ein wichtiges Warnsignal für den Geburtshelfer und die Hebamme, eine besonders sorgfältige Untersuchung des Kindes zu veranlassen, um Mißbildungen ausschließen zu können.

Blutgruppenchimärismus

Chimärismus bedeutet eine Zellmischung zwischen zwei Zygoten, während Mosaizismus nur eine Zygote voraussetzt.

„Mosaike" sind Individuen mit einer Zellpopulation, die von mehr als einem Genotyp (Karyotyp) herstammt, entstanden aus einem monozygoten Genotyp durch Mutationen oder Zygotendefekt (somatische Mutation, somatische crossing-over, Mitosenverlust, mitotische nondisjunction). Eine Chimäre ist ein Individuum mit Zellpopulationen, die von mehr als einer Zygote herstammen; sie entsteht durch Mischung von verschiedenen zygoten Gentypen (Transplantation, Plazentaanastomosen, Doppelbefruchtung). Das Wort Chimäre stammt vom griechischen Chimaira ab, der Bezeichnung für ein in Lykien hausendes, dreiköpfiges, feuerspeiendes Monstrum, das vorne aus einem Löwen, in der Mitte aus einer Ziege und hinten aus einer Schlange besteht. Ein schönes Bild der Chimäre, wie die Etrusker sie sich vorstellten, findet sich bei GRUBB.

Spontane Blutgruppenmischung ist eine sehr seltene, dafür bedeutungsvolle Komplikation bei polyzygoter Gravidität. BENIRSCHKE (1970) zitiert sechs Zwillingspaare aus der Literatur; keines ist im Erwachsenenalter untersucht worden. Ursache für eine solche Zellvermischung sind Blutgefäßanastomosen zwischen den Plazentahälften bei Dizygotie. Es ist dies beim Menschen extrem selten. Nur ein einziger sicherer Fall mit arteriellen und arteriovenösen Anastomosen bei dichorialer Plazentation ist bekannt (CAMERON, zitiert von BENIRSCHKE und DRISCOLL, 1967). Es handelt sich um Zwillingsknaben, die übrigens die gleiche Blutgruppe hatten, also monozygot hätten sein können. Eine Erklärung für die große Seltenheit von Gefäßanastomosen bei dichorialer Plazentation – was im Gegensatz zur Anzahl bekannter Fälle von Blutgruppenmischung steht – kann die Tatsache sein, daß eventuelle Anastomosen in einem frühen Zeitpunkt der Gravidität obliterieren.

Der Blutgruppenchimärismus hat wahrscheinlich eine Bedeutung für die Transplantationsauswahl. Da Transplantationen zwischen monozygoten Zwillingen besonders günstig sind, scheint es angezeigt, die Zygotiebestimmungen so rasch wie möglich nach der Geburt durchzuführen. Die Untersuchung der Plazenta (Eihäute, Anastomosen) gehört zu einer solchen Untersuchung. Es müssen Möglichkeiten gefunden werden, daß die Zygotie von Mehrlingen rasch bestimmt werden kann. Dazu sind eingehende Bestimmungen der Blutgruppen unbestritten von größtem Gewicht; eine adäquate morphologische Plazentauntersuchung ist in jedem Falle aber auch am Platze.

Praktische Anwendung

Folgende Maßnahmen erhöhen den Wert der Plazentauntersuchung bei Mehrlingsgeburt:

1. Alle Nabelschnüre mit verschiedenfarbigen Bändern oder ähnlichem markieren, so daß die Beziehung zu den Kindern indentifiziert werden kann.

2. Die Markierung wird bei der Überweisung an den Untersucher erläutert.

3. Bei Zweifeln über den Aufbau der Eihäute in den Teilungsmembranen soll eine histologische Untersuchung ausgeführt werden (von einem Stück der Teilungs-membran oder wesentlich besser mitsamt dem Übergang zur Plazenta). Fixiert wird in neutralem Formol, das in der Apotheke erhältlich ist. Kalzium-Formol ist auch möglich (Seite 205).

4. Bei verfärbtem Fruchtwasser und/oder gelbgrünlichen matten Eihäuten werden vor der Fixierung für die histologische Untersuchung Proben für Kulturen entnommen.

5. Wird eine virale Infektion vermutet (Herpes simplex, Vaccinia), sollen Plazenta- und Eihautstücke gefroren werden, und zwar am besten bei $-70\,°C$, oder aber allenfalls bei $-20\,°C$. Für weitere Instruktionen mit dem virologischen Labor Kontakt aufnehmen.

6. Bei Diskrepanz der Geburtsgewichte bei monochorialer Plazentation kann die Plazenta unfixiert mit Hilfe der Injektionstechnik untersucht werden: wässeriges Methylenblau oder besser wässeriges Bariumsulfat (10–20%), Injektion in eine Nabelarterie, Röntgen, Injektion in die Vene des zweiten Nabelstrangs und wieder röntgen. Schließlich wird das Gewebe in neutralem Formol für eine eventuelle histologische Bearbeitung fixiert. Bei Plazentainjektionen soll nie Milch verwendet werden. Sie bleibt im Gewebe und erschwert die histologische Aufarbeitung, wenn z. B. histochemische Methoden (Lipide) angewandt werden müssen.

Bei der morphologischen Beurteilung von dichorialen Plazenten ist es angebracht, in der Diagnose sowie im Protokoll hervorzuheben, daß Monozygotie nicht ausgeschlossen werden kann.

Die oben summarisch angeführten Gesichtspunkte gewähren erhöhte Sicherheit für eine adäquate Plazentauntersuchung. Selbstverständlich kann die Liste für eine systematische Untersuchung in Zusammenarbeit mit dem Pathologen verlängert werden.

3. Hyaline Membranen-Syndrom

Hyaline Membranen in Lungen verstorbener Neugeborener waren den Pathologen schon seit Beginn des 20. Jahrhunderts bekannt (HOCHHEIM). Diese sog. Vernix-Membranen wurden als Folge einer Fruchtwasseraspiration betrachtet. Klinisch-pathologische Korrelationen in den 50er Jahren zeigten, daß das histologische Bild der hyalinen Membranen den klinischen Symptomen in Form von Atemschwierigkeiten mit respiratorischen „Einziehungen" des Sternums und der Interkostalräume sowie einer stark erhöhten Atemfrequenz entsprach. Die Kliniker prägten den Namen „respiratory distress", und der Prozeß wurde idiopathic respiratory distress syndrome (IRDS) oder idiopathisches Atemnot-Syndrom der Neugeborenen (ASN) genannt.

Die eigentlichen Ursachen dieses Syndroms sind unbekannt. Abgesehen von der Aspirationstheorie bestehen etliche weitere Hypothesen: Neonatales Hypoperfusions-Syndrom (CHU et al.,) Fibrinolyse-Defekt (LIEBERMAN), Herzinsuffizienz (LENDRUM; SHANKLIN), resorption atelectasis with hyaline-like membranes (POTTER) und Surfactant-Mangel. Seit dem Ende der 50er Jahre ist das größte Interesse der Surfactant-Theorie entgegengebracht worden, das auch vom Verfasser geteilt wird. Da inzwischen eine intrauterine Bestimmung gewisser Surfactant-Komponenten möglich ist, werden Wege geöffnet zu einer intrauterinen Diagnostik von „Risiko-Kindern" und – hoffentlich – zur Prophylaxe. Deshalb soll diese Theorie näher geschildert werden. Eine ausgezeichnete Diskussion dieser Hypothese und der meisten übrigen Theorien findet sich bei NELSON (1970).

Surfactant-System

Nach den Untersuchungen von VON NEERGARDS (1929) wurde das Vorkommen oberflächenaktiver Faktoren in der Lunge akzeptiert. Diese vermögen die Oberflächenspannung zwischen dem Lungengewebe (Hypophase) und der intra-alveolären Luft, der sog. Interphase Flüssigkeit-Luft, zu senken. Diese Faktoren, die zum Surfactant-System der Lunge gehören, können den Energiebedarf für diejenigen Kräfte senken, welche die Alveolen offenhalten. Die oberflächenaktiven Stoffe sitzen in dem dünnen Film, der die Alveoleninnenseite auskleidet, in dem sog. alveolar lining layer (ALL).

Physiologie

Die luftgefüllte, mit Flüssigkeit ausgekleidete Alveole kann als Teil einer Sphäre betrachtet werden. Die Oberflächenspannung (γ) in der Luft-Flüssigkeit-Interphase strebt nach einer Reduktion des Volumens der Sphäre. Die Größe dieser gegen das Zentrum der Sphäre gerichteten Kraft (p) ist umgekehrt proportional zum Radius (r), nach dem Gesetz von La Place: $p = 2\,\gamma/r$.

Wäre die Oberflächenspannung (γ) in der Luft-Flüssigkeit-Interphase im Respirationszyklus konstant, so würde p seinen maximalen Wert am Schluß der Exspirationsphase und seinen minimalen Wert bei voller Inspiration erreichen. Außerdem würden verschieden große kommunizierende Alveolen ein unstabiles System bilden, worin die kleineren Alveolen die Tendenz hätten, sich in die größeren zu entleeren.

Diesen vom atemphysiologischen Gesichtspunkt aus ungünstigen Wirkungen der

Oberflächenspannung wirken die Viskosität des Alveolar lining layer und die oberflächenaktiven Lipide (Surfactant) entgegen, die wahrscheinlich eine kompressible, monomolekulare Schicht, einen sog. Monolayer in der Luft-Flüssigkeit-Interphase bilden. Bei Kompression dieses Monolayer wird die Oberflächenspannung reduziert, während anderseits die Expansion der Oberfläche zu einer erhöhten Oberflächenspannung führt, bis der aufgesplitterte Monolayer der Interphase komplettiert worden ist durch hinzukommende Surfactant-Moleküle aus der darunterliegenden Flüssigkeitsschicht (Hypophase, CLEMENTS, 1962).

Vorhandensein von Surfactant schützt also die Alveolen vor Kollaps (Anti-Atelektase-Funktion). Dazu bringt dessen Oberflächenspannung herabsetzender Effekt eine Gegenwirkung auf die Transsudation von den Kapillarbahnen der Alveolen (Anti-Ödem-Funktion, PATTLE, 1955) mit sich. Eine Erhöhung der Oberflächenspannung der Alveolen würde bedeuten, daß die transsudationsfördernden Kräfte (Kapillardruck, interstitieller kolloidosmotischer und negativer Druck) die Oberhand bekommen über die transsudationshemmenden (kapillärer kolloidosmotischer Druck), welche in der Lunge praktisch die gleiche Stärke aufweisen.

Für das neugeborene Kind entsteht im Augenblick der Geburt ein weiteres Problem. Die Fetenlunge ist angefüllt mit lokal in den Alveolen produzierter Flüssigkeit. Bei der Geburt wird diese wegtransportiert, was wahrscheinlich hauptsächlich via Lymphbahnen geschieht, und zurück bleibt eine dünne Schicht, der sog. alveolar lining layer (ALL). Es ist nachgewiesen worden, daß diese Prozesse gestört werden, wenn das Surfactant-System experimentell blockiert wird (SCARPELLI): Bei der Geburt wird die Alveolärflüssigkeit nicht wegtransportiert und der ALL wird nicht gebildet.

Ein weiterer funktioneller Aspekt von Surfactant ist noch hervorzuheben. Innerhalb des Lining layer wandern die Moleküle aus Gebieten mit hoher zu Orten mit niedriger Konzentration. Es wird angenommen, daß diese molekuläre Bewegung zur Selbstreinigung der Alveolen beiträgt, indem fremde Partikel zu den alveolären Makrophagen transportiert und mit der Zeit aus der Lunge gebracht werden.

Chemie

Die Analyse von Alveolarspülflüssigkeit und Lungenextrakt zeigt, daß das Surfactant-system Kohlenhydrate, Proteine und Lipide, vor allem Phospholipide, enthält. Die oberflächenaktivste dieser Substanzen ist ein Lungen-Lezithin (Dipalmityl-Phosphatidylcholin). Mit Hilfe radioaktiver Markierung ist nachgewiesen worden, daß dieses in der Lunge synthetisiert wird, wahrscheinlich in den Alveolarzellen des Typs II. Die Lezithinsynthese beginnt intrauterin und, da die Lungenflüssigkeit in die Amnionhöhle ausgesondert wird, ist es möglich, anhand der Amniozenthese in der Amnionflüssigkeit, den Lezithingehalt festzustellen (GLUCK et. al., 1971; NELSON, 1972). Dabei wird das Verhältnis Lezithin/Sphingomyelin als „Risiko-Index" verwendet. Übersteigt dieser die Quote 1,5 (oder Lezithin-Konzentration $> 0,1$ mg% von Lezithin-P), so wird die fetale Lungenreife als genügend für extrauterines Leben gewertet. Liegt der Wert tiefer, ist das Risiko für die Entwicklung eines „Hyaline Membranen-Syndroms" groß.

Die Bedeutung der Kohlenhydrate und Proteine für die Funktion des Surfactant-Systems ist weniger gut bekannt. Es wird angenommen, daß der Proteinanteil an Lipide gebunden wird und ein gelartiges Lipid-Protein-Partikel im Lining layer bildet (FROSOLONO et al., 1970). Die Rolle der Kohlenhydrate ist umstritten. Es ist angenommen worden, daß die Clara-Zellen in den Bronchiolen an der Produktion von Surfactant teilnehmen könnten, wahrscheinlich durch Polysaccharide (NIDEN).

Struktur und Embryologie

Die strukturelle Grundlage für die Oberflächenaktivität in den Alveolen besteht aus zwei Komponenten, den granulären Pneumozyten und dem Lining layer. Das Vorkommen von großen granulierten Zellen in der Lunge wurde schon früh von SJÖSTRAND und SJÖSTRAND (1938) beschrieben. Diese entsprechen den heutigen Alveolarzellen Typ II im Unterschied zu denjenigen des Typs I, die keine charakteristischen osmophilen, lamellierten Einschlüsse (Zytosomen) aufweisen, welche mit großer Wahrscheinlichkeit die Vorstadien zur Phospholipidkomponente des Surfactant bilden. Mit Hilfe der Elektronenmikroskopie ist nachgewiesen worden, daß die Zytosomen aus den Alveolarzellen in das Alveolarlumen ausgeschieden werden, wo das Lipid-Aggregat in einen periodisch strukturierten, feinlamellierten Phospholipid-Wasser-Komplex übergeht. Eine der stärkeren Stützen für den Zusammenhang zwischen dem oberflächenaktiven Lungenlezithin und den Typ II-Zellen bilden die autoradiographischen Untersuchungen nach Zufuhr von tritiiertem Palmitat (u. a. ASKIN und KUHN, 1971). Palmitat wird in die Zytosomen der Typ II-Zellen eingelagert. In der Fetalentwicklung treten in der Lunge die Typ II-Zellen ungefähr gleichzeitig auf wie Surfactant im Lungenextrakt – beim Menschen ca. in der 23. Fetalwoche. Dieselbe Synchronizität wird im Tierexperiment festgestellt, wobei der Zeitpunkt jedoch zwischen den Spezies variiert. Die osmophilen Organellen der Typ II-Zellen werden als modifizierte Lysosomen, sog. Telelysosomen, angesehen. Beweisende enzymchemische Untersuchungen scheinen jedoch noch nicht vorzuliegen. Die Bedeutung der kürzlich beschriebenen sogenannten Peroxisomen in den Typ II-Zellen (SCHNEEBERGER, 1972) ist noch unklar. Es bestehen Spekulationen über ihre Rolle für Glukoneogenese, Zellatmung und Lipidstoffwechsel. Ein Zusammenhang mit dem Surfactant-Metabolismus wäre denkbar.

Die Struktur des Alveolar lining layer beim Menschen ist auf Grund von Präparationsschwierigkeiten umstrittener. Die neuesten Untersuchungen sprechen für ein Vorliegen von mindestens zwei Schichten, einer lumennahen, stark osmiophilen Schicht und einer basalen (KAPANCI et al., 1972). Die lamellierte Struktur der Außenschicht zeigt eine Periodizität von 40 Å, während die Basalschicht oft tubuläre Myelinfiguren mit einer interlamellären Periodizität von 450 Å enthält. Die beschriebenen Lagen werden als Komponenten im Surfactant-System betrachtet.

Methoden für die funktionelle Analyse von Surfactant

Die Wirkung von Surfactant kann im Extrakt von Lungengewebe untersucht werden oder im sog. Alveolar wash, d. h. in Material, das via Trachea oder Bronchien durch Spülung des Lungenparenchyms mit physiologischer Kochsalzlösung gewonnen wird. Veränderungen der Oberflächenspannung bei Kompression der Flüssigkeitsoberfläche wird mit einer Wilhelmy-Waage oder mit der „Blasenmethode", die von ADAMS und ENHÖRNING (1966) ausgearbeitet wurde, gemessen.

Wilhelmy-Waage. Das Prinzip dieser Methode besteht darin, daß man die Veränderungen der Oberflächenspannung sich widerspiegeln läßt in der Traktion an einem teilweise in die Flüssigkeit eingesenkten Platinblech. Eine Waage registriert diese Traktion, und ein XY-Schreiber gibt die Veränderung der Traktion (Oberflächenspannung) im Verhältnis zur Oberfläche der Interphase an. Enthält die Flüssigkeit Surfactant, wird die Oberflächenspannung bei Kompression der Flüssigkeitsoberfläche markant gesenkt. Außerdem tritt in der Kurve eine Trennung der Kompressions- und Expansionsschenkel auf, eine sog. Hysterese, welche erklärt wird aus dem Nachlassen in der Ausbeute der Surfactant-Moleküle zwischen Interphase und Hypophase, wenn sich die Größe der Oberfläche verändert.

Pulsierende Blasen. Das Prinzip der Blasen-Methode nach ADAMS und ENHÖRNING besteht in der Messung des Druckgradienten der Luft-Flüssigkeit-Interphase in einer pulsierenden Blase, die als ein Modell einer Alveole betrachtet werden kann (ROBERTSON, ENHÖRNING und MALMQUIST, 1972). Pulsiert das Bläschen im Wasser, variiert der Druckgradient (Δ P) nach dem Gesetz von La Place und nimmt die Form einer Sinuskurve an, wobei Δ P seinen höchsten Wert aufweist, wenn das Bläschen am kleinsten ist. Läßt man anderseits das Bläschen in einer Flüssigkeit, die Surfactant enthält, pulsieren, so entsteht eine umgekehrte Art von Sinuskurve, mit tiefstem Wert von Δ P beim kleinsten Blasenvolumen.

Experimentelle Modelle

Im Tierexperiment können hyaline Membranen auf viele verschiedene Arten ausgelöst werden. Man hat u. a. 100 % Sauerstoff, Exposition in Kohlendioxyd, Vagotomie und Injektion von Paraquat angewandt. Die Mehrzahl dieser Modelle scheint durch eine Blockierung des Surfactant-Systems zu wirken. In späteren Jahren ist vor allem das Paraquat-Modell eingehender untersucht worden, wobei sowohl Oberflächenbestimmungen wie auch Lipidstudien, aber auch ultrastrukturelle Untersuchungen durchgeführt wurden. Paraquat, Dimethyl-Bipyridyl-Dichlorid, reduziert die Viskosität im Lining layer, was zu einer alveolären Instabilität mit Neigung zu Atelektase führt. Es entwickelt sich dasselbe Bild wie bei „atelectasis of prematurity" (Abb. 3.12).

Pathologie

Das Surfactant-System ist bei manchen Prozessen gestört, doch ist noch kein Zustand beschrieben worden, bei dem eindeutig bewiesen ist, daß ein Surfactant-Defekt den primären ätiologischen Faktor bildet. Bei Lungenödem, Viruspneumonie, Giftgas-Exposition und Urämie entsteht ein Sekundärschaden, und dabei können schließlich hyaline Membranen auftreten. Außerdem entsteht eine mangelhafte Surfactant-Synthese bei Azidose. Und schließlich ist das Surfactant-System defekt beim Syndrom der hyalinen Membranen. Inwieweit die letztgenannte Krankheit primär durch eine Surfactant-Störung verursacht wird (durch defekte Synthese oder Verbrauch), oder ob sie sekundär nach anderen Prozessen entsteht (Hypoxie, Azidose, Schock), ist noch längst nicht geklärt. Da indessen der Surfactant-Defekt (primär oder sekundär) manche der funktionellen, chemischen und strukturellen Eigenheiten erklärt, sollen die morphologischen Veränderungen mit diesem Defekt als Hintergrund geschildert werden.

Häufigkeit und Prädisposition

Das statistische Material aller Länder mit gut entwickelten Untersuchungsmethoden zeigt im wesentlichen die gleiche Häufigkeit hyaliner Membranen, nämlich 35–50 % aller Todesfälle der ersten Lebenswoche. Für Schweden bedeutet das etwa 200 Todesfälle mit ASN (siehe S. 13) im Jahr, in den USA rund 25 000. Die Häufigkeit ist in Singapure, Indien und Großbritannien gleich.

Prädisponierende Faktoren sind Prämaturität, Placenta praevia, manifester und latenter Diabetes der Mutter. Man hat angenommen, daß ein Kaiserschnitt prädisponierend für ein ASN sei, da es nach diesem Eingriff häufig ist. Heute aber nimmt man an, daß die Indikation zur Sectio prädisponierend sei (Placenta praevia, Diabetes, Prämaturität) und nicht die Operation an sich.

Makroskopischer Befund

Chemisch wird das Syndrom durch eine abnorm hohe Oberflächenspannung im Lungenextrakt charakterisiert, *funktionell* zeigen die Lungen eine abnorme Anfälligkeit für Kollaps, und *strukturell* dominieren Atelektasen. Die Lungen sind blaurot, total atelektatisch und weisen bei der Palpation ein stark vermindertes Knistern auf. Sie sind homogen und gleichen Milzgewebe. Die Pleuraoberfläche zeigt wegen Ödem und erweiterten Lymphbahnen erweiterte Interlobulärfurchen. Seit alters her pflegte man mit Lungen Neugeborener, vor allem in gerichtsmedizinischen Fällen, die Schwimmprobe zu machen. Lungen von Fällen mit ASN schwimmen nicht in Flüssigkeit. Die Schwimmprobe sollte in Formol oder physiologischer Kochsalzlösung vorgenommen werden, damit nicht eine Hämolyse verursacht wird, welche die mikroskopische Begutachtung erschwert. Die Untersuchung des Lungenschwimmvermögens von ASN-Fällen, die im Krankenhaus behandelt wurden, ist wertlos, da man mindestens im Endstadium der Krankheit die Patienten immer mit Sauerstoff behandelt. Dieser wird zum großen Teil nach dem Tode resorbiert, und die vorgefundenen Atelektasen können iatrogen sein. Allgemein kann gesagt werden, daß die mikroskopische Untersuchung für die Diagnose notwendig und der Schwimmprobe zur Bestimmung der Menge lufthaltigen Parenchyms überlegen ist.

Das makroskopische Aussehen der Lungen ist zwar charakteristisch, aber nicht pathognomonisch für hyaline Membranen. Ähnliche makroskopische Veränderungen können bei diffuser Lungenblutung von intraalveolärem Typ, ebenso bei massiver Aspiration und bei kongenitaler Pneumonie vorkommen. Einen gewissen Hinweis liefert das Lungengewicht, welches bei hyalinen Membranen innerhalb der Norm bleibt, bei den zuvor erwähnten Veränderungen hingegen höher als normal ist. Mit Rücksicht auf die großen Schwankungen der Norm kommt der Gewichtsbestimmung aber nur begrenzter Wert zu.

Manchmal kann die Farbe der Lungen hell gelbrot sein, was dazu verleitet, makroskopisch hyaline Membranen auszuschließen. Weist der mikroskopische Befund trotzdem hyaline Membranen auf, enthalten die Membranen entweder Bilirubin oder es besteht eine reichliche intravasale Koagulation. Diese Prozesse können gleichzeitig vorkommen. Die Koagulation findet sich im allgemeinen in den Ästen der A. pulmonalis. Die dabei entstehende pulmonale Ischämie erklärt die makroskopisch bleiche Farbe der Lungen. Diese Befunde bekräftigen die Notwendigkeit der mikroskopischen Untersuchung der Lungen in allen neonatalen Todesfällen.

Eine makroskopische Abweichung der Farbe in einem Lappen kann durch eine Sequestration verursacht sein, d. h. ein Teil des Lungenparenchyms wird durch eine Bronchialarterie versorgt, anstatt durch einen Lungenarterienast. Dies wird illustriert durch einen sehr interessanten Fall, beschrieben von BOZIC in Lausanne. Es handelte sich um ein Kind, das am dritten Lebenstag mit einem ASN starb. Die Lungen zeigten Atelektase mit hyalinen Membranen in allen Lappen, außer im unteren Teil des linken Unterlappens. Die Lungengebiete, die Membranen aufwiesen, wurden von Ästen der A. pulmonalis gespeist, während die membranfreien Teile durch anormal verlaufende Bronchialarterien aus der Aorta versorgt wurden. Diese Mitteilung hat sehr viel Aufsehen erregt, und das Kind wird „the Lausanne baby" genannt. Um einen eventuellen Zusammenhang von Bronchialarterienversorgung und membranfreien Lungenpartien bei ASN aufzuklären, führten GRANT u. ROBERTSON an 10 Kindern mit ASN mikroangiographische Un-

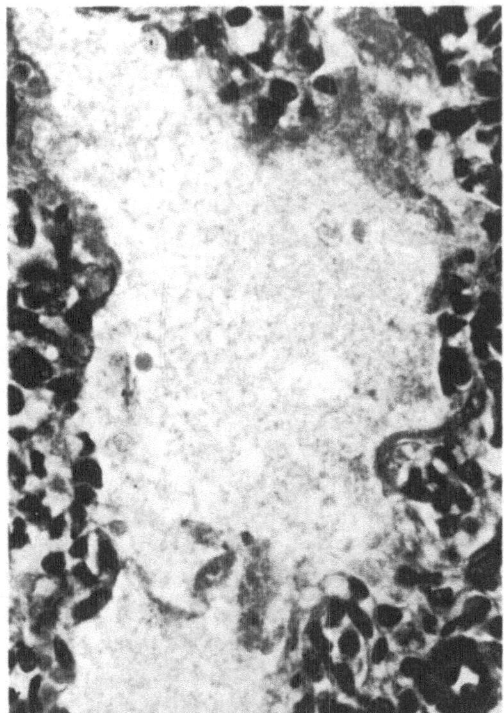

Abb. 3.1. Hyaline Membranen mit Atelektasen. Alter: 21 Stunden. Geburtsgewicht: 1480 g. Alveolargang mit Ödem und dünnen Membranen. HE, ×530

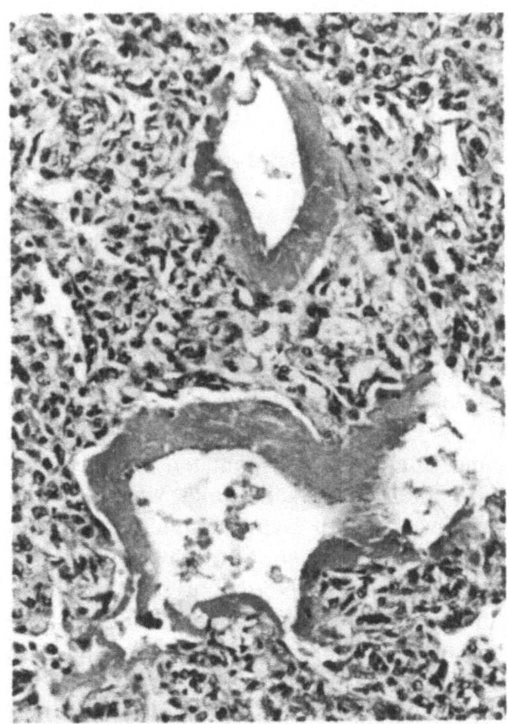

Abb. 3.2. Hyaline Membranen mit Atelektasen. Alter: 3 Tage. Geburtsgewicht: 2610 g. Dicke Membranen, kein Ödem. Atelektasen treten deutlich hervor. HE, ×210

tersuchungen durch. In sämtlichen Fällen war die Bronchialarterienversorgung normal, und die kleinen Lungengebiete, die normalerweise durch Bronchialarterien versorgt werden (bronchopulmonale Arterien, S.28), zeigten dasselbe Vorkommen von hyalinen Membranen wie die übrigen Lungenpartien. Durch Bronchialarterien versorgte Lungengebiete scheinen nicht automatisch gegen Membranbildung geschützt zu sein.

Mikroskopischer Befund

Drei Phänomene sind in den Lungenschnitten charakteristisch: Atelektase, Erweiterung der Alveolengänge und der respiratorischen Bronchiolen sowie hyaline Membranen. Die Atelektase ist diffus und umfaßt immer alle Lappen. Sie kommt bei dieser Krankheit immer vor. Meistens besteht auch eine Ausweitung von Alveolargängen und Bronchiolen. Hingegen kommen hyaline Membranen nicht regelmäßig vor; eine Tatsache, die vor allem GRUENWALD betont hat. Er hat darauf hingewiesen, daß bei etlichen Todesfällen von klinisch klassischem Bild von ASN sowohl Atelektase als auch erweiterte Alveolargänge vorliegen, ohne daß hyaline Membranen gefunden worden sind. Dies kann bei Frühgeborenen zutreffen, die sehr schnell nach der Geburt im ASN starben (innerhalb von 24 Stunden). GRUENWALD hat diese Veränderung „atelectasis of prematurity" (Abb. 3.11) benannt und betont, daß das Fehlen von hyalinen Membranen nicht zum Schluß berechtige, dieser Zustand habe eine andere Pathogenese. Er behauptet, daß die hyalinen Membranen,

18

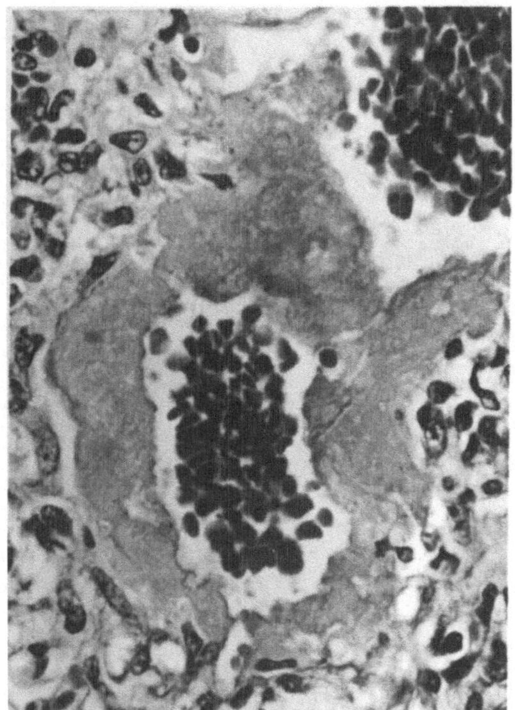

Abb. 3.3. Gleicher Fall wie in Abb. 2. Dicke, azelluläre Membranen und außerdem Blutung im Alveolargang. HE, × 530

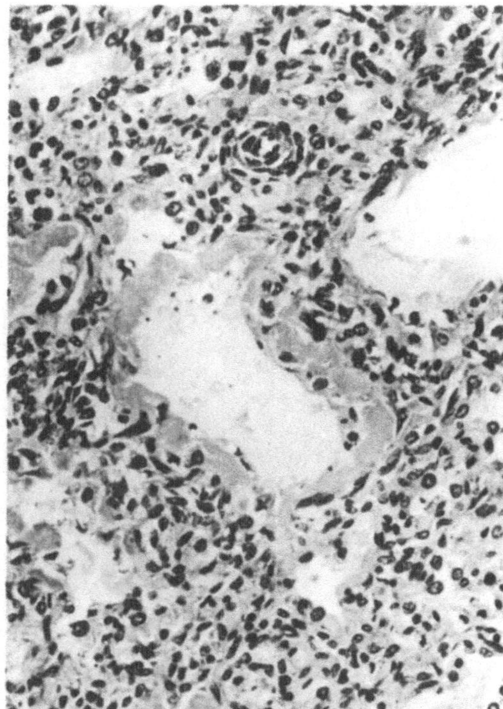

Abb. 3.4. Hyaline Membranen am 4. Tag. Geburtsgewicht: 2500 g. Es bestehen Atelektasen. Beginnende Zelleinwanderung in die Membranen. HE, × 210

die in der Regel das ASN begleiten, ein Nebenbefund seien, zwar wertvoll für die histologische Diagnose, für das Krankheitsbild aber nicht entscheidend. Entsprechend einem amerikanischen Ausdruck nannte er die Membranen „red herrings", was sagt, daß das Auftreten des Phänomens an und für sich interessant ist, doch keineswegs den Weg zur Lösung des Problems dieser Krankheit weist.

Als viertes histologisches Zeichen wird die Überfülle an Blut in den Lungenkapillaren genannt. Eisenbestimmungen an Lungenhomogenaten von ASN-Fällen zeigen jedoch, daß Lungen mit hyalinen Membranen nicht mehr Hämoglobin pro Gramm enthalten als Autopsielungen von Kindern ohne ASN. Ist also im mikroskopischen Präparat Blutüberfülle sichtbar, so ist diese nur scheinbar pathologisch. Der Eindruck

von Blutreichtum beruht auf den verbreiteten Atelektasen, die ein nahes Beieinanderliegen der Kapillaren bewirken.

Die beschriebenen mikroskopischen Veränderungen beim ASN bestimmen das Bild um den 2.–3. Lebenstag. Eingehende Untersuchungen haben indessen gezeigt, daß eine Sequenz von Lungenveränderungen im Verlaufe der ersten Lebenstage besteht (ROBERTSON, 1964). Bei einem Todesfall am ersten Krankheitstag dominieren Atelektase und das Vorkommen von intraalveolärer Flüssigkeit, während die Membranen sehr dünn sind (Abb. 3.1). Ob es sich bei der intraalveolären Flüssigkeit um Reste von nicht resorbiertem Fruchtwasser oder Transsudat (oder beide) handelt, ist noch nicht geklärt (vgl. die Wirkung von Surfactant-Mangel auf die Flüssigkeitsresorption, S. 14). Im Verlauf des 2.

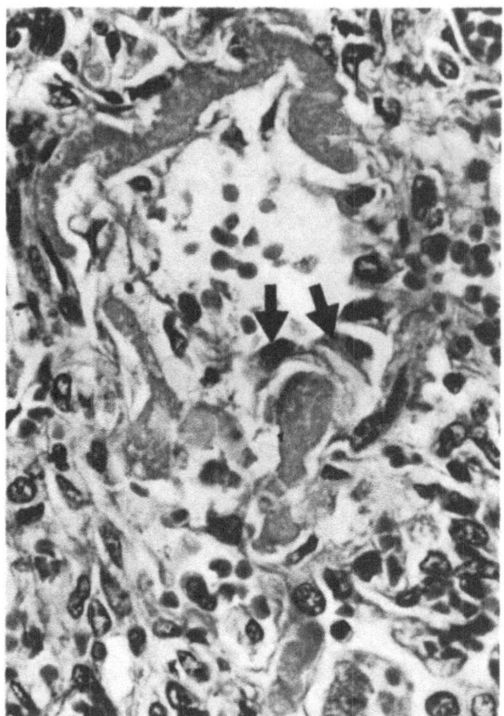

Abb. 3.5. Ein anderes Gebiet in der selben Lunge wie in Abb. 4. Makrophagen um die hyalinen Massen (Pfeile). Zunehmende zelluläre Aktivität in den Alveolargängen. HE, ×530

Abb. 3.6. Hyaline Membranen am 6. Tag. Geburtsgewicht: 4800 g. Diabetes bei der Mutter. Die hyalinen Membranen zeigen einen erhöhten Zellgehalt, und der Organisationsprozeß ist fortgeschritten. HE, ×210

und 3. Tages verändert sich das Bild. Das Ödem wird vermindert, die Membranen werden dicker (Abb. 3.2 u. 3.3), und die Atelektasen bleiben bestehen. Überlebt der Patient, so tritt am 4. und 5. Tage das Resorptionsphänomen in Form einer Makrophageneinwanderung in Alveolen und Alveolargänge auf. Sie schmelzen zu Synzytien zusammen und können die Form von Riesenzellen annehmen (Abb. 3.5 u. 3.6). In späteren Stadien vollzieht sich eine Fibrosierung. Diese ist besonders ausgeprägt in Fällen mit Überdruckbeatmung und Sauerstoffbehandlung. Es ist wahrscheinlich, daß der Heilungsverlauf durch die intensive Therapie verändert wird.

Überlebt der Patient die beiden ersten Tage, so drohen Komplikationen in Form von Blutung und Pneumonie. Letztere wird meistens durch eine Begleitinfektion verursacht und ist gewöhnlich staphylokokkenbedingt. Tritt der Tod nach dem dritten Tag ein, kann man gewöhnlich im mikroskopischen Bild zwischen primären, durch Pneumonie komplizierten Membranen einerseits und Primärpneumonie mit sekundären hyalinen Membranen anderseits unterscheiden. Dazu dienen zwei Hilfsmittel: 1. die Anlage einer Bakterienkultur bei der Autopsie, 2. die Strukturanalyse der Membranen. Werden in der Kultur E. coli gefunden und sind die Membranen basophil, so handelt es sich wahrscheinlich um eine Primärpneumonie mit sekundärer Membranbildung (Abb. 3.8). Sind hingegen die Membranen eosinophil und weist die Kul-

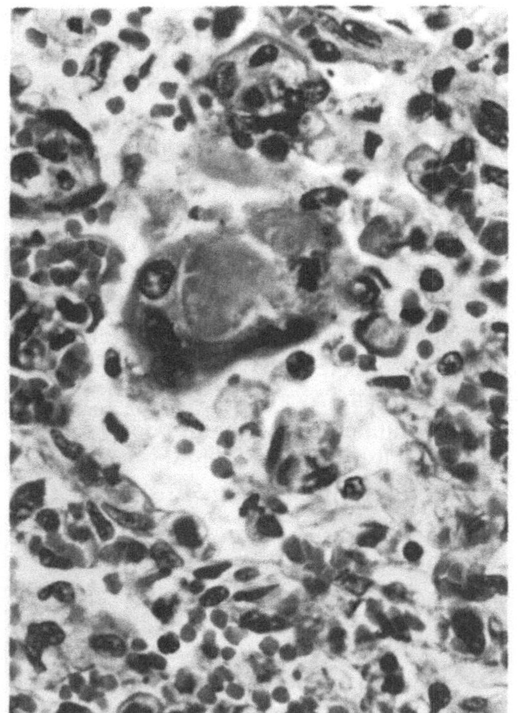

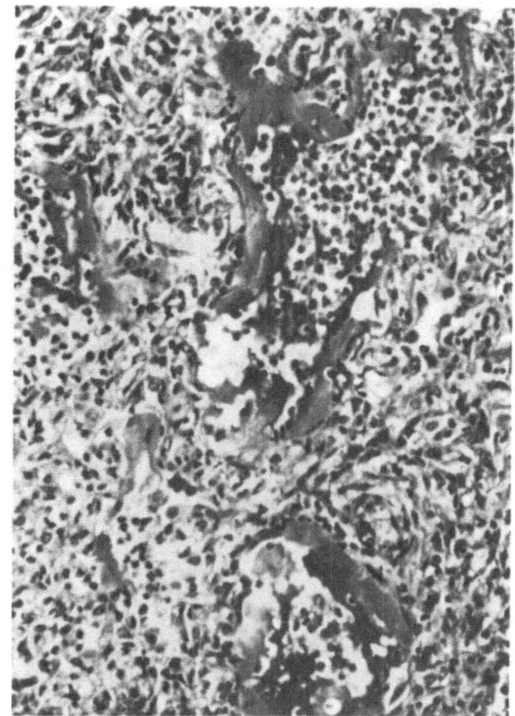

Abb. 3.7. Gleicher Fall wie in Abb. 6. Dieses Gebiet zeigt eine Riesenzelle, die Membranmaterial phagozytiert. HE, ×530

Abb. 3.8. Hyaline Membranen und Pneumonie. Alter: 36 Stunden. Geburtsgewicht: 1310 g. Klinisch ASN. Die basophilen Membranen dieses Falles und die Bakterienkultur (E. coli) sprechen dafür, daß die Membranen hier Folge der Aspirationspneumonie sind. HE, ×210

tur Staphylokokken auf, hat wahrscheinlich ein ASN vorgelegen, das durch eine Pneumonie kompliziert worden ist.

Ein weiteres histologisches Phänomen scheint für das ASN charakteristisch zu sein, nämlich erweiterte Lymphgefäße in den Lungen (LAUWERYNS et al., 1968). Diese Lymphangiektasien sind ausgeprägter in den perivenösen als in den peribronchialen und periarteriellen Lymphgefäßen. Am wenigsten markant sind sie in den pleuralen Lymphgefäßen. Die Ursache der Lymphgefäßerweiterung in der Lunge bei ASN ist unbekannt. Eine Meinung geht dahin, sie als Folge der durch den Kollaps bedingten verminderten Beweglichkeit der Lunge zu betrachten. Ähnliche Lymphangiektasien werden nämlich auch in den

Lungen von Patienten gefunden, die unter Operationen mit Herz-Lungenmaschinen gestorben und deren Lungen lange Zeit unbeweglich gewesen sind. Die Lymphangiektasien sind auf die Lungen beschränkt (LAUWERYNS et al., 1969).

Überleben die Patienten mehrere Wochen, und wird eine künstliche Beatmung durchgeführt, entsteht in gewissen Fällen eine Lungenfibrose (ROBERTSON et al., 1964; AMBRUS et al., 1970). Ob diese durch die Behandlung verursacht wird oder unabhängig von der Therapie entsteht, ist noch unklar.

Ultrastrukturelle Veränderungen

Seit in den 50er Jahren die elektronenmikroskopische Technik beim Syndrom der hyalinen Membranen angewendet wurde, und seit man Surfactant mit den lamellierten Einschlüssen der Typ II-Zellen in Zusammenhang gebracht hat, sind – wie aus dem Vorhergehenden ersichtlich ist – manche ultrastrukturellen Befunde erhoben worden. Obschon diese den Zusammenhang zwischen Zytosomen, Lining layer und Surfactant noch nicht restlos geklärt haben, sollen sie hier kurz zusammengefaßt werden.

Im Tierexperiment sind folgende normalen Vorgänge im Zusammenhang mit der Geburt beschrieben worden (KRASNO *et al.*, 1972), wobei die Befunde nach Perfusionsfixation vom rechten Herzen aus (Glutaraldehyd, Performaldehyd und Rutheniumrot) an jungen Kaninchen erhoben wurden, die 0–48 Stunden nach der Geburt getötet wurden. Die Einschlüsse der Typ II Zellen fanden sich sehr reichlich, bevor das Tier atmete, sie vergrößerten sich allmählich, verloren an Elektronendichte und wurden innerhalb von $1^1/_2$ Stunden in das Alveolarlumen ausgeschieden. Danach fehlten sie in den Alveolarzellen. In verschiedener Größe traten sie ca. 2 Stunden nach der Geburt wieder auf. In den Alveolen würden bei der Geburt sehr wenig lamelläre Körper nachgewiesen, sie nahmen aber zahlenmäßig in den ersten $1^1/_2$ Stunden zu und gingen wieder zurück. Zur Zeit der Geburt existierte kein kontinuierlicher Lining layer. In den darauf folgenden Stunden entwickelte sich allmählich ALL, und nach 24 Stunden fand sich eine kontinuierliche osmiophile Schicht.

Beim Syndrom der hyalinen Membranen werden im Elektronenmikroskop Nekrosen in den Oberflächenzellen der Alveolen und Alveolargänge gesehen. Etliche der letzteren haben überhaupt keine Zellauskleidung und sind in den ersten paar Tagen nur mit einer epithelialen Basalmembran belegt. Die Membranen selbst bestehen zum Teil aus Fibrin, zum größeren Teil aber aus einer schwer definierbaren Grundsubstanz, in welcher nekrotische

Zellen und Zellorganellen vorkommen. Diese bestehen aus Vesikeln, osmiophilen lamellierten Körpern und Mitochondrienresten. Es sind keine exakten ultrastrukturellen Arbeiten der menschlichen Lunge beim Syndrom publiziert worden. Man glaubt, daß die einschlußhaltigen Typ II-Zellen am ersten Tag nur in stark verminderter Anzahl vorhanden sind, daß sie aber nach den ersten 24 Stunden wieder erscheinen, auch bei Patienten, die später am Syndrom sterben. Dies erscheint widersprüchlich, aber wahrscheinlich ist der vorher entstandene Zellschaden derart ausgedehnt, daß neu hinzugekommener Surfactant nicht mehr wirksam ist.

Veränderungen in anderen Organen

Die Lungenphysiologen betrachten das ASN als neonatale Lungenkrankheit und haben die Lungenfunktionen sorgfältig untersucht. Andere Forscher haben von ihren Gesichtspunkten aus nach Veränderungen in anderen Organen gesucht, vor allem in Zentralnervensystem, Nebennieren und Skelett.

Zentralnervensystem. Es gibt verschiedene Anzeichen, die auf eine Beteiligung des Zentralnervensystems beim ASN hindeuten. Zu Beginn der 30er Jahre lösten FARBER und WILSON im Versuchstier mit Vagotomie ein intraalveoläres Ödem und hyaline Membranen aus. Andere haben bewiesen, daß Fibrininjektionen in Hirnventrikel von Hunden ein intraalveoläres Ödem und hyaline Membranen hervorrufen („zerebrales Lungenödem"). Beim ASN wurden Veränderungen in den dorsalen motorischen Vaguskernen nachgewiesen (BUCKINGHAM *et al.*, 1967). Gewisse Neuropathologen betrachten hyaline Membranen als Sekundärerscheinung von Geburtsschäden (SCHWARZ, 1964). Zum klinischen Bild des ASN gehören oft Zeichen zerebraler Dysfunktion, z.B. „zerebrales Schreien" und Hypotonie. Ein Hirnschaden kann immer

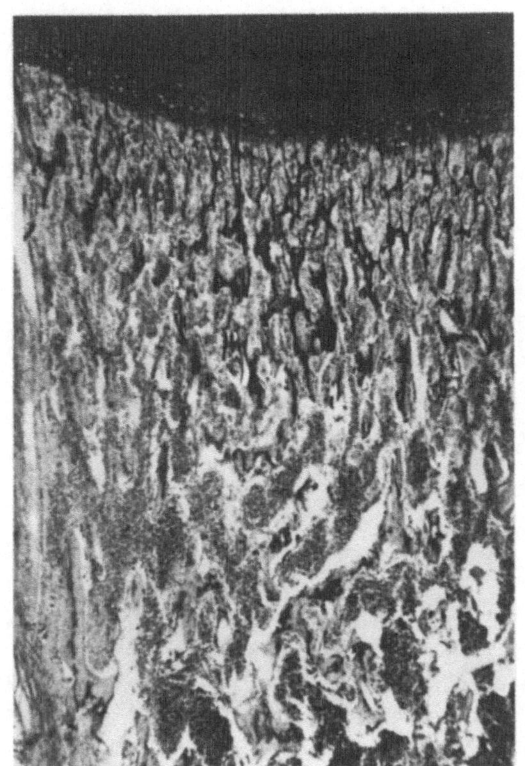

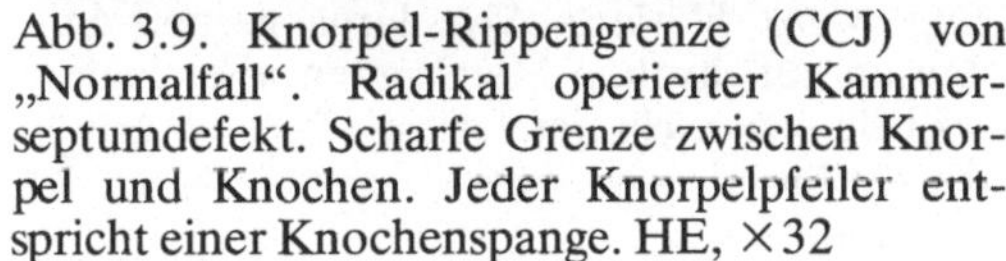

Abb. 3.9. Knorpel-Rippengrenze (CCJ) von „Normalfall". Radikal operierter Kammerseptumdefekt. Scharfe Grenze zwischen Knorpel und Knochen. Jeder Knorpelpfeiler entspricht einer Knochenspange. HE, ×32

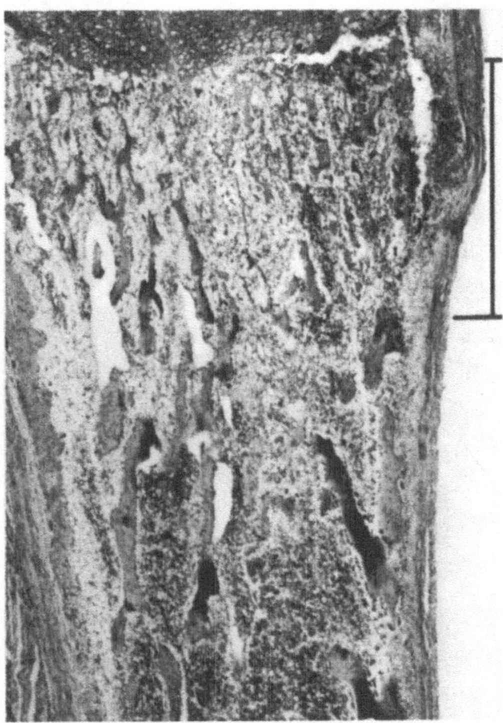

Abb. 3.10. Knorpel-Rippengrenze in einem Fall mit ASN im Alter von 1 Tag. Geburtsgewicht: 1260 g. Diabetes der Mutter. Die reaktive Zone ist rechts mit einer Linie markiert. Sie mißt 1250 µ. HE, ×32

noch nicht als Ursache des ASN ausgeschlossen werden. Inzwischen scheint es aber wahrscheinlich, daß die Hypoxie, die das ASN begleitet, Hirnschäden verursacht.

Nebennieren. Kürzlich ist ein Zusammenhang zwischen Größe und Struktur der Nebennieren und dem Vorkommen von hyalinen Membranen bei Neugeborenen nachgewiesen worden (NAEYE *et al.*, 1971). Beim ASN sind die Nebennieren ca. 19% leichter als bei Neugeborenen ohne hyaline Membranen. Außerdem scheint die Surfactant-Produktion in den Alveolarzellen von der Kortikosteroidsynthese in der adulten Nebennierenrinde abzuhängen. Zum Beispiel bei Anenzephalie, wo die fetale Nebennierenrinde fehlt und die adulte Rinde auf etwa

die Hälfte derjenigen von Neugeborenen ohne Anenzephalie reduziert ist, ist auch die osmiophile Granula-Masse in den Alveolarzellen auf die Hälfte reduziert (NAEYE *et al.*, vgl. S. 25). Die eventuelle Bedeutung dieser Nebennierenbeobachtungen für das Verständnis der Lungenentwicklung und ASN wird bearbeitet u. a. von BLACKBURN *et al.*, (1972).

Skelett. Bei ASN mit hyalinen Membranen liegen Veränderungen der Rippenwachstumszonen vor, die „trabecular rarefaction" genannt werden (ROBERTSON und IVEMARK, 1969). In großen Serien hat man nachweisen können, daß in etwa 70% aller perinatalen Todesfälle die Wachstumszone an der Knorpel-Knochengrenze der Rippen

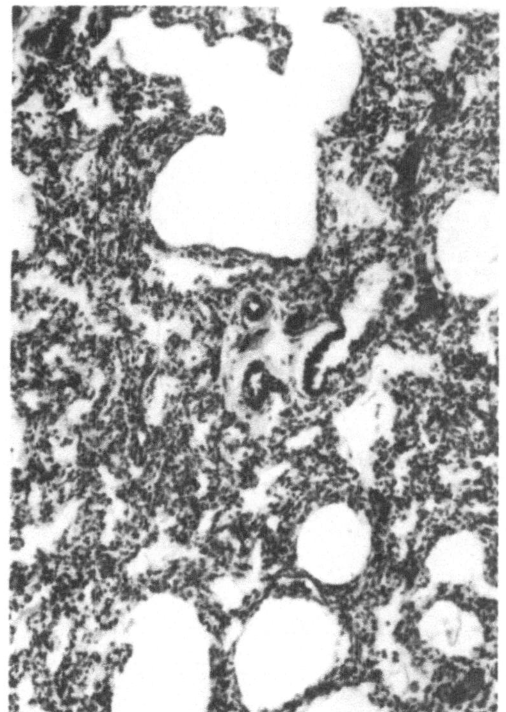

Abb. 3.11. Lunge vom selben Fall wie Abb. 10. Atelektasen und erweiterte Alveolargänge, aber keine hyalinen Membranen. Das Bild ist typisch für „atelectasis of prematurity". HE, ×128

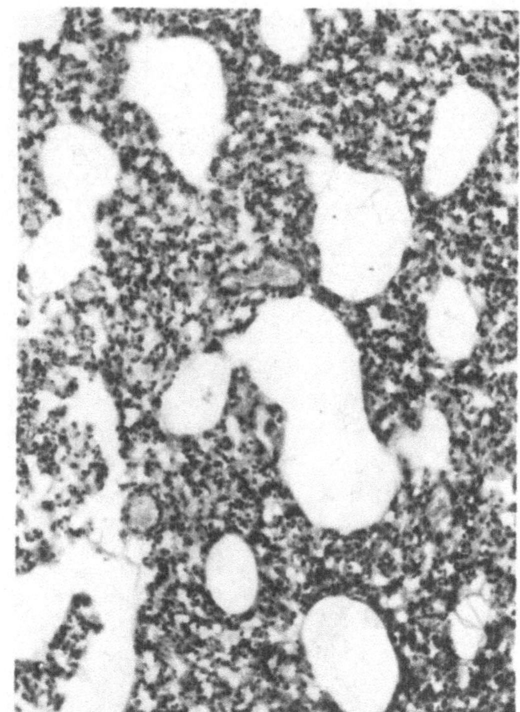

Abb. 3.12. Paraquat-induziertes ASN bei der Ratte, 48 Stunden nach der Injektion. Die Lunge weist dilatierte Alveolargänge und Atelektasen auf, hyaline Membranen aber fehlen. Das Bild entspricht „atelectasis of prematurity". HE, ×128

pathologisch verändert ist (v. SYDOW und RANSTRÖM, 1956; EMERY und KALPAKTSOGLOU, 1967). Es wurde ohne Erfolg versucht, diese Veränderungen mit dem Kalzium-Phosphat-Metabolismus von Mutter und Kind bei einer niedrigen Vitamin D-Zufuhr zu korrelieren. Inzwischen zeigte sich, daß dieser spezielle Befund („trabecular rarefaction") signifikant mit dem Vorkommen von Frühgeburt und hyalinen Membranen mit ASN verbunden ist. Der Grund dieses Zusammenhanges ist immer noch nicht klar.

„Trabecular rarefaction" ist charakterisiert durch abnorm porösen Knochen bis zum Rippenknorpel, reichliche Osteoblasten- und Osteoklastenaktivität zwischen den Knochenspangen sowie einer abge-

grenzten reaktiven Zone, in der sich die Veränderungen abspielen (Abb. 3.10). Die Größe dieser Zone hängt nicht vom Alter des Kindes bei seinem Tode ab. Sie kann sich in der Längsrichtung der Rippe bereits 24 Stunden nach der Geburt bis zu 5000 μ ausdehnen und kommt auch bei Totgeburten vor, von deren „Bereitschaft", ein ASN zu entwickeln, man allerdings nichts weiß. Es scheint wahrscheinlich, daß die Knochenveränderungen beim ASN intrauterin entstanden sind. Diese Annahme basiert auf Messungen der normalen Rippenwachstumsgeschwindigkeit bei Embryonen (EMERY und KALPAKTSOGLOU). Diese wird mit 220 μ im Tag angegeben, was EMERY zu folgendem Vergleich veranlaßte: „The costochondral junction should really be considered more like a slow-firing multi-barrelled rocket".

Rippenveränderungen sind nicht charakteristisch für irgendein bestimmtes Krankheitsbild. Sie können eine Sekundärerscheinung des ASN sein, bei welchem der Stoffwechsel in verschiedener Hinsicht abnorm ist (DAVIS *et al.*, 1969). Sie können aber auch bei anderen Störungen des Skelettwachstums oder der Lungenfunktion vorhanden sein. Mögliche ursächliche Zusammenhänge zwischen Knochen- und Lungenveränderungen werden zur Zeit untersucht.

Schlußfolgerungen und Perspektiven

Das Syndrom der hyalinen Membranen ist das Resultat einer intrauterin erworbenen Entwicklungsstörung, die sich extrauterin hauptsächlich in einer Ateminsuffizienz manifestiert, die aber auch wichtige zirkulatorische und metabolische Aspekte hat, wie pulmonale Hypoperfusion und periphere Zirkulationsinsuffizienz mit Azidose. Es wird immer klarer, daß der klinische Terminus *idiopathisches* ASN ersetzt werden müßte mit *developmental* RDS (GLUCK *et al.*, 1972). Ätiologie und Pathogenese der Entwicklungsstörung sind zwar immer noch unklar, aber es spricht vieles dafür, daß Fetus und Plazenta von Faktoren geschädigt werden, die u. a. auf die Surfactant-Synthese oder -Stabilität in der Lunge einwirken. Inwieweit diese Faktoren direkte Noxen sind, wie z. B. Hypoxie, Hyperkapnie oder Mangelfaktoren, deren Fehler deletär auf die lamellierten Körper der Alveolarzellen einwirkt, wird die Zukunft wahrscheinlich zeigen.

Die Möglichkeiten, die durch die Amniozenthese (GLUCK *et al.*, NELSON, 1972) eröffnet werden, um vorauszusagen, ob der Fetus ein „Risiko-Kind" ist, wirken vielversprechend vom prognostischen und vom prophylaktischen Standpunkt aus. Eine möglicherweise neurohumorale Steuerung der Pneumozytendifferenzierung via Hypophyse-Nebenniere-Achse bildet einen weiteren interessanten Aspekt (BLACKBURN *et al.*, 1972). Von besonderem Interesse ist dabei die eventuelle Abhängigkeit der Glykogen- und Phospholipidsynthese von hormonaler Steuerung für die Produktion von Surfactant.

Nimmt man außerdem die Veränderungen, die beim hyaline Membranen-Syndrom in ZNS, Nebennieren und Skelett nachgewiesen worden sind dazu, so geht daraus hervor, daß es sich nicht um eine Lungenkrankheit, sondern um eine generalisierte Entwicklungsstörung von subtiler. wahrscheinlich metabolischer Art handelt.

4. Lungengefäßveränderungen bei angeborenen Herzfehlern

von Bengt Robertson

Involution der Pulmonalarterien nach der Geburt

Normalerweise finden in den ersten postnatalen Wochen bedeutende Strukturveränderungen der Lungengefäße statt. Intrauterin ist der Lungenkreislauf ein System hohen Widerstandes, was morphologisch darin seinen Ausdruck findet, daß die Media der fetalen muskulären Pulmonalarte-

Pulmonalarteriensystem verändert, vorausgesetzt, daß sich eine normale Respiration entwickelt und der Ductus arteriosus geschlossen wird. Der durchschnittliche Druck im Truncus pulmonalis sinkt von intrauterin ca. 70 mm Hg auf ca. 30 mm Hg ab. Im Verlaufe der ersten Monate findet eine weitere Drucksenkung auf etwa 20 mm Hg statt. Morphologisch zeigt sich diese Widerstandssenkung in einer Erweiterung

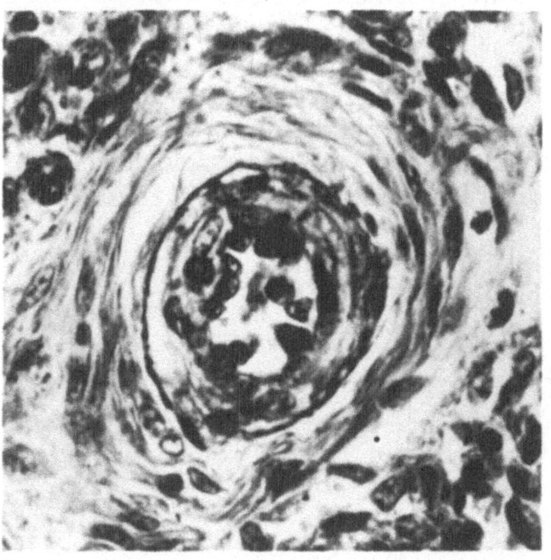

a

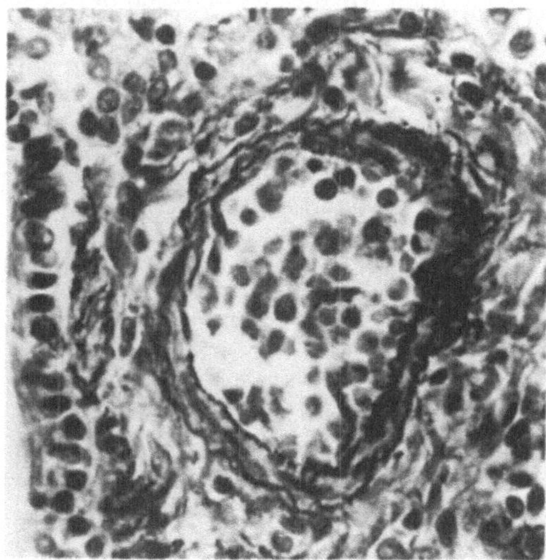

b

Abb. 4.1. Normale, postnatale Involution der muskulären Pulmonalarterien
a. Muskuläre Pulmonalarterie von fetalem Typ. Die Media ist dick im Verhältnis zum Lumen, die Lamina elastica interna fehlt und die innere Wand ist von eingebuchteten Endothelzellkissen ausgekleidet. Reichliche Adventitia. Alter:

2 Tage, Geburtsgewicht: 2840 g (A 94). Elastin-van Gieson, ×530
b. Muskuläre Pulmonalarterie von adultem Typ. Dünne Media zwischen zwei gut ausdifferenzierten Elastikaschichten. Alter: 1 Jahr und 4 Monate. (A 101). Elastin-van Gieson, ×530

rien breit und sichtlich kontrahiert ist. Die kleinen muskulären Pulmonalarterien weisen außerdem herdförmige, kissenähnliche Intimaproliferationen (Abb. 4.1 a) auf, denen eine stromregulierende Funktion beigemessen wird. Dünnwandige Arteriolen von adultem Typ fehlen in der fetalen Lunge. Postnatal wird der Widerstand im

der muskulären Pulmonalarterien und einer raschen Rückbildung der genannten lumenverengenden Intimakissen.

In den ersten Wochen des extrauterinen Lebens findet außerdem eine deutliche Mediainvolution in den muskulären Pulmonalarterienästen statt (Abb. 4.2). Diese Involution geht später weiter, wenn auch verlangsamt; erst im Alter von 1–1$^1/_2$ Jahren haben die muskulären Arterien (Durchmesser ca. 100–1000 μ) ihr normales adultes Aussehen mit einer verhältnismäßig dünnen Media zwischen zwei wohlausgebildeten Elastikaschichten (Abb. 4.1 b). Zusammen mit dem Involutionsprozeß treten dünnwandige Arteriolen (Durchmesser kleiner als 100 μ) zwischen muskulären Pulmonalarterien und präkapillären Gefäßen auf.

Die elastischen Pulmonalarterien (Durchmesser größer als 1000 μ) durchlaufen ebenfalls einen analogen Involutionsprozeß. So hat z. B. der Truncus pulmonalis intrauterin ein gleichartiges elastisches Wandmuster wie die Aorta. Nach der postnatalen Widerstandssenkung im Pulmonalarteriensystem geht eine Umwandlung in der Wandstruktur des Truncus pulmonalis mit einer Fragmentierung der elastischen Fasern und einer Erhöhung der Zwischensubstanzkomponenten vor sich.

Plexus pulmonalis communis, durch Äste der Aorta einerseits und durch die Pulmonalarterien anderseits versorgt. Eine Differenzierung zwischen parenchymspeisenden Pulmonalarterienästen und luftwegsversorgenden Bronchialarterien tritt im fetalen Alter von 7–8 Wochen auf. Diese Differenzierung ist allerdings nicht absolut; normalerweise wird in der Neugeborenenperiode eine herdförmige marginale Versorgung des Lungenparenchyms durch kleine Äste von Bronchialarterien (sogenannte Bronchopulmonalarterien) beobachtet. Außerdem kommen neonatal auch einzelne bronchienversorgende Pulmonalarterienäste (sogenannte Pulmobronchialarterien) vor. Echte arterielle Anastomosen zwischen Bronchial- und Pulmonalarterien sind beim Kind ebenfalls eine Normalerscheinung. Wahrscheinlich erfolgen sowohl eine allmähliche Neubildung von derartigen Verbindungen im Verlauf des postnatalen Lungenwachstums als auch eine spätere Oblite-

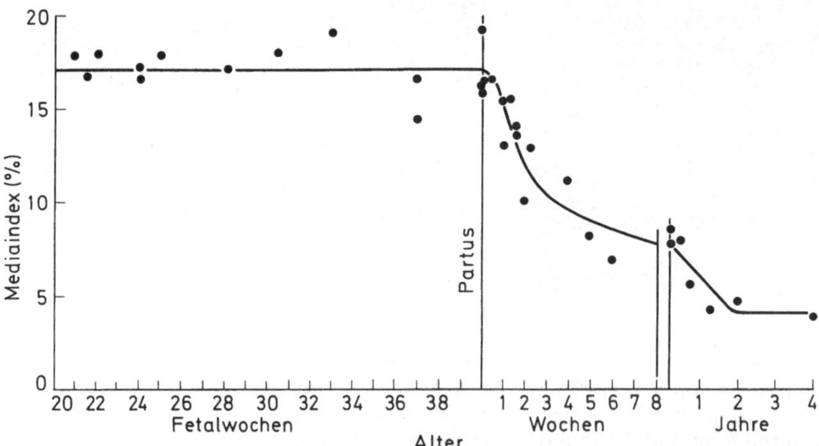

Abb. 4.2. Das Diagramm zeigt die Relation zwischen Alter und Mediadicke in muskulären Pulmonalarterien (Wagenvoort, C. A., Neufeld, H. N., Edwards, J. E.: The structure of the pulmonary arterial tree in fetal and early postnatal life. Lab. Invest. *10*, 751, 1961)

Die doppelte Arterienversorgung der Lunge. Arterielle bronchopulmonale Anastomosen

Im frühen embryonalen Stadium wird das Gefäßsystem der Lunge, der sogenannte ration dieser Anastomosen. Manche Bronchialarterienäste ohne Anastomosenfunktion machen auch normalerweise einen Obliterationsprozeß durch, die sogenannte „Sperrarterienumwandlung", die vom Alter von 2–3 Monaten an nachweisbar ist.

Lungengefäßveränderungen bei pulmonaler Hypertonie

Die pulmonale Hypertonie ist eine häufige Komplikation bei chronischen fibrosierenden Lungenkrankheiten, wie auch bei kardiovaskulären Mißbildungen, die teils mit erhöhter Lungendurchblutung und teils mit

Hypertonie die selben Veränderungen an den Lungengefäßen auf. Diese Veränderungen, die im wesentlichen auf die Arterien beschränkt sind, können in verschiedene Stadien eingeteilt werden und sind unterschiedlich reversibel. Folgende Einteilung kommt derjenigen von HARRIS und HEATH sehr nahe:

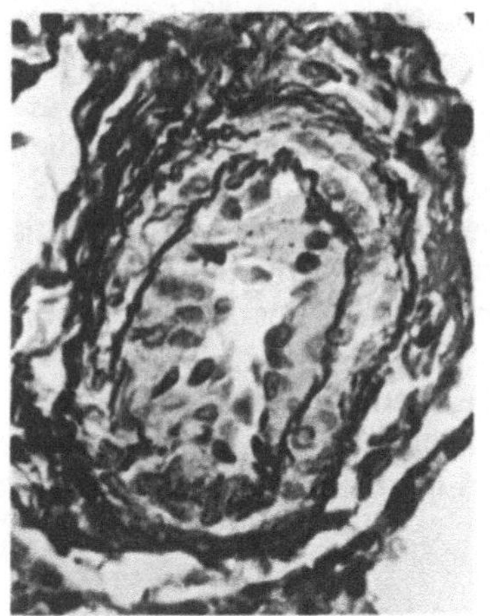

a

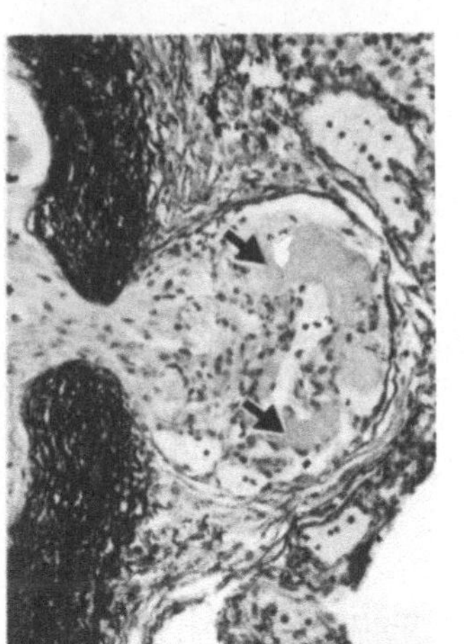

c

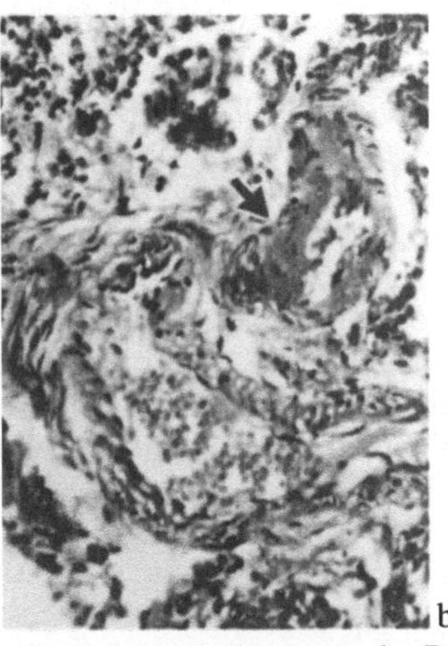

b

Abb. 4.3. Veränderungen der Pulmonalarterien bei pulmonaler Hypertension
a. Mediahypertrophie und zelluläre Intimaproliferation mit beginnender Fibrose. Transposition + VSD mit pulmonaler Hypertension. Alter: 5 Monate. (Ik 403/69). Lungenbiopsie. Elastin-van Gieson, ×410
b. Hyaline Wandnekrose in muskulärer Pulmonalarterie (Pfeil) bei idiopathischer pulmonaler Hypertension. Alter: 11 Jahre (Ik 287/60). Elastin-van Gieson, ×160
c. Plexiforme Veränderung in stark dilatierter, dünnwandiger muskulärer Pulmonalarterie, die links im Bild von der elastischen Pulmonalarterie abgeht. Im Anschluß an die glomerulusähnlichen intraluminären Zellproliferationen finden sich frische Thromben (Pfeile). Fall von Mongolismus mit Ostium atrioventriculare commune. Alter: 11 Monate (E 4668/67). Elastin-van Gieson, ×120

erschwertem Pulmonalvenenabfluß einhergehen. Auch wurden einzelne Fälle von „idiopathischer" pulmonaler Hypertonie bei Kindern wie auch bei Erwachsenen beschrieben. Im Prinzip treten bei hyperkinetischer (= sekundär bei Links-Rechts-Shunt) sowie bei idiopathischer pulmonaler

Mediahypertrophie (Abb. 4.3 a). Bei kongenitalen Vitien sieht die Mediahypertrophie wie eine mangelhafte Mediainvolution aus, gleichsam ein „carry over" der fetalen Struktur der muskulären Pulmonalarterien. Bei einer später im Leben auftretenden pulmonalen Hypertonie geht wahrscheinlich der Mediahypertrophie ein „funktionelles" Stadium voraus, in welchem die noch nicht hypertrophierten muskulären Lungenarterienäste vermehrt kontrahiert sind. Die isolierte Mediahypertrophie ist als eine reversible Veränderung anzusehen.

Zelluläre Intimaproliferation und Intimafibrose (Abb. 4.3 a) sind Ausdruck für ein fortgeschritteneres, aber doch zum Teil noch reversibles Stadium pulmonaler Hypertonie. Bei hyperkinetischer oder idiopathischer pulmonaler Hypertonie sind diese Intimaveränderungen gewöhnlich konzentrisch, was dem Gefäß im Querschnitt ein zwiebelartiges Aussehen geben kann. Sie können zur vollständigen Obliteration der peripheren Lungenarterienäste führen, was angiographisch nachgewiesen werden kann („pruned appearance").

Plexiforme Veränderungen (Abb. 4.3 c) kennzeichnen ebenfalls ein irreversibles Stadium pulmonaler Hypertonie. Sie werden hauptsächlich in den kleinen muskulären Pulmonalarterien gefunden, die von den elastischen Pulmonalarterien ohne konkomitierenden Bronchus abgehen (sogenannte „abgebrochene Äste", „supernumerary branches"). Eine plexiforme Veränderung gleicht histologisch einer intraluminären, glomerulusähnlichen, zellulären Intimaproliferation, eventuell mit eingesprengten Fibrinthromben. Im gleichen Bereich liegen häufig Mediaveränderungen in Form von nekrotisierender Arteriitis oder einer Verschmälerung der Media, als mögliches Spätstadium der Arteriitis, vor.

Angiomatoide Veränderungen. Die Ausweitung von Präkapillaren und Kapillaren kann gewissen Bezirken des Lungengefäß-

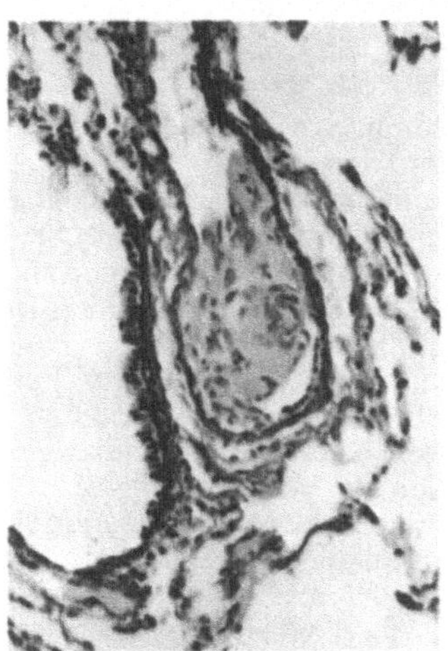

Abb. 4.4. Sehr dünnwandige muskuläre Pulmonalarterie, die eine Thrombenmasse mit beginnender Organisation enthält. Transposition und Pulmonalstenose. Alter: 1 Jahr und 6 Monate. (Ik 350/69). Lungenbiopsie. Elastin-van Gieson, ×140

Die nekrotisierende Arteriitis (Abb. 4.3 b) ist eine irreversible Form von Gefäßschaden, analog den fibrinoid-nekrotischen Wandveränderungen, die in kleinen Arterien bei maligner Hypertonie im großen Kreislauf angetroffen werden. In den muskulären Pulmonalarterien folgen den hyalinen Wandnekrosen gewöhnlich verschiedene Grade von muralen und periarteriellen entzündlichen Zellinfiltraten.

systems ein angiomähnliches Aussehen geben. Solche „angiomatoide" Veränderungen treten zuweilen peripher in der Nähe von obliterierten Arterienstücken auf und können damit Zeichen für kollaterale Arterienversorgung dieser Alveolengebiete (durch angrenzende, nicht obliterierte Pulmonalarterienäste oder durch Bronchialarterien) sein.

Schwerere Formen hypertensiver Gefäßschäden (wie Arteriitis, plexiforme und angiomatoide Veränderungen) werden vor allem bei Vitien mit Shunt auf Kammerebene, bei persistierendem Ductus arteriosus und bei der idiopathischen pulmonalen Hypertonie beobachtet. Vitien mit Shunt auf Vorhofebene zeigen dagegen selten andere Veränderungen als Mediahypertrophie, zelluläre Intimaproliferation und Intimafibrose.

Lungengefäßveränderungen bei Vitien mit verminderter Lungendurchblutung

Bei kongenitalen Vitien mit gesenkter Lungendurchblutung (z. B. Pulmonalatresie) weichen die vorhandenen Lungengefäßveränderungen völlig von denjenigen bei pulmonaler Hypertonie ab. Die muskulären Pulmonalarterien sind bereits unmittelbar nach der Geburt dünnwandiger als normal.

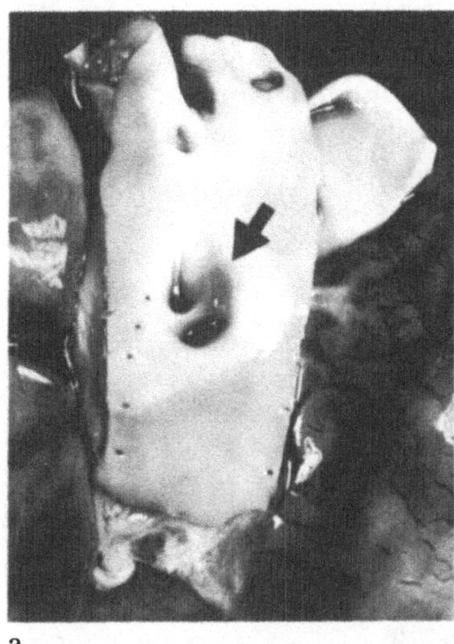
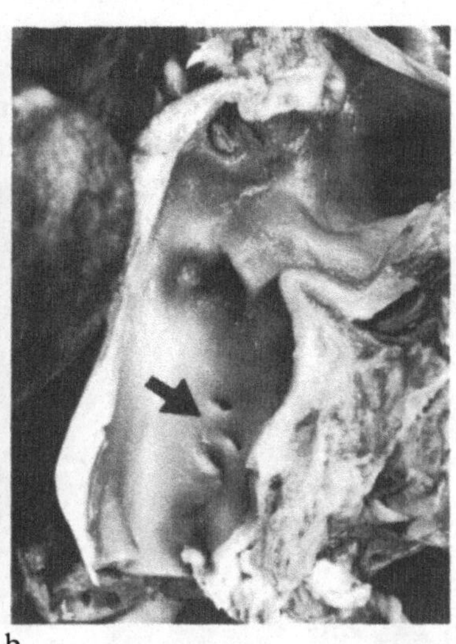

a   b

Abb. 4.5. Makroskopischer Befund bei kollateraler Systemarterienversorgung der Lungen
a. Lungenparenchymversorgende Systemarterien (Pfeil), abgehend von der Aorta deszendens am Ort der Bronchialarterienostien. Fall von Pulmonalatresie mit verschlossenem Ductus arteriosus. Alter: 1 Monat (BKO 2/70)
b. Ausgeweitete Bronchialarterienabgänge (Pfeil) in der Aorta deszendens bei isolierter Transposition. Alter: 1 Monat (A 67)

Sekundäre pulmonale Hypertonie bei gestörtem Pulmonalvenenabfluß führt zu Gefäßveränderungen sowohl der Venen als auch der Arterien. In den Lungenvenen entwickeln sich teils fibröse Intimaverdikkungen, teils aber auch Mediahypertrophie und Vermehrung der elastischen Fasern, zuweilen mit deutlicher Ausbildung der Lamina elastica interna et externa („Arterialisierung" der Venen). Die Arterienveränderungen nehmen in diesem Fall in der Regel keine fortgeschritteneren Formen als Mediahypertrophie und Intimafibrose an.

Dazu kommt im frühen postnatalen Alter das Auftreten von Thromben in den kleinen Pulmonalarterien (Abb. 4.4); mit ein Grund dafür ist wahrscheinlich die bei diesen Patienten oft vorkommende sekundäre Polyzytämie. Die Organisation peripherer Pulmonalarterienthromben kann zu Septenbildungen im Arterienlumen wie auch zu einer kissenähnlichen Form von Intimafibrose führen, die für diese Vitien recht charakteristisch ist. Fälle mit hochgradiger Pulmonalstenose oder Pulmonalatresie entwickeln in der Regel eine erhöhte kollaterale Arterienversorgung, ausgehend von den Bronchialarterien oder anderen von der Thorakalaorta ausgehenden mediastinalen Arterien (Abb. 4.5 a). Das kollateral zugeführte Blut erreicht die Lungenkapillaren entweder direkt durch die Bronchopulmonalarterien oder indirekt durch arterielle bronchopulmonale Anastomosen.

Lungengefäßveränderungen bei Transposition der großen Gefäße

Bei Transposition von Aorta und Truncus pulmonalis ist die Struktur der Lungengefäße davon abhängig, inwieweit das Vitium durch einen Ventrikelseptumdefekt (VSD)

weiterte Bronchialarterienabgänge in der Thorakalaorta beobachtet (Abb. 4.5 b). Kombinationsfälle von Transposition und VSD zeigen keine oder nur eine mäßige abnorme kollaterale Bronchialarterienversorgung des Lungenparenchyms. Bei isolierter Transposition ohne komplizierende pulmonale Hypertonie erfolgt eine verstärkte postnatale Mediainvolution in den muskulären Pulmonalarterien, die ab einem Alter von etwa einem Monat dilatiert und dünnwandiger als normal erscheinen. Es gelang, dieses Phänomen mit einem steigenden Lungenblutvolumen und steigendem Hämatokrit zu korrelieren.

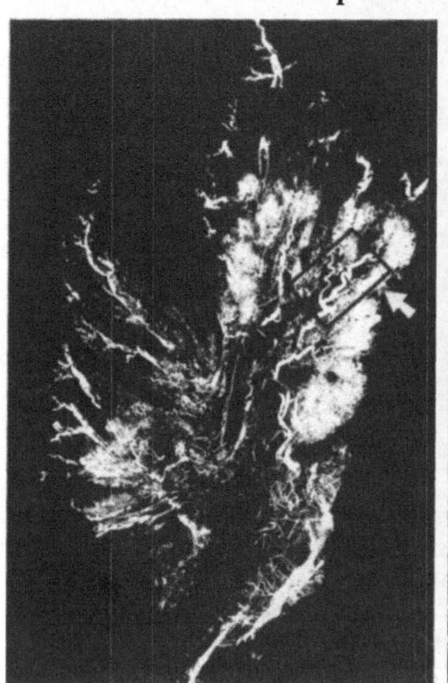
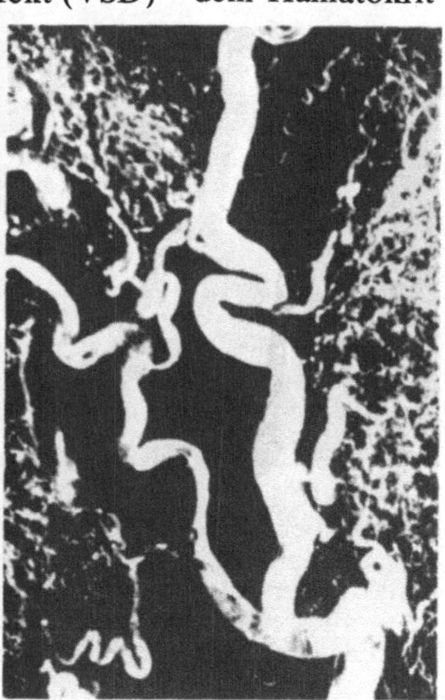

a   b

Abb. 4.6. Mikroangiogramm von bronchialterieninjiziertem Lungenpräparat bei isolierter Transposition. Alter: 1 Monat (gleicher Fall wie in Abb. 5b).
Verbreitete kollaterale Versorgung der „medullären" Zone des Lungenparenchyms durch ausgeweitete Bronchopulmonalarterien
a. Übersichtsfeld des Mikroangiogramms, das eine 2 mm dicke Scheibe des Lungenparenchyms repräsentiert. Hilus am unteren Bildrand. ×1
b. Detail, der mit einem Pfeil markierten, eingerahmten Partie a., das die gewundenen Verzweigungen der Bronchialarterien zum kontrastgefüllten Kapillarbeet des Lungenparenchyms zeigt. ×8

mit einem intrakardialen Shunt kombiniert ist. Bei isolierter Transposition liegt bereits neonatal eine abnorm entwickelte kollaterale Arterienversorgung des Lungenparenchyms über die Bronchopulmonalarterien vor (Abb. 4.6). In diesen Fällen werden erweiterte Bronchialarterienabgänge in der neonatal eine abnorm entwickelte kollaterale Arterienversorgung des Lungenparenchyms über die Bronchopulmonalarterien vor (Abb. 4.6). In diesen Fällen werden er-

Fälle von Transposition mit zusätzlichem VSD haben infolge der intrakranialen Shuntmöglichkeit eine günstigere Ausgangslage als Fälle mit isolierter Transposition. Ein großer VSD birgt jedoch das Risiko des Kammerdruckausgleichs in sich.

Diese Fälle entwickeln Lungengefäßveränderungen gleichen Typs wie bei der üblichen hyperkinetischen pulmonalen Hypertonie.

Lungenbiopsien zur histologischen Beurteilung der Struktur der Lungengefäße

Die Operabilität bei Herzmißbildungen hängt unter anderem davon ab, inwieweit die Lungengefäße sich den postoperativen Blutstromverhältnissen anpassen können. Die histologische Beurteilung der Lungenbiopsien kann wertvolle Informationen über den Grad und damit auch die Reversibilität von Lungengefäßveränderungen liefern. Von besonderem Interesse wäre

tionstechnischen Gründen den Lingulalappen oder den Mittellappen wählen.

Spezielle morphologische Untersuchungsmethoden

Morphometrie: Die Messung von relativen Größen verschiedener Gefäßwandkomponenten am Elastin-van Gieson-gefärbten Schnitt kann einen guten Anhaltspunkt für den Grad von Mediahypertrophie und Intimafibrose ergeben. Das einfachste Verfahren umfaßt das Messen von Media- und Intimadicke im Verhältnis zum Gefäßdurchmesser innerhalb der Lamina elastica externa (Abb. 4.7). Bei einem Screening-Verfahren werden alle Gefäße (z.B. muskuläre Pulmonalarterien), die im histologi-

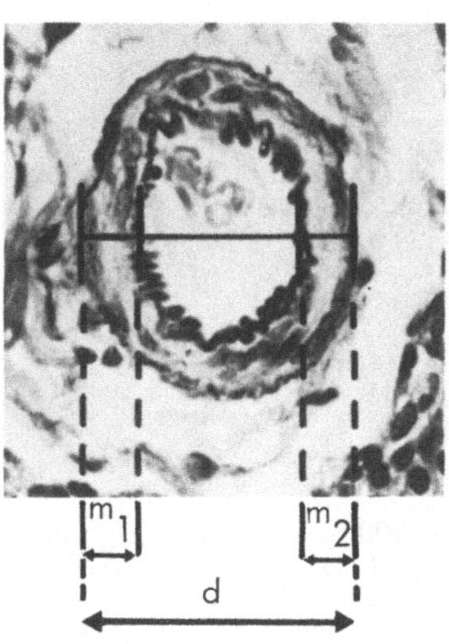

Abb. 4.7. Berechnung des Mediaindex (MI) in quer geschnittenen muskulären Pulmonalarterien mit deutlicher Mediahypertrophie:

$$MI = \frac{m_1 + m_2}{2\,d}$$

Fall von VSD + PDA mit pulmonaler Hypertension. Alter: 7 Monate (Ik 261/69). Lungenbiopsie. Elastin-van Gieson, ×530

deshalb ferner ein morphologisches Verfolgen der Wirkung von herzchirurgischer Therapie auf die Lungengefäßstruktur. Dies könnte in solchen Fällen durchführbar sein, wo sich die chirurgische Behandlung über mehrere Sitzungen erstreckt, zum Beispiel wo ein palliativer Eingriff einem korrektiven vorausgeht. Die Wahl der Biopsiestelle spielt wahrscheinlich keine Rolle für die Wertung der hypertensiven Gefäßveränderungen bei kongenitalem Vitium. In der Regel wird man aus opera-

schen Präparat quer getroffen sind, gemessen. Der Normalwert des Mediaindex (definiert als Mittelwert der Mediadicke/ Durchmesser innerhalb der Lamina elastica externa) muskulärer Pulmonalarterien beträgt fetal und neonatal etwa 20%. Dieser Index sinkt normalerweise im Verlaufe des ersten Lebensjahres auf einen Wert von unter 5% (Abb. 4.2). Bei andern Arten histologischer Morphometrie wird im Schnitt die Fläche der Gefäßmedia zur Fläche des Lungenparenchyms in Beziehung gebracht.

Dieses Meßverfahren liefert einen vom Kontraktionsgrad des Gefäßes unabhängigen Mediaindex. Hingegen spielt für den Indexwert der Expansionsgrad des Lungenparenchyms eine Rolle.

Postmortale Angiographie und Mikroangiographie: Die postmortale Angiographie, welche von Pulmonalarterien, Pulmonalvenen oder von Bronchialarterien ausgeführt werden kann, kann ein gutes Bild der Verbreitung von obliterierenden Lungengefäß-

Lungenpräparaten gut studieren. Im stereoskopischen Angiogramm kann das Anastomosengebiet lokalisiert und dann mit Hilfe von histologischen Serienschnitten des gleichen Gebietes bestätigt werden (Abb. 4.8).

Korrosions-Ausguß: Eine andere Möglichkeit, den Verlauf von intrapulmonalen Gefäßen zu verfolgen, bildet die Korrosionstechnik. Diese besteht aus einer Injektion von zum Beispiel Vinylplastik

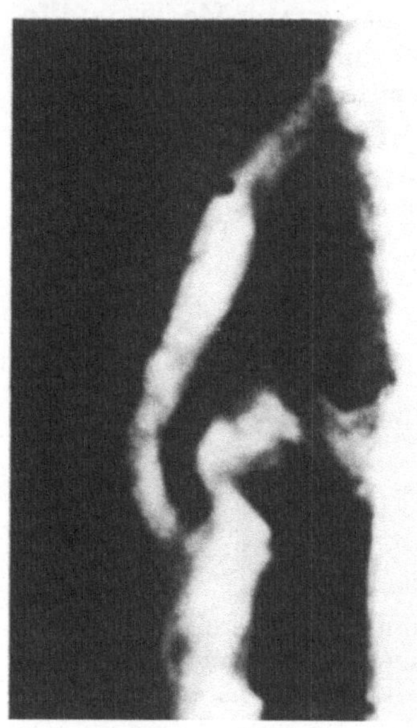
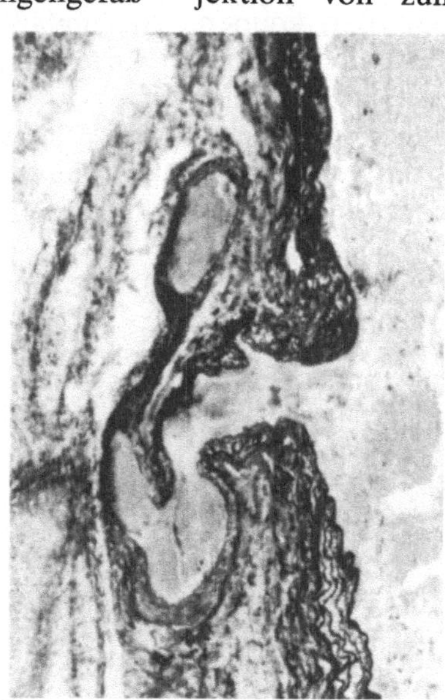

a   b

Abb. 4.8. Mikroangiographische und histologische Dokumentation von arterieller bronchopulmonaler Anastomose von normalem side-to-side-Typ in bronchialarterieninjiziertem Lungenpräparat. Innerer Durchmesser der Anastomose = 100 μ. Isolierte Transposition. Alter: 21 Tage (A 121) a. Mikroangiogramm ×28. b. Gleiche Anastomose im Serienschnitt. Elastin-van Gieson, ×28

veränderungen und vom Grad einer eventuellen kollateralen Gefäßversorgung des Lungenparenchyms vermitteln (Abb. 4.6). Micropaque (Damancy & Co.) ist ein geeignetes Kontrastmittel, das in einer 10% wässerigen Lösung das Füllen der Kapillaren ermöglicht und damit gleichzeitig eine mikroangiographische Beurteilung der peripheren Lungengefäße erlaubt. Das Vorkommen von Gefäßanastomosen (z.B. arterielle bronchopulmonale Anastomosen) läßt sich an mit Micropaque injizierten

(eventuell mehrfarbig) in Pulmonalarterien, Bronchialarterien und/oder Pulmonalvenen mit nachfolgender Verdauung des Lungenparenchyms. Der übrigbleibende Ausguß des Gefäßbaumes gestattet eine feinere Analyse des Gefäßverlaufes. Ein wesentlicher Nachteil dieser Methode besteht in der Destruktion des Parenchyms, was einen Vergleich zwischen Gefäßverlauf und histologischer Struktur unmöglich macht.

5. Neurometabolische Krankheiten

Neurometabolische Krankheiten bedeuten Schädigungen des Zentralnervensystems bei abnormem Stoffwechsel. Zum Teil spielt sich bei diesen Krankheiten der pathologische Prozeß einzig oder hauptsächlich im Nervensystem ab. Beim Großteil der hierhergehörenden Krankheiten ist der Befall des Nervensystems jedoch nur eine Teilmanifestation einer generalisierten metabolischen Störung. Dieses Kapitel soll auf jene Krankheiten beschränkt bleiben, die lichtmikroskopischer Diagnostik, hauptsächlich an Biopsiematerial, zugänglich sind. Die mikroskopische Untersuchung bei metabolischen Leiden ist indessen selten diagnostisch genügend. Die morphologischen Veränderungen müssen so oft wie möglich mit biochemischen Befunden verglichen werden. Chemische Analysen und histologische Untersuchung sollen am Gewebe vom selben Organ und vom selben Bereich ausgeführt werden. Biopsie und chemische Analyse sollen in Zusammenarbeit des Pathologen mit dem Biochemiker geplant werden. Mehrere hierhergehörende Krankheiten können pränatal mittels Amniozenthese diagnostiziert werden (MILUNSKY *et al.*, 1970).

Bei der Klassifizierung neurometabolischer Krankheiten benützte man früher die anatomische Verbreitung pathologischer Befunde und/oder die klinischen Symptome. Im Laufe der letzten zehn Jahre haben biochemische Analysen eine ganze Reihe solcher Prozesse aufgeklärt. Deshalb werden jetzt die Krankheiten nach den chemischen Stoffen, deren Metabolismus gestört ist, benannt. Eine Klassifizierung wurde 1971 von HAGBERG aufgestellt. Ergänzt mit SVENNERHOLMS chemischer Einteilung der Glykolipidosen und neuerer Befunde (DAWSON, BERNSOHN und GROSS-

MAN), ist sie aus histologischer und biochemischer Sicht nützlich (Tabelle 5.1).

Wie aus der Tabelle hervorgeht, tragen manche Krankheiten jetzt chemische Namen. Eine Gruppe „Sklerosen" (griech. skleros = hart), denen eine Verhärtung der weißen Substanz gemeinsam ist, besteht weiterhin. Diese werden bestimmt auch chemisch definiert werden können wie z. B. die metachromatische Leukodystrophie. Histochemische und chemische Untersuchungen haben gezeigt, daß es sich dabei um eine Neurolipidose mit einem durch einen Enzymdefekt verursachten gestörten Sulfatidabbau handelt, wobei Sulfatidablagerungen entstehen. Neuere Untersuchungen (SUZUKI und SUZUKI, 1971) über Krabbes Globoid-Leukodystrophie lassen erkennen, daß auch hier ein Enzymblock verantwortlich ist (Galaktocerebrosid-β-Galaktosidase). Im übrigen wird bei KRABBE eine Blockierung auch in einem weiteren Enzymsystem postuliert, nämlich in der Sulfattransferase (siehe BRADY, 1970).

Neurolipidosen

Neurolipide

Die Neurolipide werden in drei Hauptgruppen eingeteilt: Cholesterin, Phosphoglyzeride und Sphingolipide. Es wurden Störungen im Cholesterin- und Sphingolipidstoffwechsel beschrieben. Bis heute wurde jedoch noch keine Krankheit mit gestörtem Phosphoglyzeridmetabolismus definiert.

Bei Cholesterin-Granulomatose und infantiler, zerebraler Cholesterose ist der Cholesterinstoffwechsel gestört. Eine ganze

Tabelle 5.1. Klassifizierung der neurometabolischen Krankheiten (modifiziert nach SVENNERHOLM, 1968, und HAGBERG, 1971)

---

1. Glykolipidosen
   A. Glykosylceramidosen
      a) Gangliosidosen
         1. G_{M2} (unter anderen Tay-Sachs)
         2. G_{M1} (Landing)
         3. G_{M3} (neuroviszeral)
      b) Glykocerebrosidosen (Gaucher)
   B. Galaktosylceramidosen
      a) Digalaktosylceramidose (Ceramidtrihexosidose, Fabry)
      b) Galaktocerebrosidose (globoide Leukodystrophie, Krabbe)
      c) Sulfatidosen (metachromatische Leukodystrophien)
   C. Laktosylceramidosen (Dawson)
2. Phosphorylceramidose (Sphingomyelinose, Niemann-Pick)
3. Ceramidose (Lipogranulomatose, Farber)
4. Cholesterinosen
   A. Cholesterin-Granulomatose (Hand-Schüller-Christian)
   B. Infantile zerebrale Cholesterinose
5. Fettsäurestörungen (Refsum, Batten-Spielmeyer-Vogt)
6. Kupfermetabolische Störungen (Wilson)
7. Kohlenhydratstoffwechselstörungen
   A. Glykogenkrankheiten
   B. Mukopolysaccharidosen
   C. Galaktosämie
   D. Nekrotisierende Enzephalomyelopathie (Leigh)
   E. Progressive Myoklonus-Epilepsie (Unverricht-Lundborg)
8. Purinmetabolische Störungen (Lesch-Nyhan)
9. Aminoazidopathien
10. Diffuse Sklerosen
    A. Myelinoklastische (Schilder)
    B. Dysmyelinisierende
       a) Spongiöse Degeneration der weißen Substanz (Canavan)
       b) Globoide Leukodystrophie
       c) Metachromatische Leukodystrophie (Sulfatidose)
       d) Sudanophile Leukodystrophien
       e) Fibrinoide Leukodystrophie (Alexander)
    C. Infantile neuroaxonale Dystrophie (Seitelberger)
    D. Progressive Poliodystrophie (Alpers)

Reihe von Lipidosen wird durch Defekte im Sphingolipidmetabolismus (Sphingolipidosen) verursacht. Zu dieser Gruppe liegen sowohl chemische wie auch histochemische Studien vor.

Sphingolipide sind Stoffe, die den Aminoalkohol Sphingosin enthalten. Wird Sphingosin mit Fettsäuren verbunden, so entsteht Ceramid. Bei der Kupplung von Ceramid mit Phosphorylcholin entsteht Phosphorylceramid (Sphingomyelin), wird es mit Glukose oder Galaktose verbunden, so ergibt sich Glukosyl- bzw. Galaktosylceramid, und mit Galaktosesulfat verbindet es sich zu Cerebrosidsulfat (Sulfatid). Im weiteren bildet Ceramid mit vier Hexose-Molekülen Ceramidtetrahexosid (Globosid), mit dreien Ceramidtrihexosid und mit zweien Ceramiddihexosid. Ceramidtrihexosid wird abgelagert bei M. Fabry, Glukocerebrosid – ein Glukosylceramid – bei M. Gaucher und Galaktocerebrosid bei M. Krabbe. Der gesamte Galaktocerebrosidgehalt des Gehirns bei Krabbescher Krankheit ist indessen geringer als normal, trotz der Einlagerungen in den Globoidzellen (vergl. S. 38 und 46).

Wird Ceramid mit Hexosen und Sialinsäuren gekoppelt, so entstehen Ganglioside. Sialinsäure ist N-Azetylneuraminsäure (NANA). Ganglioside sind komplizierte Substanzen, bei denen Sialinsäuren und Hexosen in Art und Anzahl verschieden sind. Die Ganglioside wurden von SVENNERHOLM klassifiziert. Da viele Sphingolipidosen durch einen abnormen Gangliosidstoffwechsel hervorgerufen werden, soll die Klassifizierung der Ganglioside kurz besprochen werden.

Ganglioside sind Substanzen, in welchen sich Ceramid mit einem bis vier Molekülen Sialinsäure und mit zwei bis vier Molekülen Hexose verbindet. Um die verschiedenen Typen zu symbolisieren, verwendet man folgende Bezeichnungen: G bedeutet Gangliosid, $_{M,D}$ und $_T$ geben die Anzahl Sialinsäuren an (ein, zwei oder drei, mono-, di- oder trisialo-) und die nachfolgende Ziffer steht für die Anzahl Hexosemoleküle, wobei 1 tetra- bedeutet, 2 tri- und 3 dihexosid. Dieses Prinzip ergibt folgende Bezeichnungen für Ganglioside:

G_{M2} bedeutet ein Monosialo-Gangliosid mit Trihexosidkomponente, G_{M1} ein Monosialo-Gangliosid mit Tetrahexosidkomponente, G_{M3} ein Monosialo-Gangliosid mit Dihexosidkomponente. Darüber hinaus wurde der Buchstabe A eingeführt für Ganglioside, denen Sialinsäure fehlt (Asialoganglioside). Somit ist z. B. G_{A1} ein Asialogangliosid mit vier Hexosemolekülen.

heiten fehlen diese Enzyme, was als Ursache der Ablagerung angesehen wird (Tabelle 5.2). Es sollen zwei Beispiele angeführt werden. Die normale Sulfatidspaltung (Cerebrosidsulfat) kommt mit Hilfe des Cerebrosidsulfatase-Enzymsystems zustande:

$$\text{Cerebrosidsulfat} \xrightarrow{\text{Cerebrosid-Sulfatase}} \text{Cerebrosid} + \text{Sulfat}$$
(Sulfatid)

Bei der Sulfatidose (metachromatische Leukodystrophie) liegt eine Blockierung dieses Enzymsystems vor, wodurch Sulfatid

Tabelle 5.2. Monosialogangliosidabbau in Relation zu den Enzymdefekten

Substanz	Struktur	Enzym	Krankheit
G_{M1}	Cer-glu-gal-galNHAc-gal | NANA	B-Galaktosidase	Generalisierte Gangliosidose G_{M1}
G_{M2}	Cer-glu-gal-galNHAc | NANA	Galaktose-aminidase A	M. Tay-Sachs (G_{M2})
G_{M3}	Cer-glu-gal | NANA	Ceramidlaktose-Galaktosidase?	Generalisierte Gangliosidose G_{M3}
Ceramidlaktose	Cer-glu-gal	Ceramidlaktase	Laktosylceramidose (Dawson und Stein, Science *170* 556 (1970)
Glukocerebrosid	Cer-glu	Cerebrosid-β-Glukosidase	M. Gaucher-Gruppe
Ceramid	Cer	Unbekannt	Lipogranulomatose (Farber)

Cer = Ceramid, galNHAc = N-Azetylgalaktosamin, glu = Glukose, NANA = Sialinsäure, gal = Galaktose

Bei den Neurolipidosen entsteht eine Ablagerung von abnormen Lipid-Metaboliten, oft intermediären Substanzen, die vom normalen Organismus mit seinen katabolischen Enzymen gespalten werden. Bei etlichen neurometabolischen Krank-

in Hirn, Nerven, Gallengängen und Nierentubuli angehäuft wird. Diese Substanz ist im Kresylviolett-Essigsäure-gefärbten Gefrierschnitt metachromatisch braun, was die alte Benennung erklärt.

Der Mechanismus der Sulfatidablagerung ist aber wahrscheinlich noch komplizierter, da z. B. bei Sulfatidose ein anderer Typ primärer lipidmetabolischer Störung vorkommt, welcher zur Akkumulation in den Nieren führt.

Ein zweites Beispiel ist die Sphingomyelinose (Niemann-Pick). Der normale Abbau von Sphingomyelin (Ceramid-Phosphorylcholin) sieht folgendermaßen aus:

$$\text{Ceramid-Phosphorylcholin} \xrightarrow{\text{Sphingomyelinase}} \text{Ceramid} + \text{Phosphorylcholin}$$

Bei der infantilen Form von Morbus Niemann-Pick fehlt die Sphingomyelinase, was einen Überschuß an Sphingomyelin bewirkt und damit eine Ablagerung in den RES- und Ganglienzellen.

In den angeführten Beispielen wurde eine vollständige Enzymblockierung vorausgesetzt. Indessen muß bei der Mehrheit der Speicherkrankheiten mit mehreren genetischen Formen gerechnet werden, die sich klinisch, biochemisch und strukturell ungleich verhalten, da der Enzymdefekt partiell oder total vorhanden sein kann. Dies erklärt sich daraus, daß das DNA-Molekül an verschiedenen Stellen verändert sein kann. Damit liegt die gestörte Aminosäuresequenz in unterschiedlicher Entfernung vom aktiven Zentrum des Enzyms. Liegt der Defekt im Zentrum selbst, so entsteht ein totaler Enzymblock, was einen raschen Verlauf der Krankheitsform bewirkt, z. B. infantiler M. Gaucher. Liegt der Defekt hingegen etwas vom Zentrum entfernt, bleibt ein Teil der Enzymaktivität erhalten und es entsteht eine leichtere, juvenile Krankheitsform. Liegt der Defekt hingegen noch weiter weg vom Zentrum, bleibt eine Enzymaktivität von vielleicht 10–20%, und es entsteht eine adulte Krankheitsform. Schließlich kann der Defekt so klein sein, daß eine 75%ige Aktivität übrigbleibt, wobei dann klinisch keine Krankheitszeichen sichtbar werden, es sei denn in Streßsituationen.

Die Enzymdefekte bei den metabolischen Krankheiten sind noch nicht vollständig bekannt. Die Klassifizierung dieser Krankheiten kann somit nicht allein auf der Enzymblockade beruhen. Wie schon gesagt, werden deshalb diese Krankheiten in Hauptgruppen eingeteilt, je nach der Art der Substanzen, die abgelagert werden. Innerhalb dieser Gruppen kann dann auf der Basis der Enzymdefekte eine gewisse Unterteilung vorgenommen werden. Diese Enzymdefekte können histochemisch noch nicht dargestellt werden, entsprechende Methoden werden jetzt allmählich entwikkelt (SHUTER et al., 1970).

Neurolipidosen können in vier Hauptgruppen eingeteilt werden: Glykolipidosen, Sphingomyelinosen, Cholesterinose und Fettsäuredefekte (Tabelle 5.1). Die Glykolipidosen sind charakterisiert durch die Ablagerung von Substanzen, die Zucker und Lipid enthalten. Glukosehaltige Lipide werden Glukosylceramide genannt. Eine pathologische Ablagerung davon führt zum Teil zu Gangliosidosen, zum Teil zu Glukocerebrosidosen (GAUCHER). Unter den Lipidosen mit abgelagerten galaktosehaltigen Lipiden figurieren die Krankheit nach Fabry und die Sulfatidosen. Wie schon angeführt, (Seite 35) werden auch bei der Krabbeschen Krankheit Galaktocerebroside abgelagert (YUNIS und LEE), weshalb auch diese Krankheit in die Glykolipidosen einzureihen ist. Der Galaktocerebrosidgehalt im Gehirn ist stark erhöht im Vergleich zum Sulfatidgehalt, hingegen ist die gesamte Cerebrosidmenge kleiner als normal. Die Globoidzellen enthalten reichlich Cerebrosid, aber in anderen Organen ist keine Ablagerung gefunden worden. Deshalb ist die Einreihung der Krabbeschen Krankheit unter die Galaktosylceramidosen diskutabel. Beim M. Niemann-Pick wird Sphingomyelin, ein nicht zuckerhaltiges Lipid (Phosphorylceramid), eingelagert, weshalb die Krankheit separat klassifiziert wird. Die übrigbleibende Gruppe der Neurolipidosen ist heterogen, und die Zukunft wird die biochemische Eigenart der hierhergehörenden Krankheiten aufzeigen.

Zu den bestbekannten Krankheitsgruppen gehören die Gangliosidosen, die M. Gaucher-Gruppe, M. Krabbe, die Sulfatidosen und M. Niemann-Pick. Sie werden in der Folge besprochen.

Gangliosidosen

Gangliosidosen sind Krankheiten mit abnormer Ablagerung von sauren Glukosylceramiden, d. h. Gangliosiden. Gleichzeitig werden neutrale Glykolipide, die dasselbe Kohlenhydratmolekül wie die abgelagerten Ganglioside enthalten, gespeichert. Wie schon geschildert (Seite 36) kommen mehrere verschiedene Ganglioside vor, normale und abnorm aufgebaute. Diese Krankheiten werden nach dem abgelagerten Gangliosidtyp eingeordnet und nicht nach der assoziierten Glykolipideinlagerung. Die wichtigste Gangliosidose ist die Krankheit nach Tay-Sachs (G_{M2}-Gangliosidose). Daneben wurden aber auch andere Arten beschrieben, die kurz gestreift werden sollen.

G_{M2}-Gangliosidosen. Gangliosid G_{M2} wird bei mindestens drei Formen von Gangliosidosen abgelagert, die wichtigste dabei ist der M. Tay-Sachs (G_{M2}-Gangliosidose Typ 1). Alle drei weisen Mängel im β-Hexosaminidasesystem auf (β-N-Azetyl-Galaktosaminidase). Ein totaler Block dieses Systems liegt in der Sandhoff-Jatzkewitz-Krankheit vor (G_{M2}-Gangliosidose Typ 2). Fehlt die Fraktion A von β-N-Azetyl-Hexosaminidase, entsteht ein M. Tay-Sachs, fehlt hingegen die Fraktion A der β-N-Azetyl-Hexosaminidase nur teilweise, so tritt ein juveniles Krankheitsbild auf, die Bernheimer-Seitelbergersche Krankheit (G_{M2}-Gangliosidose Typ 3). Wir beschränken uns hier auf den M. Tay-Sachs.

Die Tay-Sachssche Krankheit wird autosomal-rezessiv mit vollständiger Penetranz vererbt. In Schweden wurden ca. 14 Fälle beschrieben, wovon nur vier Juden waren. In der ausländischen Literatur wird der An-

teil der Juden gewöhnlich mit 65–90% angegeben. Heterozygote Träger kommen bei Juden in der Frequenz von 1 : 30 und bei den übrigen 1 : 300 vor (FREEMAN und MCKHANN).

Die Krankheit beginnt im frühen Kindesalter (4–8 Monate) mit progressiver Demenz, genereller Muskelschwäche, schnell fortschreitender Blindheit, Macula-lutea-Veränderungen, kirschrotem Fleck und Optikusatrophie.

Im Alter von durchschnittlich 6 Monaten bleibt die motorische und sensorische Entwicklung stehen. Die Patienten schreien gellend und haben einen charakteristischen „startle response" (Schreckreflex) auf unerwartete Laute (Hyperakusis): Extension der Arme, Flexion oder Extension der Beine und einen schreckerfüllten Gesichtsausdruck. Diese Symptome treten schon einige Monate vor der definitiven Diagnose in diskreter Form auf. Der Schreckreflex wird in 80% im Alter von 2 Monaten gefunden und in 100%, wenn die Kinder 4 Monate alt sind.

Das klinische Merkmal der M. Tay-Sachs-Patienten ist der kirschrote Fleck in der Macula lutea. Dieser beruht auf lipidhaltigen Ganglienzellen, angeordnet in einem weißen Kranz um den normalen roten Reflex in der Chorioidea. Er kann auch bei anderen Gangliosidosen und bei M. Niemann-Pick vorliegen. Er tritt im Alter von 2–8 Monaten auf und wird bei 90% der M. Tay-Sachs-Patienten gefunden; mit der Ganglienzelldegeneration kann er langsam abblassen.

Im Laufe der zweiten Hälfte des ersten Lebensjahres beginnt die progressive Demenz. Hypotonie tritt auf, Schluckbeschwerden kommen dazu, und die Optikusatrophie läßt das Kind erblinden. Es treten generalisierte Krämpfe auf, die sukzessive häufiger und stärker werden. Der Kopf nimmt als Folge der Megalenzephalie an Umfang zu. Es wird angenommen, daß dies auf der Proliferation der Astrozyten in der weißen Substanz beruht, die dann Flüssigkeit in das Glianetz ziehen. Nach dem zweiten Lebensjahr zeigt das Kind in der Regel markante Hypotonie, Hyperreflexie, Muskelatrophie, Kachexie und zu großen Kopfumfang. Areflexie ist ungewöhnlich. Die Großzahl der Kinder stirbt zwischen 2 und 4 Jahren meist an Aspirationspneumonie. Einzelne können bei intensiver Pflege bis zu 4 oder 5 Jahren leben.

Die strukturellen Veränderungen bleiben hauptsächlich auf das Nervensystem begrenzt, mit ballonartig aufgetriebenen Hirnganglienzellen infolge von Lipidablagerung, hauptsächlich G_{M2}-Gangliosid. Ähnliche Veränderungen kommen in den Ganglienzellen des Darms vor. Es gelang sogar Gangliosidablagerungen in viszeralen Organen chemisch nachzuweisen, ein Hinweis auf einen generalisierten Defekt im Gangliosidumsatz. Diese Gangliosideinlagerungen sind indessen mit histochemischen Methoden nicht nachweisbar (EEG-OLOFSSON et al., 1967).

Das anfänglich vergrößerte Gehirn atrophiert im Endstadium. Die Atrophie kann Groß- und Kleinhirn umfassen. Die weiße Substanz ist gummiartig fest, die Grenze zwischen weißer und grauer Substanz unscharf. Das Ventrikelsystem kann leicht dilatiert sein. Ultrastrukturelle Untersuchungen haben das Vorkommen von membranartigen Zytoplasmakörpern (MCB, membraneous cytoplasmic bodies) in den Ganglienzellen ergeben. Solche Körper können auch in Leberzellen vorkommen und werden als Aggregat von eingelagertem G_{M2}-Gangliosid betrachtet. MCB sind nicht erkennbar in lipidgefärbten Gefrierschnitten. Das Vorkommen von MCB ist nicht auf die Tay-Sachs'sche Krankheit beschränkt. Diese kommen auch bei anderen Lipidosen, wie auch G_{M1}-Gangliosidose und Sphingomyelinose vor („the lipid storage body", TERRY, 1971).

Die Diagnose wird im Labor durch den Fruktose-1-Aldolase-Test im Serum unterstützt. Dieses Enzym fehlt bei den Patienten meistens völlig. Dagegen sind beim M. Tay-Sachs im frühen Krankheitsstadium oft GOT und LDH erhöht. Dünnschichtchromatographie an Gewebe von Lymphdrüsen, Leber und Hirn zeigen spezifische Veränderungen (G_{M2}-Ganglioside). In der Rektumbiopsie findet man dieselben Ganglienzellveränderungen wie im Gehirn. Beim M. Tay-Sachs werden ballonförmige Ganglienzellen im ganzen Darm gesehen, also auch in Dünndarm, Kolon und Rektum. Sie kommen sogar im Nebennierenmark vor. *Enzymdefekt:* Fraktion A der β-N-Azetylhexosaminidase. Die histochemischen Reaktionen gehen aus Tabelle 5.3 hervor. Eine pränatale Diagnose kann aufgrund von Gewebezüchtung an Amnionzellen nach Amniozenthese gestellt werden (5–10 ml). Die Amnionflüssigkeit enthält normalerweise nach dem zweiten Trimester Hexosaminidase A und B, beim M. Tay-Sachs hingegen fehlt Hexosaminidase A (siehe O'BRIEN et al., 1971).

G_{M1}-Gangliosidosen. Gleich wie G_{M2} wird G_{M1} bei mindestens drei verschiedenen Krankheiten abgelagert, von welchen die bekannteste zuerst von LANDING et al. unter der Bezeichnung von Pseudo-Hurler-Syndrom beschrieben wurde, ein M. Tay-Sachs mit viszeraler Beteiligung und spätinfantiler Systemlipidose. Innerhalb der G_{M1}-Gruppe kann wie bei den übrigen Lipidosen aufgrund der Enzymdefekte eine Unterteilung vorgenommen werden.

Die **Landingsche Krankheit** (generalisierte G_{M1}-Gangliosidose, Pseudo-Hurler-Syndrom) ist eine schwere zerebrale Degeneration, die innerhalb der ersten 2 Lebensjahre zum Tode führt. Die hauptsächlichen strukturellen Veränderungen bestehen in einer starken PAS-positiven, sudanophilen Ablagerung (Glykolipide) in Ganglienzellen, Gliose sowie sudanophilen Schaumzellen in Leber, Milz, Thymus und Knochenmark (Kap. 9, Seite 129). Die PAS-positiven Substanzen werden bei Lipidextraktion leicht herausgelöst (Ganglio-

Tabelle 5.3. Färbemethoden bei neuronalen Ablagerungskrankheiten

Krankheit	Methode	(Gefrierschnitte) Resultat	Kommentar
G_{M2}-Gangliosidose (M. Tay-Sachs)	PAS	pos.	
	Kresylviolett	rot	
	Sudan S	schwach pos.	
	Autofluoreszenz	gelb	
G_{M1}-Gangliosidose	PAS	pos.	in RES-Zellen, inkonstant in ZNS-Ganglienzellen
	Diastasekontrolle	pos.	
	Sudan S	neg.	pos. nach Fixation mit Bleiazetat
	Baker	pos.	
Glukocerebrosidose (M. Gaucher)	PAS	pos.	
	mod. PAS	pos.	
	Sudan S	pos.	
	PAN	pos.	im Neuron, neg. im RES
	OTAN	schwach pos.	im Neuron und RES
	NaOH-OTAN	schwach pos.	
	Baker	neg.	
Sphingomyelinose (M. Niemann-Pick)	Baker	pos.	
	PAS	pos.	
	mod. PAS	neg.	
	Sudan S	pos.	sowohl im Neuron, wie im RES
	PAN	neg.	
	OTAN	pos.	
	NaOH-OTAN	pos.	
M. Farber	Sudan S	pos.	neg. im Paraffinmaterial
	PAS	pos.	auch im Paraffinmaterial
	Diastasekontrolle	pos.	
	Hale	pos.	
	Toluidin	pos.	
Glykogenose	PAS	pos.	Paraffin
	Karmin n. Best	pos.	
	Diastasekontrolle	neg.	
Mukopoly-saccharidose	Toluidin	metachr.	Paraffin
	PAS	pos.	
	Kresylviolett	metachr.	gewisse Formen
	Sudan S	pos.	

side). Chemisch wurde eine 20 bis 30fache Erhöhung des G_{M1}-Gehaltes in Leber und Milz gegenüber der Norm nachgewiesen, aber auch ein Ansteigen von G_{M2} und Glykosaminoglykanen, vor allem Keratansulfat. Als Enzymdefekt wird eine Störung der „sauren" β-Galaktosidase angegeben.

Die **spätinfantile amaurotische Idiotie nach** BIELSCHOWSKY wurde aus zweifelhaften Gründen (siehe unten) in die Gruppe der Gangliosidosen eingegliedert. Schon seit langem wurden unter der Benennung amaurotische Idiotie oder zerebromakuläre Degeneration fünf Krankheiten zusammengebracht, die sich hauptsächlich durch ihr unterschiedliches Anfangsalter unterscheiden.

Zu dieser Gruppe gehörten der kongenitale (NORMAN-WOOD), der infantile (TAY-SACHS), der spätinfantile (JANSKY-BIELSCHOWSKY), der juvenile (SPIELMEYER-VOGT oder BATTEN) sowie der adulte (KUFS) Typ. Beim kongenitalen Typ (NORMAN-WOOD) wurden in einigen Fällen Ganglioside des Typs G_{D3} (Seite 42) nachgewiesen, und beim infantilen (TAY-SACHS) werden Ganglioside des Typs G_{M2} eingelagert.

Die spätinfantile amaurotische Idiotie wird wahrscheinlich einfach autosomal vererbt, beginnt im Alter von 2–4 Jahren und hat einen Krankheitsverlauf von 2–4 Jahren. Sehschwierigkeiten, Krämpfe, progressive Demenz und herabgesetzte motorische Funktionen gehören zum Krankheitsbild.

Es wurden Ablagerungen von G_{M1} gefunden, allerdings an formolfixiertem Material, weshalb ein Artefakt nicht auszuschließen ist. Vermutlich ist die spätinfantile Gruppe heterogen. Unter anderen finden sich wahrscheinlich Fälle von G_{M2}-Gangliosidosen und Fettsäurestörungen. Es ist wahrscheinlich, daß Fälle von spätinfantilen G_{M1}-Gangliosidosen ohne Pseudo-Hurler-Syndrom vorkommen.

Die strukturellen Hirnveränderungen bestehen in hochgradiger Atrophie und Sklerose des Kleinhirns. Im übrigen stimmen die histologischen Veränderungen mit der G_{M2}-Gangliosidose (TAY-SACHS) überein. Differentialdiagnostisch muß eine Sulfatidose ausgeschlossen werden.

G_{M3}-Gangliosidose (neuroviszerale Lipidose). G_{M3} ist gekennzeichnet durch einen langsamen Verlauf, herabgesetztes Sehvermögen, Splenomegalie und Lymphadenopathie. Es wurden viszerale Schaumzellen nachgewiesen, ähnlich wie beim M. Niemann-Pick. Es fehlt aber der kirschrote Fleck. Die chemischen Analysen zeigen keine Ablagerung von Sphingomyelin, sondern hauptsächlich von G_{M3} und von G_{M2}. In diesem Zusammenhang ist es von Interesse, daß in anderen Fällen, die strukturell als M. Gaucher klassifiziert werden, chemisch eine Ablagerung von G_{M3} und nicht von Glykocerebrosid gefunden wird. Diese Beispiele beweisen die absolute Notwendigkeit biochemischer Analysen, um die Natur der abgelagerten Substanz und den Typ des Enzymdefekts festzustellen.

Kongenitale amaurotische Idiotie

Diese Art von Neurolipidose ist extrem selten, und es liegen nur in einzelnen Fällen chemische Untersuchungen vor. Wie aus dem Klassifizierungschema (Tabelle 5.1) hervorgeht, wird die Krankheit nicht zu den chemisch definierten Krankheiten gerechnet. Grund dafür ist die äußerst geringe Gangliosidkonzentration im Hirngewebe, mit Ausnahme von G_{D3} (Disialogangliosid mit Dihexosid), das stark erhöht ist, eine Erhöhung, die primär nicht vorhanden sein soll. Daher ist die Krankheit als primäre Gangliosidose ungenügend charakterisiert.

Die Symptome treten unmittelbar nach der Geburt in Form von unregelmäßiger Atmung, Zyanose und mangelhaftem Saugreflex mit Dysphagie auf. Gleichzeitig werden Muskelstarre und klonische, fokale oder generalisierte Krämpfe beobachtet.

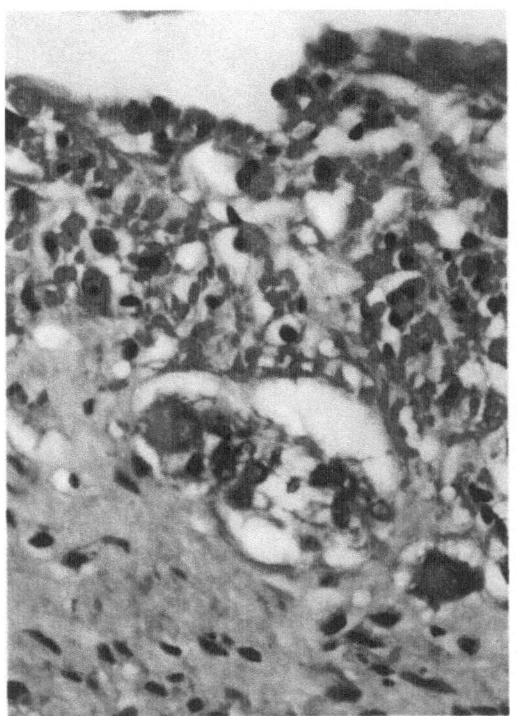

Abb. 5.1. M. Gaucher, Darm. Paraffinschnitt vom Rektum. Vakuolisierte Ganglienzellen im Plexus myentericus. HE, ×512

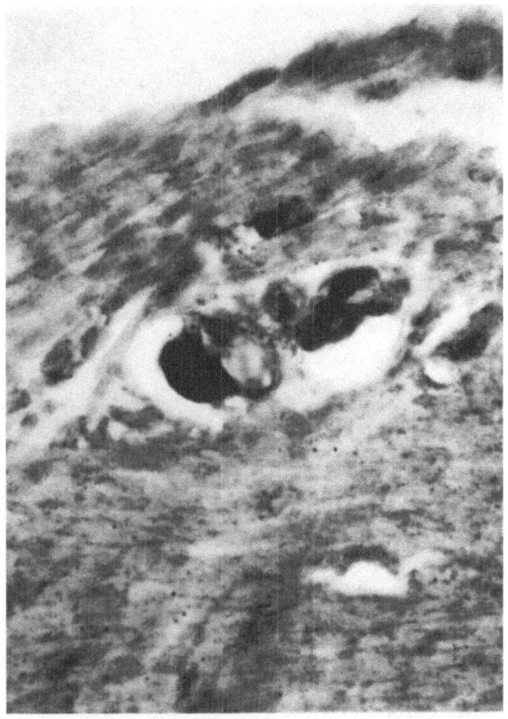

Abb. 5.2. M. Gaucher, gleiches Gebiet wie in Abb. 1. Gefrierschnitt. Sudanophiles Präzipitat in den Ganglienzellen (im Bild schwarz). Sudan S, ×512

Diese können akustisch ausgelöst werden, sind von Geschrei begleitet und gleichen damit dem Schreckreflex beim M. Tay-Sachs. Mit der Zeit tritt eine Dezerebrierungsstarre auf, und innerhalb von einigen Monaten kommt es zum Exitus. Der Augenbefund ist auf Optikusatrophie und Makulapigmentierung beschränkt, und ein kirschroter Fleck wurde nicht nachgewiesen.

Bei den *morphologischen Veränderungen* überwiegt eine ausgeprägte Hirnatrophie mit sekundärem Hydrozephalus, bei dem das Hirn in einen dünnwandigen, zystenähnlichen Sack umgewandelt ist. Die kortikalen Ganglienzellen sind verschwunden, auch das Kleinhirn ist atrophisch. Eine mäßige Gliose wurde nachgewiesen. Im allgemeinen ist das Hirn unreif. Im Gegensatz zum M. Tay-Sachs fand man in zwei Fällen sudanophile Schaumzellen in Milz, Leber, Lunge, Thymus, Niere und Nebennierenmark, weshalb eine generalisierte Stoffwechselkrankheit angenommen werden kann (BROWN *et al.*, 1954).

Chemische Analysen des Hirngewebes haben das Vorkommen eines abnormen Disialogangliosids mit Dihexosid, also G_{D3}, ergeben, histochemische Studien konnten in einem Fall ausgeführt werden (HAGBERG *et al.*, 1965). In den Ganglienzellen des Gehirns wurde eine sudanophile, PAS-positive und Baker-positive Substanz nachgewiesen. Im Plexus myentericus des Darms fanden sich vakuolisierte Ganglienzellen, die Sudan-negativ und nach Zenkerfixation nur schwach PAS-positiv waren.

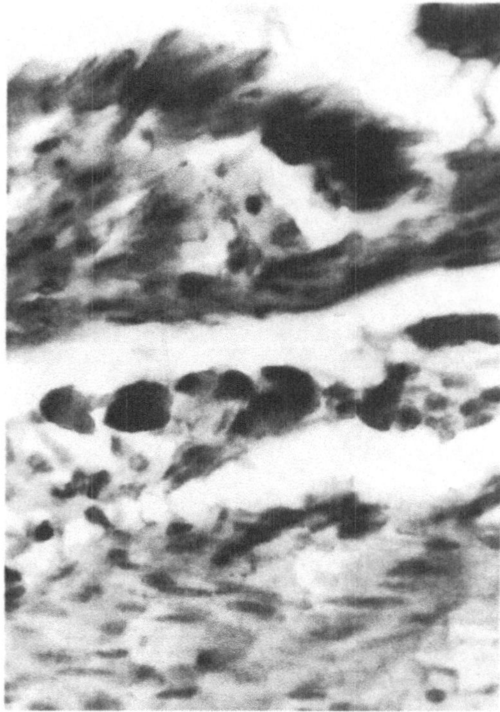

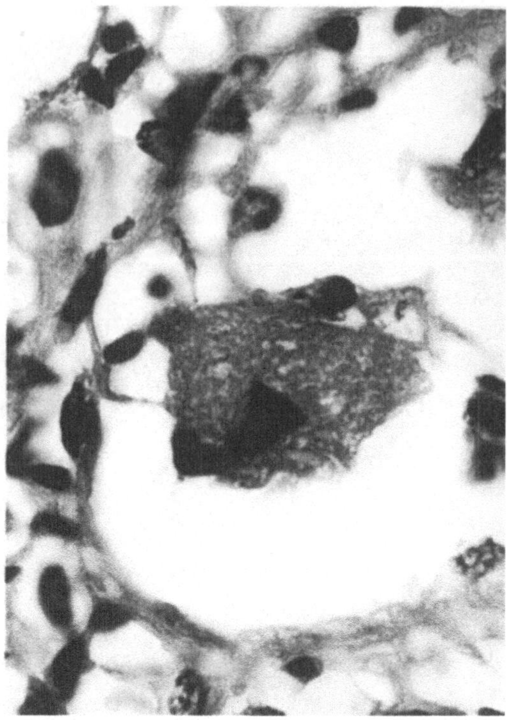

Abb. 5.3. M. Gaucher, gleiches Gebiet wie in Abb. 2. Der Gefrierschnitt zeigt einen pos. mod. PAS in den Ganglienzellen, im Bild schwarz, in Wirklichkeit rot. Mod. PAS, ×512

Abb. 5.4. M. Gaucher, Milz. Gaucher-Zelle in Sinusoid. Paraffin. HE, ×1280

Glukocerebrosidosen (Gaucher)

Es kommen drei klinische Formen des M. Gaucher vor, die infantile, die juvenile und die adulte. Noch immer sind keine sicheren chemischen Unterschiede festgestellt worden. Bei sämtlichen scheint Glukocerebrosid abgelagert zu werden, und der Enzymdefekt scheint die Cerebrosid-β-Glukosidase zu betreffen. Bei der akuten, infantilen Form fehlt dieses Enzym. Bei den juvenilen und adulten Formen ist die Aktivität herabgesetzt. Daher ist der Katabolismus der Glukocerebroside gestört, und es erfolgt eine Ablagerung im RES. Bei der infantilen Form und in geringem Grad auch bei der juvenilen – aber nicht bei der adulten – werden auch Glukocerebroside im Gehirn abgelagert. Es wird angenommen, daß die im Hirn angelagerten Glukocerebroside durch den abnormen Katabolismus der Nervenzellganglioside entstünden, während die RES-Ablagerung durch den abnormen Katabolismus der Erythrozytengloboside verursacht seien.

Der *infantile M. Gaucher* wird auch „zerebral" genannt, beginnt im ersten Lebensjahr und führt innerhalb eines Jahres zum Tode. Er ist die ungewöhnlichste Form. Die Krankheit ist autosomal rezessiv. Das Kind entwickelt sich in den ersten Monaten normal, die Entwicklung wird dann verzögert, und psychomotorische Störungen treten auf. Rasch treten Retroflexion des Kopfes, Opisthotonus, Krämpfe, Hyperpyrexie, muskuläre Hypertonie, gebeugte Arme, Strabismus und Hepatosplenomegalie auf. Der kirschrote Fleck kommt nie vor. Panzytopenie und Lungeninfiltrat kommen dazu und sind oft die Todesursache. Der klinische Verlauf ist dramatisch und infaust.

Die Laborbefunde ergeben eine stark erhöhte Aktivität saurer Phosphatase (nicht tartratgehemmte) im Serum, Gaucher-Zellen im Knochenmarkspunktat und Veränderungen in der Rektalbiopsie.

Die strukturellen Befunde werden dominiert von einer reichlichen Anzahl Gaucher-Zellen im RES (Abb. 5.4), die eine bedeutende Splenomegalie, mäßige Hepatomegalie und Lymphadenopathie bewirken. Im Hirn kommen ausgedehnte Ganglienzelldegenerationen und eine PAS-positive Substanz in einzelnen Ganglienzellen vor. Die schwersten Hirnveränderungen werden im Nucleus dentatus, im Thalamus und in der Großhirnrinde gefunden. Außerdem finden sich Gaucher-Zellen perivaskulär. Die Rektalbiopsie zeigt Lipideinlagerungen im Plexus myentericus (Abb. 5.1–5.3). Die histochemischen Reaktionen der Gaucher-Zellen sind in Kapitel 9 ersichtlich (Seite 132).

In Schweden ist die *juvenile Form* die häufigste. Sie ist autosomal rezessiv vererbbar. Die Symptome treten nach einem freien Intervall im Laufe der ersten Lebensjahre auf, in der Regel liegt eine Splenomegalie bereits in den ersten Lebensmonaten vor. Skelettveränderungen mit thorakaler Kyphoskoliose und vorstehendem Sternum sind charakteristisch. Anfälle von Trismus und Laryngospasmus treten mit einem Jahr auf, psychische Entwicklungsstörungen und eingeschränkte motorische Funktionen kommen später dazu. Strabismus, unkoordinierte Augenbewegungen, epileptische Anfälle und Krämpfe sind häufig, Spastizität hingegen kommt selten vor.

Bei der juvenilen Form sind die Laborbefunde dieselben wie bei der infantilen, die saure Phosphatase dagegen erreicht in der Regel nicht die gleichen Werte. Das EEG ist in der Regel abnorm.

Die Diagnose wird aufgrund der erhöhten sauren Phosphatase im Serum und des Knochenmarkpunktates, das Gaucher-Zellen enthält, gestellt. Die histochemischen Reaktionen des juvenilen Typs gleichen denjenigen des infantilen (Seite 132).

Die morphologischen Veränderungen sind weitgehend gleichartig wie bei der infantilen Form mit Anhäufung von Gaucher-Zellen im RES. Im Hirn werden adventitielle Ansammlungen von spulenförmigen mononukleären Zellen, die auch in der granulären Schicht des Kleinhirns vorkommen, gefunden. Typische Gaucher-Zellen fehlen im zentralen Nervensystem.

Ceramidtrihexosidose (Fabry)

Diese Glykolipidose ist eine geschlechtsgebundene, erbliche Störung, die Knaben befällt und im Alter von 7–10 Jahren mit einem Hautausschlag als Folge einer Einlagerung von Ceramidtri- und -dihexosiden in die Gefäßintima beginnt. Diese Hautmanifestationen werden Angiokeratoma corporis diffusum genannt. Es wurden zwei Enzymblockierungen beschrieben (Ceramidtrihexosidase und α-Galaktosidase). Da die neurologischen Symptome minimal sind und die strukturellen Veränderungen namentlich in Schaumzellen bestehen, wird die Krankheit im Schaumzellkapitel eingehender behandelt (Seite 128).

Krabbesche Krankheit (Globoide Leukodystrophie)

Wie aus der Tabelle 5.1 (S. 36) hervorgeht, ist die globoide Leukodystrophie nach Krabbe in die Sphingolipidosen eingereiht worden, die einen abnormen Galaktosylceramid-Katabolismus aufweisen. Bei dieser Krankheit findet sich eine relative Anhäufung von Galaktocerebrosid in Relation zum Sulfatidgehalt, aber im Verhältnis zu normalem Nervengewebe ist der absolute Cerebrosidgehalt sehr oft vermindert. Da angenommen wird, daß der wesentlichste Enzymdefekt in der Galaktocerebrosidase lokalisiert ist, scheint es logisch, die Krankheit bereits jetzt zusammen mit M. Fabry und Sulfatidose bei den Galaktosylceramidosen einzugliedern, anstatt sie wie früher als „Leukodystrophie" zu klassifizieren.

Die Krankheit ist autosomal-rezessiv mit Veränderungen in Gehirn und peripheren Nerven. In Schweden wird mit einer Häufigkeit von 19 auf 1 Million lebend Geborene gerechnet. Das Kind entwickelt sich bis ca. zum 4. Monat normal, dann bleibt die motorische Entwicklung stehen. Motorische Retardation, Opisthotonustendenz, anhaltendes Schreien, Hyperpyrexie und myoklonische Krämpfe treten auf. Optikusatrophie und Blindheit sind ziemlich häufig. Sukzessive entwickelt sich eine Dezerebrierung, und die Muskelaktivität und das Saugvermögen vermindern sich. Mit der Zeit wird der Opisthotonus schwächer, und es tritt Schlaffheit ein. Die Prognose ist schlecht. Die Patienten sterben gewöhnlich an Pneumonie oder bulbärer Paralyse nach einer Periode zerebraler Hyperpyrexie. Das mittlere Todesalter beträgt 13 Monate (Variation: 5–33 Monate).

In der weißen Substanz des Groß- und Kleinhirns werden als charakteristische Veränderungen große, helle Zellen gefunden, oft perivaskulär, aber auch oft gruppiert in kleinen, granulomähnlichen Formationen, sog. Globoidzellen (Abb. 5.6 und 5.7). Sie enthalten Cerebrosid (positiv in modifiziertem PAS am Gefrierschnitt).

Makroskopisch ist das Hirn in charakteristischer Weise verändert: die graue Substanz fühlt sich weich und geleeartig an, während die weiße Substanz ungewöhnlich fest ist („zerebrale Sklerose").

Die peripheren Nerven sind verändert (Seite 60) und eignen sich für eine Biopsie (N. suralis). Nach der Fixation in Formolkalzium wird in den Schwannschen Zellen und den Phagozyten im Gefrierschnitt körniges Cerebrosid sichtbar. Triglyzeride und Cholesterinester fehlen. Aus dem Paraffinschnitt sind schwere degenerative Veränderungen in Form von segmentaler De-

myelinisation und perivaskulären Histiozytenansammlungen ersichtlich.

Die *Diagnose* wird anhand des klinischen Bildes zusammen mit der Nervenbiopsie (oder möglicherweise Hirnbiopsie) gestellt. Darmveränderungen sind keine beschrieben (plexus myentericus). Die Galaktocerebrosid-β-Galaktosidase-Aktivität ist tief in Serum, Granulozyten und gezüchteten Fibroblasten (SUZUKI und SUZUKI, 1971).

Sulfatidose (metachromatische Leukodystrophie)

Auch diese Krankheit wird zu den Lipidosen gezählt (Tabelle 5.1). Zusammen mit der Fabryschen und Krabbeschen Krankheit ist sie in die Galaktosylceramidosen eingeordnet, da die Zuckereinheit in all diesen Fällen aus Galaktose besteht. Es handelt sich um eine familiäre Krankheit mit diffuser Myelindegeneration, die sich in einer abnormen Anhäufung von Sulfatid in der weißen Substanz auswirkt. Sulfatid reagiert mit Kresylviolett im Gefrierschnitt braun metachromatisch, weshalb früher der Name metachromatische Leukodystrophie geprägt wurde. Sulfatid wird auch in peripheren Nerven angehäuft, und, da es in Galle und Urin ausgeschieden wird, auch in den Epithelzellen der Gallenwege und Tubuli. In den Nieren wurde übrigens eine assoziierte, primäre, lipidmetabolische Störung nachgewiesen.

Die Sulfatidose kommt in Schweden mit einer Häufigkeit von ca. 32 auf 1 Million Lebendgeburten vor. Sie weist verschiedene Erscheinungsformen auf. Ihr Beginn reicht von früher Kindheit bis ins Erwachsenenalter. Die Krankheitsdauer variiert, sie ist bei spätem Beginn im allgemeinen länger. In ihrer spätinfantilen Variante (Greenfield) beginnt die Krankheit mit Muskelschwäche und Hypotonie in den ersten Lebensjahren, was den Verdacht auf eine Muskelkrankheit erwecken kann (S. 72 und 133). Mit der Zeit wird die Entwick-

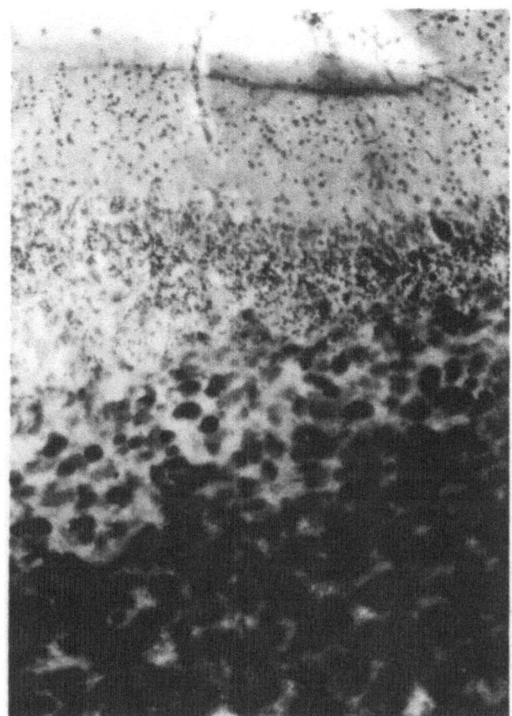

Abb. 5.5. Sulfatidose, Kleinhirn. Die weiße Substanz ist angefüllt mit massenhaft braunem Sulfatid (im Bild schwarz, in Wirklichkeit braun). Gefrierschnitt. Kresylviolett-Essigsäure, ×128. Der Schnitt wurde von Patrick Sourander zur Verfügung gestellt

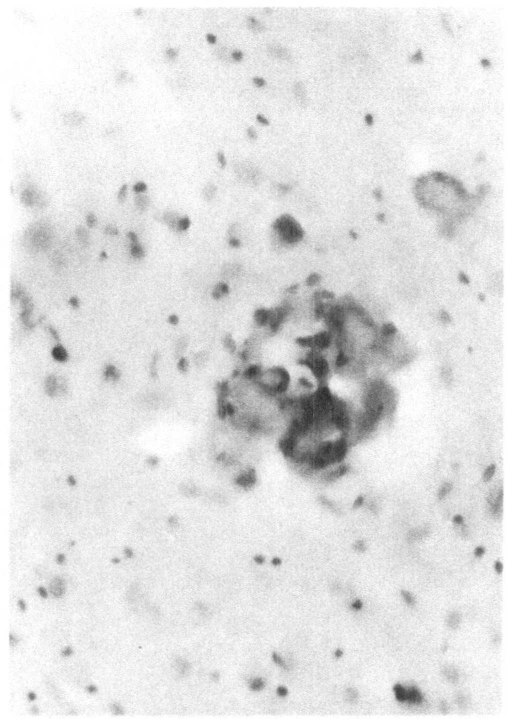

Abb. 5.6. M. Krabbe, Großhirn. Eine Gruppe von Globoidzellen reagiert positiv (dunkelgrau im Bild, in Wirklichkeit rot) mit der Methode für Cerebrosid. Gefrierschnitt. Mod. PAS, ×320. Gleicher Schnitt wie in Abb. 5

lungsstörung deutlich und führt zu vollständiger Demenz. Es treten Sehstörungen auf, die in Blindheit übergehen. Die Patienten werden als Folge der Pyramidenbahnschäden und der Polyneuropathie di- und tetraplegisch. Im Endstadium folgen Krämpfe. Auch Erkrankungen bei Erwachsenen wurden beschrieben.

Der metabolische Fehler liegt im Enzymsystem Cerebrosid-Sulfatase. Zu diesem gehört u. a. die Arylsulfatase A. Diese Tatsache kann bei der Diagnosestellung genützt werden, da diese Patienten in der Regel eine kleine Menge dieses Enzyms im Urin ausscheiden. Weitere Diagnosemethoden sind einerseits die Urinuntersuchung auf metachromatische Substanzen und andererseits die Nervenbiopsie. Mit

Kresylviolett-Essigsäure wird diese braune Metachromasie am Gefrierschnitt dargestellt. Gefrierschnitte sind wegen der leichten Löslichkeit der Sulfatide notwendig. Periphere Nerven zeigen typische Veränderungen (Seite 59).

Bei den strukturellen Veränderungen steht der periphere und zentrale Myelinscheidenabbau im Vordergrund. Die weiße Substanz des stark atrophischen Gehirns enthält sehr reichlich metachromatisches Sulfatid, am besten sichtbar im kresylviolettgefärbten Gefrierschnitt (Abb. 5.5). Die gleiche Substanz wird in Gallengängen, periportal in der Leber und in den Nierentubuli gefunden. Bemerkenswert häufig wurden bei dieser Krankheit Gallenblasenadenome mit reichlicher Sulfatidablagerung in

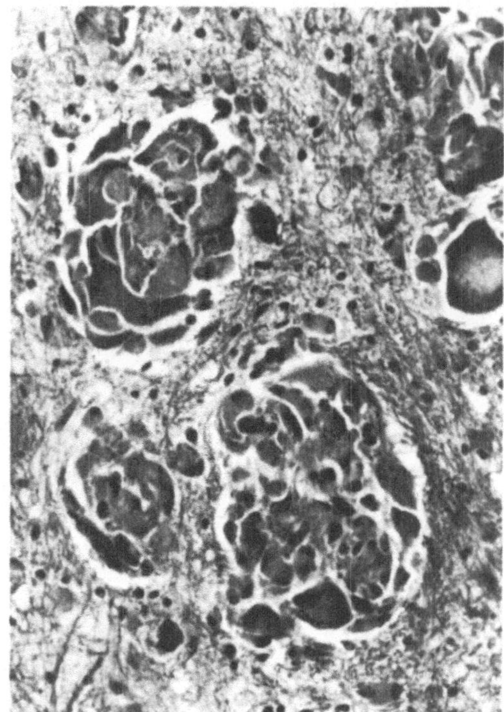

Abb. 5.7. M. Krabbe, Großhirn. Typische Globoidzellen. Paraffin. Lugol-Kresylviolett, ×220. Das Bild wurde von Patrick Sourander zur Verfügung gestellt

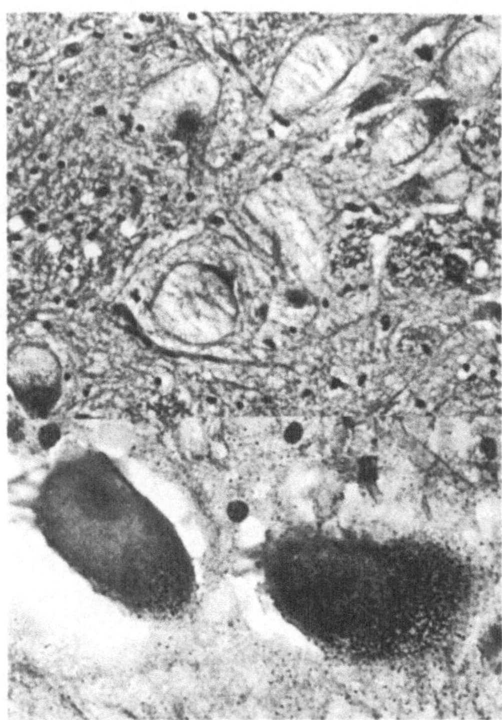

Abb. 5.8. M. Niemann-Pick, Nucleus ambiguus. Oben: Paraffinschnitt mit ballonförmigen Ganglienzellen ohne färbbares Zytoplasma. PAS, ×465. Unten: Gleiches Gebiet im Gefrierschnitt. Reichlich pos. Substanz in denselben Kernen der Ganglienzellen. PAS, ×465 (aus IVEMARK et al., 1963)

Stroma und Epithelzellen festgestellt (Seite 133). Dies kann Anlaß zu klinischen Symptomen geben. Die Cholezystographie ergibt zuweilen keine Füllung der Gallenblase.

Sphingomyelinose (Niemann-Pick)

Genau wie bei manchen Lipidosen, ist man der Ansicht, daß klinisch drei Hauptformen vorkommen, die infantile, die spätinfantile und die juvenil-adulte. Alle sind charakterisiert durch eine abnorme Ablagerung von Sphingomyelin, hauptsächlich im RES, bei der infantilen und spätinfantilen Form auch im Neuron.

Die *infantile, akute Form* ist die häufigste (85%). Sie beginnt im Alter von 2–6 Monaten mit progressiver Hepatomegalie, schlechtem Gedeihen und Schluckschwierigkeiten. Allgemeine Kraftlosigkeit und Hypotonie entwickeln sich, ein kirschroter Fleck kann vorkommen und es zeigen sich psychomotorische Entwicklungsstörungen. Lungenbeteiligung mit Atmungsschwierigkeiten und Röntgenveränderungen sind häufig. In gewissen Fällen dominieren die Leberveränderungen mit Hepatosplenomegalie und progressivem Ikterus infolge des Leberparenchymschadens. Lymphadenopathie ist häufig. Im Gegensatz zum M. Tay-Sachs fehlt der Schreckreflex (Hyperakusis), vielmehr können M. Niemann-Pick-Kinder taub erscheinen. Krämpfe sind ungewöhnlich, aber im Endstadium kann Opisthotonus eintreten. In der Regel tritt der Tod vor dem zweiten Lebensjahr ein, entweder aufgrund der Lungenveränderungen oder als Folge der Leberinsuffizienz oder des Hypersplenismus. Schaumzellen können im Knochenmark in allen Stadien nachgewiesen werden (Seite 123). Die Krankheit wurde schon bei Neugeborenen und sogar bei Feten gefunden. Triglyzeride und Phospholipide sind im Serum stark erhöht.

Die Strukturveränderungen werden vom massenhaften Vorkommen von Schaumzellen in der Mehrzahl der Organe dominiert. Außerdem wird eine ballonförmige Degeneration der Ganglienzellen (Abb. 5.8) mit Ablagerung von sudanophiler Substanz festgestellt. Das Hirn ist atrophisch und derb. Die histochemischen Reaktionen sind aus Tabelle 3 ersichtlich. Die infantile Form weist dazu noch bedeutende Leberveränderungen mit sinusoidaler Einlagerung von Sphingomyelin in RES-Zellen und Fibrose auf sowie Riesenzellen und Gallenthromben. In Leberbiopsien werden diese oft fälschlicherweise als Riesenzellhepatitis interpretiert (IVEMARK et al.).

Der Enzymdefekt betrifft die Sphingomyelinase; es resultieren ein Unvermögen, von Sphingomyelin Ceramid abzuspalten, und als Folge davon eine Sphingomyelin-Anhäufung.

Der Verlauf der *subakuten juvenilen Form* ist lange, und es entstehen weder Lungenveränderungen noch Lipiderhöhungen im Blut.

Auch diese Form zeigt erhöhten Gehalt an Cholesterin und Sphingomyelin im Gewebe. Die Erhöhung des Sphingomyelins wird aus dem Sphingomyelinasedefekt erklärt, die Ursache der Cholesterinerhöhung dagegen ist unklar. In vivo ist es möglich, Sphingomyelinase an Gewebehomogenat oder Granulozyten zu untersuchen.

Bei beiden Typen nimmt man einen autosomal rezessiven Vererbungsablauf an. Die Differentialdiagnose bei Sphingomyelinose umfaßt Glykocerebrosidose, spätinfantile amaurotische Idiotie, juvenile amaurotische Idiotie und juvenile Sulfatidose. Biopsie und Enzymbestimmungen zusammen sind entscheidend.

Lipogranulomatose (Farber)

Es wird angenommen, daß diese seltene Krankheit eine Neurolipidose ist, zum mindesten in ihrer schwereren, infantilen Form. Ablagerungen unter anderem von Ceramid (SAMUELSSON et al., 1971) wurden beschrieben. Obwohl auch bei dieser Krankheitsform neuronale Einlagerungen vorkommen, herrschen subkutane und periartikuläre Infiltrate vor. Beim juvenilen Typ fehlen neurologische Krankheitszeichen. Da außerdem typische Schaumzellinfiltrate bestehen, wird die Krankheit im Schaumzellkapitel behandelt (Seite 135).

Cholesterin-Granulomatose (Hand-Schüller-Christian)

Sie besteht in einer Störung im Cholesterinstoffwechsel mit granulomatösen Veränderungen des Gewebes. Die Granulome enthalten Lipide und entstehen in Knochen und parenchymatösen Organen (Seite 129). Die Genese ist unbekannt. Eine Lipidstörung scheint unwahrscheinlich. Außer den bereits erwähnten parenchymatösen Manifestationen kommen noch Hirnveränderungen in Form einer Demyelinisation und einer Ansammlung lipidhaltiger Gliazellen vor.

Ungefähr zwei Drittel der Fälle beginnen im Alter von unter 20 Jahren, in der Regel mit Skelettveränderungen, Diabetes insipidus oder Exophthalmus. Außerdem können Hautxanthome, Gingivitis, Zwergwuchs mit Hypogonadismus aufgrund einer sekundären Hypophysenschädigung auftreten. Neurologisch werden Augenmuskelparesen und Hirnnervensymptome festgestellt.

Die Diagnose wird durch die Biopsie der veränderten Organe, meist des Skelettes, gesichert. Das histologische Bild wird beherrscht von Schaumzellen, deren histochemische Charakteristika aus Kapitel 9, Seite 130, ersichtlich sind.

Infantile zerebrale Cholesterinose

Die familiäre Cholesterinose unterscheidet sich von der Cholesterin-Granulomatose durch eine hauptsächlich extrazelluläre Cholesterinanhäufung. Diese ist gewöhnlich im Striatum und Pallidum lokalisiert, es wurden aber auch degenerative Veränderungen in der Ganglienzellschicht des Großhirns und auch im Kleinhirn beschrieben.

Die klinischen Kennzeichen der wenigen, beschriebenen Fälle sind Paresen, psychische Entwicklungsstörungen, Hypotonie und Atmungsschwierigkeiten. Die Diagnose wird bei der Obduktion gestellt. Die Art der eventuellen Stoffwechselstörung ist unbekannt.

Fettsäurestörungen

Heredopathia atactica polyneuritiformis (Refsum)

Sie ist eine autosomal rezessive Stoffwechselstörung mit progressiver Paralyse der Extremitäten, Muskelatrophie, Reflexverlust, zerebellärer Ataxie, sensorischen Störungen, Taubheit, Skotom, Nachtblindheit, Retinitis pigmentosa, Ichthyosis, Kardiomyopathie und zuweilen Katarakt. Die meisten Fälle werden bei Skandinaviern beschrieben. Die Krankheit kann irgendwann in der Kindheit (4 Jahre) bis ins Erwachsenenalter beginnen. Sie trifft beide Geschlechter. In der Regel sind Sehschwierigkeiten die ersten Symptome, denen dann distale Muskelschwäche und unsicherer Gang folgen.

Als *Defekt* kommt eine Störung im Umsatz einer Fettsäure, der Phytansäure, in Frage, Phytanat wird nicht im Körper synthetisiert, sondern aus dem Darmkanal resorbiert. Erkrankte Personen akkumulieren Phytansäure aufgrund des Unvermögens, diese zu spalten, wahrscheinlich als Folge eines Enzymmangels (fehlerhafte α-Oxydation der Phytansäure).

Die strukturellen Veränderungen sind mannigfach und sind in Nervensystem, Herz, Augen und Haut zu finden. Es bestehen Lipidablagerungen der Meningen, des Ependyms und des Plexus chorioideus mit degenerativen Veränderungen in Nervenzellen, vor allem im Hirnstamm, wo auch eine neuronale Einlagerung von Lipiden nachgewiesen wurde. In der Medulla spinalis finden sich eine Degeneration mit anzahlmäßiger Verminderung der Vorderhornzellen und eine Atrophie der dorsalen Bahnen. Nervenwurzeln und periphere Nerven sind verdickt, weiß verfärbt und gelatinös. Peri- und Endoneurium sind histologisch verbreitert. Die Anzahl der Achsenzylinder ist vermindert. Sie sind durch eine amorphe Substanz voneinander getrennt, die in toluidinblau- und kresylviolettgefärbten Schnitten metachromatisch sowie PAS-positiv ist. Sind die Axone von Bindegewebe umgeben, so ergibt sich im Querschnitt eine zwiebelartige Struktur. Die Veränderungen an den Nerven sind nicht spezifisch, da sie z. B. auch beim M. Déjérine-Sottas und Diabetes mellitus auftreten können. Das Myokard zeigt eine interstitielle Fibrose, verdickte Purkinjesche Fasern und einen vergrößerten Sinusknoten. Im Herzen wird keine Fettinfiltration gefunden, dagegen aber in Leber und Niere (FLAMENT-DURAND *et al.*, 1971).

Die *Diagnose* wird aufgrund des Nachweises von Phytansäure im Plasma gestellt, normalerweise kommen nur Spuren davon vor. Die Nervenbiopsie, in Kalzium-Formol fixiert, kann zur Diagnoseerstellung beitragen. Die periphere Leitungsgeschwindigkeit der Nerven ist vermindert. Der Enzymfehler kann in Gewebekulturen von Fibroblasten nachgewiesen werden, wobei auch asymptomatische Patienten erfaßt werden (HERNDON *et al.*).

Juvenile amaurotische Idiotie (Batten-Spielmeyer-Vogt)

Die juvenile Gruppe der amaurotischen Idiotie unterscheidet sich von der kongenitalen. Die letztgenannten sind möglicherweise Gangliosidosen (Seite 42), während die juvenilen wahrscheinlich durch Störungen in der Fettsäuresynthese verursacht werden.

Das klinische Bild wird charakterisiert durch eine relativ normale Entwicklung während der ersten sechs Jahre. Dann aber vermindert sich das Sehvermögen und es kommt nach etwa einem Jahr zu völliger Blindheit. Es finden sich Augengrundveränderungen in Form von gelbgrauen Pupillen, retinaler Pigmentierung, und schließlich entwickelt sich eine typische Retinitis pigmentosa. Parallel mit den Sehstörungen gehen psychische Entwicklungsstörungen mit Sprechschwierigkeiten und progressiver Demenz. Außerdem kommen Krämpfe vor. Im Spätstadium treten extrapyramidale Symptome auf, u. a. charakteristische Gehstörungen, muskuläre Hypertonie und Starre. Hingegen kommen Paresen und Spastizität nicht vor, und die Reflexe sind im allgemeinen normal. Die Krankheit dauert 8–20 Jahre; das mittlere Alter beim Tod beträgt 18 Jahre.

Atrophie mit gelbgefärbtem Parenchym sind makroskopisch die strukturellen Veränderungen im Gehirn. Die weiße Substanz ist im Gegensatz zum M. Tay-Sachs recht gut erhalten. Ganglienzellen und Gliazellen enthalten eine PAS-positive, schwerlösliche Substanz mit Granula, die autofluoreszierend sind und ein Färbeverhalten wie Lipofuszin aufweisen. Diese Verhältnisse haben ZEMAN und DYKEN veranlaßt, diese Krankheit von den übrigen amaurotischen Idiotien als „Ceroidlipofuszinose" abzugrenzen. Sie betrachten das Gangliosidmuster als normal, beschreiben aber keine Untersuchungen des Fettsäurestoffwechsels. In Schweden hat man den Terminus Spielmeyer-Vogt beibehalten.

Gleichartige Lipofuszineinlagerungen wurden in Myokard, Leber, Nieren, Milz und Lymphknoten nachgewiesen, ebenso in den Ganglienzellen der Rektalwand. Die Rektumbiopsie kann bei der Differentialdiagnose gegenüber den Gangliosidosen ausgenützt werden. Beim M. Spielmeyer-Vogt sind die Ganglienzellen PAS-positiv. Das Herauslösen der Substanz mittels Lipidextraktion ist erschwert – im Gegensatz zum M. Tay-Sachs; zudem ist sie autofluoreszierend, was bei den Gangliosidosen nicht der Fall ist. Die Untersuchung der zirkulierenden Lymphozyten hilft ebenfalls zur Diagnoseerstellung; beim M. Spielmeyer-Vogt sind 19–23 % der zirkulierenden Lymphozyten vakuolisiert (Seite 217).

Fußschweißgeruch-Syndrom

Die Symptome treten kurz nach der Geburt auf, indem das Kind schlecht riechende, schweißige Füße aufweist („odor-of-sweaty-feet-syndrome"). Das Kind stirbt innerhalb von wenigen Wochen. Das Leiden wird durch einen Fehler im Alkyldehydrogenasesystem verursacht und hat Störungen u. a. im Buttersäurestoffwechsel zur Folge. Die strukturellen Veränderungen sind unspezifischer Art, u. a. werden uncharakteristische degenerative Hirnveränderungen gefunden. Serum und Urin enthalten erhöhte Buttersäure- und Hexansäuremengen. Biopsien sind für die Diagnose wertlos.

Kupfermetabolische Störungen

Hepatolentikuläre Degeneration (Wilson)

Eine autosomal rezessive Krankheit mit einer ungefähren Häufigkeit von 1/100 000 Lebendgeburten. Ein Drittel der Patienten kommt zum Arzt wegen neurologischer Symptome (Tremor, Starre), ein weiteres Drittel wegen psychiatrischer Beschwerden und der Rest mit Anzeichen einer Leberkrankheit. Beim Kind manifestiert sich die Krankheit hauptsächlich in einer Leberzirrhose mit relativ wenig neurologischen Symptomen. Der olivbraune oder grünliche Kayser-Fleischer-Ring im Limbus corneae ist pathognomonisch.

Die Wilsonsche Krankheit ist eine Störung im Kupferstoffwechsel mit einer starken Erhöhung des Kupfergehaltes in manchen Organen, vor allem Leber, Hirn, Nieren und Skelett. Der Kupfergehalt in der Leber kann 5–30 mal die Norm übersteigen. Beim Kind liegt der Kupfergehalt in der Leber normalerweise ca. 10mal höher als beim Erwachsenen und sinkt erst nach dem 10. Altersjahr auf das Niveau des Erwachsenen.

Bei Jugendlichen und Erwachsenen erachtet man für den Kupfergehalt der Leber 250 Mikrogramm pro Gramm Trockengewicht als obere Grenze der Norm. Die Mehrheit der M. Wilson-Patienten zeigt ein herabgesetztes Serumkupfer. Kupfer kommt im Blut teils in den roten Blutkörperchen, teils im Serum vor, im Serum zum größeren Teil gebunden an ein α_2-Globulin, Coeruloplasmin. Der kleinere Teil ist lose an Albumin gebunden (direktreagierendes Kupfer). Beim M. Wilson ist in den meisten Fällen der Gehalt an Coeruloplasmin stark vermindert. Ein normaler oder erhöhter Spiegel von Serumkupfer schließt aber die Krankheit nicht aus, da z. B. eine Östrogenerhöhung im Blut normalerweise eine Steigerung des Serumkupfers bewirkt. Eine Erhöhung des Östrogens kommt häufig vor bei Zirrhose, und da die M. Wilson-Patienten oft eine schwere Zirrhose aufweisen, kann eine sekundär dazukommende Östrogenerhöhung den Kupfergehalt im Serum auch bei dieser Krankheit erhöhen. Die Kupferablagerungen in den Organen erklären die Symptome. Der Kayser-Fleischer-Ring wird durch das Kupfer in der Descemet-Membran der Cornea verursacht, die Leberzirrhose betrachtet man als Folge der CU-Einlagerung, was experimentell bestätigt wurde, und die vorkommenden Nieren-

symptome – verminderte tubuläre Rückresorption – beruhen teils auf der Kupferablagerung in den distalen Tubuli, teils auf einer sekundären Lipidnephrose. Grund der zerebralen Symptome ist die Kupferablagerung in den basalen Ganglien, vor allem im Striatum und den subthalamischen Kernen, die meist von sekundärer Degeneration gefolgt ist.

Als Defekt beim M. Wilson nimmt man eine fehlerhafte Synthese von Coeruloplasmin an, und im Zusammenhang damit eine gesteigerte Kupferresorption im Darm sowie eine verminderte biliäre Ausscheidung. Die Ursache des Synthesedefekts ist nicht bekannt. Die Prognose ist recht gut bei reduzierter Kupfereinnahme und Penicillinasebehandlung (FALKMER *et al.*, 1970).

Diagnose: Im klassischen Fall genügen neurologische Symptome, Kayser-Fleischer-Ring und vermindertes Coeruloplasmin. Beim Kind ist der Verlauf indessen oft atypisch. Hier hilft die Leberbiopsie weiter. Probeexzidiertes Gewebe soll zum Teil unfixiert auf seinen Kupfergehalt und z. T. histologisch und histochemisch untersucht werden. Fixationsmittel: Neutrales Formol. Spezialfärbung: Rubeansäuremethode (die auch an unfixierten Kryostatschnitten verwendet werden kann. Kapitel 13, Seite 214).

Kohlenhydratstoffwechselstörungen

Glykogenspeicherkrankheiten

Die Mehrzahl der Glykogenkrankheiten lassen das Nervensystem intakt. Bei Typ II, M. Pompe (α-Glukosidasemangel), können progressive neurologische Symptome vorkommen. Normales Glykogen wird in Gehirn, Muskulatur und Herz abgelagert. Die klinischen Symptome sind verschieden, sie können Entwicklungsstörungen, muskuläre Hypotonie und Areflexie einschließen, was eine infantile, spinale Atrophie vortäuschen kann. Außerdem kommen Makroglossie und progressive Demenz vor. Die kardialen Symptome dominieren das Bild und führen in der Regel zum Tod im ersten Lebensjahr. In den Leukozyten fehlt die α-Glukosidase, die Glukosebelastungsproben sind dagegen normal. Glykogen wird in zentralen Neuronen, Muskeln und Leber abgelagert (GAMBETTI, 1971). Biopsien von Muskel und Leber sind wertvoll (Seite 112).

Die Glykogenkrankheit nach Pompe wird bei den sog. *lysosomalen Krankheiten* eingegliedert. Es handelt sich dabei um durch totale oder partielle Defekte im lysosomalen Enzymsystem hervorgerufene Störungen, die zu einer abnormen intralysosomalen Akkumulation von verschiedenen Substanzen (S. 110) führen. Zu den lysosomalen Krankheiten werden auch Sulfatidose, M. Gaucher, M. Fabry, Gangliosidosen und Mukopolysaccharidosen gerechnet. Eine ausgezeichnete Übersicht wurde von Anne RESIBOIS *et al.*, 1970 publiziert.

Mukopolysaccharidosen

Auch bei gewissen Formen von Mukopolysaccharidosen kann eine neuronale Ablagerung erfolgen. Dies gilt vor allem für Typ I (Hurler) und Typ II (Hunter). Diese Veränderungen sind wahrscheinlich die Ursache für die psychische Entwicklungsstörung, die nach dem ersten Lebensjahr zu beginnen pflegt. Chemische Untersuchungen haben mittlerweile gezeigt, daß in den Ganglienzellen nicht nur Polysaccharide angelagert werden, sondern auch Ganglioside, vor allem Monosialoganglioside. Dies deutet auf eine tieferliegende metabolische Störung im Glykolipidstoffwechsel (Seite 103) hin. Neben diesen neurologischen Veränderungen kann auch ein progressiver Hydrozephalus in MPS-Fällen als Folge einer massiven meningealen Infiltration von Mukopolysacchariden vorkommen.

Galaktosämie

Diese autosomal rezessive Krankheit wird durch einen Enzymblock (Galaktose-1-P-Uridyl-Transferase) hervorgerufen, der eine abnorme Anhäufung von Galaktose-1-Phosphat bewirkt. Diese gewebetoxische Substanz verursacht degenerative Hirn- und Leberveränderungen. Das Fortschreiten der Krankheit kann durch Zugabe von Galaktose in die Nahrung (HOLTZMAN, 1970) aufgehalten werden. Die Hirndegenerationen sind nicht pathognomonisch. Die Biopsie ist für die Diagnose nicht entscheidend. Die Diagnose wird durch stark erhöhte Galaktosewerte in Urin und Blut gestellt.

Nekrotisierende Enzephalomyelopathie (Leigh)

Eine familiäre, wahrscheinlich autosomal rezessive Krankheit, für deren Genese eine defekte Glukoneogenese angenommen wird, möglicherweise als Folge einer stark herabgesetzten Pyruvatkarboxylaseaktivität. Wie die nekrotisierenden Hirnveränderungen entstehen, ist nicht bekannt. Die Diagnose wird aufgrund von stark erhöhten Laktat- und Pyruvatwerten im Blut gestellt, nicht aufgrund von Biopsien.

Die strukturellen Veränderungen werden in den tieferen Hirngebieten gefunden, und die Veränderungen bei der Sektion sind charakteristisch. Sie bestehen aus symmetrischen Nekrosen, zum Teil in Form von Höhlenbildungen in Tectum und Tegmentum, basalen Ganglien, Kleinhirnkernen und im Halsmark. Außerdem werden Gefäßproliferationen, Demyelinisation und sekundäre Gliose gefunden. Wegen der tiefgelegenen Lokalisation der Veränderungen hat die Hirnbiopsie für die Diagnose keinen Wert.

Progressive Myoklonus-Epilepsie (Unverricht-Lundborg)

Es sind dies seltene Krankheitsformen, wahrscheinlich autosomal rezessiv mit epileptischen Anfällen, generalisierten Myoklonien und progressiver Demenz. Es handelt sich sicher um eine heterogene

Krankheitsgruppe, wobei gegenwärtig zwei Typen unterschieden werden können, nämlich die Lafora- und die skandinavische Form. Der Lafora-Typ verläuft rascher und der Tod tritt nach 2–10 Jahren ein.

Bei der Lafora-Form wird die Einlagerung schwerlöslicher, im menschlichen Körper sonst nicht vorkommender Kohlenhydrate, sog. Polyglykosane, in Form von Lafora-Körperchen beobachtet. Es liegt eine gewisse metabolische Ähnlichkeit mit Glykogenosen und Mukopolysaccharidosen vor, ohne daß jedoch einer der beiden Prozesse vorliegen würde. Lafora-Körper sind in allen Teilen des zentralen Nervensystems lokalisiert, besonders in Großhirnrinde, Substantia nigra, Nucleus dentatus, Thalamus und Globus pallidus. Histochemische Reaktionen deuten auf das Vorhandensein von Glykoproteinen und sauren Mukopolysacchariden. Ähnliche Einlagerungen werden in Myokard und Leber, Skelettmuskulatur, Spinalwurzeln und in der Retina nachgewiesen.

Zur Diagnose können die Leberbiopsie und in Spätstadien auch die Muskelbiopsie (M. pectoralis minor) durch den Nachweis von Glykoproteinen und sauren Mukopolysacchariden in den Lafora-Körpern beitragen. Die Hirnbiopsie kann die Diagnose noch stützen. Bei der skandinavischen Form fehlen die Lafora-Körper. Die morphologischen Hirnveränderungen sind unspezifisch und in Zerebellum, Thalamus und peripheren Nerven lokalisiert. Der Verlauf dieser Form ist langsamer und der Tod tritt erst nach 20–25jährigem Prozeß ein.

Purinmetabolische Störungen

Familiäre Hyperurikämie (Lesch-Nyhan)

Dieses Syndrom besteht aus hohen Harnsäurewerten im Blut, psychischer Entwicklungsstörung, zerebraler Lähmung und Beißen mit Selbstverstümmelung. Verursacht ist es durch einen Enzymblock, der Hypoxantoguanin-Phosphoribosyl-Transferase, die normalerweise bei der Verwertung der freien Purinbasen eingekoppelt ist. Die Hirnschädigungen sind unspezifisch. Mit Amniozentese und Gewebekultur kann die Enzymblockierung pränatal nachgewiesen werden.

Aminoazidopathien

Im Laufe des ersten Lebensjahres unterliegt das Nervensystem einem raschen Myelinisationsprozeß, wobei das Myelin auf nutritive Störungen sehr empfindlich reagiert. Bei schlechter Ernährung, Hypoxie und abnormem Aminosäurestoffwechsel entstehen deshalb Myelinisationsstörungen. Störungen im Aminosäurestoffwechsel können im Moment noch nicht mit morphologischen Methoden differenziert werden. Sie werden deshalb hier übergangen. Es sind ausgezeichnete Übersichten zugänglich (CROME und STERN, 1967; EFRON und AMPOLA, 1967; HOLTZMAN, 1970).

Diffuse Sklerosen

Diese Krankheiten sollten auch Myelinstörungen genannt werden. Myelin ist eine Membransubstanz, die die Axone in konzentrischen Schichten umgibt und so Plasmamembranen und Zellwände bildet. Im peripheren Nervensystem bilden die Schwannschen Zellen Myelin. Im zentralen Nervensystem spielen wahrscheinlich die Ausläufer der Oligodendrogliazellen die gleiche Rolle. Myelin beinhaltet reichlich Cholesterin, Galaktolipide sowie Cerebrosid und Sulfatid, dazu auch Phospholipide, Plasmalogene und Inositide. Das gebildete, reife Myelin ist unter normalen Verhältnissen stabil. Isotopenversuche haben für Myelin eine Halbwertszeit von mehr als 100 Tagen ergeben, während z.B. diejenige der

Mitochondrienlipide nur 18–20 Tage beträgt.

Wird Myelin gespalten, so bilden sich Cholesterin- und Triglyzeridester, die in den Routinefettfärbungen positiv reagieren, d. h. sudanophil sind. Anhäufungen solcher Spaltungsprodukte werden z. B. bei multipler Sklerose und beim Hirninfarkt gefunden. Bei spezifischen Myelinstoffwechselstörungen werden andere Substanzen angelagert, z. B. Sulfatid bei der Sulfatidose. Nach diesem Prinzip ist es möglich, die neurometabolischen Krankheiten in zwei Gruppen aufzuteilen, eine Gruppe mit sekundären Spaltprodukten (myelinoklastisch), am häufigsten bei Erwachsenen, und eine zweite Gruppe, bei der mangelhafte Synthese und Stabilität als primäre Myelinstörung anzusehen sind (dysmyelinisierende Leukodystrophien).

Myelinoklastische Gruppe

Encephalopathia periaxialis diffusa (Schilder). Diese progressive Hirnkrankheit, deren Genese unbekannt ist, kann der multiplen Sklerose gleichen, beginnt aber in den meisten Fällen früher, gewöhnlich vor 10 Jahren. Am häufigsten kommen motorische Störungen in Form von Hemiplegie oder Paraparesen vor, manchmal begleitet von Augensymptomen (Hemianopsie und kortikale Blindheit). Es kommen Krämpfe und geistige Störungen in Form von mangelnder emotioneller Kontrolle dazu. Die Krankheit kann schnell verlaufen; es gibt Fälle, bei denen der Tod innerhalb von wenigen Wochen eintritt, am häufigsten beträgt die Krankheitsdauer jedoch 1–3 Jahre.

Die chemischen und histochemischen Untersuchungen, die ausgeführt wurden, haben keine primären Ablagerungen ergeben. Die klinische Diagnose ist schwierig. Es sind keine sicheren blutchemischen Befunde bekannt. Im Liquor kann Eiweiß erhöht und in der Liquorelektrophorese eine γ-Globulin-Vermehrung vorhanden sein; das letztere kommt auch ohne eine Vermehrung des Gesamteiweiß vor. In einzelnen Fällen war die Hirnbiopsie (inkl. weißer Substanz) wertvoll.

Die strukturellen Veränderungen sind auf das zentrale Nervensystem beschränkt. Das Gehirn kann normal, geschwollen oder, nach langem Verlauf, atrophisch sein. Im Schnitt zeigt die weiße Substanz in der Regel Auflockerungen, oft symmetrisch angeordnet. Es handelt sich um Demyelinisationsherde. Morphologisch liegt eine Ähnlichkeit mit multipler Sklerose vor; doch sind die Veränderungen beim M. Schilder ausgedehnter. Das mikroskopische Bild wird beherrscht von Demyelinisation, Axon- und Neurofibrillenverlust, Proliferation von Astrozyten und fibröser Gliose. Außerdem werden am Rande der Herde sudanophile Lipide in Phagozyten nachgewiesen, in Ganglienzellen dagegen keine. Die morphologische Differentialdiagnose gegenüber sudanophiler Leukodystrophie fällt machmal schwer. Gewisse Verfasser sehen übrigens diese Krankheit als einen Typ sudanophiler Leukodystrophie an (GREENFIELD), während andere sie aufgrund mikroskopischer Befunde von ihr abgrenzen möchten.

Dysmyelinisierende Gruppe

Spongiöse Degeneration der weißen Substanz (Canavan). Canavan's spongiöse Degeneration besteht in einer geleeartigen Auflockerung der weißen Substanz. Die Krankheit ist autosomal-rezessiv und beginnt nach einer normalen Neugeborenenperiode gewöhnlich im Alter von 2–4 Monaten. Die ersten Symptome sind meist Schwierigkeiten mit der Kopfhaltung und allgemeine Hypotonie; manchmal entsteht eine Megalenzephalie. Nach einigen Monaten treten Spastizität und muskuläre Hypertonie auf, gewöhnlich begleitet von Optikusatrophie und Blindheit. Makulaveränderungen werden nicht gefunden. Die Endphase (mit ca. 18 Monaten) ist durch Dezerebrationsstarre, Blindheit, Demenz und tonische Krämpfe gekennzeichnet.

Blut- und liquorchemische Veränderungen wurden nicht beschrieben. Die klinische Differentialdiagnose gegen Globoid-Leukodystrophie ist schwierig. Die verminderte Leitungsgeschwindigkeit der peripheren Nerven und Veränderungen bei der Nervenbiopsie können aber zum Ausschluß von M. Krabbe helfen.

Die Diagnose wird in der Regel bei der Obduktion gestellt, da die strukturellen Veränderungen im Gegensatz zum klinischen Bild pathognomonisch sind. Das Gehirn ist immer vergrößert, schwammig und gelatinös, und die Schnittoberfläche wirkt dunkler als normal. Die weiße Substanz ist perlgrau verfärbt. Das mikroskopische Präparat zeigt ödematöse, zystische Veränderungen und unregelmäßige Myelinisierung. Anzeichen einer Gliaproliferation sind dagegen minimal und Ablagerungen werden nicht gefunden. Die wenigen histochemischen Untersuchungen, die bisher ausgeführt wurden, haben nicht zu einer Klärung der Natur des Leidens beigetragen. Manche Autoren sehen in der abnormen Myelinisierung, andere in der gestörten Gefäßpermeabilität die wesentlichste Ursache der Krankheit. Wieder andere nehmen verschiedene Ursachen an und bezeichnen die Hirnveränderungen als total unspezifisch (CROME).

Metachromatische Leukodystrophie (Sulfatidose). Da diese Krankheiten (die spätinfantile nach Greenfield und die juvenile nach Scholz) von einem Dysmyelinisationsprozeß verursacht werden und eine diffuse Sklerose aufweisen, wurden sie früher als Leukodystrophien klassifiziert. Jetzt hingegen sind einerseits die abnormen Ablagerungssubstanzen und andererseits der Enzymdefekt, der zu dieser Ablagerung führt, bekannt, weshalb die Krankheit zu den Neurolipidosen eingeteilt wurde (Seite 46).

Sudanophile Leukodystrophien. Es ist dies eine heterogene Gruppe von Krankheiten mit Myelinabspaltungsprodukten von sudanophilem Charakter. Sie werden aufgrund des klinischen Verlaufs, der Demyelinisation und dem Fehlen von Entzündung, Leukodystrophien genannt. Der Begriff sudanophile Leukodystrophie ist ein Beispiel für die Begrenzung, die einer morphologischen Klassifizierung eigen ist. In dieser Gruppe wären biochemische Untersuchungen außerordentlich wünschenswert, um zu einer sichereren Grundlage für die Krankheitseinteilung zu gelangen. Gegenwärtig lassen sich die sudanophilen Leukodystrophien in zwei Hauptgruppen teilen, in die Pelizaeus-Merzbachersche Krankheit und in die orthochromatische Leukodystrophie.

Die Krankheit nach Pelizaeus-Merzbacher ist eine Form der sudanophilen Leukodystrophie, die wahrscheinlich eine separate Einheit darstellt und bei der Geburt (kongenitaler Typ) oder nach 3–6 Monaten (infantiler Typ) beginnen kann. Sie ist oft X-chromosomalrezessiv und befällt hauptsächlich Knaben. Initialsymptom ist eine Störung der äußeren Augenmuskeln, die dann einen zittrigen Nystagmus verursacht. Dazu kommen ungenügende Kopfkontrolle und bei älteren Kindern oft Ataxie. Mikrozephalie ist häufig. Der klinische Verlauf ist langsam. Beim kongenitalen Typ sterben die Kinder im Alter von 3–6 Jahren, beim infantilen kann sich der Krankheitsprozeß über viele Jahre hinziehen. Es treten progressive Demenz, paralytische Tetraplegie, Kontrakturen und Skoliose ein. Keine Laborbefunde scheinen für die Diagnose typisch.

Die strukturellen Veränderungen sind auf das zentrale Nervensystem beschränkt, wo Demyelinisationsherde mit Gebieten mit normalem Myelin wechseln. Dadurch entsteht eine makroskopisch sichtbare, charakteristische Tigerung. Veränderungen werden in den Großhirnhemisphären, den basalen Ganglien, im Hirnstamm und im Kleinhirn gefunden. In den Demyelinisationszonen kommt sudanophiles Lipid in Ganglienzellen vor. Die Axone sind oft intakt. Typische biochemische oder histochemische Befunde wurden nicht beschrieben. Die Diagnose wird bei der Obduktion gestellt.

Die orthochromatische Leukodystrophie besteht wahrscheinlich aus einer uneinheitlichen Gruppe, wobei der gemeinsame morphologische Nenner das diffuse Vorkommen von sudanophilen Zellen im Großhirn ist. Diese Zellen sind weder in den perivaskulären Gebieten, noch in den Demyelinisationsherden konzentriert. Es liegen keine biochemischen oder histochemischen Detailuntersuchungen vor.

Fibrinoide Leukodystrophie (Alexander) ist eine sehr seltene, wahrscheinlich geschlechtsgebundene, dominante Krankheit unbekannter Genese. Beginn der Symptome in den ersten Lebensmonaten mit progressiver Demenz, Tetraplegie und Hydrozephalus, oft gefolgt von Krämpfen und Spastizität. Der Tod tritt im allgemeinen vor dem Alter von 2 Jahren ein. Es wurde aber eine weitere Form mit späterem Beginn und Tod im 2. Dezennium beschrieben. Die strukturellen Veränderungen sind auf das zentrale Nervensystem begrenzt. Sie bestehen in einer eigenartigen, diffusen Infiltration einer eosinophilen, stark PAS-positiven Substanz, den sog. Rosenthal-Fasern, vor allem subpial und perivaskulär. Weiter wird eine Demyelinisation beobachtet, wobei die Achsenzylinder intakt bleiben, eine sichere Lipidablagerung wurde nicht beschrieben. Ursprung und Charakter der Rosenthal-Fasern sind nicht bekannt (elektronenmikroskopische Untersuchungen von HERNDON *et al.*, 1970). Man hat eine Verwandtschaft mit Neurokeratin angenommen, einem an Phospholipid gekoppelten Myelinprotein. Im peripheren Nervensystem wurden keine sicheren Veränderungen beschrieben, weshalb die Nervenbiopsie bei dieser Krankheit immer noch nicht von Wert sein dürfte, im Gegensatz zur Hirnbiopsie. Die Diagnose wird bei der Obduktion gestellt.

Infantile neuroaxonale Dystrophie (Seitelberger)

Während die Leukodystrophien Schäden an Myelinscheiden aufweisen, zeigt diese Krankheit Degenerationen der Axone, wobei charakteristische homogene Körper entstehen, die sogenannten „spheroid bodies". Diese sind zwar nicht nur auf die neuroaxonale Dystrophie beschränkt; sie wurden u. a. auch bei Neurolipidosen, Diabetes und zystischer Pankreasfibrose (Mukoviszidose) beschrieben.

Die Krankheit, wahrscheinlich autosomal-rezessiv, beginnt im Alter von $1^1/_2$ bis 2 Jahren nach einer meist normalen postnatalen Entwicklung mit motorischen Störungen, schwankendem Gang, Muskelhypotonie, abgeschwächten oder fehlenden Sehnenreflexen ohne Zeichen für Schäden an den Pyramidenbahnen. In anderen Fällen können spastische Phänomene auftreten. Krämpfe sind häufig; es entsteht eine progressive Demenz. Fortschreitende motorische Schwäche, Blindheit, Optikusatrophie und Taubheit sind die finalen Symptome nach einem 1–5 jährigen Krankheitsverlauf. Keine Laborbefunde sind diagnostisch ausschlaggebend, hingegen kann das EEG ein schwer abnormes Bild zeigen. Hirnbiopsien scheinen nicht beschrieben worden zu sein. Die strukturellen Veränderungen sind auf das zentrale Nervensystem beschränkt, wobei makroskopisch eine Atrophie des Kleinhirns am augenfälligsten ist und mikroskopisch zahlreiche spheroid bodies nachweisbar sind. Diese Körper messen 20–100 µ, sind granuliert oder homogen, oval oder rund und scheinen aus degenerierten Achsenzylindern zu entstehen. Sie werden im Hirnstamm, Kleinhirn und im Hinterhorn des Rückenmarks gefunden. An den peripheren Nerven konnten in elektronenmikroskopischen Untersuchungen (SANDBANK *et al.*, 1970; TOGA *et al.*, 1970) keine Veränderungen nachgewiesen werden.

Bei der neuroaxonalen Dystrophie liegen keine Anhaltspunkte für eine Ablagerung vor. Der Cerebrosidgehalt der weißen Substanz ist tiefer als normal, während die Phospholipide normal sind (CROME).

Progressive Poliodystrophie (Alpers)

Auch diese Krankheit ist in der Hauptsache auf das zentrale Nervensystem begrenzt, wenn auch einzelne Fälle mit Leberzirrhose beschrieben sind. Der Prozeß ist in der grauen Substanz lokalisiert (familial degeneration of the grey matter in childhood). Die Genese ist unbekannt. Man hat Enzymdefekte als Ursache vermutet, Beweise dafür fehlen aber.

Die Krankheit beginnt in der frühen oder späten Kindheit mit Krämpfen und gestörter psychomotorischer Entwicklung. Die psychische Entwicklungsstörung geht sukzessive weiter bis zur Demenz. Die Krämpfe sind von schwerer Art; mit der Zeit setzen Spastizität oder Ataxie ein. Blindheit und Optikusatrophie sind häufig. Keine Laborbefunde erleichtern die Diagnose. Aufgrund der kortikalen Lokalisation könnte die Hirnbiopsie diagnostisch wertvoll sein.

Die strukturellen Veränderungen betreffen die Rinde des Groß- und Kleinhirns sowie die basalen Ganglien. Es liegt eine areaktive Degeneration mit Neuronwegfall und sekundärer Gliose vor. Abgesehen von Abspaltungsprodukten in den Gliazellen liegen keine Anzeichen für Ablagerungen vor. Im peripheren Nervensystem wurden keine Veränderungen beschrieben. In der Regel wird die Diagnose nicht vor der Obduktion gestellt.

Biopsiemethoden bei neurometabolischen Störungen

Bei neuroviszeralen Lipidosen eignen sich mehrere Organe zur Biopsie. Bei Gangliosidose kann z.B. eine Leberbiopsie ausgeführt werden, bei Farbers Lipogranulomatose wird eine Biopsie von periartikulären Infiltraten vorgezogen, bei Fabrys Krankheit kann zwischen Nieren-, Dünndarm-, Lymphdrüsen- oder Hautbiopsie gewählt werden, und bei M. Gaucher und M. Niemann-Pick können verschiedene RES-Organe für eine Probeexzision benützt werden. Beim M. Wilson wählt man selbstverständlich die Leber.

Bei Stoffwechselkrankheiten, die auf das Nervensystem begrenzt sind, gibt es vier Alternativen, nämlich Biopsien von *Hirn, peripheren Nerven* und *Rektum* sowie die Zahnextraktion.

Hirnbiopsie

Diese Biopsieform wird heutzutage nur sehr beschränkt angewendet. Bevor man sich für diese eingreifende Methode entschließt, müssen folgende Kriterien erfüllt sein:

1. Die Symptome der Krankheit müssen auf eine diffuse, zerebrale Störung mit Demenz hindeuten.

2. Der Verlauf muß unzweideutig progressiv sein.

3. Die klinische Diagnose ist unklar trotz vollständiger neurologischer, röntgenologischer, chemischer und morphologischer Untersuchungen inklusive Biopsien von peripheren Nerven und Rektum.

Daraus geht hervor, daß die Biopsie in enger Zusammenarbeit zwischen dem Kliniker, dem Röntgenologen, dem Chemiker und dem Pathologen ausgeführt werden muß. Der Eingriff wird unter Narkose vorgenommen und unter größtmöglicher Schonung wird ein etwa 1–1,5 cm^3 großes Stück exzidiert. Dieses Exzisat soll Leptomeningen, Rinde und weiße Substanz enthalten. Das Material darf nie mit physiologischer Kochsalzlösung gespült werden, weil dadurch Artefakte verursacht werden. Das Gewebestück wird dann z.B. in drei Teile geteilt, für Histochemie, Elektronenmikroskopie und biochemische (und virologische) Analysen. Das Fixationsmittel für die Histochemie soll mit Rücksicht auf die Substanzen, die von Interesse sind, ausgewählt werden. Im allgemeinen sollte für lipidhistochemische Untersuchungen Kalzium-Formol genügen. Für die Elektronenmikroskopie ist eine unmittelbare Spezialfixation notwendig. Das für die biochemische und virologische Untersuchung gewonnene Material wird bei $-60\,^{\circ}C$ aufbewahrt, bis die histochemischen Resultate vorliegen.

Nervenbiopsie

Die wichtigste Indikation für diese Methode ist der Verdacht auf Sulfatidose (metachromatische Leukodystrophie), auf Krabbes Globoid-Leukodystrophie und auf Refsums Polyneuropathie. Bei Sulfatidose und M. Krabbe wählt man gewöhnlich den N. suralis, beim M. Refsum exzidiert man den befallenen verdickten Nerv.

Die Exzision muß unter Narkose ausgeführt werden, um Nervenschädigungen mit lokalen Betäubungsmitteln zu vermeiden. Gleich wie bei allen anderen Biopsien soll die Exzision möglichst schonend vorgenommen werden, es sollen ca. 4 cm Nerv exzidiert werden. Für histochemische Untersuchungen soll in Formol-Kalzium fixiert werden, da ja Lipide untersucht werden. Der Nerv wird vor der Fixierung auf Papier, Karton oder Kork ausgestreckt. Es ist auch ratsam, ein Stück für allfällige histochemische Untersuchungen des Neurochemikers

einzufrieren. Soll auch elektronenoptisch untersucht werden, so müssen kleine Gewebestücke unmittelbar nach der Resektion speziell fixiert werden.

Eine weitere Untersuchungsmethode, das sog. „teasing", wird angewandt, um die Anzahl Myelinscheiden und Achsenzylinder im Detail zu studieren. Dabei wird der Nerv in Glyzerin in seine Faszikel auseinandergeteilt; die Untersuchung ist quantitativ (DYCK *et al.*, 1968, 1970).

Sulfatidose. Die Veränderungen gleichen im Prinzip denjenigen im Hirn. In Kresylviolett-Essigsäure-gefärbten Gefrierschnitten wird in vorgeschrittenen Fällen in den Schwannschen Zellen und in endoneuralen und perivaskulären Makrophagen, die oft in großen Haufen beieinanderliegen, eine braune, metachromatische Substanz (Sulfatid) nachgewiesen.

Die Veränderungen sind pathognomonisch für Sulfatidose. Die Schnitte sollen sofort beurteilt werden, da die braune Farbe beim Aufbewahren abblaßt. Im Normalfall und bei anderen Neuropathien findet man braunes Sulfatid in den Nervenfasern, dagegen nicht intrazellulär. Wird indessen die braune Substanz nur in den Schwannschen Zellen (und nicht in Makrophagen) gefunden, kann morphologisch die Diagnose Sulfatidlipidose nicht gestellt, aber auch nicht ausgeschlossen werden. Hier muß die klinische Untersuchung mit der Analyse der metachromatischen Sub-

Tabelle 5.4. Nervenveränderungen, Gefrierschnitt

Methode	Myelinscheiden, normaler Nerv	Degenerierter Nerv, M. Krabbe	Globoidzellen, Gehirn M. Krabbe	Degenerierter Nerv, Sulfatidose
Mod. PAS	+	+	+	+
Kresylviolett-Essigsäure	−	−	−	+
OTAN	+	+	+	+
Sudan S	−	−	−	−

stanz und der Arylsulfatase A im Urin weiterhelfen. Die Färberesultate bei Sulfatidose, M. Krabbe und der Norm gehen aus der Tabelle 5.4 hervor.

Globoidzell-Leukodystrophie (Krabbe).
Die Nervenveränderungen weichen von den charakteristischen Läsionen im Hirn ab. In den Nerven fehlen unter anderem die im Hirn pathognomonischen Globoid-Zellen. Die Degenerationen der Nerven bei M. Krabbe werden charakterisiert durch Ablagerung einer körnigen Substanz in den Schwannschen Zellen, die im Gefrierschnitt mit der modifizierten PAS-Methode positiv reagiert und wahrscheinlich Cerebrosid darstellt. Eine ähnliche Substanz wird in endoneuralen Makrophagen gefunden. Im Normalfall ist solches Material nur feinverteilt in den Nervenfasern nachweisbar (Tabelle 5.4). Es ist wichtig, die Kresylviolett-Methode auch bei Verdacht auf M. Krabbe durchzuführen. Hier bleibt diese, im Gegensatz zur Sulfatidose, negativ. In Ausnahmefällen kann die Goldhydroxaminsäure einen positiven Ausschlag ergeben. Abgesehen vom Fehlen der Globoid-Zellen in den peripheren Nerven sind die Färbungsresultate die gleichen wie im Hirn. Ihre Spezifität wird gegenwärtig von SOURANDER untersucht.

Refsums Polyneuropathie. Wenn man auch bei Verdacht auf diese Krankheit vielleicht zuerst die Phytansäure im Serum bestimmt, wobei erhöhte Werte für die Diagnose ausschlaggebend sind, so eignet sich die Biopsie der verdickten, peripheren Nerven ebenfalls für die Diagnose. Das Gewebe muß auch hier in Kalzium-Formol fixiert werden. Die Achsenzylinder sind zahlenmäßig reduziert und voneinander getrennt durch eine im Toluidinblau-gefärbten Schnitt metachromatische Substanz (metachromatisch auch im Kresylviolett). Die Substanz ist extrazellulär, sie ist auch PAS-positiv. Ihre Reaktion mit der modifizierten PAS-Methode ist nicht beschrieben.

Mit der Zeit werden die Axone von Bindegewebe umgeben, und in fortgeschrittenen Stadien erscheint die charakteristische Zwiebelstruktur im Querschnitt. Die Veränderungen sind unspezifisch. Sie kommen auch beim M. Déjérine-Sottas, Diabetes, multipler Sklerose und sui generis vor.

Rektumbiopsie

Die Rektalbiopsie wurde hauptsächlich für die Diagnose von Darmkrankheiten, wie ulzeröse Kolitis, Crohnsche Krankheit und Megakolon angewandt. Die Methode kann jedoch auch bei Verdacht auf Stoffwechselstörungen, vor allem bei solchen im Nervensystem, ausgenützt werden. Die Rektumbiopsie ist technisch einfacher und für Arzt und Angehörige annehmbarer als die Hirnbiopsie. Auch wenn die Biopsiemethode zur Feststellung von Stoffwechselstörungen auf längere Sicht wahrscheinlich durch chemische Analysen, z. B. im Serum, ersetzt wird, kann sie doch noch ein wertvolles Hilfsmittel zur Diagnose sein, wenn sie bei richtigen Indikationen und mit richtiger Vorbereitungstechnik angewendet wird. Das Rektumgewebe kann auch für mikrochemische Analysen in Zusammenarbeit mit dem Neurochemiker verwendet werden.

Histologie: Vom unteren Oesophagus bis zum Anus ist der Magen-Darm-Kanal von einer *Lamina propria,* bestehend aus Oberflächenepithel, Drüsen und Stroma, ausgekleidet. Diese Lagen werden gegen die Submukosa durch die Lamina muskularis mukosae abgegrenzt. Dann finden sich 2–3 Schichten glatter Muskulatur, 3 in Oesophagus und Magen und 2 im Darm. In der Submukosa liegt ein Nervenplexus, bestehend aus Ganglienzellen und unmyelinisierten Nerven, der *Meissnersche Plexus,* und zwischen den beiden äußeren Muskelschichten liegt ein ähnlicher Plexus, der *myentericus (Auerbach).* In der Lamina propria kommt ein in speziell präparierten

Schnitten sichtbarer Plexus mucosus Cajal vor. Normalerweise finden sich in der Lamina propria des Dünndarms keine Plasmazellen, dagegen aber im Rektum. Ihr Fehlen in der Rektalschleimhaut ist ein Zeichen für Dysgammaglobulinämie.

Pathologie. Bei metabolischen Speicherkrankheiten sind im Darm teils *das Stroma in der Lamina propria,* teils *die Ganglienzellen und Nervenstämme in den Darmplexus* von besonderem Interesse. Die erstgenannte Lage kann Makrophagen (Schaumzellen) von verschiedenem Typ aufweisen, die zweite degenerative Veränderungen und Ablagerungen, besonders bei neurometabolischen Prozessen. Dazu kommen Veränderungen in den myelinisierten Nervenstämmen der Serosa, die bei der Sulfatidose spezifische Veränderungen aufweisen. Voraussetzung für das Auffinden dieser Veränderungen ist eine richtige Präparierungstechnik (siehe unten).

Indikation. Bei Krankheiten mit Demenz, progressiv abnehmender motorischer Funktion und Krämpfen ist eine Rektumbiopsie angezeigt, besonders wenn Leitungsgeschwindigkeit und Enzephalographie normal sind. Im weiteren ist sie anwendbar bei Verdacht auf Sphingolipidose und wenn der kirschrote Fleck fehlt. Sind bei Verdacht auf Sphingolipidose Fruktose-1-phosphat-aldolase, GOT und Laktatdehydrogenase-Werte normal, soll eine Biopsie vorgenommen werden. Besteht Verdacht auf Sulfatidose, die Veränderungen im Rektum hervorrufen kann, soll für eine Biopsie doch eher der N. suralis gewählt und durch Urinuntersuchungen auf Arylsulfatase A (Verminderung) und metachromatische Substanz ergänzt werden.

Methode der Biopsie und Vorbereitung. Wenn möglich soll eine Scheibe der ganzen Rektalwand in Längsrichtung exzidiert werden. Diese soll also Lamina propria, Submukosa und Muskularis propria umfas-

sen, entsprechend der geeignetsten Methode für die Megakolondiagnostik.

Wenn dies aus verschiedenen Gründen nicht möglich ist, kann man sich manchmal mit Mukosa und Submukosa begnügen. Das Untersuchungsresultat hat dann allerdings weniger Wert, weil die Beurteilung der Nervenzellen unsicher wird, da die Ganglien der Submukosa spärlich und klein sind. Die Frage nach der Wahl des *Fixationsmittels* soll mit dem Untersucher abgeklärt werden. Es ist unmöglich, hier allgemeine Richtlinien zu geben, da recht selten vorauszusehen ist, welche Substanz abgelagert ist. Die verschiedenen Substanzen haben auch unterschiedliche Löslichkeit in den Fixationsmitteln. Generell würde man am besten von unfixiertem Material Kryostatschnitte herstellen, worauf der Pathologe die geeignete Fixationsmethode bestimmen könnte. Im allgemeinen läßt sich sagen, daß für Neurolipidosen Kalzium-Formol, für Mukopolysaccharidosen CPC-Formol, für Glykogenosen Lison, Carnoy oder Rossman vorzuziehen ist. Für Enzymstudien eignet sich am besten unfixiertes Material. Die *Schneidmethode* hängt von der Wahl des Fixationsmittels ab. Unfixiertes Gewebe wird auf dem Kryostat geschnitten, das Gefrierschneiden von fixiertem Material für lipidhistochemische Färbungen geschieht am besten auf einem thermoelektrischen Mikrotom. Die Färbungen hängen von den Fragestellungen ab. Unfixierte Kryostatschnitte beginnt man zur allgemeinen Orientierung mit Hämatoxylin-Eosin, Kresylviolett, Toluidin, PAS und Sudan S zu färben. Aufgrund der Resultate werden dann geeignete Färbungen am fixierten Material vorgenommen.

Histologische Kriterien. Unspezifische Veränderungen in *Nervenzellen* sind häufig. Sie bestehen aus einem vergrößerten Neuron mit granuliertem Zytoplasma, erhöhter Eosinophilie und einer gelegentlichen Vakuolisierung des Zytoplasmas ohne spezifische histochemische Reaktionen. Unspezifische Kernveränderungen kommen vor in Form von verdichtetem Chromatin um die Nukleolen mit ballonartiger Anschwellung der restlichen Kernsubstanz. In der *Lamina propria* können bei chronischer Verstopfung, Megakolon und Pankreasfibrose vereinzelte PAS-positive Zellen vorkommen. Massenhaftes Vorkommen von Schaumzellen mit PAS- und Sudan-positivem Zytoplasma ist diagnostisch von Interesse. Eine Fehlerquelle bedeutet das *un-*

spezifische Vorkommen von Lipofuszin. Das Pigment ist gleich den Gangliosiden PAS-positiv, aber schwerlöslich bei der Lipidextraktion. G_{M2} z. B. ist leichtlöslich und PAS-positiv, nach der Extraktion negativ, also vereinbar mit Gangliosid, aber kaum mit Lipofuszin (Lipidextraktion, Seite 210).

Wert der Rektumbiopsie. Die Rektumbiopsie hat, abgesehen von ihrem Wert bei Darmkrankheiten, auch als Diagnoseme-

Tabelle 5.5. Der Wert der Rektumbiopsie bei verschiedenen Krankheiten

Krankheit	Wert für Diagnose			ergänzende Untersuchungen
	patho-gnomo-nisch	beitra-gend	zwei-fel-haft	
Neurometabolische Kr.				
M. Tay-Sachs	+			Enzyme, Serum
M. Jansky-Bielschowsky			+	
M. Spielmeyer-Vogt			+	
M. Kufs			+	
Gangliosidose, G_{M3}		+		chem. Analyse, Leber-
G_{M1}		+		biopsie
M. Niemann-Pick		+		Biopsie Leber, Lymphknoten
M. Gaucher			+	Knochenmark
M. Fabry	+			Trihexosid, Urin
Sulfatidose		+		Nervenbiopsie; Sulfatase, Urin
Andere metabolische Kr.				
Glykogenose		+		biochem. Untersuchung
Mukopolysaccharidose			+	Mukopolysacch.; Urin, Lymphozytenvakuolisierung, Blut
M. Wolman		+		Nebennierenverkalkung, Lymphknotenbiopsie
Übrige Krankheiten				
Ceroid	+			
M. Crohn	+			
Chron. Granulomatose		+		Phagozytenprobe, Granulozyten
Megakolon (agangl.)	+			
Melanose	+			
Ulzeröse Kolitis		+		
M. Whipple	+			

thode bei neurometabolischen Krankheiten einen gewissen Wert (Tabelle 5.5). Die Veränderungen sind typisch bei M. Tay-Sachs sowie bei M. Fabry. Aber in beiden Fällen gibt es andere Methoden, die in erster Linie angewandt werden müssen: beim M. Tay-Sachs Enzymstudien in Serum, beim M. Fabry Hautbiopsie und Untersuchung des Urins auf Tri- und Dihexoside. Bei Gangliosidose und M. Niemann-Pick hat die Methode einen Wert, wobei eine mikrochemische Analyse zusammen mit dem Neurochemiker ausgeführt werden muß, da die histochemischen Befunde nicht absolut spezifisch sind. Bei der Sulfatidose wird heutzutage die Rektumbiopsie ersetzt durch die Nervenbiopsie und eine Untersuchung des Urins auf Arylsulfatase A und metachromatische Substanz. Bei den *anderen Stoffwechselkrankheiten* können Darmveränderungen, hauptsächlich als Schaumzellen in der Lamina propria (Kap. 9, Seite 115), vor allem im Dünndarm nachgewiesen werden. Bei den *übrigen Krankheiten* kann die Rektumbiopsie einen zusätzlichen Aussagewert haben bei chronischer Granulomatose, bei der die Lymphdrüsenveränderungen und die Phagozytierungsproben von Granulozyten diagnostisch ausschlaggebend sind. Das histologische Bild der ulzerösen Kolitis ist eigentlich nicht pathognomonisch, kann differentialdiagnostisch aber gegenüber einem M. Crohn wertvoll sein. Bei den anderen in der Tabelle aufgeführten Krankheiten, können die Darmveränderungen als charakteristisch angesehen werden. Beim Kind geht es vor allem um ein Megakolon von ganglionärem Typ (Hirschsprung). Hier fehlen die Ganglienzellen sowohl im Meissnerschen als auch im Auerbachschen Plexus in dem befallenen Darmabschnitt von der Grenze zwischen ganglionärem und aganglionärem Segment hinunter bis zum Anus. Um während der Operation die Grenze zwischen diesen Segmenten zu finden, können manchmal Gefrierschnitte nötig werden. An Orten mit fehlenden Ganglienzellen werden nicht selten hypertrophische, unmyelinisierte Nervenfasern gefunden, die die Diagnose eines aganglionären Megakolons erleichtern können. Enzymhistochemische Untersuchungen von frischem Biopsie- und Resektionsmaterial bei Megakolonfällen ohne sichere Ganglienzellen im Paraffinschnitt haben Vorkommen von ganglionärem Plexus in der Darmwand ergeben (FINCH *et al.*, 1968). Solche Befunde können in gewissen Fällen die Diskrepanz zwischen Klinik und Paraffinhistologie beim Megakolon aufklären. Es ist wesentlich, diese Untersuchungen mit spezifischen Untersuchungsmethoden wie Enzymhistochemie fortzusetzen. Elektronenmikroskopie und Fluoreszenztechnik vermitteln neue Erkenntnisse bezüglich Rektumschleimhautveränderungen bei verschiedenen Krankheiten.

Zahnextraktion

GARDNER und ZEMAN haben eine histochemische Methode für den Nachweis von Sulfatidose an der Zahnpulpa angewandt. Der Nervenreichtum dieses Gewebes läßt es für solche Untersuchungen sehr geeignet erscheinen. Die Pulpa wird vom Zahn freipräpariert, evtl. nachdem dieser gespalten wurde. Das Material wird in Kalzium-Formol fixiert und ist auf einem thermoelektrischen Gefriermikrotom leicht schneidbar (ANNEROTH und IVEMARK).

6. Neuromuskuläre Krankheiten

Obwohl nur wenige neuromuskuläre Krankheiten wirkungsvoll behandelt werden können, ist eine frühe Diagnose als Grundlage für genetische Ratschläge bedeutungsvoll. Daher sind oftmals eingehende Untersuchungen der Patienten und manchmal der Geschwister sowie der Eltern angebracht. Der größere Teil der vererbbaren neuromuskulären Krankheiten ist autosomal rezessiv, wobei die Eltern Träger sind. Frische Mutationen sind selten. Bei geschlechtsgebundenem rezessivem Vererbungsgang ist es von Bedeutung, das Gen bei Mutter und Geschwistern festzustellen.

Die Diagnose basiert auf dem klinischen Bild, dem Serumenzymmuster, Urinanalysen, dem Elektromyogramm (EMG), der Leitungsgeschwindigkeit in den peripheren Nerven und auf der Muskelbiopsie. Weder das klinische Bild, die Serumenzymveränderungen, noch das EMG sind für die einzelnen Krankheitstypen charakteristisch. Die diagnostischen Probleme stellen sich vorwiegend bei Neugeborenen und Kleinkindern, bei welchen das EMG schwer durchzuführen ist, da sie keine Muskelbewegungen auf Aufforderung ausführen können. Das EMG bei Kleinkindern verlangt Gewandtheit und Erfahrung. Die Untersuchung der Leitungsgeschwindigkeit in den peripheren Nerven ist sehr wichtig vor allem bei Denervierungszuständen, bei denen die Methode eine Unterscheidung zwischen Schäden in den Vorderhornzellen und in den peripheren Nerven ermöglicht, was durch eine Biopsie nicht festzustellen ist. Histologische und histochemische Untersuchungen von Muskelbiopsiematerial sind für manche neuromuskulären Krankheiten diagnostisch entscheidend. Dies gilt jedoch nur unter der Voraussetzung, daß

die Probeexzision mit richtiger Indikation, am richtigen Muskel, mit angemessener Biopsie und genügender Vorbereitung ausgeführt wird. Bei mangelhafter Planung, nicht entsprechender Biopsietechnik und ungeeigneter Fixation können Artefakte auftreten, welche die mikroskopische Beurteilung zu einem Abenteuer werden lassen. In diesem Kapitel werden diejenigen Krankheitsbilder behandelt, bei welchen eine Biopsie wertvoll sein kann. Dabei werden auch Krankheiten miteingeschlossen, bei denen das mikroskopische Bild nicht charakteristisch ist, bei denen es aber Störungen mit ähnlichem klinischem Aspekt ausschließen läßt. Die Klassifizierung der neuromuskulären Krankheiten ist vor allem wegen unseres fragmentarischen Wissens um ihre Pathogenese schwierig. Hier erfolgt zunächst eine Unterteilung in zwei Hauptgruppen, zerebrale Defekte und Myopathien. Bei Hirnkrankheiten liegt die Störung in den zentralen Bahnen, bei den Myopathien liegt eine periphere Veränderung vor (Seite 67). Im Gegensatz zu den Myopathien liegen bei zerebralen Schädigungen keine histologischen Abnormitäten der Muskulatur vor. Der Begriff *Myopathie* wird hier für *Krankheiten mit abnormen Befunden der Muskulatur* angewandt.

Die Myopathien werden in drei Untergruppen eingeteilt. Bei den *neurogenen* Myopathien liegt die Ursache der Muskelabnormität im motorischen Neuron des Vorderhorns (Rückenmark oder peripherer Nerv) oder in den neuromuskulären Transmissionseinheiten. *Myogene* Myopathien umfassen die eigentlichen Muskelkrankheiten, bei denen man annimmt, die wesentliche Störung sei in der Muskulatur selbst lokalisiert. Die *dritte Gruppe* ist nicht einheitlich und schließt Veränderungen ein, bei denen die Muskeln mitbeteiligt sind, z.B. gestörtes Elektrolytgleichgewicht und abweichende Chromosomenkonstitution.

Zerebrale Defekte

Perinatale Hirnschädigungen können sich klinisch als motorische Störungen äußern, unter anderem in Form von Muskelschlaffheit, sogenannter muskulärer Hypotonie. Die Ursache dieser Muskelschlaffheit ist nicht ganz klar. Es wird jedoch angenommen, daß der Hirnschaden eine Verzögerung der Muskelfaserreifung mit sich bringt. Ein großer Teil (40%) der Patienten, die später Paresen entwickeln, zeigen in den ersten Lebensmonaten eine muskuläre Hypotonie. Bei neurometabolischen Krankheiten wie M. Tay-Sachs, M. Niemann-Pick und der Globoid-Leukodystrophie nach Krabbe kann eine ähnliche Muskelschlaffheit vorliegen. Reflexstörungen, psychische Entwicklungsstörung und Mikrozephalie decken den zerebralen Hintergrund zur Muskelaffektion auf, und eine Muskelbiopsie ist selten nötig. In den Muskelfasern werden keine typischen Veränderungen gefunden. Beim M. Krabbe ist eine Nervenbiopsie indiziert (Seite 59). Bei M. Tay-Sachs, M. Niemann-Pick und anderen Neurolipidosen ist eine Rektumbiopsie wertvoll (Seite 60). Bei Mongolismus, Aminoazidopathien und Geburtsschäden, die mit zentral bedingter Muskelhypotonie einhergehen können, kommt der Muskelbiopsie kein diagnostischer Wert zu.

Prader-Labhart-Willi-Syndrom

Das Prader-Labhart-Willi-Syndrom ist charakterisiert durch muskuläre Hypotonie, Fettsucht, Hypogonadismus und Entwicklungsstörungen. Es ist ein Beispiel für eine Krankheit, die zur zerebralen Gruppe muskulärer Schlaffheit gerechnet werden kann. Die endokrinen Manifestationen werden möglicherweise von zerebralen Defekten verursacht, welche die Hypothalamus-Hypophysen-Funktion beeinflussen.

Das Geburtsgewicht beträgt in 50% der Fälle weniger als 3000 g. Bei der Geburt liegt eine muskuläre Hypotonie vor, die nach und nach spontan verschwindet. Die motorische Entwicklung ist zwar verspätet, doch lernt das Kind mit der Zeit gehen. Die Fettsucht beginnt zwischen 2 und 3 Jahren. Die Krankheit ist bei Knaben ungefähr dreimal häufiger als bei Mädchen. Die Knaben weisen in der Regel einen Kryptorchismus auf. Der Penis ist oft klein. In der weiteren Entwicklung bleiben die Hoden kleiner als normal. Die Mädchen weisen keine sichtbaren Zeichen für Hypogonadismus auf, und die Menarche tritt zu normaler Zeit auf. Die Pubertät der Knaben ist dagegen verspätet, und die sekundären Geschlechtsmerkmale entwickeln sich spärlich. Die Ausscheidung von 17-Ketosteroiden (17-KS) und 17-Ketogenen-Steroiden (17-KGS) ist normal, während bei den Knaben die hypophysären Gonadotropine im allgemeinen in erhöhten Mengen ausgeschieden werden. Es gibt allerdings auch Fälle mit subnormaler Gonadotropinausscheidung.

Die Patienten sind von kleinem Wuchs, haben kleine Füße und Hände und zeigen beim Heranwachsen Entwicklungsstörungen. Der Intelligenzquotient liegt im allgemeinen zwischen 40 und 80. In einem Teil der Fälle tritt im Alter ab 10 Jahren ein latenter oder manifester Diabetes mellitus auf. Die Krankheit ist mit wenigen Ausnahmen nicht familiär. Der Karyotyp ist in der Regel normal; einzelne Fälle mit 47 Chromosomen, XYY, Translokation oder Mosaik sind bekannt.

Prader-Labhart-Willi-Patienten können fälschlicherweise als Fälle von neurogener oder myogener Myopathie angesehen werden. Manchmal erheben sich die Kinder mit Aufstützen der Hände an den Beinen auf die gleiche Art wie Patienten mit pseudohypertrophischer progressiver Muskeldystrophie. In einigen Fällen wurden Mus-

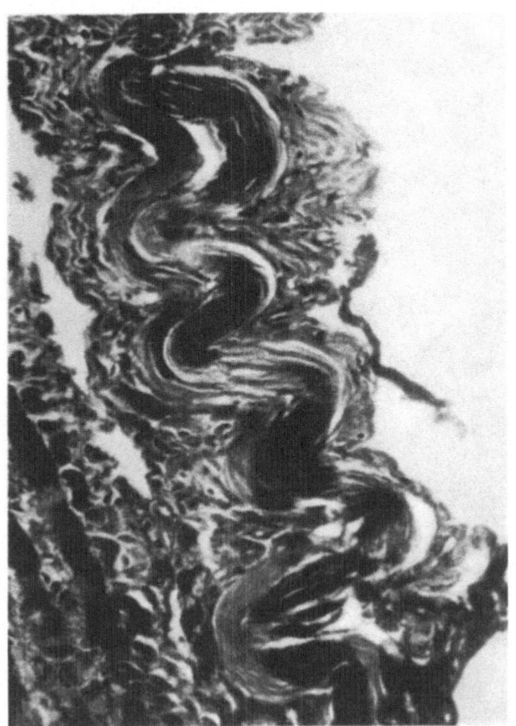

Abb. 6.1. Fixationsartefakt. Korkzieherartige Muskelfasern sind entstanden, aufgrund unmittelbarer Fixierung, d. h. ohne vorherige Ruhe von 1–2 Minuten. Dieses Gebiet ist unmöglich histologisch zu beurteilen. Spinale Atrophie. PTAH, ×80

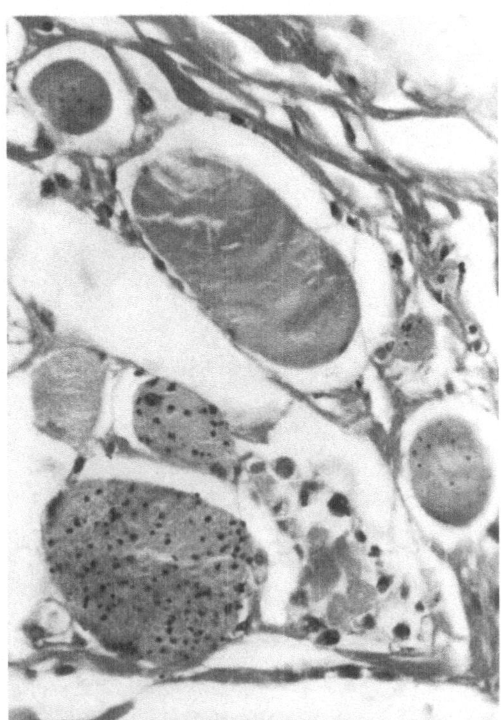

Abb. 6.2. Fixationsartefakt. Reichlich Formolpigment, zufolge einer Fixation in saurem (ungepuffertem) Formol. Dystrophie mit Phagozytose und variierendem Faserdurchmesser. HE, ×128

kelbiopsien durchgeführt. Die lichtmikroskopische Struktur der Muskulatur ist normal wie bei anderen zerebralen Defekten. Die Biopsie hat einen Wert für die differentialdiagnostische Abgrenzung zu den Myopathien. Detaillierte Untersuchungen der Hodenstruktur scheinen nicht ausgeführt worden zu sein. Inwieweit die Hoden beim Prader-Labhart-Willi-Syndrom strukturell von anderen Typen des Kryptorchismus abweichen (Seite 146), ist meines Wissens nicht klar.

Neurogene Myopathien

Myopathien sind Krankheiten mit abnormen Befunden in der Muskulatur. Die neurogenen Myopathien werden durch Defekte in den Vorderhornzellen, in den peripheren Nerven oder in den neuromuskulären Transmissionseinheiten verursacht. Es wird angenommen, daß die Störung bei den myogenen Myopathien in der Muskulatur selbst liegt. Defekte in den motorischen Vorderhornzellen, in den motorischen Spinalwurzeln und in den peripheren Nerven bewirken typische Veränderungen in der Skelettmuskulatur. Diese Art von Muskelschädigung wird Denervierungsatrophie genannt und grenzt die neurogenen Myopathien von den myogenen ab. Auf Grund des histologischen Bildes ist es nicht möglich, festzustellen, auf welchem Niveau die neurale Schädigung liegt. Dafür ist eine Untersuchung der Leitungsgeschwindigkeit der peripheren Nerven nötig.

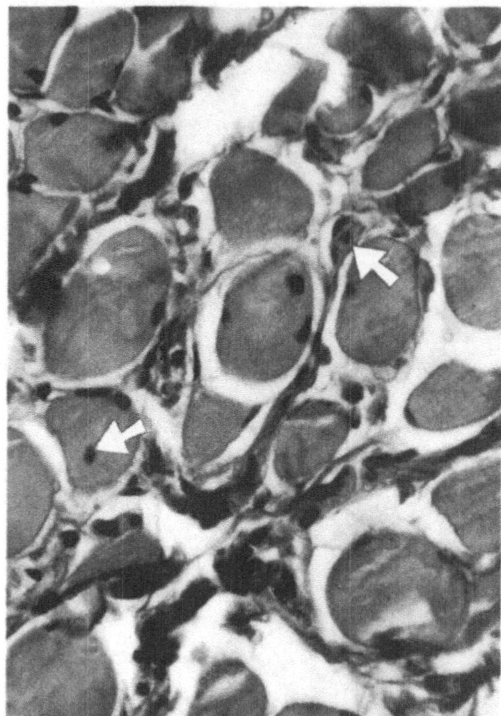

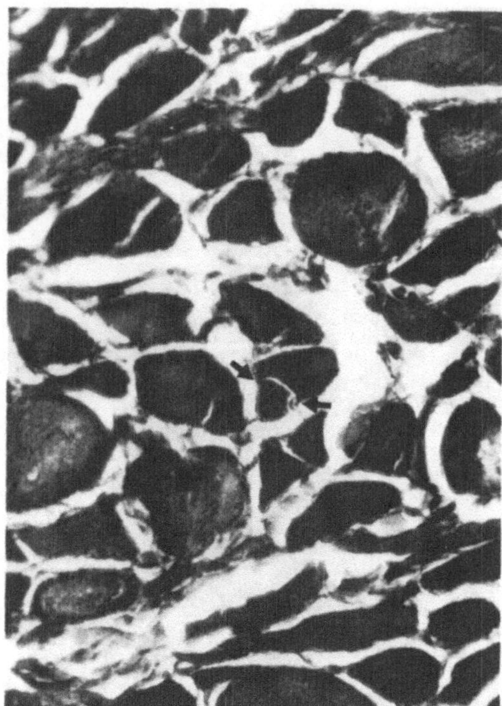

Abb. 6.3. Progressive Dystrophie (Duchenne). Variierender Faserdurchmesser, Kerneinwanderung (Pfeile) und in der Bildmitte Spaltung. Diese liegt zwischen den Pfeilen und besteht aus einer Faser, die sich innerhalb desselben Endomysiums halbiert hat. Der obere Teil zeigt eine Kerneinwanderung, der untere ist gekantet. Eine nicht zufriedenstellende Fixation bewirkt,

Abb. 6.4. Progressive Dystrophie (Duchenne). Faserspaltung zwischen den Pfeilen. Die übrigen Risse sind Fixationsartefakte. PTAH, ×128

---

daß die Faserteile weit voneinanderliegen. HE, ×128

Spinale Atrophien

Progressive spinale Muskelatrophie. Der gemeinsame Nenner der progressiven spinalen Muskelatrophien ist die Degeneration der Vorderhornzellen. Von diesen Krankheiten wurde zuerst (1891) eine infantile, familiäre Form beschrieben, die im Laufe der zweiten Hälfte des ersten Lebensjahres begann (Werdnig-Hoffmann). Neun Jahre später wurden Fälle publiziert, die nicht familiär waren und bei denen die Krankheit bereits kurz nach der Geburt begann (Amyotonia congenita Oppenheim). Diese Krankheiten wurden dazumal als getrennte Einheiten angesehen. Dann wurden zu Beginn des 20. Jahrhunderts Fälle von infantiler spinaler Atrophie beschrieben, die zum Teil familiär waren und kurz nach der Geburt begannen. In den Jahren 1940 und 1950 wurde eine weitere Krankheit abgegrenzt, die juvenile spinale Atrophie (Wohlfart-Kugelberg-Welander). Diese beginnt im Alter von 2–9 Jahren und hat oft einen gutartigen Verlauf.

Die verfeinerten Untersuchungsmethoden der späteren Jahre und die genetischen Studien haben erreicht, daß man heute die Mehrheit dieser Krankheitstypen als klinische Varianten desselben Krankheitsprozesses betrachtet, eines gewöhnlich autosomal rezessiven Defektes, der verschiedene Auswirkungen haben kann (Gamstorp, 1967; Dubowitz, 1969). Einige Fälle mit dominantem Vererbungsgang wurden ebenfalls publiziert, und es ist möglich, daß man mit Hilfe von genetischen Analysen erreicht, diese von den übrigen abzugrenzen. Als Illustration hierzu kann angeführt werden, daß Formen spinaler Atrophie mit Beginn in der Kindheit beschrieben wurden, bei denen gleichzeitig ein rezessives und ein dominantes Gen vorkommen. Da nicht nur das Alter beim Krankheitsbeginn für die Beurteilung von Verlauf und Prognose der spinalen Muskelatrophien wegleitend ist, wurde neulich eine Klassifizierung eingeführt, die auf der Lokalisation der Anfangssymptome basiert (Gamstorp, 1967). Damit werden die progressiven spinalen Muskelatrophien beim Kind in drei Haupttypen eingeteilt.

Typ I ist durch frühen Beginn und schwere Symptome der Hals- und Rumpfmuskeln in Form von Hypotonie und Areflexie charakterisiert. Der Prozeß ist progressiv sowie *generalisiert*. Die Kinder können den Kopf nicht heben und lernen weder sitzen noch gehen. Bulbäre Symptome sind häufig. Die Leitungsgeschwindigkeit der peripheren Nerven ist normal oder leicht herabgesetzt. Die Serumenzyme (LDH, GOT und Kreatinphosphokinase) sind normal oder unbedeutend erhöht. Die Prognose ist schlecht: 4 von 9 durch uns beobachtete Patienten starben im 1. Lebensjahr. Der Vererbungsgang ist gewöhnlich autosomal rezessiv.

Typ II beginnt mit *lokalisierten* Symptomen in Form von schwachen Strampelbewegungen und dünnen Oberschenkeln. Bulbäre Symptome fehlen in der Regel. Es bestehen Areflexie oder herabgesetzte Sehnenreflexe. Die Serumenzyme sind meistens normal, erhöhte Werte können auftreten. Die Leitungsgeschwindigkeit ist überwiegend normal. Beim Typ II ist die Prognose bedeutend besser als beim Typ I.

Von 15 Patienten dieser Gruppe, aus dem gleichen Patientengut wie oben beim Typ I erwähnt, waren noch alle nach Abschluß der Beobachtung am Leben.

Die seltenste Form scheint Typ III zu sein, der Typ II sehr ähnlich ist, darüber hinaus aber Anzeichen von Schädigungen an den Pyramidenbahnen aufweist. Die Reflexe sind kräftig, der Babinski-Reflex kann positiv sein, die Serumenzyme sowie die Leitungsgeschwindigkeit der peripheren Nerven sind normal.

Die wesentlichste *strukturelle* Veränderung bei den spinalen Atrophien ist eine fehlerhafte Entwicklung oder Degeneration der Vorderhornzellen in der Medulla spinalis, wobei keinerlei Ursache bekannt ist. Die betroffenen Muskeln werden dadurch atrophisch, weich, rosa und blaß (Degenerationsatrophie). Im mikroskopischen Präparat werden bedeutende Unterschiede im Faserdurchmesser gefunden. Charakteristisch für die neurogene Atrophie ist eine Gruppierung von verschmälerten Fasern einerseits und von normalen oder hypertrophischen Fasern anderseits in mehr oder weniger eckigen Bündeln (Abb. 6.5). Die großen Fasern messen bis zu 150 μ im Durchmesser (Normalwert, Seite 86). Manche atrophischen Fasern sind derart schmal, daß sie nur noch eine Reihe Kerne in schmalen Sarkolemmschläuchen darstellen. Die dünnen Fasern, die noch einigermaßen intakt sind, haben ihre Querstreifung beibehalten. Die atrophischen Fasern können lange bestehenbleiben, degenerieren aber schließlich und verschwinden. Es kommen sogenannte Target-Fasern (Seite 90) sowie auch aufgesplitterte Fasern (splitting, Seite 91) vor.

In frühen Stadien ist das interstitielle Binde- und Fettgewebe nicht oder nur leicht vermehrt, im Gegensatz zu den Verhältnissen bei der Dystrophie. Muskelspindeln wie auch Blutgefäße sind normal, hingegen gelingt es nicht, in den schmalen Fasern Nervenendplatten nachzuweisen. In Spätstadien ist sowohl Bindegewebe wie

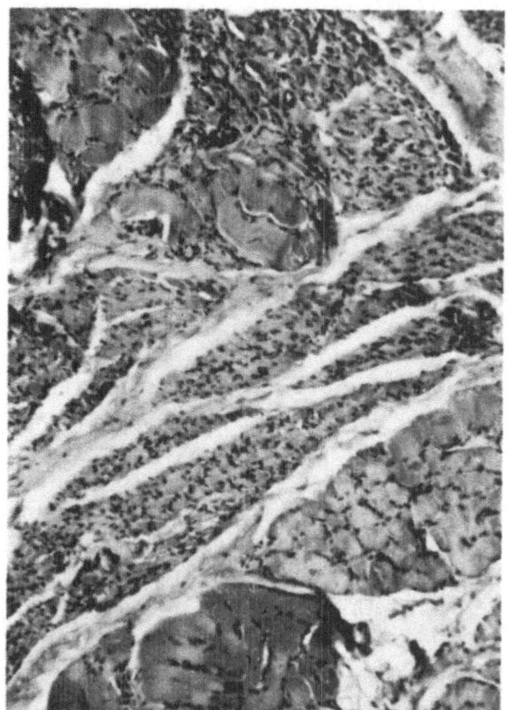

Abb. 6.5. Spinale Atrophie. Feldförmige Verteilung der dünnen, atrophischen und dicken, hypertrophischen Fasern. Das interstitielle Gewebe ist erweitert, aufgrund eines Fixationsartefaktes. HE, × 32

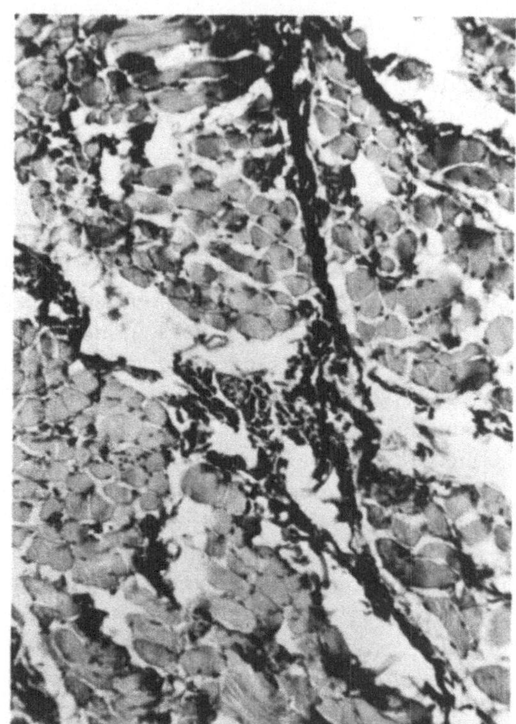

Abb. 6.6. Progressive Dystrophie (Duchenne). Vermehrtes interstitielles Binde- und Fettgewebe. Die verschieden großen Fasern liegen durcheinander und eine feldförmige Verteilung liegt nicht vor. van Gieson, × 32

auch Fettgewebe in sehr reichlicher Menge nachweisbar.

Die Ganglienzellen des Rückenmarks und des Hirnstamms sind degeneriert. Die Vorderhornzellen können in gewissen Segmenten fehlen. Außerdem kommen aufgeblähte, hyaline, stark vergrößerte, homogene Ganglienzellen vor, eine Folge von unspezifischer axonaler Degeneration. Solche Zellen werden in der Medulla spinalis wie auch im Hirnstamm gefunden. Abgesehen von Aspirationspneumonien, die durch atrophische Atmungsmuskeln begünstigt werden, kommen keine anderen Organveränderungen vor.

Poliomyelitis. Poliomyelitis acuta anterior kann bei Neugeborenen vorkommen. Entweder wird der Virus via Plazenta von der Mutter, welche die Krankheit in aktiver Form vor der Geburt hatte, übertragen, oder es werden die Kinder bei der Geburt durch Faeces infiziert. Die Ausbreitung der Muskellähmungen ist unterschiedlich, zeigt oft aber eine Generalisation, und der Ausgang ist in gut einem Drittel der Fälle tödlich (JOPPICH und SCHULTE). Im Prinzip liegt in den befallenen Muskeln dasselbe Denervierungsbild wie bei der spinalen Atrophie vor, da ja die Vorderhornzellen bei der Poliomyelitis vom Virus angegriffen werden. Weil die Diagnose bei der Mutter wegleitend ist für die Diagnose beim Kind, ist eine Muskelbiopsie in diesen Fällen nicht nötig. Das histologische Bild der Muskulatur ist das gleiche wie bei der spinalen Atrophie.

Geburtstrauma. Geburtsschäden am Rükkenmark bestehen aus Blutungen und Rükkenmarkskompressionen. Die Lähmungen und neurologischen Phänomene führen zur Diagnose, und die Muskelbiopsie ist nicht von Interesse.

Tumoren. Wie bei Erwachsenen sind Tumoren im Bereiche des Rückenmarkes auch bei Kindern selten. Von den primären wären Gliom, Neuroepitheliom, Neurofibrom, Meningeom und Ependymom zu nennen, von den sekundären Lymphosarkom und Medulloblastom. Das hauptsächlichste klinische Anfangssymptom ist der Schmerz (der übrigens klinisch oft in Zusammenhang mit Hysterie gebracht wird). In der Folge treten segmentäre Muskelatrophien auf. Diese Kombination gibt Anlaß zu röntgenologischen Untersuchungen mit Myelographie. Eine Muskelbiopsie hilft für die Diagnose nie weiter.

Neuropathien

Polyneuropathien sind bei Kindern nicht so selten, wie man früher vermutete. Die klinische Diagnose wird oft verpaßt, was vielleicht eine Erklärung für die angebliche Seltenheit ist. Von den akuten Formen ist das Guillain-Barré-Syndrom zu nennen, das beim Kind keine Seltenheit ist. Unter den chronischen Formen ist die vererbbare die häufigste. Auch Polyneuropathien bei Kindern mit Diabetes mellitus werden nachgewiesen. Da die Prognose der Polyneuropathien im allgemeinen gut ist, ist eine frühe Erkennung von Bedeutung. Die Muskeln zeigen eine Denervierungsatrophie. Das Denervierungsniveau wird durch Leitungsgeschwindigkeits-Messungen bestimmt.

Akute Polyneuropathien. Zwei Typen gehören zu dieser Gruppe, nämlich Geburtsschäden und das Syndrom nach Guillain-Barré.

Geburtsschädigungen an Nerven entstehen im allgemeinen bei schwierigen Geburten und namentlich bei Steißlagen. Dabei entstehen interstitielle Blutungen an Hals- und Schultermuskulatur, die periphere Nervenschädigungen und dadurch Muskelveränderungen verursachen. Die Anamnese und das klinische Bild sind meist klar, und eine Muskelbiopsie erübrigt sich.

Das **Guillain-Barré-Syndrom** tritt im Verlauf von einigen Tagen oder Wochen mit Muskelschwäche, gewöhnlich in Füßen und Beinen, auf. Manchmal schreitet der Prozeß weiter und erfaßt auch die Oberschenkel, die oberen Extremitäten und den Hals. Oft bestehen starke Muskelschmerzen, und in frühen Stadien liegt Areflexie vor. Die Prognose ist gut, vorausgesetzt daß eine entsprechende Beatmung vorgenommen wird, falls die Atmungsmuskeln angegriffen werden. Man vermutet einen allergischen Hintergrund, da kein infektiöses Agens für die Krankheit gefunden werden konnte. Das histologische Bild zeigt eine Denervierungsatrophie.

Chronische Polyneuropathien. Der häufigste Typ innerhalb dieser Gruppe ist die *hereditäre Polyneuropathie* (GAMSTORP, 1968). Gewöhnlich zeigt sie einen dominanten Vererbungsgang. Die Symptome können oft im Säuglingsalter erfaßt werden, aber den Eltern fallen sie oft erst später auf. Sie bestehen in langsamen, plumpen Bewegungen, Pes excavatum und Kyphoskoliose. Die Untersuchung zeigt schwache oder ausbleibende Muskelreflexe. Der Krankheitsprozeß ist langsam, und mit der Zeit scheint eine Spontanheilung einzutreten. Die Prognose ist somit besser als bei der spinalen Muskelatrophie und bei der mehrzahl der myogenen Myopathien.

Bei den **diabetischen Polyneuropathien** des Kindes liegen oft keine subjektiven klinischen Symptome vor. Es wurde beschrieben, daß 10% der Diabetes-Kinder eine

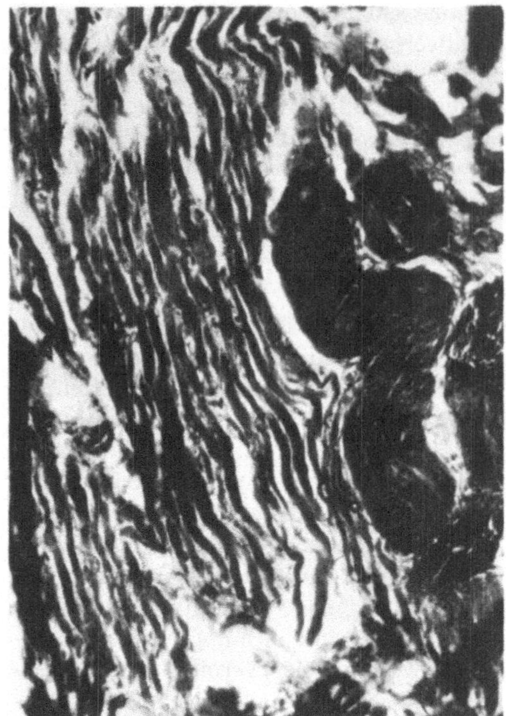

Abb. 6.7. Spinale Atrophie. Längsschnitt mit zahlreichen atrophischen und einigen hypertrophischen Fasern. PTAH, ×80

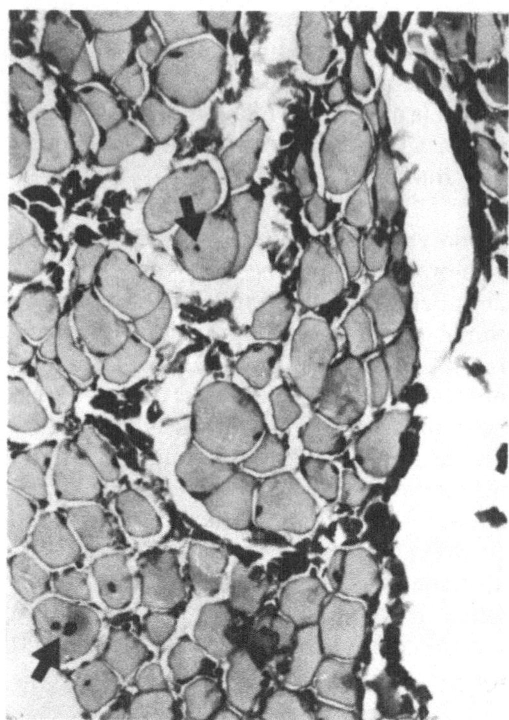

Abb. 6.8. Progressive Dystrophie (Duchenne). Variierende Faserdurchmesser, Kerneinwanderung (Pfeile) und leicht erhöhtes Bindegewebe. van Gieson, ×80

Polyneuropathie in Form von herabgesetzter Leitungsgeschwindigkeit aufweisen (Gamstorp, 1968).

Heredopathia atactica polyneuritiformis (Refsum) kann bei Kindern auftreten (Seite 50). Sie beginnt mit Muskelschwäche und Nystagmus, meist im Alter von weniger als 4 Jahren. Die Diagnose wird nicht mit der Muskelbiopsie gestellt, sondern auf Grund erhöhter Phytansäurewerte im Serum.

Bei der **familiären interstitiellen Polyneuropathie (Déjérine-Sottas),** die im späten Kindesalter beginnen kann, liegt eine langsam fortschreitende sensomotorische Neuritis vor. Die Nerven, gewöhnlich der Nervus ulnaris, werden verdickt und können wie bei der Refsumschen Krankheit palpiert werden. Bei dieser Polyneuropathie

werden im Serum keine erhöhten Phytansäurewerte gefunden. Hingegen hat man neulich mit histochemischen und elektronenoptischen Methoden Anzeichen für Lipidstoffwechselstörungen gefunden (Dyck et al., 1970).

Sowohl bei *a-α-* wie bei *a-β-Lipoproteinämien* hat man bei Kindern Polyneuropathien nachweisen können. Bei diesen seltenen Stoffwechselkrankheiten zeigen Lipoprotein-Analysen im Serum den Hintergrund der Neuropathie auf. Eine Muskelbiopsie ist nicht nötig. Zu den chronischen Polyneuropathien gehören auch Veränderungen, die mit Krankheiten des Zentralnervensystems kombiniert sind. In diesem Zusammenhang sind die *Sulfatidose* und die *Friedreichsche Ataxie* zu nennen. Die Sulfatidose wird anhand der Nervenbiopsie diagnostiziert, die am Kresylviolett-Essigsäure-gefärbten Gefrierschnitt braun metachromatisches Sulfatid aufgezeigt (S. 46 ff.). Die Muskelbiopsie ist auch bei der Friedreichschen Ataxie nicht wegweisend, da die Diagnose bei der neurologischen Untersuchung gestellt wird. Vom diagnostischen Gesichtspunkt aus gilt für alle Polyneuropathien, daß sowohl das EMG wie die Muskelbiopsie ein Denervierungsbild aufweisen, woraus das Niveau der Denervierung nicht zu lokalisieren ist. Entscheidend für die Lokalisation des Defektes innerhalb des motorischen Neurons ist die Untersuchung der Leitungsgeschwindigkeit der peripheren Nerven. Es ist dies die einzige Methode zur Bestimmung, ob die Denervierung in den Nerven oder in den Vorderhornzellen lokalisiert ist (GAMSTORP, 1968).

Defekte neuromuskuläre Erregungsübertragung

Störungen der motorischen Endplatten in den Muskelfasern wirken sich klinisch als Muskelschwäche, leichte Ermüdbarkeit und muskuläre Hypotonie aus. Innerhalb dieser Krankheitsgruppe kannte man früher nur die Myasthenia gravis. Die moderne Technik, (intravitale Färbung und Elektronenmikroskopie) hat weitere Mechanismen von Störungen entdeckt, so z. B. strukturelle Veränderungen in den motorischen Endplatten und den Axonen (abnormal neuromuscular junctions).

Myasthenia gravis. Die infantile Form dieser Krankheit ist sehr selten. In einem großen Untersuchungsgut beginnen nur 4% der Erkrankungen im 1. Lebensjahr und 8% im Alter von 1–16 Jahren. Am häufigsten leiden Mütter an dieser Krankheit, anderseits kommt es nur sehr selten vor, daß erkrankte Mütter die Krankheit ihren Kindern weitergeben. Kinder, die im 1. Lebensjahr erkranken, zeigen schnelle, oberflächliche Atmung, Zyanose und eventuell Saugschwierigkeiten. Man vermutet eine Myasthenie, wenn die Gesichtsmotorik herabgesetzt ist, Mund und Augen offenstehen sowie gleichzeitig eine generelle muskuläre Hypotonie vorliegt.

Bei den Patienten mit späterem Krankheitsbeginn werden in 70–80% Veränderungen im Thymus gefunden. Bei Kindern bestehen die Thymusveränderungen meistens in lymphoider Hyperplasie, im Gegensatz zu den Verhältnissen bei Erwachsenen, bei denen echte Thymome häufiger auftreten als Hyperplasie.

Die befallenen Muskeln können interstitielle Lymphozytenansammlungen, sogenannte Lymphorrhagien, aufweisen. Im weiteren ist es möglich, mit Supravitalfärbungen Veränderungen in den motorischen Endplatten darzustellen. Diese abnormen Befunde haben kaum praktischen Wert für die Diagnose, da diese auf Grund der Prostigminprüfung gestellt wird.

Myogene Myopathien

Als myogene Myopathien werden neuromuskuläre Krankheiten bezeichnet, bei welchen die wesentlichen Störungen in der Muskulatur selbst liegen. Ätiologie und Pathogenese sind weitgehend unbekannt. Bei einigen Formen gelang es, Enzymdefekte nachzuweisen (z. B. Glykogenosen), bei anderen können weitere Organe betroffen sein (z. B. progressive Muskeldystrophie und myotonische Dystrophie). Bei allen Formen liegen abnorme Muskulaturbefunde vor, ohne daß es möglich wäre, eine außerhalb der Muskulatur gelegene Ursache zu finden.

Unter den myogenen Myopathien gibt es eine Reihe völlig verschiedener Formen, deren Klassifizierung auf strukturellen Abnormitäten (z. B. kongenitale Myopathien), Stoffwechselstörungen (z. B. Glykogenosen und Myoglobinurien) oder klinischen Phänomenen (z. B. Dystrophien oder Myotonien) basiert. Die Gruppe dieser muskulären Krankheiten ist offensichtlich heterogen. Wie auch in der neurogenen Gruppe

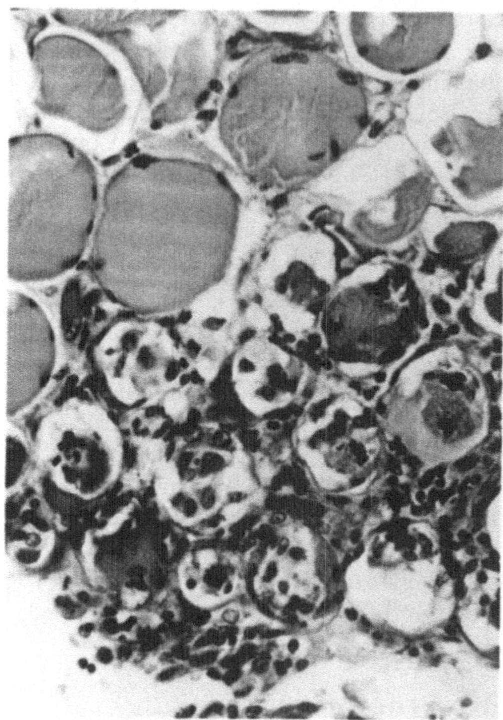

Abb. 6.9. Ischämischer Muskelschaden infolge von Trauma. Phagozytose und Regeneration. van Gieson, ×80

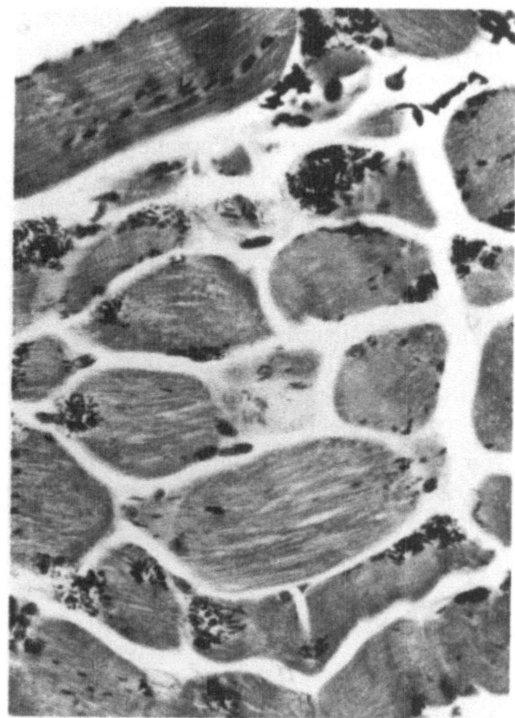

Abb. 6.10. Nemalin-Myopathie. Querschnitt mit zahlreichen Gruppen von Nemalin-Körpern in der Peripherie der Muskelfasern, in der Regel unter dem Sarkolemm. Das Präparat ist von Dozent J. Rapola, Helsingfors, zur Verfügung gestellt worden. Trichrom, ×128

gilt es, das Resultat von z. B. biochemischen Untersuchungen abzuwarten, um zu einer besseren Klassifizierung gelangen zu können.

Kongenitale Myopathien

Es gibt Fälle von kongenitaler Myopathie, bei denen die histologische Untersuchung eine unspezifische Muskeldegeneration ergibt. Mit modernen Methoden, Histochemie und Elektronenmikroskopie, wurde diese Gruppe in gut abgegrenzte Krankheitsformen aufgeteilt. Allen sind klinische Zeichen gemeinsam, nämlich frühe Hypotonie, verspätete motorische Entwicklung, proximale Prädilektion und im allgemeinen milder, nicht progressiver Verlauf. Ein Teil

zeigt einen autosomalen, ein anderer einen dominanten Vererbungsgang. Die Serumenzyme sind normal oder leicht erhöht. Das EMG zeigt das Bild einer Myopathie, und die Leitungsgeschwindigkeit ist normal.

„Central core-Myopathie". Diese seltene kongenitale Myopathie mit dominanter Vererbung bekam ihren Namen wegen ihres histologischen Bildes, in dem die Muskelfasern im Querschnitt eine zentrale Kondensationszone ähnlich dem Mark („core") in einem Pflanzenstengel aufweisen. Hypotonie und Muskelschwäche beginnen in den ersten Lebensmonaten, und die Kinder lernen erst auffallend spät gehen. Das klinische Bild kann einer Du-

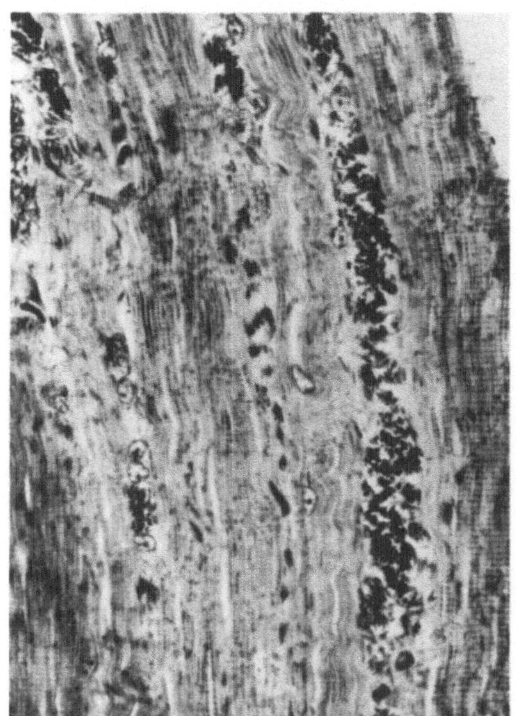

Abb. 6.11. Nemalin-Myopathie. Gleicher Fall wie Abb. 10. Längsschnitt. Trichrom, ×128

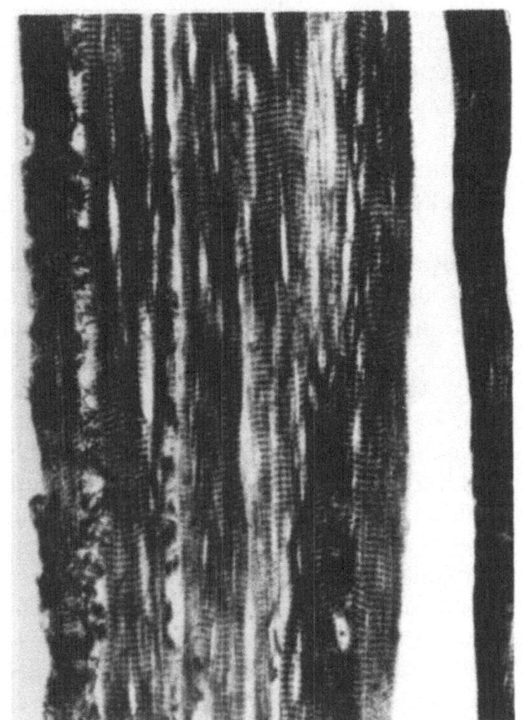

Abb. 6.12. Nemalin-Myopathie. Gleicher Fall wie in Abb. 10 und 11. Hier sind die Nemalin-körper nicht so gut sichtbar wie im Trichrom. PTAH, ×128

chenne-Dystrophie ähnlich sein, die Symptome sind aber nicht progressiv, die Sehnenreflexe sind normal, und eine Atrophie tritt nicht auf. Das histologische Bild führt zur Diagnose. Im Muskelquerschnitt werden zentrale Zonen nachgewiesen, die stärker PAS-positiv sind als die übrigen Muskelfasern. In diesen Zonen fehlen auch Phosphorylase und oxydative Enzyme (Seite 95).

„Nemalin-Myopathie". Seltene, familiäre Muskelkrankheit mit dominanter Vererbung und unterschiedlicher Penetranz. Anfangssymptom ist Muskelschwäche, die in der Neugeborenen-Periode oder in der frühen Kindheit auftreten kann. Die Krankheit ist entweder stationär oder langsam progressiv. In schweren Fällen tritt der Tod in der Kindheit infolge Luftwegsinfektio-

nen ein, in leichteren Fällen überleben die Patienten bis ins Erwachsenenalter. Die Muskelschwäche umfaßt den Levator palpebrae, die Gesichts- und Kaumuskulatur, die Zungen-, Hals- und Extremitätenmuskeln. Pseudohypertrophie kommt nicht vor, die befallenen Muskeln sind dünner als normal. Die Sehnenreflexe sind schwach oder fehlen ganz. Die Serumenzyme sind normal. Das mikroskopische Bild der angegriffenen Muskeln ist pathognomonisch. Die Muskelfasern enthalten stab- oder fadenförmige Körper, sogenannte Nemalin-Körper (nema = Faden), die 0,3–0,7 μ im Durchmesser und 1,5–5 μ in der Länge messen. Sie sind zum Teil unregelmäßig und zum Teil palisadenartig, aber nicht parallel zu den Fasern angeordnet (Abb. 6.10–6.12). Diese Körper können in Routinefärbungen leicht übersehen werden. Sie sind am besten sichtbar in Trichrom- oder Phosphor - Wolframsäure - Hämatoxylin - Färbungen. Sie wurden früher als Fixationsartefakt beschrieben. Sie treten aber auch im elektronenmikroskopischen Schnitt klar in Erscheinung. Ihre Genese ist unbekannt.

Mitochondrienkrankheiten. Diese Gruppe mag als Beispiel dafür gelten, wie es mit Hilfe der Elektronenmikroskopie möglich wurde, einige Formen neonataler Muskelschwäche mit Atrophie weiter zu unterteilen. In diesen seltenen Fällen können im Lichtmikroskop nur lipidreiche Granula unter dem Sarkolemm gesehen werden, während im Elektronenmikroskop teils Riesenmitochondrien (megakoniale Form) und teils eine stark erhöhte Anzahl von Mitochondrien (pleokoniale Form) nachgewiesen werden können. Möglicherweise stellen sie Lipidosen mit Muskelbefall dar (ENGEL *et al.*, 1970). 1971 ist ein weiterer Krankheitstyp mit verminderter Mitochondrienzahl, die sog. multicore disease, beschrieben worden (ENGEL, GOMEZ und GROOVER).

Myotubuläre Myopathie. Diese seltene Krankheit beginnt im Alter von einigen Monaten mit Schwäche und Muskelhypoplasie, die gewöhnlich im Gesicht und am Hals lokalisiert sind. Das Leiden ist familiär und nach dem histologischen Bild benannt, das durch primitive, schmale Muskelfasern, die fetalen Myotubuli mit zentralen Kernen gleichen, auffällt. Die Ursache für diese Muskelkrankheit ist nicht bekannt. Die Muskelbiopsie führt zur Diagnose.

Dystrophien

Progressive Muskeldystrophie (Duchenne). Diese Form ist die häufigste aller Dystrophien und kommt bei 79 pro 100 000 lebend Geborenen vor. Sie ist geschlechtsgebunden rezessiv und befällt nur Knaben. Sie wird auch pseudohypertro-

phisch genannt, da eines ihrer Kennzeichen die Erhöhung des Muskelumfanges ist. Ihr Beginn fällt in das frühe Kindesalter, gewöhnlich vor dem 6. Lebensjahr (aber selten vor dem 2. Jahr). Es treten Schwierigkeiten beim Gehen auf. Charakteristisches Merkmal ist eine Erhöhung (manchmal aber auch Verminderung) des Muskelumfanges, kombiniert mit Muskelschwäche. Meist beginnen die Veränderungen in der Wadenmuskulatur und greifen dann auf Deltoideus und Infraspinatus über. Nur in seltenen Fällen werden alle Muskeln gleichzeitig angegriffen. Eine Hypertrophie der Thenarmuskulatur kann vorkommen, sie ist jedoch häufiger bei kongenitaler Myotonie. Die vergrößerten Muskeln weisen eine feste elastische Konsistenz auf, sind aber schwächer als gesunde Muskeln gleicher Größe. Charakteristisch ist, daß der Patient sich aus kniender oder liegender Stellung erhebt, indem er mit Hilfe der Hände an den Beinen hochklettert. Dies ist eine Kompensation der Glutäus- und der Beckenmuskulaturschwäche. Die Schwäche in der vorderen Tibiamuskulatur äußert sich als Talipes equinovarus und im Zehengang. Mit der Zeit entwickeln sich Kontrakturen und Muskelatrophie, Skelettdeformierungen und Obesitas. Herzbeteiligung ist häufig, und geistiger Rückstand kann vorkommen. Die Patienten sterben meistens vor dem 20. Lebensjahr.

Das *mikroskopische Bild* der pseudohypertrophischen Dystrophie ist gekennzeichnet durch einen gestörten Muskelbau und reichliche Fetteinlagerung. Die Muskelbündel enthalten nur 5–20 Fasern (normalerweise mehrere Hundert), die durch das Fettgewebe stark auseinandergesprengt sind. Dieses Bild kommt schon in frühen Krankheitsstadien vor und bildet den Grund für die klinische Pseudohypertrophie. In den frühen Stadien zeigen sonst die Muskelfasern keine nennenswerten Zeichen von Atrophie, und das endomysiale Bindegewebe ist minimal. Die Muskelfasern sind von unterschiedlicher Größe; hypertrophische Fasern wechseln mit schmalen ab, die jedoch ihre Querstreifung beibehalten haben. Die Sarkolemmkerne sind zuerst zahlenmäßig nicht nennenswert erhöht. Zentral liegende Kerne sind ungewöhnlich, können aber in hypertrophischen Fasern vorkommen. Vakuolisierung und Hyalinisierung sind sehr ungewöhnlich. In Spätstadien treten zentrale Kerne (Abb. 6.3 und 6.8) und „Reihenkerne" in Erscheinung, d. h. eine reihenförmige Ansammlung von Kernen als Folge von Kondensation und Atrophie der Muskelfasern. Aufgesplitterte Fasern werden häufig gesehen. Dazu vermehrt sich das interstitielle Bindegewebe, aber selbst in den Schlußstadien ist das Fettgewebe reichlicher als das Bindegewebe. Die Muskelgefäße sind normal.

Das Herz ist oft mitbeteiligt, im Gegensatz zu den Atrophiekrankheiten, was auch klinisch in einem Großteil der Fälle in Erscheinung tritt. Die strukturellen Herzveränderungen entwickeln sich nicht parallel mit den Muskelveränderungen. Das Herzgewicht ist als Folge des vermehrten subepikardialen Fettes und der bedeutenden interstitiellen Myokardfibrose erhöht. Es handelt sich daher nicht um eine echte Herzhypertrophie. Das Myokard ist blaß, schlaff, von erhöhter Brüchigkeit und weist eine feinfleckige Fibrose auf. Klappenapparat, Endokard und größere Koronararterienäste sind normal. Das mikroskopische Bild wird beherrscht von diffuser, retikulärer, feinfaseriger Fibrose, abwechselnd mit breiten Zügen kollagenen Bindegewebes. Interstitielle Verfettung ist nicht vorhanden. Die Muskelfasern sind vakuolisiert, zeigen Verlust der Querstreifung, Atrophie, aber auch Hypertrophie und Phagozytose. Die kleinen und mittelgroßen Koronararterien weisen eine Intimafibrose vom gleichen Typ wie bei Friedreichscher Ataxie (JAMES, 1962) auf. Die Genese der Herzveränderungen ist unbekannt. Sie wurden zusammen mit anderen, ähnlichen Myokardveränderungen (z. B. Friedreich)

als „Kardiomyopathie" oder „Myokardiopathie" klassifiziert.

Juvenile Muskeldystrophie (Erb). Eine autosomal rezessive Dystrophie, weniger häufig als der Duchenne-Typ. Ihre Häufigkeit beträgt 38/100 000 Lebendgeburten. Sie befällt Mädchen und Knaben und beginnt manchmal in der Pubertät, meistens aber später (nach dem 20. Altersjahr) mit Muskelschwäche in der Schulterregion (Erb-Typ). Der Verlauf ist langsamer als bei der progressiven Dystrophie. Eine andere Form betrifft die Hüftgürtelmuskulatur (Leyden und Möbius). Langsam führt die Krankheit zu Unbeweglichkeit, die Lebenserwartung ist verkürzt. Pseudohypertrophie ist selten, hingegen tritt früh eine kompensatorische Vergrößerung des Deltoideus und Glutäus ein. Die strukturellen Veränderungen gleichen dem progressiven Typ, eine histologische Differenzierung ist nicht möglich. Andere Organmanifestationen werden nicht beschrieben.

Facio-scapulo-humerale Dystrophie (Landouzy-Déjérine). Diese Form ist eine gewöhnlich dominante, langsam progrediente Myopathie, die zwischen früher Kindheit und Erwachsenenalter beginnen kann. Sie tritt selten auf (4/100 000 Lebendgeborenen). Mädchen und Knaben werden gleich häufig befallen. Das Unvermögen, die Augen ganz zu schließen, ist meist das erste Symptom. Die Kinder lassen die Lippen hängen, und ihre Gesichtsmuskulatur ist schlecht beweglich. Recht früh treten hängende Schultern auf, und die Arme können nicht mehr über den Kopf gehoben werden. Die Eigenreflexe der befallenen Muskeln sind abgeschwächt oder fehlen ganz. Die Muskelschwäche in den unteren Extremitäten tritt erst sehr spät auf, oft 20–30 Jahre nach dem Krankheitsbeginn. Pseudohypertrophie ist ungewöhnlich. Kontrakturen und Skelettveränderungen sind weitaus seltener als beim Duchenne-Typ. Die Mehrzahl der Patienten kann ein aktives Leben mit einer normalen Lebenserwartung führen.

Die mikroskopischen Veränderungen sind bei dieser Form diskreter, aber unterschiedlicher als bei der Duchenne-Form. Die Fettinfiltration ist weniger markant, während die Fibrose, am besten sichtbar im Querschnitt, ausgeprägter ist. Die Variationen der Muskelfasergröße innerhalb des gleichen Bündels sind größer. Große Fasern mit gut erhaltener Querstreifung und intakten Kernen wechseln ab mit atrophischen Fasern und Kerntrümmern. Ähnlich wie bei der progressiven Dystrophie sind die Nervenplexus, Muskelspindeln und Muskelendplatten ohne morphologische Veränderungen. Massive entzündliche Zellinfiltrationen fehlen, was diese Formen von der Polymyositis unterscheidet.

Dystrophia ophthalmoplegia progressiva. Eine langsam auftretende und verlaufende, sehr seltene Krankheit, die zwischen früher Kindheit und dem Alter von 50 Jahren beginnen kann. Mädchen und Knaben werden gleich häufig befallen. Das erste Symptom ist immer Ptose, die sehr selten von Schwäche in anderen Muskeln begleitet ist. Progressive Schwächen in den lateralen und vertikalen Augenbewegungen entwickeln sich derart langsam, daß die Patienten es selbst nicht merken. Im fortgeschrittenen Stadium können die Augen nicht mehr bewegt werden, sondern bleiben in einer leicht divergenten Strabismusstellung stehen.

Die glatte Muskulatur des Auges wird nicht befallen. Typische klinische Symptome sind gerunzelte Stirn und zurückgeneigter Kopf (Kompensation zur Ptose). Weitere Muskeln werden in ca. 25% der Fälle angegriffen, namentlich der Orbicularis oris und die Gesichtsmuskeln. Es entsteht eine Kombination von erschwertem Schließen und Öffnen der Augen, ähnlich wie bei Myasthenia gravis und Dystrophia myotonica. In einzelnen Fällen wird auch die Kau- und Halsmuskulatur geschwächt. Im Unterschied zur Dystrophia myotonica

(Seite 79) kommen weder Katarakt noch Myotonie und endokrine Störungen vor. Die histologischen Veränderungen sind dieselben wie bei der progressiven Dystrophie. Die Schwierigkeit zur Vornahme einer Biopsie liegt zweifelsohne in der Lokalisation der befallenen Muskeln.

Myotonie und Paramyotonie

Muskelkrankheiten mit Krämpfen werden Myotonien genannt. Paramyotonien sind Muskelkrämpfe infolge besonderer Reizzustände, z. B. Kälteexposition. Da indessen auch Myotonien diese Neigung haben können, ist die Grenze zwischen den Gruppen unscharf. Myotonien und Paramyotonien können in der frühen Kindheit beginnen.

Myotonia congenita (Thomsen). Eine erbliche, gewöhnlich dominante Krankheit, die im frühen Kindesalter mit Muskelkrämpfen und Hypertrophie beginnen kann. Häufig können jedoch die Kinder mit einem Jahr gehen. Es kann die Mehrzahl der Muskeln betroffen werden, selten jedoch die Atmungs- und Rachenmuskulatur. Die Muskelhypertrophie kommt am häufigsten an den Unterschenkeln vor, kann aber auch die Oberarme und das Gesicht befallen (Herkulesgesicht). Das Beklopfen der Muskeln verursacht langdauernde Kontraktionen mit Dellen- und Wulstbildungen, wobei Thenar, Unterarm und Zunge besonders empfindlich sind. Die Sehnenreflexe sind häufig normal oder verstärkt. Charakteristisch ist das Händeschütteln; ein kräftiger Handdruck erschlafft allmählich. Nach kräftigem Lidschluß können die Augen nur langsam geöffnet werden. Die *Muskelbiopsie* zeigt lediglich einen stark erhöhten Muskelfaserdurchmesser, der 2–3mal die Norm betragen kann. Alle Fasern sind vergrößert, was die Beurteilung erschwert. Die Diagnose wird durch das klinische Bild und das EMG gestellt.

Dystrophia myotonica. Dominante, familiäre Krankheit mit progressivem Verlauf, die mit Muskelschwäche, Myotonie, Katarakt, eventueller Herzbeteiligung, Hodenatrophie und Stirnglatze bei erwachsenen Männern charakterisiert wird. Das Kind zeigt früher Symptome als die Eltern, oft sogar schon in der Neugeborenenperiode in Form von proximaler Muskelschwäche und Muskelhypotonie. Bei Kindern treten diese Symptome auf, bevor es gelingt, klinisch die Myotonie nachzuweisen. Psychische Entwicklungsstörungen sind bei der myotonen Dystrophie regelmäßig vorhanden.

Für die Diagnose ist das EMG anderen Methoden überlegen, da die Myotonie dadurch feststellbar wird, auch wenn sie klinisch noch nicht gesichert ist. Im Unterschied zu den übrigen Dystrophien gibt es bei der Dystrophia myotonica weitere Organveränderungen, namentlich Hypogonadismus, Hypothyreoidismus und Alopezien. Sie sind allerdings Spätsymptome. Bei älteren Patienten mit dieser Krankheit werden in 60–70% EKG-Veränderungen nachgewiesen.

Das *mikroskopische Bild* zeigt unregelmäßig verteilte, hypertrophe Muskelfasern mit langen Reihen von zentral gelegenen Kernen. Weitere histologische Phänomene sind sogenannte „striated annulets" und amorphe Sarkoplasmamassen (Seite 93). Sie sind jedoch nicht pathognomonisch für myotone Dystrophie. Bei einer Muskelbiopsie bei Patienten mit myotoner Dystrophie muß der exzidierte Muskel vor der Fixation 15–20 Minuten liegenbleiben, da er ungewöhnlich „lebendig" ist und zu früher Kontakt mit dem Fixationsmittel zu Kontrakturen führt.

Die Herzbefunde entsprechen histologisch den Skelettmuskulaturveränderungen. In Spätstadien tritt Myokardatrophie mit hyperchromatischen Kernresten in Binde- und Fettgewebe auf. Die Veränderungen sind besonders häufig in der rechten Kammerwand, was Fälle von plötzlichem Tod (mors subita) erklären kann. Eine Ho-

denatrophie wird morphologisch bei Berücksichtigung aller Altersstufen in ca. 80% der Fälle gefunden. Die Atrophie umfaßt Tubuli, die in weiten Gebieten sklerosiert sind. Keimzellaplasie liegt jedoch keine vor. Die Leydig-Zellen sind normal, können aber infolge einer durch die tubuläre Sklerose verursachten Zusammenballung hyperplastisch erscheinen. Da die Anzahl der Leydig-Zellen sowie die Ausscheidung von Gonadotropin und 17-KS gleichfalls normal sind, wird keine hypophysäre Genese der Veränderung angenommen.

Paramyotonie. Sie ist ein einfach autosomal dominantes Leiden, das gewöhnlich auf Zunge und Gesicht beschränkt ist. Muskelkrämpfe treten bei Kälteexposition auf. Im Gegensatz zu der myotonen Dystrophie ist die Krankheit nicht progressiv. Eine Muskelbiopsie ist für die Diagnose wertlos. Die Genese ist unbekannt. Möglicherweise spielen Gefäßspasmus und Störungen im Kaliumumsatz eine Rolle.

Myoglobinurie

Infolge von Muskelnekrose tritt im Urin Myoglobin auf. Myoglobinurie kann bei schweren Muskelschäden (z. B. Glykogenose Typ V und crush injury) und toxischen Einwirkungen vorkommen. Eine „primäre" Myoglobinurie von paroxysmalem Typ wird selten gefunden. Diese Krankheitsgruppe ist schlecht definierbar, ihre Genese ist unbekannt. Beim Kind kann die Krankheit autosomal vererbt sein. Die Myoglobinurie tritt nach leichter Anstrengung auf. Die Muskeln schmerzen und werden hart. Es wird angenommen, daß die Patienten ungewöhnlich empfindlich sind auf die Anhäufung saurer Metaboliten (auf Grund erhöhter Glykolyse), welche durch die Muskelbewegungen entstehen. Dies soll Muskelschäden und Myoglobinurie bewirken.

Bei der idiopathischen Myoglobinurie ist das mikroskopische Bild typisch. Die Muskelfasern weisen eine sehr unter-

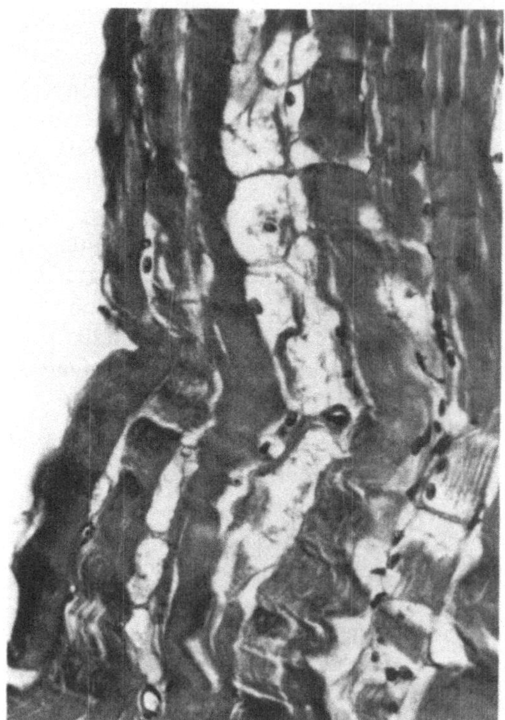

Abb. 6.13. Glykogenose Typ II (Pompe). Der Längsschnitt zeigt Vakuolen unter dem Sarkolemm. Carnoy, HE, ×80

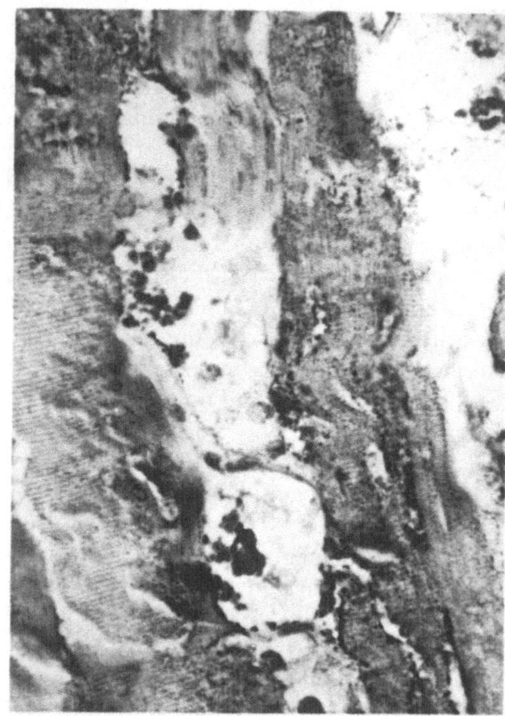

Abb. 6.14. Gleicher Fall wie in Abb. 13. Die Vakuolen enthalten PAS-positive Körner. Durch Auflösung mit Diastase verschwinden sie. PAS, ×128

schiedliche Färbbarkeit auf, was besonders gut im PTAH-Schnitt hervortritt. Die myofibrilläre Struktur ist verwischt. Die Fasern zeigen ein gelockertes eosinophiles Sarkoplasma, sind nekrotisch und im PTAH-Schnitt rotbraun (Rhabdomyolyse) gefärbt. Diese Fasern stehen im Kontrast zu den blauschwarzen, restlichen normalen Fasern. Im Gegensatz zur Glykogenose findet man keine erhöhte Glykogeneinlagerung. Es wird keine Vermehrung des interstitiellen Fett- und Bindegewebes und auch keine primäre Entzündung nachgewiesen. In der Regenerationsphase wird immerhin eine Phagozytose festgestellt. Im klinisch freien Intervall sind die Muskeln histologisch normal. Die *Diagnose* wird auf Grund spektroskopischer Urinuntersuchungen (um eine Hämoglobinurie auszuschließen), verbunden mit einer Muskelbiopsie, gestellt.

Glykogenspeicherkrankheiten

Die Muskulatur ist bei verschiedenen dieser Stoffwechselkrankheiten beteiligt, die auf einem Enzymdefekt beruhen (Seite 106).

Typ II (Pompe). Folgende muskuläre Symptome können auftreten: verspätetes Gehenlernen, Schwierigkeiten beim Springen, verminderte Muskelfunktion nach Infektionen mit Schwäche, die sich nur langsam bessert. Eine Dysphagie kann vor den wesentlichen kardialen Beschwerden auftreten. Die Muskelbiopsie führt zusammen mit der biochemischen Analyse von frischem oder tiefgefrorenem Gewebe zur Diagnose. Fixationsmittel für Biopsien: Lison, Carnoy oder Rossmann. Kryostatschnitte von unfixiertem Material können für histochemische Untersuchungen verwendet werden.

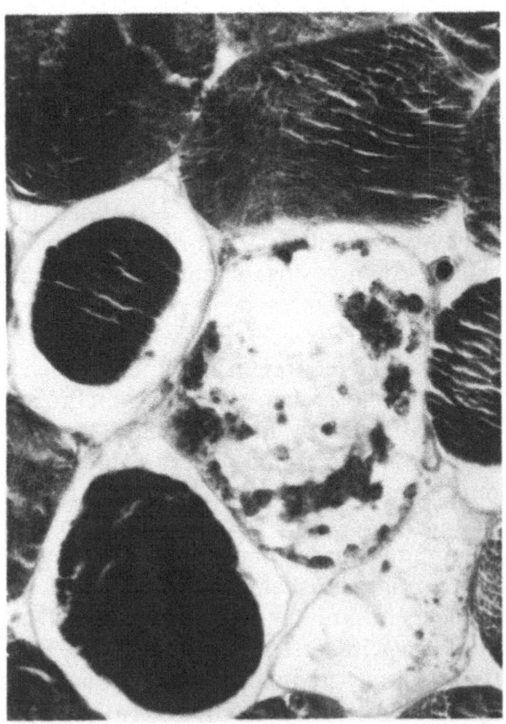

Abb. 6.15. Ischämische Muskelschädigung mit extremer Vakuolisierung. Gleicher Fall wie in Abb. 9. PTAH, ×128

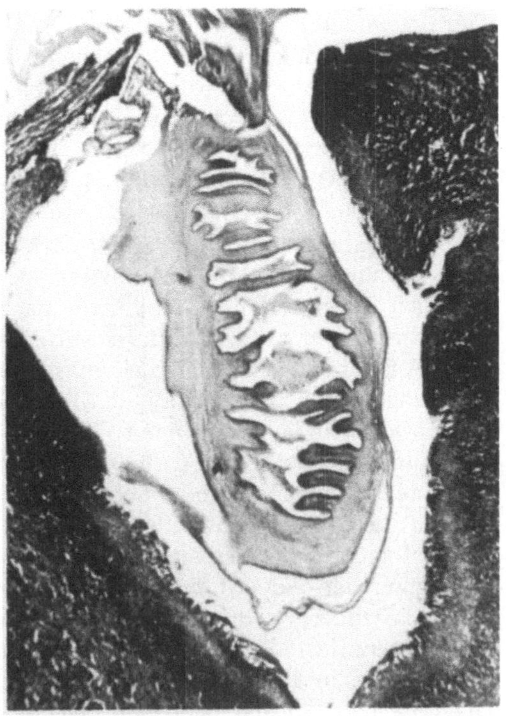

Abb. 6.16. Zystizerkose. Die Abszeßhöhle enthält Parasiten. Die Wände der Höhle sind mit eosinophilen Granulozyten infiltriert (nicht sichtbar). HE, ×80

Die lichtmikroskopischen Veränderungen bestehen in einer Vakuolisierung der meisten Fasern, wobei die Vakuolen sehr unterschiedliche Größen aufweisen (Abb. 6.13 und 6.14). Die größeren Vakuolen finden sich normalerweise unmittelbar unter dem Sarkolemm. Weitere Degenerationszeichen in Form von z. B. unterschiedlicher Fasergröße, Binde- oder Fettgewebsinfiltration, Nekrose, Phagozytose oder Regenerationserscheinungen kommen nicht vor. Die Vakuolen sind stark PAS-positiv (negativ nach Diastase-Behandlung). Der Enzymfehler, Mangel an α-Glykosidase, kann einzig biochemisch nachgewiesen werden.

Typ III (Forbes). Auch bei diesem Typ treten muskuläre Symptome selten auf. Bei der Geburt kann Hypotonie vorliegen. Wie

bei Typ II herrschen Herz- und Lebersymptome vor. Die Prognose ist allerdings besser. Der lichtmikroskopische Befund ist im Vergleich zu Typ II minimal. In Routineschnitten sind keine Veränderungen zu finden, aber PAS- und Bestfärbungen weisen bei geeigneter Fixation (Carnoy, Rossmann) reichlich Glykogen auf. Eine biochemische Analyse der Glykogenmenge, der Glykogenstruktur und der Enzyme ist unerläßlich. Das Enzym Amylo-1,6-Glykosidase fehlt, was zur Bildung eines abnormen Glykogens mit langen Seitenketten führt.

Typ IV (Andersen). Auch diese Form beginnt in den ersten Lebensjahren. In den Muskeln wird Glykogen abgelagert. Das klinische Bild wird vollständig von Leberzirrhose und Leberinsuffizienz dominiert.

Der Enzymdefekt (Mangel an Amylo-1,4-1,6-Transglukosidase) kann histochemisch an Kryostatschnitten von frischem Leber- und Muskelgewebe nachgewiesen werden.

Typ V (McArdle). Diese Krankheit ist die klassische Muskelglykogenose. Sie ist auf die Muskulatur begrenzt und äußert sich in Muskelschmerzen nach Anstrengung, gewöhnlich in Waden und Schenkeln nach Laufschritt, aber auch in andern Muskeln nach Anstrengung, z. B. im M. masseter nach langem Kauen. Nach einigen Minuten Ruhe verschwindet der Schmerz. Wird jedoch die Muskelaktivität fortgesetzt, tritt ein dumpfer, langanhaltender Schmerz auf, der von Steifheit und Schwäche in den Muskeln gefolgt wird. Oft steigt nach Muskelbetätigung der Appetit beträchtlich. Ein weiteres Symptom ist dunkel gefärbter Urin (Myoglobinurie). Der Krankheitsbeginn fällt meistens in das späte Kindesalter. Die Diagnose wird oft erst nach dem 10. Lebensjahr gestellt.

Das *mikroskopische Bild* fällt durch stark PAS-positive Vakuolen unter dem Sarkolemm auf. Einzelne Fasern können hyalinisiert sein, dies besonders in Fällen von Myoglobinurie oder in Fällen, bei denen die Biopsie unmittelbar nach Muskelanstrengung vorgenommen wurde. Die Phosphorylasereaktion ist am frischen Kryostatschnitt negativ. Bei dieser Krankheit führen kombinierte histologische und histochemische Untersuchungen zur Diagnose.

Typ VII (Thomson). In der Literatur sind nur einige wenige Fälle beschrieben. Kinder im Alter von etwa 4 Jahren erkranken mit Wadenkontrakturen, Gehschwierigkeiten und zeigen nur eine leichte Steigerung des Blutlaktates nach ischämischer Muskelaktivität. Sowohl histologisch als auch biochemisch kann eine Erhöhung des Glykogengehaltes bei der Muskelbiopsie nachgewiesen werden. Das Glykogen ist normal gebaut. Für den Enzymmangel scheint

Phosphoglykomutase verantwortlich. Im Routineschnitt sind keine sicheren Veränderungen festzustellen.

Polymyositiden

Kongenitale Myositis. Diese Krankheit, die auch Myositis fibrosa oder interstitielle noduläre Polymyositis genannt wird, kommt im allgemeinen nach der Neugeborenenperiode und bei Erwachsenen vor, wurde aber auch bei Neugeborenen beschrieben. Sie ist sehr selten, löst einen entzündlichen Prozeß in der Muskulatur mit sekundärer Muskeldegeneration aus und äußert sich klinisch mit Kontrakturen. Bei kleinen Kindern besteht Hypotonie hauptsächlich in der Rumpfmuskulatur und in den proximalen Extremitätenmuskeln. Manchmal wird die Gesichtsmuskulatur angegriffen. Das Diaphragma wird erst spät befallen. Die Reflexe sind ausgelöscht oder geschwächt. In Spätstadien treten Kontrakturen auf.

Die *histologischen* Veränderungen werden durch schmale Muskelfasern, reichliche interstitielle Infiltration von Granulozyten und Makrophagen sowie durch leicht vermehrtes interstitielles Bindegewebe gekennzeichnet.

Die Ätiologie ist unbekannt. Das Rückenmark wurde bei den Autopsien nicht untersucht. Zur Differentialdiagnose gehören progressive spinale Atrophie, Geburtsschäden, infantile myogene Myopathien und Glykogenosen. Das histologische Bild mit der interstitiellen Entzündung ist für die Diagnose wegleitend.

Juvenile Polymyositis. Das klinische Bild dieser juvenilen Gruppe ist durch akuten Beginn und progressiven Verlauf charakterisiert. Erstes Symptom ist Muskelschwäche, meist in der Achselregion. Schwierigkeiten, sich zu kämmen, ein hohes Regal zu erreichen, steile Stufen zu erklimmen, sich von liegender oder sitzender Stellung zu erheben, gehören zum klinischen Bild und lassen eine Muskeldystrophie differentialdiagnostisch in Erwägung ziehen. Bei 165 Polymyositisfällen war die Diagnose in 79 Fällen Dystrophie, wovon 43 als Duchenne-Dystrophie bezeichnet wurden (DOWBEN). In der akuten Phase kommen Muskelschmerz und Druckempfindlichkeit vor. Die Muskulatur fühlt sich induriert und teigig an, wird aber später fest und manchmal atrophisch. Es können Kontrakturen entstehen. In 2/3 der Fälle tritt ein Hautausschlag auf (Dermato-Myositis), namentlich im Gesicht und am Hals, manchmal aber auch an den Fingern. Beim Kind sind subkutane periartikuläre und intramuskuläre Verkalkungen häufiger als bei Erwachsenen. Bei erwachsenen Patienten versteckt sich oft eine bösartige Krankheit dahinter. Muskelenzyme wie Aldolase, GOT und GPT können im Blut erhöht sein. Ungefähr die Hälfte der Patienten stirbt in der Jugend meist an respiratorischer Insuffizienz, Infektionen oder Herzinsuffizienz, seltener an Tumorkrankheiten. Patienten, die das erste Krankheitsjahr überleben, haben eine gute Prognose, können aber Exazerbationen erleiden. Bei Kindern ist die Prognose ausnahmslos besser, wahrscheinlich weil okkulte Malignome im Kindesalter seltener sind.

Für die Diagnose ist eine *Muskelbiopsie* nötig. Wie bei den übrigen Myopathien soll eine mäßig angegriffene Muskelgruppe ausgewählt werden. Der kranke Muskel ist geschwollen, blaß und induriert. Das mikroskopische Bild wird durch interstitielle Infiltrate von Lymphozyten und Plasmazellen, besonders perivaskulär beherrscht. Außerdem liegen Muskeldegeneration und -regeneration, Phagozytose und zentrale Muskelkerne vor. Es können sehr bedeutende Unterschiede in der Faserdicke und im Endstadium eine Vermehrung von Fett- und Bindegewebe bestehen.

Myositis ossificans

Die Myositis ossificans ist ein Weichteilprozeß (Faszien, Subkutis, Muskeln und Sehnen), der lokal oder generalisiert auf-

tritt. Lokal entsteht sie nach einem Trauma, während die Ursache für die generalisierte Form unbekannt ist. Die Bezeichnung Myositis ossificans ist aus mehreren Gründen ungeeignet. Der Prozeß ist nicht primär auf die Muskulatur beschränkt, er weist geringe entzündliche Veränderungen auf, Knochenbildung liegt nicht immer vor. *Fibrodysplasia ossificans progressiva* wird als bessere Bezeichnung für die generalisierte Form angesehen. Aus röntgenologischer und histologischer Sicht erweckt die Krankheit praktisches Interesse, da sie mit dem Osteosarkom, vor allem mit dem extraskelettalen Typ, verwechselt werden kann.

Die Krankheit kann schon intrauterin oder erst im frühen Erwachsenenalter beginnen, tritt jedoch im allgemeinen vor dem 10. und am häufigsten in den ersten Lebensjahren auf. Erste Symptome sind lokalisierte Anschwellungen meist an Rücken und Hals. Sie sind schmerzfrei. Hingegen kann die Haut gerötet und ulzeriert sein und dadurch Schmerzen verursachen. Diese subkutanen Knoten können im Verlauf von ein paar Tagen erscheinen und wieder verschwinden. Knaben werden häufiger befallen als Mädchen. Der Vererbungsgang ist wahrscheinlich dominant. Die Prognose ist ernst. Viele Patienten mit frühem Krankheitsbeginn sterben vor der Pubertät, meistens an Pneumonie, als Folge der Veränderungen in der Interkostalmuskulatur.

Histologisch besteht eine Bindegewebsproliferation innerhalb dieser Knoten, die sich zystisch umwandeln, verkalken oder verknöchern können. Die umliegende Muskulatur atrophiert und degeneriert auf Grund von Kompression und Inaktivität. Im weiteren Verlauf der Krankheit können ganze Muskeln und Muskelgruppen verknöchern. In frühen Stadien zeigt das mikroskopische Bild der Anschwellungen eine kräftige, zellreiche Bindegewebsproliferation mit wenig oder keinen Anzeichen von Entzündung oder Blutung. Im Verlauf von einigen Wochen wird der Prozeß zellärmer,

Kollagen und Retikulinfasern werden gebildet. Diese Bindegewebsmassen vergrößern sich und komprimieren die umgebenden Muskeln, deren Fasern dann atrophieren und degenerieren. Im Bindegewebe beginnt die Osteoidbildung. Sodann wird Knorpel gebildet und schließlich folgt die Verknöcherung. Das Knochengewebe ist an der Peripherie gut ausdifferenziert, in der intermediären Zone findet sich Osteoid und zentral ein zellreiches, undifferenziertes Gewebe. Diese zonale Knochenbildung wurde sowohl radiologisch wie auch mikroskopisch für die Differentialdiagnose gegenüber dem Osteosarkom verwertet (AKKERMAN, 1958). Biopsiematerial aus dem Zentrum des Knotens kann eine Unterscheidung vom Osteosarkom unmöglich machen. Diese Fehlerquelle kann umgangen werden, indem Exzisionsmaterial aus der Peripherie untersucht wird. Die *Diagnose* wird auf Grund des Röntgenbildes in Verbindung mit einer mikroskopischen Untersuchung gestellt.

Arthrogryposis multiplex congenita

Diese Krankheit (Amyoplasia congenita oder Myodystrophia fetalis) ist durch Deformierung und Versteifung der Gelenke (Arthrogryposis = gebogene Glieder) gekennzeichnet. Die Kinder gleichen Holzpuppen. Die Extremitäten können fast in jeder beliebigen Stellung fixiert sein. Deformierungen können schon bei der Geburt vorliegen und derartige Geburtsschwierigkeiten verursachen, daß Frakturen entstehen. Die Muskeln sind schwach und hypoton. Sehnenreflexe fehlen. Haut und Subkutis sind verdickt und runzlig.

Es wird zwischen einer neuropathischen und einer myopathischen Form unterschieden. Bei der neuropathischen sind die Muskeln im Umfang vermindert und weisen stark verschmälerte Fasern auf, die im Durchmesser noch 3–5 μ messen. Einzelne verbreiterte Fasern können vorkommen. Die Querstreifung ist erhalten. Das endomysiale Bindegewebe ist nicht vermehrt, hingegen zeigen die Muskeln zum Teil ein stark vermehrtes interstitielles Fettgewebe. Bei der myopathischen Form ist die Anzahl der Fasern stark reduziert. Sie sind durch Fettgewebe ersetzt. Die übrigen Fasern variieren in der Größe und sind durch reichlich Bindegewebe voneinander getrennt. Faserdegeneration wie auch Regenerationsbilder sind selten. Die beiden Formen können dadurch unterschieden werden, daß die neuropathische ein Fehlen von Ganglienzellen, vor allem in den lumbosakralen Segmenten des Rückenmarks, aufweist, während die oberen lumbalen, thorakalen und zervikalen Segmente, vermutlich als Folge der Degeneration, eine verminderte Anzahl an Ganglienzellen zeigen. Bei dieser Form kann außerdem das Hirn unterentwickelt sein. Bei der myopathischen Form wurde familiäres Vorkommen beschrieben. Während der Schwangerschaft haben die Mütter in einigen Fällen sehr schwache Bewegungen verspürt. Oligohydramnien wie auch Polyhydramnien können vorkommen. Ein kausaler Zusammenhang mit der Krankheit ist nicht bekannt.

Kongenitale Muskelhypertrophie (Cornelia de Lange-Syndrom II)

De Lange's Name ist mit zwei Syndromen verknüpft, Typ I und II. Typ I bezieht sich auf den sogenannten Amsterdam-Zwergwuchs (Typus degenerativus amstelodamensis, de Lange-Brachman), der tiefes Geburtsgewicht, skelettale Unterentwicklung, Demenz, Mikrozephalie, Mikrognathie und große Augenbrauen aufweist. Beim Typ II (de Lange-Bruck) ist das häufigste Symptom eine Makroglossie. Eine Hypertrophie anderer Muskeln wie M. deltoideus, M. bizeps, M. trizeps und M. pectoralis kann vorkommen, was dem Kind das Aussehen eines Ringkämpfers gibt. In gewissen Fällen liegen Mikrozephalie und Demenz vor. Die Kinder zeigen typische extrapyramidale Funktionsstörungen. Die Sehnenreflexe und das EMG sind normal.

Die morphologischen Veränderungen beschränken sich auf diffuse Hypertrophie aller Muskelfasern ohne Entzündung, Fibrose oder Fettinfiltration. Der Glykogengehalt ist normal. In einem Fall wurden Hirnveränderungen nachgewiesen und zwar eine Porenzephalie mit Mikropolygyrie und Hypoplasie des Striatums. Die Genese des Syndroms ist unbekannt. Für die Diagnose wird vor allem auf das klinische Bild abgestellt.

Übrige Myopathien

Es ist dies eine Sammelgruppe von unklar definierten Befunden, bei denen weder für einen primär neurogenen noch für einen myogenen muskulären Schaden Anzeichen vorhanden sind. Dazu gehören Bilder mit muskulärer Hypoplasie sowie Elektrolytstörungen mit sekundären Muskelschäden. In solchen Fällen kommt der Muskelbiopsie kein diagnostischer Wert zu.

Kongenitale generalisierte Muskelhypoplasie (Krabbe)

Sie ist ein schlecht definiertes, äußerst selten auftretendes Leiden, dessen Existenz als Einheit heute in Frage gestellt wird (JOPPICH und SCHULTE). Die Krankheit wurde vom dänischen Neurologen KRABBE beschrieben, dessen Name auch zur Bezeichnung der Globoid-Leukodystrophie (Seite 45) dient. Betroffene Kinder sollen durch generelle Muskelhypoplasie und Hypotonie bereits bei der Geburt auffallen. Muskelbiopsien ergaben eine normale Muskelmorphologie. Es ist möglich, daß die sogenannte kongenitale Muskelhypoplasie eine uneinheitliche Gruppe von kongenitalen Myopathien umfaßt, wozu Fälle von z.B. Nemalin- und Central-core-Myopathie gehören könnten. Jedenfalls wurden

bei den publizierten Fällen noch keine verfeinerten morphologischen Methoden angewandt.

Periodische Paralysen

Die Krankheitsgruppe wird durch plötzlich auftretende schlaffe Lähmungen von größeren oder kleineren Muskelgruppen gekennzeichnet. Zu ihr gehören familiäre periodische Paralyse, hypo- und hyperkalämische Paralyse und Adynamia episodica hereditaria (Gamstorp). Sie können in der Kindheit beginnen. Die Paralyse kann durch verschiedene Faktoren ausgelöst werden (Hypo- resp. Hyperkaliämie, Erschöpfung, Hunger). Bei diesen Leiden ist eine Muskelbiopsie für die Diagnose wertlos. Bei der Adynamia episodica hereditaria sind in einzelnen Fällen Veränderungen in der Muskelbiopsie beschrieben. Sie sind jenen bei der Dystrophia myotonica ähnlich.

Hypokaliämie

Vermindertes Serumkalium bewirkt auch Muskelschwäche, Hypotonie und Areflexie. Im Kindesalter sind vor allem gastrointestinale und renale Verluste von Kalium zu beachten. Anhaltendes Erbrechen und Diarrhöen, kongenitale Alkalose gastrointestinaler Genese, renale tubuläre Azidose und Galaktosämie können somit Muskelschwäche, Hypotonie und Abschwächung der Sehnenreflexe hervorrufen. Im allgemeinen sind die Schwächeanfälle von kurzer Dauer (weniger als eine Stunde). In diesen Fällen sind Muskelbiopsien für die Diagnose wertlos.

Chromosomenaberrationen

Muskuläre Hypotonie kommt bei mindestens vier Arten von Chromosomenaberrationen vor. Die meisten Patienten mit Mongolismus des Trisomie 21-Typs (Downsches Syndrom) weisen eine Hypotonie auf. Bei gewissen Formen von Trisomie 21-22 mit

Retentio testis und Gesichtsabnormitäten ohne Mongolismus wurde Hypotonie beschrieben. Trisomien 13–15 mit multiplen Mißbildungen können auch Hypotonie aufweisen. Schließlich gibt es Fälle mit muskulärer Hypotonie und Krämpfen bei 46/47-Mosaiken sowie bei einem besonderen Ringchromosom. Die Morphologie der Muskeln führt bei diesen Chromosomenanomalien diagnostisch nicht weiter.

Muskelbiopsie bei neuromuskulären Störungen

Terminologie und Histologie

Die Muskeln werden via die zentralen Bahnen und die peripheren motorischen Neuronen innerviert. Die zentralen Bahnen (das obere motorische Neuron) führen von den Ganglienzellen des Gehirns über das Rückenmark zu den Vorderhornzellen. Die periphere motorische Einheit besteht aus a) dem motorischen Neuron (Ganglienzelle des Vorderhorns sowie deren Axon in der vorderen Spinalwurzel und im peripheren Nerv), b) den neuromuskulären Transmissionseinheiten und c) den Muskelfasern, die das Neuron innerviert.

Tabelle 6.1. Muskelfaserdicke beim Kind (M. sartorius)

Alter	Faserdurchmesser μ
36. – 40. SSW	7
Neugeboren	12
3 Jahre	5 – 25
11 Jahre	10 – 30
20 Jahre	20 – 70

Im Verlauf der 7.–9. Embryonalwoche entwickelt sich die Muskelanlage zu dünnen, primitiven Muskelröhren (Myotubuli) mit zentralen Kernen. In diesen Muskelfasern entsteht die Querstreifung in der 10.–15. Woche und wird dann immer deutlicher. Am Ende der Gravidität bestehen die Muskeln aus zweierlei Fasertypen, größeren Fasern (Durchmesser um 16 μ) und kleineren (Durchmesser um 7 μ). Beim Neugeborenen sind die Muskeln größtenteils aus Fasern mit einem Durchmesser von 12 μ aufgebaut, daneben kommen auch Fasern mit 20 μ Durchmesser vor. Allmählich steigt der Faserdurchmesser weiter an (Tabelle 6.1). Nach 20 Jahren liegen die Werte der Durchmesser bei 20–70 μ. Die Unterschiede zwischen verschiedenen Muskeln sind groß. Am kleinsten sind die Fasern der äußeren Augenmuskeln und am größten diejenigen der Glutealmuskeln.

Die Muskelfaser ist eine mehrkernige Zelle mit einer großen Anzahl kontraktiler Myofibrillen im homogenen Sarkoplasma. Jede Faser ist in eine dünnwandige Scheide, das Sarkolemm, eingeschlossen, welche die Zellmembran darstellt. Unter dieser Membran liegen die Zellkerne. Ihre Längsachse ist in der Längsrichtung der Faser orientiert. Jede Faser besitzt Hunderte solcher Kerne, in einem 5–10 μ dicken Querschnitt sind allerdings nur 4–8 pro Faser sichtbar. Normalerweise liegen sie peripher in den Fasern. Die Querstreifung kommt durch eine ungleiche chemische Zusammensetzung zustande, die ihrerseits eine unterschiedliche Anfärbbarkeit zur Folge hat und sich damit abwechslungsweise in dunklen und hellen Bändern äußert, die regelmäßig quer zu den Fibrillen verlaufen. Die dunklen (A-Bänder) sind im polarisierten Licht doppelbrechend (anisotrop) im Gegensatz zu den isotropen I-Bändern. Jedes Band weist einen komplizierten Aufbau mit verschiedenen Komponenten auf. Die Muskelfasern sind zu Faszikeln gruppiert, die von endomysialem Bindegewebe mit Gefäßen und Nerven umgeben sind.

Seit alters her sprach man von roter und weißer Muskulatur, die bei gewissen Tieren getrennt vorkommen. Beim Menschen ist jeder Skelettmuskel eine Mischung von roten und weißen Muskelfasern, die heute ·

Typ I-, resp. Typ II-Fasern genannt werden. Diesen Fasertypen ist eine unterschiedliche chemische und enzymatische Zusammensetzung eigen, die mit Hilfe von enzymhistochemischen Methoden aufgezeigt werden kann. Solche Methoden sind recht wertvoll für die Diagnose von neuromuskulären Krankheiten (Tabelle 6.2). Enzymuntersuchungen können nur an unfixiertem, frischem oder tiefgefrorenem Material durchgeführt werden.

Indikationen und Technik

Indikationen: Voraussetzung für ein gutes Resultat der Muskelbiopsie sind richtige Indikation, adäquate Biopsiemethode, richtige Muskelwahl, gute Vorbereitungstechnik und objektive histologische Kriterien. Eine Muskelbiopsie muß bei generalisierter oder lokaler Muskelschwäche mit oder ohne Atrophie oder (Pseudo-) Hypertrophie vorgenommen werden. Die Schwä-

Tabelle 6.2. Einige histochemische Reaktionen in Muskelfasern des Typs I und II

Reaktion	Reaktivität		Lokalisation
	Typ I „rot"	Typ II „weiß"	
Glykogen	tief	hoch	intermyofibrillär (Sarkoplasma)
ATP-ase, myofibrillär	tief	hoch	Myofibrillen
Bernsteinsäure-deh.	hoch	tief	Intermyofibrillär (Mitochondrien)
Esterase	hoch	tief	Intermyofibrillär (Mitochondrien)
Alkalische Phosphatase (pH 8,8)	neg.	neg.	
Phosphorylase	tief	hoch	Intermyofibrillär (Sarkoplasma)

Die Skelettmuskeln enthalten zwei verschiedene Typen von Nervenendigungen, die sensorischen Muskelspindeln und die motorischen Endplatten. Die Muskelspindeln sind spiralförmig, im Querschnitt zwiebelähnlich und im Paraffinschnitt gut sichtbar, während die Endplatten nur nach Spezialfärbungen sichtbar werden (Cholinesterasefärbung an frischen Kryostatschnitten oder intravitale Färbung mit Methylenblau).

Das interstitielle Gewebe ist üblicherweise sehr spärlich und besteht aus endomysialem Bindegewebe, Gefäßen und Nerven, während Fettgewebe und deutliche Lymphgefäße fehlen. Lymphgefäße sollen hauptsächlich in den Faszien verlaufen.

che kann kombiniert sein mit muskulärer Hypotonie, Myotonie oder subkutanen Infiltraten. Bei jedem Pat. mit Verdacht auf eine neuromuskuläre Krankheit, die nicht auf andere Weise diagnostiziert werden kann, soll eine Muskelbiopsie ausgeführt werden. *Der Eingriff soll geplant werden.* Beabsichtigt man, ein EMG und eine Biopsie durchzuführen, wählt man im voraus einen Muskel für das EMG und einen anderen für die Biopsie, weil Muskeln, die injiziert oder mit EMG-Nadeln versehen sind, unspezifische entzündliche Prozesse aufweisen, welche eine histologische Klassifizierung der Grundkrankheit unmöglich machen. Es muß 6 Monate gewartet werden bevor ein Muskel, der injiziert oder EMG-untersucht wurde, biopsiert werden darf.

Aus diesem Grund ziehen es manche Untersucher vor, die Muskelbiopsie unter Narkose auszuführen, um Gewebsschädigungen durch lokale Betäubungsmittel zu vermeiden.

Technik: Die Wahl des Muskels ist für die Biopsie bedeutungsvoll. Es gilt, einen Muskel zu treffen, der weder zu schwer noch zu leicht angegriffen ist. Hat man die Möglichkeit der Wahl, so exzidiert man bei akuten Prozessen von einem klinisch kranken Muskel, hingegen nicht von dem schwerst befallenen. Bei chronischen oder schon lange dauernden Krankheiten soll man deshalb die am längsten befallenen Muskeln vermeiden. Diese sind oftmals ganz durch Fett und Bindegewebe ersetzt, und nur die Anwesenheit von Muskelspindeln deutet auf das ursprüngliche Muskelgewebe hin.

Für die Biopsie ist ein Muskel auszuwählen, der leicht zugänglich ist. Er ist dort einzuschneiden, wo die Nerven in den Muskel eintreten, insbesondere wenn Spezialuntersuchungen von Nerven oder Nervenendigungen ausgeführt werden müssen. Sehnenenden müssen umgangen werden, da die Sehne pathologische Fibrose vortäuschen kann. Wird keine Narkose angewendet, so muß die Lokalanästhesie so vorgenommen werden, daß keine Flüssigkeit in den gewählten Muskel eindringen kann. Man schneidet ein längliches Stück heraus, möglichst 4 cm lang, 1 cm dick und 1 cm breit. Diese Exzision soll möglichst schonungsvoll durchgeführt werden. Histologisch treten Klemmen- und Pinzettenabdrücke deutlich hervor und erschweren die Beurteilung. Das exzidierte Stück wird unmittelbar nachher quer in zwei gleichlange Teile geteilt, wovon das eine für Enzym-, das andere für Routineuntersuchungen dient.

Fixation: Das für *Enzymuntersuchungen* (oder eventuell biochemische Analysen, z.B. Glykogenose) bestimmte Stück wird auf ein kleines Korkstück gelegt und in eine Mischung von Propylen und Propan (Gasol, ESSO) eingetaucht, die von flüssigem Stickstoff gekühlt wird ($-196\,°$C). Man kann das auf Kork haftende Gewebe auch direkt in flüssigen Stickstoff eintauchen. Es wird herausgenommen, sobald die großen Blasen in kleine übergegangen sind (nach ca. 10 Sekunden). Das gefrorene Gewebe wird in einem kleinen luftdichten Gefäß mit Deckel bei $-70\,°$C oder notfalls bei $-20\,°$C aufbewahrt. Dieses Material wird speziell untersucht, wenn die Resultate der Routinefärbungen vorliegen.

Ein Muskelstück, das mit *lichtmikroskopischen Routinemethoden* untersucht werden soll, muß 1–2 Minuten bei Zimmertemperatur auf einem Schreibpapier (nicht Filterpapier) liegenbleiben. Dieses Liegenlassen ist nötig, um die Kontraktionen zu vermeiden, die entstehen, wenn der Muskel sofort fixiert wird (Abb. 6.1). Liegt Myotonie vor, die bei der Exzision sichtbar wird, da der Muskel auf eigenartige Weise „lebt", soll diese Ruhepause auf 15 Minuten oder bis zum Ende der Kontraktionen verlängert werden. Um eine Austrocknung zu vermeiden, kann es bei Myotonie ratsam sein, das Gewebe mit durch physiologische Kochsalzlösung angefeuchteter Gaze zu bedecken und in eine Schale mit Deckel zu legen. Dagegen ist es unzweckmäßig, das Muskelstück vor der Fixation 2–4 Stunden in physiologischer Kochsalzlösung liegen zu lassen, da dadurch eventuell eingelagerte Substanzen (z.B. Glykogen) herausgelöst werden. Fixationsartefakte werden am wirkungsvollsten durch das zuvor angegebene kurze Liegenlassen an der Luft umgangen (Seite 206).

Während des Liegenbleibens klebt das Muskelstück am Papier fest, beides wird in die Fixierlösung gelegt. Geeignetes *Fixationsmittel* ist Kalzium-Formol, außer für Glykogenose, wo eine Lösung nach Lison, Carnoy oder Rossmann (Kap. 13, Seite 207) gebraucht werden soll. Kalzium-Formol ist neutral und wirkt dadurch einer Ausfällung von sogenanntem Formalinpigment entgegen (Abb. 6.2). Dieses bildet sich, falls das Formol sauer ist (ohne Kalziumsalze hat 4% Formol einen pH von 3–4) und erschwert die Beurteilung von endogenem Pigment z.B. bei Vitamin E-Mangel.

Für die *Elektronenmikroskopie* ist eine Spezialfixation von kleinsten Stücken unmittelbar nach der Exzision nötig. Solche Untersuchungen müssen immer in Zusammenarbeit mit Spezialisten geplant und ausgeführt werden.

Zuschneiden, schneiden und färben: Das Muskelstück hat während der Fixation gestreckt auf dem Papier festgehalten und sich dann nach und nach vom Papier gelöst. Es wird eine Quer- und eine Längsscheibe zugeschnitten. Für Schnelluntersuchungen können auf einem thermoelektrischen Mikrotom Gefrierschnitte hergestellt und z.B. nach Trichrom oder PTAH (Kap. 13, Seite 214ff.) gefärbt werden. Im allgemeinen ist jedoch eine Paraffineinbettung schnell genug. HE und PTAH sind geeignete Färbungen für Skelettmuskulatur. Bei der PTAH-Färbung ist die Querstreifung in gewöhnlichem Licht besonders gut sichtbar, dagegen nicht im polarisierten Licht. Im HE-Schnitt treten Kern- und Zelldetails besser hervor, und nicht fettlösliches Pigment erscheint deutlicher als im van Gieson-Schnitt.

Zum Glykogennachweis verwendet man die PAS-Färbung mit Diastasekontrollen nach Fixation in Carnoyscher oder Rossmannscher Lösung. Für Studien von fettlöslichen Pigmenten deckt man ungefärbte Schnitte für Fluoreszenzmikroskopie in ein fluoreszenzfreies Medium ein. Besteht Verdacht auf Neuropathie, können Gefrierschnitte wertvoll sein, falls Nervenelemente zu finden sind. Es werden dann Sudan S-, OTAN-, Kresylviolett-Essigsäure- und modifizierte PAS-Färbungen ausgeführt, um herauszufinden, ob z.B. ein M. Krabbe oder eine Sulfatidose vorliegen. In diesen Fällen werden aber Nervenbiopsien den Muskelbiopsien vorgezogen.

Weist die Routineuntersuchung am fi-

xierten Material auf Glykogenose hin, so muß man das tiefgefrorene Material biochemisch untersuchen lassen. Dabei werden der Gehalt an Glykogen, dessen Struktur und eventueller Enzymmangel untersucht. Diese Untersuchungen sind für die Festlegung des Glykogenosetyps notwendig, da histochemische Methoden nicht genügen. Phosphorylase-Untersuchungen für Typ V (McArdle) und die Amylo-1,4-1,6-Transglukosidase-Methode für Typ IV (Andersen) können immerhin versucht werden (Kap. 13, Seite 216). Dazu werden Kryostatschnitte ohne vorangehende Fixation des gefrorenen Gewebes verwendet.

Veränderungen von diagnostischem Wert im Paraffinschnitt

Diagnostische Kriterien. Bei Verdacht auf eine neuromuskuläre Krankheit achtet man im Routineschnitt der Muskulatur auf folgende morphologische Kennzeichen, mit Hilfe derer die histologische Diagnose gestellt werden kann:
– Unterschiede im Faserdurchmesser
– Vermehrung von Binde- und Fettgewebe
– Entzündliche Zellinfiltrate
– Nekrose und Regeneration von Muskelfasern
– Phagozytose
– Kerneinwanderung in die Fasern
– Target-Fasern
– Aufgesplitterte Fasern („splitting")
– Central core
– Nemalin-Körper
– Vakuolisierung
– Verknöcherung des Muskels

Unterschiede im Faserdurchmesser von quergetroffener Muskulatur innerhalb des Gesichtsfeldes sind pathologisch. Es ist unmöglich, absolute Zahlenwerte für maximale und minimale Masse festzulegen, da ja der Faserdurchmesser mit dem Wachstum des Kindes steigt (Tabelle 6.1). Eine Messung wird übrigens selten notwendig, da die Variationen schon bei kleiner Vergrößerung gut sichtbar sind. Dünne Fasern können entweder in Gruppen zusammenliegen, ganze Faszikel umfassend, oder in die breiten Fasern eingesprengt sein. Der Faszikel kann auch aus einzelnen Fasern mit sehr unterschiedlicher Breite aufgebaut sein. Für die Beurteilung des Faserdurchmessers sind Querschnitte notwendig. Die dünnen Fasern können entweder rund oder kantig sein, was für die Differentialdiagnose zwischen Denervierungsatrophie (kantig) und Dystrophie (rund) von Bedeutung ist.

Eine Vermehrung des Binde- und Fettgewebes kommt bei verschiedenen neuromuskulären Krankheiten vor, vor allem in Spätstadien. Sie ist am ausgeprägtesten bei den Dystrophien, hingegen kann eine Fettgewebsvermehrung auch bei Denervierungsatrophie und Polymyositis in den Endstadien auffallen. Innerhalb der Dystrophiegruppe scheint die Vermehrung des Bindegewebes bei der facio-scapulo-humeralen Form von M. Landouzy-Déjérine ausgeprägter zu sein als z.B. bei der Pseudohypertrophie nach Duchenne.

Entzündliche Zellinfiltrate in Form von Makrophagen und Lymphozyten sind Beweise für den Zerfall der Muskelfasern bei neuromuskulären Krankheiten. Dies wird als Phagozytoseprozeß und nicht als primäre Entzündung aufgefaßt. Bei Polymyositis werden reichlich interstitielle Infiltrationen von Granulozyten, Lymphozyten und Plasmazellen, besonders perivaskulär, gefunden. Bei den Kollagenosen kommen noch Gefäßveränderungen mit fibrinoiden Nekrosen, Elastikadegeneration und eosinophile Infiltrate dazu. Bei Toxoplasmose sind trotz des Vorkommens von Mikroorganismen in den Muskelfasern keine Zellinfiltrate zu sehen. Bei Trichinose und Zystizerkose entstehen zellreiche Infiltrate mit zahlreichen Eosinophilen und teils mit Abszedierung (Abb. 6.16). Bei Sarkoidose werden Schnittserien benötigt, um die Granulome zu lokalisieren.

Nekrose und Regeneration der Muskelfasern zeigen veränderte Färbbarkeit und aufgehobene Querstreifung. Die Fasern wirken geschwollen. Im PTAH-Schnitt sind die normalen Fasern dunkelblau, die nekrotischen hell rotbraun gefärbt. Die PTAH-Färbung löscht die Anisotropie der Fibrillen fast ganz aus, weshalb die Querstreifung im polarisierten Licht in dieser Färbung nicht beurteilt werden kann, was im HE-Schnitt gut möglich ist. Bei fortgeschrittener Nekrose stellen sich weitgehend leere Sarkolemmschläuche dar (Abb. 6.15). Die Nekrose ist oft die Ursache für Phagozytose und Faserregeneration (Abb. 6.9). Bei Dystrophie ist die Querstreifung im allgemeinen in den dünnen Fasern aufgehoben, während sie bei Denervierungsatrophie, zumindest in der frühen Phase, oft bestehen bleibt.

Phagozytose von nekrotischen Muskelfasern durch mononukleäre Zellen kommt bei allen Erkrankungen vor, die Fasernekrose aufweisen, ist aber im allgemeinen ausgeprägter z.B. bei Dystrophie als bei Denervierungsatrophie.

Kerneinwanderung in die Fasern tritt oft bei neuromuskulären Krankheiten auf. Bei Dystrophie pflegen mehr zentral gelegene Kerne vorzukommen als bei der Denervierungsatrophie (Abb. 6.3 und 6.8).

Die Target-Fasern haben ihren Namen durch die im Querschnitt sichtbare Vakuolisation erhalten, die das Aussehen einer Zielscheibe hat. Im PTAH-Schnitt besteht eine zentrale blaue Zone („das Schwarze"), die von einer helleren Mittelzone und einer dunkleren Außenzone umgeben ist. Früher wurden diese Target-Fasern als pathognomonisch für die Denervierungsatrophie betrachtet, wurden dann aber auch bei anderen Leiden beschrieben, z.B. bei Polymyositis, hypokalämischer Paralyse und Paramyotonie. Sie weisen charakteristische histochemische Reaktionen (Seite 95) auf.

Im polarisierten Licht ist die zentrale Zone anisotrop und die Querstreifung fehlt, während die intermediäre Zone im Gefrierschnitt eine schwache Querstreifung aufweist. Diese intermediäre Zone bleibt im Paraffinschnitt ungefärbt. Die Target-Fasern müssen von den sogenannten Central core-Fasern unterschieden werden. Unterschied: Die Target-Fasern besitzen drei, die Central core-Fasern zwei konzentrische Zonen im PTAH-Schnitt. Mit Hilfe der Silberimprägnation gelingt es allerdings, in den Markfasern eine dritte Zone darzustellen. Eine Abart der Target-Fasern mit nur zwei konzentrischen Zonen („targetoide Fasern") wurde ebenfalls beschrieben. Diagnostisch haben diese keine Bedeutung, abgesehen davon, daß sie Fehlerquellen für die Erkennung echter Target-Fasern darstellen.

Gespaltene Fasern („splitting") entstehen aus einer Faser, die in ihrer ganzen Länge in zwei Sarkoplasmamassen mit einer gemeinsamen umhüllenden Endomysialscheide geteilt wird. Die gespaltenen Fasern sind am deutlichsten im Querschnitt sichtbar (Abb. 6.3 und 6.4), in Serienschnitten kann das Phänomen auch im Längsschnitt aufgezeigt werden. Sie wurden als besonderes Merkmal der Dystrophie gewertet, kommen aber auch bei der spinalen Atrophie nach Werdnig-Hoffmann vor (GAMSTORP, 1967). Ein Teil der schmalen Fasern bei der progressiven Dystrophie entsteht wahrscheinlich durch eine solche Längsspaltung von Muskelfasern.

Central core ist ein spezifisches Phänomen bei der Central core-Myopathie. Die Fasern beinhalten eine zentrale amorphe Zone, die im Quer- und Längsschnitt sichtbar und stärker PAS-positiv ist als die übrigen Fasern. Um diese Fasern sicher von den Target-Fasern zu unterscheiden, sind histochemische Methoden notwendig (Seite 95). Die Unterschiede zwischen den Befunden in Paraffin- und Gefrierschnitt wurden bereits geschildert.

Nemalin-Körper (griech. nema = Faden) kommen bei der sogenannten Nemalin-Myopathie vor. Sie sind am besten sichtbar in PTAH- und in Trichromfärbungen (Abb. 6.10–6.12). Die Körper sind 0,3–0,7 μ dick und 1,5–5 μ lang. Ihr Ursprung ist unbekannt (möglicherweise dislozierte Z-Substanz, Tropomyosin B). Sie sind pathognomonisch für die Nemalin-Myopathie.

Vakuolen in den Muskelfasern kommen bei manchen Erkrankungen vor, z. B. bei Poly-(dermato-) Myositis, hypo- und hyperkalämischer Paralyse und Paramyotonie. Bei diesen Leiden liegen die Vakuolen im allgemeinen zentral in den Fasern und sind nicht selten multipel. Große helle Vakuolen unter dem Sarkolemm deuten auf Glykogenose, vor allem vom Typ II und V (Abb. 6.13 und 6.14). Deshalb müssen Glykogenfärbungen ausgeführt und eventuell mit Enzymuntersuchungen am Kryostatschnitt ergänzt werden. Für eine exakte Diagnose ist auch eine biochemische Analyse von tiefgefrorenem Material nötig.

Echte Knochenbildung im Muskel kommt nur bei der Myositis ossificans vor. Knochenbildung muß von Kalzinose unterschieden werden, die bei Dermatomyositis und Calcinosis circumscripta auftreten kann, bei der letztgenannten wahrscheinlich traumatisch bedingt oder als Endstadium der Fettgewebsnekrose. Die echte Knochenbildung der Myositis ossificans beginnt im endomysialen Bindegewebe und greift sekundär auf die Muskelfasern über, die Atrophie, Phagozytose und Nekrose aufweisen können.

Strukturelle Veränderungen bei neuromuskulären Krankheiten. Ideal wäre ein Analysenschema, das analog dem Bestimmungssystem nach Linné die morphologischen Besonderheiten in Relation zu den Krankheiten festhalten würde. Auf Grund unserer mangelhaften Kenntnis der Pathogenese und Ätiologie der neuromuskulären

Krankheiten wäre ein solches Schema unvollständig und wahrscheinlich auch unzuverlässig. Innerhalb der pädiatrischen Altersgruppe wurde inzwischen versucht, die morphologischen Kriterien nach dem üblichsten Krankheitsbeginn zu ordnen (ENGEL, 1967). Eine solche Einteilung hat allerdings nur geringen Wert, da die Mehrzahl der betreffenden Krankheiten frühe oder späte Symptome aufweisen kann, was unter anderem mit dem Beobachtungsvermögen der Eltern und ihrer Erfahrung mit früher befallenen Geschwistern zusammenhängt. Gründliche Anamneseanalysen mit den Müttern zeigen, daß die Symptome oft seit den ersten Lebenswochen des Kindes bestanden haben. Wenn der Krankheitsbeginn dagegen in späteren Jahren beim Patienten selbst erfragt wird, so werden die ersten Symptome auf einen späteren Zeitpunkt verlegt. Aus diesen Gründen wurde eine früher geplante Einteilung mit Altersangaben aufgegeben. Hier sollen deshalb nur einige morphologische Befunde zusammengestellt werden, welche die wichtigsten Krankheitsgruppen charakterisieren.

Bei **zentraler Schädigung** ist die Muskulatur histologisch und histochemisch normal. Dabei können bei kongenitaler Muskelschwäche folgende Leiden vorliegen: a) Hirn- oder Rückenmarkschädigung oberhalb des biopsierten Segments (Mißbildungen, abnormer Aminosäurestoffwechsel, Geburtsschaden), b) benigne kongenitale Hypotonie oder c) neonatale Myasthenia gravis.

Tabelle 6.3. Strukturelle Veränderungen bei neuromuskulären Krankheiten

Krankheiten	Biopsie pathognomonisch	Var. Faserdurchmesser	Spaltung	Interstitium Fett	Bindegew.	Infiltration	Spez. Diagnose
Zerebrale, neurogene Myopathien	−	−	−	−	−	−	Normaler Muskel
Spinale Atrophie	+	+	(+)	(+)	(+)	−	Leitungsgeschwind.
Polyneuropathie	−	+	−	(+)	(+)	−	Leitungsgeschwind.
M. Refsum	−	−	−	−	−	−	Phytansäure, Serum
M. Déjérine-Sottas	−	+	−	(+)	(+)	−	Nervenbiopsie
Sulfatidose	−	−	−	−	−	−	Nervenbiopsie
Myasthenia gravis	−	−	−	−	−	(+)	Lymphorrhagie, Prostigmin
Myogene Myopathien							
Dystrophie	+	+	+	+	+	(+)	
Myoton. Dystrophie	+	+	−	+	+	−	Sarkoplasmamassen + „striated annulets"
Paramyotonie	−	−	−	−	−	−	Normaler Muskel
Central core	+	−	−	−	−	−	Central core
Nemalin	+	−	−	−	−	−	Nemalinkörper
Myotubulär	+	+	−	−	−	−	Myotubuli
Myoglobinurie	+	+	−	−	−	−	Rhabdomyolyse
Glykogenose	(+)	−	−	−	−	−	Vakuolen (Biochem.)
Polymyositis	+	+	−	+	+	+	
Myositis oss.	+	+	−	−	+	+	Knochenbildung
Arthrogryposis	(+)	+	−	−	+	+	Klinisches Bild
Kongen. Hypertr.	(+)	−	−	−	−	−	Faserhypertrophie

Bei der **Denervierungsatrophie** liegen große Unterschiede im Faserdurchmesser vor (Abb. 6.1, 6.5 und 6.7). Viele kantige kleine Fasern mit relativ gut erhaltener Querstreifung sind charakteristisch. Eine felderartige Gruppierung der unterschiedlich großen Muskelfasern ist sehr typisch für neurogene Myopathien. Die dünnen Fasern liegen in kantigen „Feldern", während die übrigen, meist hypertrophierten Fasern in anderen „Feldern" zusammengefaßt sind (Abb. 6.5). Diese gefelderte Gruppierung unterscheidet die typisch neurogenen Myopathien von den myogenen, wo die Unterschiede des Faserdurchmessers stärker variieren, Fasern von unterschiedlichem Durchmesser durcheinandergemischt sind und keine deutliche gefelderte Gruppierung vorliegt (Abb. 6.6 und 6.8). Target-Fasern können nachgewiesen werden, zentrale Kerne sind in frühen Stadien ungewöhnlich. Das interstitielle Fett- und Bindegewebe ist in Frühstadien nicht und in Spätstadien leicht vermehrt. Es liegen keine Entzündung, in der Regel keine Phagozytose und auch keine Nekrose vor. Histologisch ist es unmöglich, den Denervierungsschaden in die Vorderhornzellen, in die Spinalwurzeln oder in die peripheren Nerven zu lokalisieren (periphere Leitungsgeschwindigkeit).

Bei **Muskeldystrophie** variieren die Faserdurchmesser sehr stark (Abb. 6.2–6.4, 6.6 und 6.8). Die dünnen wie auch die breiten, hypertrophischen Fasern sind in der Regel rund. In frühen Stadien trifft man häufig auf Fasernekrose und Phagozytose. Zentrale Kerne werden häufiger gefunden als bei Atrophie (Abb. 6.3 und 6.8). Es kommen keine Target-Fasern vor. Faserspaltung ist ein recht charakteristisches Phänomen, das jedoch auch bei spinaler Atrophie anzutreffen ist (GAMSTORP, 1967). Das endomysiale Bindegewebe ist vermehrt, ebenso das Fettgewebe. Einzelne Gruppen mononukleärer entzündlicher Zellen werden dicht bei nekrotischen Fasern nachgewiesen. In den Spätstadien besteht eine starke Vermehrung von Binde- und Fettgewebe, und zentrale Kerne werden zahlreich.

Bei der **Polymyositis** herrschen interstitielle entzündliche Infiltrate vor. Außerdem kommen aber auch Faseratrophie, Nekrose und Phagozytose vor. Die histologische Differenzierung gegenüber der Dystrophie kann schwer fallen. Bei der Polymyositis findet man allerdings Infiltrationen von Lymphozyten, Makrophagen und Plasmazellen, die teils um die nekrotischen Fasern angeordnet und teils im übrigen, histologisch intakten Muskelgewebe anzutreffen sind. Dazu besteht eine reichliche perivaskuläre mononukleäre Zellinfiltration.

Kennzeichnend für die **myotonische Dystrophie** sind zahlreiche palisadenförmig angeordnete Muskelzellkerne, viele zentrale Kerne und außerdem quergestreifte Ringe („striated annulets") sowie amorphe Sarkoplasmamassen. Die beiden letztgenannten Phänomene sind vor allem im Gefrierschnitt sichtbar. Die Ringe bestehen aus Myofibrillen, die rechtwinklig zur Längsrichtung der Fasern angeordnet sind, dicht unter dem Sarkolemm liegen und die Fasern wie eine Kokarde umgeben. Die Sarkoplasmamassen liegen in amorphen Haufen außerhalb der Fasern.

Infolge reichlichen Glykogengehalts sind sie PAS-positiv und enthalten Phosphorylase sowie oxydative Enzyme. Im Paraffinschnitt wird das Vorkommen von zahlreichen aufgereihten zentralen Muskelzellkernen in einem sonst unauffälligen Muskel als typisch für myotonische Dystrophie gewertet.

Bei der kongenitalen **Muskelhypertrophie** (Thomsen) besteht die einzige Veränderung im Paraffinschnitt in einer generellen Vergrößerung aller Muskelfasern (zwei- bis dreimal die Norm). Ohne Vergleichsmaterial ist diese Diagnose mit morphologischen Methoden allein fast unmöglich zu stellen. Die Morphologie ist wertvoll für die Differentialdiagnose gegenüber der pseudohypertrophischen Dystrophie, deren verschiedene Veränderungen aus dem vorstehenden Text hervorgehen. Auf Grund der Histologie allein ist die Krankheit nicht vom Cornelia de Lange-Bruck-Syndrom zu unterscheiden.

Histochemische Befunde bei neuromuskulären Krankheiten

Technik

Das gefrorene Muskelstück (Seite 88) wird ohne vorhergehende Fixation auf dem Kryostat geschnitten. Der Schnitt wird für die Färbungen auf Glas geklebt. Dies ermöglicht eine schnellere Behandlung und sparsameres Umgehen mit dem Reagens. Kontrollschnitte sollen immer mit HE und PTAH gefärbt werden, und wenn möglich soll noch eine Trichromfärbung, z. B. nach GOMORI, angefertigt werden. Gefriertrocknung kann ebenfalls angewandt werden. Dies erfordert aber eine kostbarere Apparatur und ist zeitraubender.

Folgende Enzyme (Kap. 13, Seite 215 ff.) können bei Verdacht auf Muskelkrankheiten histochemisch untersucht werden:
- Amylo-1,4–1,6-Transglukosidase (für Glykogenose Typ IV)
- Alkalische Phosphatase, pH 8,8
- ATP-ase, pH 9,4
- Bernsteinsäure-Dehydrogenase
- Phosphorylase

Histochemisch untersuchte Krankheiten

Es sollen hier einige Beispiele von histochemischen Befunden genannt werden, die zu einer sicheren Diagnose beitragen können.

Muskeldystrophie. Die hypertrophischen Fasern enthalten reichlich Phosphorylase (Typ II-Fasern) und sind arm an oxydativen Enzymen, z. B. Bernsteinsäure-Dehydrogenase. Die atrophischen Fasern verhalten sich umgekehrt (Typ I-Fasern). Möglicherweise können diese Befunde die Diagnose Dystrophie untermauern (vergleiche unten mit neurogenen Atrophien). ENGEL und CUNNINGHAM (1970) haben reichlich dünne Fasern nachgewiesen, die mit ihrer Methode für alkalische Phosphatase positiv reagierten. In der normalen Muskulatur ist die Reaktion negativ (Seite 87). Genträger weisen einzelne alkalische Phosphatase-positive Fasern ohne die übrigen histologischen Muskelveränderungen auf. Solche Fasern können aber auch gelegentlich bei Denervierungsatrophie und myotonischer Dystrophie gesehen werden.

Myotonische Dystrophie. Im PTAH-Schnitt werden sowohl quergestreifte Ringe („striated annulets") als auch amorphe Sarkoplasmamassen gefunden. Die histochemischen Befunde sind folgende: die Ringe enthalten Glykogen, myofibrilläre ATP-ase (pH 9,4), Phosphorylase und oxydative Enzyme (z. B. Bernsteinsäuredehydrogenase). Den Sarkoplasmamassen fehlt myofibrilläre ATP-ase (pH 9,4), sie enthalten aber Glykogen, Phosphorylase und oxydative Enzyme. Vereinzelte Fasern reagieren positiv für alkalische Phosphatase. Diese am unfixierten (eventuell gefrorenen) Material durchgeführten Reaktionen können die morphologischen Diagnosen am Paraffinschnitt erhärten, erhellen aber weder Pathogenese noch Ätiologie der Krankheit.

Glykogenkrankheiten. Außer dem erhöhten Glykogengehalt, der sich in einer stark positiven Reaktion äußert, können auch Enzymdefekte nachgewiesen werden. Bei Typ IV (Andersen) fehlt Amylo-1,4–1,6-Transglukosidase, bei Typ V (McArdle) Phosphorylase. Dagegen ist die Phosphorylasereaktion bei den Typen II und III normal. Bei Verdacht auf Glykogenose bei der Untersuchung von in Paraffin eingebettetem Muskelmaterial muß das tiefgefrorene Gewebe histochemisch untersucht werden, da dadurch festgestellt werden kann, ob das Glykogen abnorm ist oder ob Enzymdefekte vorliegen.

Central core-Myopathie. Zeigt der Routineschnitt dieses Bild (Seite 91), so muß am unfixierten Kryostatschnitt das Enzymmuster untersucht werden. Bei Central core-Myopathie sind oxydative Enzyme und Phosphorylase vermindert. Die histochemischen Befunde wurden durch elektronenmikroskopische Untersuchungen bestärkt, da ein fast vollständiges Fehlen der Mitochondrien in den zentralen Zonen der Fasern nachgewiesen werden konnte. Die Ähnlichkeit zwischen Central core- und Target-Fasern führte zur Annahme, daß eine Denervierung die Ursache der Central core-Myopathie sei. Neuere experimentelle Untersuchungen sprechen dafür, daß die Central core-Veränderungen (die im übrigen auf die Typ I-Fasern beschränkt sind) eher durch Reinnervation entstehen, da sie nicht nach Denervierung, sondern in der Reinnervationsphase nachgewiesen werden konnten.

Nemalin-Myopathie. Den für diese Krankheit charakteristischen länglichen Körpern fehlt histochemische Enzymaktivität. Sie werden für Derivate des Z-Bandes der Muskelfasern gehalten. Sie enthalten auch Tyrosin, aber kein Tryptophan. Wahrscheinlich bestehen sie aus Tropomyosin B, dem einzigen Muskelprotein ohne Tryptophan.

Mitochondrienveränderungen. Es wurden zahlreiche Myopathie-Fälle mit Mitochondrienveränderungen beschrieben. Histochemische Präparate zeigen nach Anfärbung der oxydativen Enzyme eine Zusammenballung von Mitochondrien unter dem Sarkolemm.

Myotubuläre Myopathie. Bei dieser Krankheit gleichen die Fasern embryonalen Muskeltubuli. Gewisse Forscher behaup-

ten, daß die histochemischen Methoden keine Differenzierung in verschiedene Fasertypen erlauben, andere bestreiten das. In der Regel sind Glykogen- und Phosphorylasereaktionen negativ.

Spinale Muskelatrophie (Werdnig-Hoffmann). Hier liegen keine eindeutigen histochemischen Befunde vor. Die atrophischen Fasern können histochemische Reaktionen aufweisen, die sowohl für Fasertyp I als auch II charakteristisch sind. Die großen (normalen oder hypertrophischen) Fasern reagieren wie normale Fasern vom Typus II, d. h. sie enthalten reichlich ATP-ase und Phosphorylase, aber wenig Bernsteinsäuredehydrogenase. Die dünnen Fasern enthalten alkalische Phosphatase. Diese Befunde erweisen sich allerdings nicht als konstant, was bedeutet, daß enzymhistochemische Studien zur Zeit noch keinen erhärtenden Wert für die Diagnose haben.

Benigne spinale Atrophie. Die kleinen Fasern bestehen aus einer Mischung von Typ I- und Typ II-Fasern. Die Mehrzahl der großen Fasern gehört histochemisch zu Typ II. Daraus kann geschlossen werden, daß die kleinen Fasern auf Grund ihrer Reaktionen (sowohl Typ I- wie Typ II-Fasern) eher nicht embryonale Fasern, sondern voll ausgereifte Fasern darstellen, die degeneriert sind. Die Reaktionen in den größeren Fasern sprechen für eine Reinnervation, ein Phänomen, das gegenwärtig untersucht wird. Es muß beachtet werden, daß die histochemischen Untersuchungen keine Unterschiede zwischen der benignen juvenilen Muskelatrophie und dem malignen infantilen Typus (Seite 68) ergeben.

Wert der histochemischen Muskeluntersuchung

Die Befunde sind gegenwärtig widersprüchlich. Die Forschung geht schnell voran, neue Methoden werden entwickelt. Heute ist die Anzahl der enzymhistochemischen Methoden bereits groß (mindestens 80), im Vergleich zu der großen Zahl möglicher biochemischer Analysen jedoch immer noch klein. Eine breitere Anwendung histochemischer Methoden, in Verbindung mit z. B. Elektronenmikroskopie, biochemischen Analysen und Gewebekulturen, an Material von Patienten mit neuromuskulären Störungen müßte unsere Kenntnis auf diesem Gebiet erhöhen.

Gewebekultur bei Muskelkrankheiten

In der Gewebekultur können Stoffwechsel, Histochemie und Ultrastruktur der Zellen untersucht werden. Muskelzellen sind relativ leicht zu züchten. Jede Zelle kann getrennt von ihrer Matrix aus interzellulärer Substanz individuell mit biochemischen, histochemischen und elektronenmikroskopischen Methoden untersucht werden. Enzyme, Proteine und andere Zellkomponenten sind dadurch für die Analyse leicht zugänglich. Hier entsteht eine bedeutungsvolle Forschungsfront, an der vielleicht der ausschlaggebende „Coup" zur Klärung der Genese der neuromuskulären Krankheiten gelingt.

7. Mukopolysaccharidosen

Mukopolysaccharidosen sind Krankheiten mit abnormem Stoffwechsel der Glukosaminoglukane, was sich in gestörtem Aufbau der Stützgewebe, in extrazellulärer Ablagerung von Glukosaminoglukanen, in einer erhöhten Ausscheidung dieser Substanzen im Urin und oft in einer abnormen Vakuolisierung der zirkulierenden Lymphozyten manifestiert. Bei einigen dieser Krankheitstypen sind Enzymdefekte nachgewiesen worden (z.B. β-Galaktosidase-Störung).

Definitionen

Das Wort „muko" spielt auf visköses Material von Schleimhäuten und Drüsen an und wurde im Zusammenhang mit verschiedenen Substanzen mit Protein- oder Lipidcharakter genannt. Verwendet man die Bezeichnungen Mukopolysaccharid, Mukoprotein, Mukolipid, Mukosubstanzen und Mukoid, so weicht man oft von der ursprünglichen Bedeutung des Wortes „muko" ab und stiftet Verwirrung. Es wurde deshalb für Polysaccharide, die

Aminozucker enthalten (Balazs und Jeanloz, 1965), die Bezeichnung Glukosaminoglykane vorgeschlagen. Die Benennungen Glukoprotein und Glukoproteid werden für Proteine resp. Proteide, die Kohlenhydrate enthalten, reserviert. Lipide, die Aminozucker enthalten, werden Glukosaminolipide genannt. Da in älterer Literatur andere Bezeichnungen vorkommen, werden diese in Tabelle 7.1 einander gegenübergestellt, wobei dazu gesagt werden muß, daß die Namen Chitin, Chondroitin, Heparin und Hyaluronsäure beibehalten werden.

Das erste Beispiel innerhalb der Krankheitsgruppe, die heute unter der Bezeichnung Mukopolysaccharidosen zusammengefaßt wird, wurde 1919 von dem Deutschen Hurler beschrieben (im Auftrag von Pfaundler). Ungefähr zur gleichen Zeit beschrieb der Schotte Hunter einen ähnlichen Fall. Ironischerweise wurde für Mukopolysaccharidosen in Deutschland die Bezeichnung Hunter's Syndrom und in den angelsächsischen Ländern Hurler's Syndrom (in englischer Aussprache) gebraucht.

Seit man erkannte, daß die Fälle die Hurler und Hunter beschrieben hatten, klinisch und chemisch verschieden sind (Tabelle 7.2), und seit verschiedene weitere Typen dazukamen, begann man Benennungen ohne Autorennamen zu gebrauchen wie z.B. Dysostosis multiplex, dysostotische Idiotie, Lipochondrodystrophie und Gargoylismus. Seit mit Hilfe chemischer und histochemischer Methoden festgestellt worden ist, daß die wesentliche Störung im Stoffwechsel der Mukopolysaccharide liegt, hat man begonnen, zu den neutraleren Benennungen wie Mukopolysaccharidose Typ I (MPS I) für das Hurler-

Tabelle 7.1. Ältere und neuere Nomenklatur für Mukopolysaccharide (Glukosaminoglukane)

Früherer Terminus	Neuer Terminus
Keratosulfat	Keratansulfat
Heparitinsulfat	Heparansulfat
Chondroitinsulfat A	Chondroitin-4-sulfat
Chondroitinsulfat B	Dermatansulfat
Chondroitinsulfat C	Chondroitin-6-sulfat
Polysaccharid mit Galaktose	Galaktosaminoglukan
Polysaccharid mit Glukosamin	Glukosaminoglykan

Syndrom und MPS II für das Hunter-Syndrom (Tabelle 7.2) überzugehen.

Bei diesen Krankheiten sind die Polysaccharide leichter löslich als normal. Im normalen Gewebe kommen Mukopolysaccharide extrazellulär in fester Bindung an Proteine vor. So wird z. B. nach einer starken Proteolyse von normaler Haut reichlich an Aminosäuren gebundenes Dermatansulfat gefunden, im Gegensatz zu dem Dermatansulfat, das von MPS-Patienten ausgeschieden wird, in dem nur minimale Mengen von Serin und anderen Aminosäuren nachgewiesen werden können. Diese Befunde deuten eine abnorme Proteinbindung der Polysaccharide in MPS-Fällen an. Ob diese Abnormität durch eine defekte Synthese im Polysaccharid-Protein-Komplex oder durch einen abnormen Katabolismus der Polysaccharidmoleküle verursacht wird, ist nicht bekannt (Seite 102).

Die Mukopolysaccharidosen sind eine äußerst vielgestaltige und schwierig zu unterteilende Krankheitsgruppe. Dies beruht auf den großen Variationen der Krankheitssymptome, dem unvollständig geklärten biochemischen Mechanismus (Seite 102) und der Schwierigkeit, die strukturellen Veränderungen zu definieren. Degenerative Prozesse kommen neben extrazellulären Anlagerungen von Mukopolysacchariden (Glukosaminoglykane) vor. Diese Stoffe sind außerdem sehr leicht löslich, was bedeutende Schwierigkeiten macht, ein geeignetes *Fixierungsmittel* zu finden, das die eingelagerten Substanzen am Ort ihres Vorkommens in vivo ausfällt. Mindestens sechs Fixationsmittel sind vorgeschlagen worden. Alle sind kompliziert und in der diagnostischen Praxis kaum anwendbar. Seit inzwischen die Chemiker nachgewiesen haben, daß Cetylpyridinchlorid (CPC) Mukopolysaccharide ausfällt, kann diese Substanz kombiniert mit Formol mit Erfolg für die Fixation von Mukopolysacchariden verwendet werden, was bestimmt die mor-

Tabelle 7.2. Störungen im Glukosaminoglukanumsatz (nach OECKERMAN, 1969)

Typ	Eponym	Klinik	Abgelagerte Subst.	Enzymdefekt
I	Hurler	Schwere Symptome (Gargoylismus-Aussehen, Skelett, Herz, psychische Funktionen). Frühe Korneatrübung	Dermatansulfat Heparansulfat Ganglioside	β-Galaktosidase
II	Hunter	Mildere Symptome, keine markierten Korneatrübungen	Dermatansulfat, Heparansulfat	β-Galaktosidase
III	Sanfilippo	Psychische Entwicklungsstörung	Heparansulfat	?
IV	Morquio	Schwere Skelettstörungen. Korneatrübung. Keine schweren psychischen Schäden	Keratansulfat	?
V	Scheie	Korneatrübungen. Gliederstarre. Keine schweren psych. Schäden	Dermatansulfat	?
VI	Maroteaux-Lamy	Wie Typ I, aber geringe psychische Entwicklungsstörung	Dermatansulfat	?
VII	Durand	Erinnert an Typ I, aber keine Korneatrübungen	Fukosereiche Glykolipide und fukosereiche Glukosaminoglukane	α-Fukosidase
VIII	Horton-Schimke	Erinnert an Typ II, es fehlen aber Zwergwuchs, Entwicklungs- und Skelettveränderungen. Autosomal rezessiv	Dermatansulfat, Heparansulfat	?

phologische Diagnostik erleichtern wird. Grundlegende Fixationsuntersuchungen an Glukosaminoglukanen im Knorpel wurden von ENGFELDT *et al.* ausgeführt.

Krankheitsformen

Gegenwärtig ist man der Ansicht, daß acht Typen von Mukopolysaccharidosen zu unterscheiden sind (Tabelle 7.2), bei denen die abgelagerten und ausgeschiedenen Substanzen in Menge und Zusammensetzung variieren. Diese Typen sind „reine Mukopolysaccharidosen". Zusätzlich finden sich jedoch Formen mit ähnlichem klinischem Bild, wo neben Polysacchariden auch andere Substanzen pathologisch abgelagert sind.

Tabelle 7.3. Lymphozytenvakuolisierung und Biopsiemethoden bei MPS

Typ	Eponym	Granulierte Lymphozyten	Biopsie
I	Hurler	+	Haut, Niere, Leber
II	Hunter	+	Haut, Niere, Leber
III	Sanfilippo	+	
IV	Morquio	−	Knochen, Haut? Konjunktiva?
V	Scheie	−	Haut, Konjunktiva
VI	Maroteaux-Lamy	+	Knochen?

Mukopolysaccharidosen

Die klinischen Symptome variieren stark (Tabelle 7.2). Das oft groteske Aussehen der Patienten spiegelt sich im früher gebräuchlichen Terminus Gargoylismus, der von „gargouille" abgeleitet ist, d. h. von den bizarren Figuren als Wasserspeicher an Ka-

thedralen (z. B. Notre-Dame). Diese Bezeichnung wird nun in der Literatur weniger gebraucht, um die mögliche negative Wirkung auf die Angehörigen der Patienten zu vermeiden. Das groteske Aussehen, die Skelettveränderungen und die Korneatrübung leiten den Kliniker schnell auf die richtige diagnostische Spur. Es erfolgt die quantitative Analyse der Glukosaminoglukane im Urin. Die morphologischen Methoden können zur Bestätigung wertvoll sein. Am einfachsten ist der hämatologische Nachweis von metachromatischen Granula (Kap. 13, Seite 217) in den Lymphozyten des peripheren Blutes (MUIR *et al.*, 1963). Die Granulierung der Lymphozyten besteht meist neben dem typischen Mukopolysaccharidmuster im Urin bei Typ I, II, III und VI, während Typ IV (Morquio) diese Granulationen nicht aufweist (Tabelle 7.3).

In einem Teil der Fälle werden Biopsien durchgeführt. Wertvoll sind Hautbiopsien bei Typ I, II und V, die Konjunktivalbiopsie bei Typ V (Scheie) und Leberbiopsien sowie Nierenbiopsien bei Typ I und II. Blutausstriche werden in absolutem Methanol fixiert, Biopsien in CPC-Formol (Kap. 13, Seite 205).

Die Ablagerung metachromatischer Substanzen erfolgt teils interstitiell, teils in Schaum- und Leberparenchymzellen (Kap. 8, Abb. 8.2). Bei den Typen I und II sind die Veränderungen weitverbreitet und werden in Knorpel, Faszien, Sehnen, Periost, Blutgefäßen, Herzklappen, Meningen und Kornea gefunden. Außerdem hat das Kollagen ein homogenes Aussehen und zeigt metachromatische, extrazelluläre Substanz zwischen den Fasern. Auch im Zentralnervensystem und in den sympathischen Ganglienzellen werden derartige Substanzen gefunden, die sogar Glykolipidreaktionen aufweisen. In den RES-Zellen der Leber, Milz und Lymphdrüsen kommt ebenfalls metachromatisches Material vor. Schließlich wurde metachromatische Substanz in Epithelzellen von Hypophyse und Hoden nachgewiesen. Histologische Methoden lassen keine Differenzierung zwischen den verschiedenen Substanzarten zu.

MPS I (Hurler). Eine autosomal rezessive Krankheit. Groteskes Aussehen, breite, platte Nase, großer Kopf, in der Mittellinie zusammenlaufende Augenbrauen, große Zunge, vergrößertes Tonsillen- und Adenoidgewebe, relativer Zwergwuchs, Kyphoskoliose, herausstehender Bauch, Nabelbruch, Hepatosplenomegalie, undeutliche, schwere Sprache und Korneatrübung. Das Röntgenbild zeigt verdickte Oberflächen der Temporomandibularglieder, vergrößerte Sella turcica und eigenartige hakenartige Veränderung der unteren Brust- und Lendenwirbel. Weiter werden ruderblattartig verbreiterte Rippen und eine Verbreiterung der Metacarpalia gefunden. Außerdem liegen progressive psychomotorische Entwicklungsstörungen vor. Der Tod tritt im allgemeinen im Alter von 10 bis 12 Jahren ein und wird durch Hydrozephalus oder Herzinsuffizienz verursacht.

MPS II (Hunter). Die Krankheit ist X-chromosomal rezessiv und hat in der Regel einen langsameren Verlauf. Es fehlt die Korneatrübung, Taubheit ist häufiger als in Typ I. Im übrigen dem Typ Hurler ähnlich.

MPS III (Sanfilippo). Autosomal rezessiv. Sie weist eher leichte somatische Symptome auf, geht aber mit schweren progressiven psychomotorischen Entwicklungsstörungen einher.

MPS IV (Morquio). Autosomal rezessiv. Hier herrschen Skelettsymptome und Korneatrübungen vor. Die Röntgenbefunde wie auch die typischen Gesichtszüge unterscheiden sich von jenen des Typs I.

MPS V (Scheie). Autosomal rezessiv. Geringe Symptome, hauptsächlich in Form von Korneatrübung und Gliederstarre. Die Symptome erscheinen in der Regel erst im Erwachsenenalter.

MPS VI (Maroteaux-Lamy). Autosomal rezessiv. Gleicht in mancher Hinsicht der MPS I. Die psychomotorischen Entwicklungsstörungen fehlen oder sind gering.

MPS VII (Durand). Autosomal rezessiv. Atypische Form mit progressiver psychomotorischer Entwicklungsstörung, allmählichem Verlust der Muskelstärke, Muskelspasmus mit schließlicher Rigidität, Abmagerung, Herzvergrößerung, Neigung zu Infektionen, Tendenz zum Schwitzen, Hautverdickung, relativem Zwergwuchs, Hepatosplenomegalie. Viel leichtere röntgenologische Skelettveränderungen. Keine Korneatrübung.

MPS VIII (Horton-Schimke). Dieses neulich beschriebene Syndrom gleicht biochemisch der MPS II (Hunter), da die Urinausscheidung hauptsächlich aus Dermatan- und Heparansulfat besteht. Es unterscheidet sich aber von der MPS II dadurch, daß psychische Entwicklungsstörungen, Zwergwuchs und Skelettveränderungen fehlen. Diese neue Form wird als autosomal rezessiv angesehen. Dagegen kommen Korneatrübung und auch Kontrakturen vor.

Übrige Typen

Farber's Lipogranulomatose. Seit die Einlagerung von Mukopolysacchariden auch bei dieser Krankheit nachgewiesen wurde (ABUL-HAJ, 1962), wollte man die Krankheit in die Mukopolysaccharidosengruppe einordnen (HERS und VAN HOOF, 1969) und zwar als eine Form genetischer Lysosomenabnormität. Das Vorkommen von periartikulären und subkutanen Verdickungen führt bei dieser Krankheit zu Biopsien. Am Gefrierschnitt (Seite 135) erkennt man, daß die Verdickungen aus Granulomen mit sudanophilen, PAS-positiven und metachromatischen Zytoplasmaeinschlüssen und anisotropen Ceramidkristallen bestehen. Ultrastrukturelle Untersuchungen an der

Leber haben Vakuolen im Zytoplasma der Parenchymzellen ergeben. Diese gleichen denjenigen des Hurler-Syndromes sehr.

Mannosidose. Sie wurde in einem Fall beschrieben (OECKERMANN, 1969; KJELLMAN *et al.*, 1969). Die Krankheit hat eine gewisse äußere Ähnlichkeit mit der MPS I. Die Mannosidose weist jedoch eine hohe β-Glukosidase-Aktivität und eine niedrige α-Mannosidase auf. Der Leberextrakt ist lipidfrei und zeigt hohe Mannosewerte. Die histologischen Veränderungen bestehen aus stark angeschwollenen („ballooning") Nervenzellen in Kortex, Hirnstamm und Rückenmark. Das Zytoplasma dieser Zellen ist im fixierten Gefrierschnitt PAS- und Sudan-negativ. Unfixierte Kryostatschnitte von Hirngewebe zeigten mit der modifizierten PAS-Methode ein positives Resultat. Lymphknotenlymphozyten wiesen zytoplasmatische Vakuolen auf und RES-Zellen anderer Organe ein aufgedunsenes Zytoplasma. Die abgelagerte Substanz konnte aber nicht definiert werden, da kein weiteres unfixiertes Material zugänglich war.

Zwischenformen. In seltenen Fällen liegt eine Diskrepanz zwischen klinischen, biochemischen und morphologischen Befunden vor. Es gibt Berichte über Mischformen zwischen Mukopolysaccharidosen und Lipidosen (SCOTT *et al.*, 1967; SPRANGER *et al.*, 1968; RAMPINI *et al.*, 1970), was ebenfalls aus den Beschreibungen der Farbreaktionen bei Gangliosidose (Metachromasie, Seite 104) hervorgeht. LOEB *et al.* haben kürzlich zwei ähnliche Fälle beschrieben, die eine komplexe Einlagerung von Lipiden und Mukopolysacchariden in der Leber und außerdem hohe β-Galaktosidasewerte aufwiesen. Die Lymphozyten waren vakuolisiert, jedoch nicht metachromatisch. Weitere histochemische Reaktionen sind nicht bekannt. Solche Fälle unterstreichen unsere mangelnde Kenntnis über Ätiologie und Pathogenese dieser Speicherkrankheiten.

Diagnose

Die wichtigste differentialdiagnostische Methode bei Mukopolysaccharidosen ist die Urinuntersuchung. Mit Hilfe der Dünnschichtchromatographie können die ausgeschiedenen Substanzen getrennt werden. Die Urinuntersuchungen haben weitgehend die Lymphozytenstudien als Screeningtest ersetzt. Sowohl bei Gangliosidose als auch bei Mannosidose, die beide ein MPS-ähnliches klinisches Bild aufweisen können, ist die Ausscheidung von Mukopolysacchariden normal, während bei Kollagenosen, rheumatoider Arthritis und einzelnen malignen Tumoren eine pathologische Ausscheidung von Mukopolysacchariden vorkommen kann.

Bei MPS spielen Biopsiemethoden gegenwärtig eine weniger wichtige Rolle für die Diagnose, unter anderem weil die Strukturveränderungen sehr diskret sein können. Immerhin kann die Biopsie bei Typen wegleitend sein, die subkutane Infiltrate und eine normale Polysaccharidausscheidung aufweisen. Das Biopsiematerial kann im übrigen auch für chemische Analysen in Zusammenarbeit mit dem Chemiker benützt werden (LUNDQUIST und OECKERMAN).

Da diese Krankheiten familiär vorkommen, ist eine intrauterine Biopsie wertvoll, wenn Verdacht auf Befall des Feten besteht. Es wird eine Amniozentese ausgeführt, das Material zentrifugiert und die Zellen gezüchtet. Danach kann mit Spezialmethoden untersucht werden, ob eine Mukopolysaccharidose vorliegt (BARTMAN und BLANC, 1970). Diese Methoden sind in intensiver Entwicklung begriffen und könnten für die Beurteilung vieler embryonaler Krankheiten große Bedeutung erlangen (NADLER und GERBIE, 1970).

Gewebezüchtung

Bei den beiden häufigsten Formen der Mukopolysaccharidosen, MPS I (Hurler) und MPS II (Hunter) ist die Umsetzung von

Dermatansulfat und Heparansulfat gestört. Diese Stoffe finden sich normalerweise in kleinen Mengen im Bindegewebe des Körpers. In Blutgefäßwänden und Herzklappen sind beide Komponenten enthalten, im Bindegewebe der Haut hauptsächlich Dermatansulfat. Die Substanzen kommen als hochmolekulare Polymere mit verzweigten Polysaccharidketten vor, als „Proteinpolysaccharide", deren Synthese und Abbau aber noch nicht klar sind.

Bei Mukopolysaccharidose-Patienten finden sich, wie auch bei normalen Individuen, diese Proteinpolysaccharidmoleküle im Bindegewebe. Im Urin und in Gewebe, wo eine vermehrte Ablagerung stattfindet, z. B. in der Leber, sind die Dermatansulfat- und Heparansulfatmoleküle hingegen viel kleiner als normal, unter anderem weil größere Teile der Proteinkomponenten fehlen. Es scheint, daß das Protein gespalten wird, aber nur ein unvollständiger Abbau der Polysaccharidkomponenten stattfindet. Ein Zeichen für einen abnormen Abbau der Polysaccharide bei MPS ist der Nachweis vergrößerter Lysosomen, die prall mit Mukopolysacchariden gefüllt sind. Zusammen mit dem Vorkommen von abnormen Ausscheidungsprodukten im Urin deuten die elektronenmikroskopischen Befunde darauf hin, daß bei MPS die Polysaccharide nicht in der notwendigen Weise gespalten werden, um in den Stoffwechsel-„Pool" zurückkehren zu können. Drei mögliche Mechanismen würden dies erklären: Entweder werden die Mukopolysaccharide bei MPS primär chemisch abnorm aufgebaut, oder sie werden in so großen Mengen produziert, daß der normale Abbau nicht genügen kann. Schließlich könnte ein ungenügender Abbaumechanismus vorliegen.

Wie früher erwähnt, bietet die Gewebezüchtung eine Möglichkeit zum Studium der biochemischen Kinetik der Mukopolysaccharide bei diesen Krankheiten. Hautfibroblasten lassen sich leicht züchten und akkumulieren bei MPS in vitro eine durch Toluidinblau färbbare metachromatische

Substanz, die in der Hauptsache aus Dermatansulfat besteht. Heparansulfat, das bei diesen Patienten in großen Mengen angehäuft wird, wird dagegen nicht von Hautfibroblasten gebildet. Sein zellulärer Ursprung ist vorläufig noch unbekannt.

Durch eine Markierung der Mukopolysaccharide mit radioaktivem Sulfat können Synthese und Abbau näher verfolgt werden. 75 % der von Hautfibroblasten synthetisierten Mukopolysaccharide werden von der Zelle ausgeschieden, ein Vorgang, der bei MPS nicht gestört ist. Die restlichen 25 % der Mukopolysaccharide werden in einem intrazellulären „Pool", wahrscheinlich in den Lysosomen, aufgenommen. Der einzige Weg aus diesem „Pool" führt über einen normalen Abbau. In Fibroblasten von MPS I und MPS II findet, wie in gesunden Zellen, ein normales Auffüllen des intrazellulären Pools statt. Dagegen ist die Spaltung und dadurch der Abtransport verlangsamt. In normalen Zellen hat der Großteil der Mukopolysaccharide eine Halbwertszeit von ca. 8 Stunden, während eine kleinere Menge eine solche von ca. 3 Tagen besitzt. Bei MPS I und II geht in den ersten 8 Stunden nur ein minimaler Abbau vor sich; die Halbwertszeiten bei MPS variieren von Kultur zu Kultur, liegen jedoch gewöhnlich zwischen 2 und 6 Tagen.

In Zellkulturen findet man keinen Unterschied der Metachromasie zwischen MPS I und II. Ebenso unsicher können die Krankheitstypen bei der Urinanalyse unterschieden werden. Vermischt man hingegen Fibroblasten von MPS I-Patienten mit solchen von MPS II-Patienten, entsteht eine Kultur mit normalem Mukopolysaccharidstoffwechsel – die Zellpopulationen neutralisieren gegenseitig ihre biochemischen Defekte. Dazu gibt es folgende Erklärung: Verschiedene Gene sind verantwortlich für MPS I resp. für MPS II. Deshalb sind die fundamentalen biochemischen Defekte verschieden, wie ähnlich das Schlußresultat – Überschuß an Mukopolysaccharid – auch sein mag. MPS I-Zellen sind normal in bezug auf den MPS II-Defekt und umgekehrt. Die Fibroblasten des einen Genotyps können den Zellen des anderen Genotyps die notwendigen Enzyme zur Verfügung stellen. Auch normale Fibroblasten können erwartungsgemäß in einer Gewebekultur die fehlenden Enzyme ersetzen. Allgemein gilt, daß der Stoffwechsel der defekten MPS-Zellen in der Gewebekultur von allen Fibroblasten außer gleichen MPS-Zellen korrigiert wird.

Diese Korrekturmöglichkeit kann diagnostisch ausgenützt werden, wenn die nötigen Fibroblastenkulturen von MPS I- und MPS II-Patienten verfügbar sind. Die Klassifizierung der Fibroblasten von Patienten mit Verdacht auf Mukopolysaccharidose basiert auf deren Vermögen, die metabolische Schädigung der bekannten Kulturen in vitro zu korrigieren. Zugeführte Zellen, welche die MPS I-Kultur zu korrigieren vermögen, können nicht von einem MPS I-Patienten stammen, und Zellen, welche die MPS II-Kultur korrigieren, nicht von MPS II-Patienten. Solche Gewebezuchtstudien können angewendet werden, um Träger von MPS-Anlagen zu identifizieren. Es ist nun klar, weshalb die Mehrzahl der MPS rezessiv vererbbar ist. Eltern von MPS I-Patienten besitzen in ihren Zellen ein MPS I-Gen und ein normales Allel, welches eine genügende Produktion von normalen Enzymen für einen Abbau von Dermatan- und Heparansulfat garantiert. Hingegen kommt unter gewissen Bedingungen in vitro Metachromasie in Fibroblasten und Lymphozyten von Heterozygoten vor, wodurch die Träger festgestellt werden können.

Bei der MPS II sieht die Situation anders aus, da diese Krankheit geschlechtsgebunden und vererbbar ist. Die Väter der MPS II-Patienten können die Krankheit nicht übertragen, da sie nur ein X-Chromosom haben und die Krankheit durch ein „aktives" X-Chromosom übertragen wird. Die X-Chromosomen unterscheiden sich von den übrigen 22 Chromosomenpaaren dadurch, daß nur eines von ihnen aktiv ist. Das andere wird früh im embryonalen Leben inaktiviert (Lyon-Hypothese). Diese Inaktivierung erfolgt zufällig, weshalb MPS II-Patienten eigentlich Mosaike sind, bei denen die eine Hälfte der Zellen normal ist und die andere eine Mukopolysaccharid-Abbaustörung aufweist. Die Mütter zeigen jedoch keine klinischen Symptome, und es wird angenommen, daß ihre gesunde Zelllinie die defekte mit fehlenden Enzymen versehen kann, in Analogie zu den Mischkulturen von Fibroblasten, die oben beschrieben wurden.

Die Genese der Glykolipidablagerung, wie sie bereits im Hirn von MPS I-Patienten (Seite 53) beschrieben wurde, ist unbekannt. Ursprünglich wurden die Mukopolysaccharidosen bei den Lipidosen eingereiht, unter anderem weil die Leber nach Routinefixation in Formol Vakuolen zeigte, was als Lipidspeicherung betrachtet wurde, und weil in Neuronen des zentralen Nervensystems Glykolipide nachgewiesen wurden. Heute ist klar, daß der Grundprozeß in den *viszeralen* Organen den Mukopolysaccharidstoffwechsel betrifft, während im *Hirn* eine Störung des Lipidstoffwechsels vorliegt. Dies äußert sich hauptsächlich in einer Ansammlung von Glykolipiden in den Ganglienzellen.

Die Einlagerungen haben im elektronenmikroskopischen Präparat ein charakteristisches Aussehen. Es werden intrazelluläre, gestreifte Einschlüsse angetroffen, sogenannte Zebra-Körper.

Ultrastrukturelle Untersuchungen von Lebergewebe bei MPS-Fällen haben das Vorkommen von großen Parenchymzellvakuolen aufgezeigt, d. h. von Organellen, die lysosomaler Natur sind. Die Aktivität der lysosomalen Enzyme ist bei den MPS verändert; vor allem wurden eine verminderte Aktivität (bis zu 25 %) der β-Galaktosidase gefunden. Diese Befunde sind von großem Interesse, da bei der Gangliosidose G_{M1} ein ähnlicher Enzymblock nachgewiesen wurde. Bei Gangliosidose G_{M1} wurde auch eine Anhäufung von Mukopolysacchariden, hauptsächlich Keratansulfat, festgestellt. Die Rolle des β-Galaktosidasemangels in diesen Krankheiten ist unklar. Man vermutet aber, daß dieses Enzym beim Abbau von G_{M1} wie von Keratansulfat aktiv ist. Bei MPS liegt eine Erhöhung der Gangliosidose im Hirn, vor allem von G_{M1}, vor. Wahrscheinlich ist diese Erhöhung der Grund für das intraneuronale Vorkommen der Zebra-Körper bei MPS und Glykolipidosen. Die Metachromasie in vitro kommt nicht nur bei MPS vor. Sie besteht auch in Fibroblasten von Patienten mit anderen Bindegewebskrankheiten wie Marfan-Syndrom und Pseudoxanthoma elasticum sowie in Kulturen von Patienten mit neurometabolischen Krankheiten wie M. Fabry, M. Gaucher, M. Krabbe und spätinfantiler und juveniler amaurotischer Idiotie. Auch bei zystischer Pankreasfibrose und myotonischer Dystrophie ist sie anzutreffen. Es wurde festgestellt, daß Metachromasie in 7% der Fibroblastenkulturen gesunder Personen vorkommt. Somit reicht die Metachromasie in vitro nicht für eine Diagnose. Der chemische Hintergrund der Metachromasie muß durch eine Analyse der Polysaccharidkomponenten aufgehellt werden. Beim Marfan-Syndrom ist hauptsächlich die Hyaluronsäure vermehrt, bei M. Fabry, M. Gaucher, M. Krabbe und zystischer Pankreasfibrose ist die gesamte Polysaccharidmenge erhöht, wobei das Verhältnis der verschiedenen Komponenten normal ist.

8. Glykogenspeicherkrankheiten

Störungen im Glykogenumsatz werden Glykogenspeicherkrankheiten oder Glykogenosen genannt. Man hat Enzymblokkierungen gefunden, die eine defekte Synthese oder einen mangelhaften Glykogenabbau zur Folge haben. Dabei kann die Bildung von Glykogen ausbleiben (Aglykogenose) oder Glykogen übermäßig abgelagert werden. Das angehäufte Glykogen kann normal oder abnorm sein. Deshalb werden diese Störungen neuerdings einfach Glykogenspeicherkrankheiten genannt.

Definitionen

Glykogensynthese und -abbau

Glykogen ist für den Menschen was die Stärke für die Pflanzen. Es ist ein Makromolekül mit einem Molekulargewicht von 2,5–4,5 Millionen. Es ist aus vielen Bausteinen aufgebaut, alles α-d-Glukose-Moleküle. Diese bilden ein vielverzweigtes Molekül mit α-1,4-Bindungen in den Ketten und α-1,6-Bindungen an den Verzweigungen. Die äußersten Verzweigungen sind zahlreich, bestehen aus 11–13 Glukoseeinheiten und machen ungefähr die Hälfte des Makromoleküls aus. Bei normalen Individuen werden die Glykogenmoleküle ständig je nach Bedürfnis abgebaut und resynthetisiert.

Eine Vielzahl von Enzymen ist in die Synthese und den Abbau des Glykogens einbezogen. Stark vereinfacht geht die Synthese folgendermaßen vor sich: Glukose aus dem Darm induziert die Synthese der Glukokinase, die (initial mit Hilfe von unspezifischen Hexokinasen) Glukose zu Glukose-6-Phosphat phosphoryliert, welches auch aus Fruktose durch Phospho-

fruktokinase gebildet werden kann. Phosphoglukomutase wandelt Glukose-6-Phosphat in Glukose-1-Phosphat. Die weitere Synthese geschieht durch Uridyltransferase, Glykogensynthetase und Amylo-1,4–1,6-Transglukosidase (brancher). Diese Schritte führen schließlich zur Bildung von Glykogen.

Glykogen wird in der Leber wie folgt abgebaut:

1. Leberphosphorylasen und Phosphoglukomutasen bauen Glykogen zu Glukose-6-Phosphat ab.

2. Amylo-1,6-Glukosidase (debrancher) baut Glykogen zu Glukose ab.

3. α-Amylasen (u.a. α-1,4-Glukosidasen) bauen Glykogen zu Glukose ab.

Der Abbau von Glukosephosphat zu Glukose geschieht durch Glukose-6-Phosphatase.

Eine Vielzahl seltener Krankheiten wird durch spezifische Defekte in diesen Enzymsystemen verursacht, doch liegt wahrscheinlich bei jeder Krankheit nur ein primärer Enzymblock vor („ein Gen/ein Defekt"). Bei einigen ist die Synthese abnorm, häufiger aber liegt der Defekt in den verschiedenen Schritten des Glykogenabbaus.

Bildung und Mobilisierung von Glykogen stehen unter hormonaler Kontrolle, u. a. durch Insulin und das Hypophysen-Nebennieren-System. *Insulin,* wie auch der Zufluß von Glukose, stimuliert die Synthese von Glukokinase, erhöht gleichzeitig die Zufuhr von Glukose zu den Muskelzellen („competition"). *Glukagon* aus den α-Zellen des Pankreas aktiviert Leberphosphorylase und verursacht dadurch einen Glykogenabbau, hat aber keine Wirkung auf das Muskelglykogen. *Noradrenalin* hat den gleichen Effekt, erhöht jedoch den Ab-

Tabelle 8.1. Klassifizierung der Glykogenkrankheiten

Mechanismus	Enzymblock	Typ	Eponym	Glykogen-struktur
Defekte Synthese	Glykogensynthetase	–	„Aglyko-genose"	–
	Amylo-1,4–1,6-Transglukosi-dase (Brancher)	IV	Andersen	Abnorm
	Phosphoglukomutase?	VII	Thomson	Normal
	Phosphofruktokinase		Tarui	Normal
Defekte Mobili-sierung	Leberphosphorylase	VI, VIII	Hers Hug	Normal
	α-1,4-Glukosidase	II	Pompe	Normal
	Amylo-1,6-Glukosidase (Debrancher)	III	Forbes	Abnorm
	Muskelphosphorylase	V	McArdle	Normal
	Glukose-6-Phosphatase	I	v. Gierke	Normal
Iatrogene Glyko-genablagerung	Fehlt	–	–	Normal

bau von Muskelglykogen. Der Hypophysenvorderlappen wirkt auf zwei Arten auf den Kohlenhydratumsatz ein; das *Wachstumshormon* hat eine glykogenolytische Wirkung auf die Leber (Hexokinase-Hemmung), und das ACTH stimuliert die Sekretion von *Adrenokortikoiden*. Exzessive Kortikoidstimulierung führt zu Glykogenablagerung in der Leber (Seite 112). Im normalen Organismus sind alle diese hormonellen Faktoren untereinander ausgewogen. Bei Defekten der Glykogenstoffwechselenzyme wird dieses Gleichgewicht gestört, was für die klinische Diagnostik in Form von Glukose- und Fruktosebelastungen sowie Hormoninjektionen ausgenützt werden kann.

Klassifizierung der Glykogenspeicherkrankheiten

Manche Glykogenspeicherkrankheiten werden durch Eigennamen bezeichnet. Der erste Fall, von dem man später annahm, daß er durch einen Glukose-6-Phosphatase-Defekt verursacht war, wurde von VON GIERKE (1929) als eine hepato-renale Krankheit beschrieben. Drei Jahre später schilderte POMPE den kardiomegalen Typus. Erst 20 Jahre später stellte CORI die Hypothese auf, daß es sich um verschiedene Arten von Glykogenspeicherkrankheiten, verursacht durch spezifische Enzymdefekte, handle. Mit Hilfe von Enzymanalysen wurde dies bestätigt, und 1957 legte sie ihre erste Klassifizierung vor, in welcher die Krankheiten nach der jeweiligen Enzymblockierung numeriert waren. Seither wurden weitere Krankheitsformen und mehrere Enzymdefekte nachgewiesen. Die neu dazugekommenen Krankheiten wurden nicht systematisch numeriert. Andere Klassifizierungen basieren auf klinischen Symptomen, wobei hepatomegale (Cori-Typen I, III, IV und VI) und muskuläre (II und V) für sich gruppiert sind. Außerdem gibt es Untergruppen des Cori-Typs II (infantile resp. juvenile Form).

Die heutige Kenntnis von Glykogensynthese und -abbau ermöglicht eine nützliche Gruppierung der Glykogenstörungen in Krankheiten mit fehlerhafter Synthese, defekter Glykogenmobilisierung sowie iatrogener Glykogenakkumulation (Tabelle 8.1). Diese Einteilung kann in einem Punkt kritisiert werden. Phosphoglukomutase nimmt sowohl an der Synthese wie am Abbau teil. Man nimmt an, daß dieses Enzym beim Typ VII defekt ist, weshalb die Eingliederung dieser Krankheit in die Gruppe mit defekter Synthese unsicher ist.

Defekte Glykogensynthese

Für abnorme Glykogensynthese sind mindestens drei Enzymblöcke bekannt, welche die Glykogensynthetase, die Amylo-1,4–1,6-Transglukosidase und die Phosphofruktokinase betreffen. Ein vierter Block besteht wahrscheinlich bei der Phosphoglukomutase.

Synthetase-Defekt

Theoretisch können auf der anabolischen Seite der Glykogenbildung mehrere Enzymblöcke Synthesedefekte verursachen. Das Fehlen von Glukokinase hat bestimmt keine größere Bedeutung, da die alternative Synthese von Fruktose via Phosphofruktokinase weitergehen kann und außerdem auch aus Galaktose möglich ist. Ein Uridyltransferase-Defekt bewirkt sicher eine schwere Hypoglykämie; ein solcher Defekt wurde aber meines Wissens nicht beschrieben. Dagegen liegen Fälle mit Blockierung im Glykogensynthetase-System vor (LEWIS *et al.*, PARR *et al.*).

LEWIS *et al.* beschrieben Zwillinge, die vor der ersten Morgenmahlzeit des zweiten Lebenstages Atmungsschwierigkeiten zeigten. Als die nächtliche Mahlzeit im Alter von 7 Monaten fallengelassen wurde, entwickelten die Kinder eine Hypoglykämie. Die Zwillinge waren psychisch entwicklungsgestört und zeigten niedere Blutzuckerwerte (Nüchternwerte tiefer als 30 mg%). Glukagon erhöhte den Blutzuckerspiegel nach der Mahlzeit, nach dem Fasten aber nur unbedeutend. Die Leberbiopsie

zeigte eine Verfettung und einen tiefen Glykogengehalt (0,45% trotz intravenöser Glukosezufuhr). Die Glykogensynthetase fehlte.

In einem anderen Fall wurde bei einem 4-monatigen Mädchen ein Blutzuckerwert von 4 mg% festgestellt. Eine Magenperforation führte zum Tode, und bei der Obduktion fand man Fettablagerungen in Leber und Nierentubuli und außerdem eine hypoglykämische Hirnschädigung. Leber und Muskulatur zeigten sehr niedrige Glykogenwerte, und in Organstücken, die $1^1/_2$ Stunden nach dem Tode entnommen wurden, fehlten Glykogensynthetase sowie Phosphorylase. Drei ältere Geschwister starben infolge „Leberverfettung".

Brancher-Defekt (Typ IV, Andersen)

Auch dieser Glykogensynthese-Defekt kommt sehr selten vor. Er wurde 1956 von der New Yorker Pathologin Dorothy ANDERSEN beschrieben und ist charakterisiert durch Hepatomegalie, Leberzirrhose und abnormes und schwer lösliches Glykogen. Dieses fehlerhafte Glykogen ist in Leber, Skelettmuskeln und RES-Zellen lokalisiert. Die Abnormität besteht in ungewöhnlich langen endständigen Ketten. Diese enthalten bei dieser Form 21 Glykosyl-Einheiten statt normalerweise 11–13. Erklärt wird dies durch die defekte Amylo-1,4–1,6-Transglukosidase, die normalerweise durch „branching" am letzten Schritt in der Glykogensynthese teilnimmt.

Die beschriebenen Patienten waren bei der Erkrankung ungefähr 1 Jahr alt, als Hepatomegalie und Aszites die Hauptsymptome bildeten. Der Krankheitsverlauf ist rasch; der Tod wird im Alter von $1^1/_2$ Jahren durch Leberinsuffizienz verursacht. Die Leber zeigt in diesen Fällen eine feinknotige Zirrhose. Im Lebergewebe werden nur mäßig erhöhte Glykogenwerte nachgewiesen (2,8%). Warum diese geringen Glykogenerhöhungen zu Zirrhose führen, ist nicht bekannt, aber man hat angenommen, daß

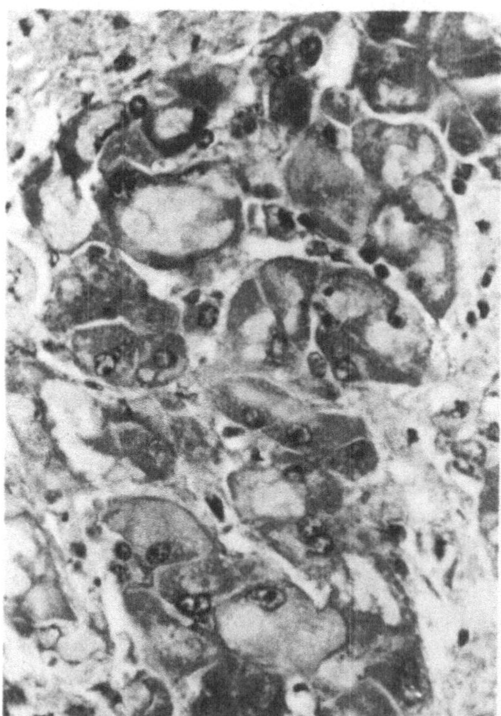

Abb. 8.1. GK Typ IV (Andersen). Stark geschwollene und vakuolisierte Leberparenchymzellen. Das Glykogen war chemisch abnorm; Enzymdefekt: Amylo-1,4-1,6-Transglukosidase. HE, ×480

Abb. 8.2. Mukopolysaccharidose Typ I (Hurler). Reichliche, interstitielle Einlagerung von metachromatischer Substanz. Toluidinblau, ×300

die schlechte Löslichkeit des defekten Glykogens eine Rolle spielen könnte. Ein erhöhter Glykogengehalt findet sich auch in Milz, Lymphdrüsen, Muskulatur und Darmmukosa.

Das Krankheitsbild wird von der Leberzirrhose dominiert. Der nüchterne Blutzucker kann leicht gesenkt sein, wie auch die Reaktion auf Glukagon und Noradrenalin. Die Diagnose wird nach Enzymanalysen von Muskel- und Lebergewebe gestellt (Abb. 8,1).

Phosphoglukomutase-Defekt (Typ VII, Thomson)

Vereinzelte Fälle dieser Krankheit, die von Muskelsymptomen dominiert wird, sind beschrieben worden. Die Patienten waren etwa 4-jährig, es bestand eine schwache Myopathie mit abnormem Gang infolge von Wadenkontrakturen. Es wurde nur eine leichte Blutlaktatsteigerung nach körperlicher Anstrengung nachgewiesen. In der Muskelbiopsie wurde eine starke Erhöhung von Glykogen gefunden (3,7–11,3 mg/100 g Muskel). Das Glykogen war chemisch normal. Man nimmt an, daß die Enzymblockierung im Phosphoglukomutase-System liegt, da der Abbau von Glukose-1-Phosphat zu Laktat bei anaerober Glukolyse ungefähr fünfmal kleiner als derjenige von Glukose-6-Phosphat und Fruktose-1,6-Diphosphat war.

Phosphofruktokinase-Defekt (Tarui)

Auch bei dieser Form ist die Muskulatur befallen. Phosphofruktokinase katalysiert die Phosphorylierung von Fruktose-6-Phos-

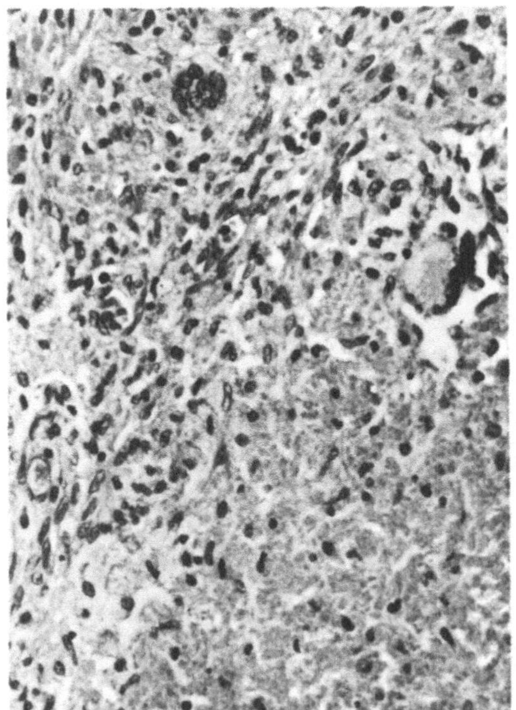

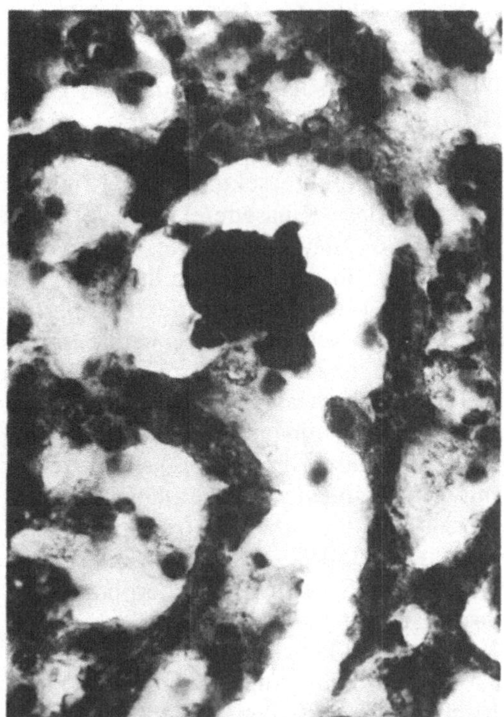

Abb. 8.3. Chronische Granulomatose. Tbc-ähnliche, nekrotische Tuberkel. Es sind keine säurefesten Stäbchen nachgewiesen worden. Die Leukozyten zeigten einen Phagozytosedefekt. Die Schaumzellen waren PAS- und Sudan-positiv auch nach Paraffineinbettung. HE, ×300 (Seite 119)

Abb. 8.4. Infantiler M. Gaucher, PAS-positiv. Gaucher-Zelle in Lebersinusoid. Gefrierschnitt, PAS, ×480

phat zu Fruktose-1,6-Diphosphat. Da das Enzym defekt ist, wird Fruktose-6-Phosphat und Glukose-6-Phosphat zusammen mit Glykogen gespeichert. Die Symptome gleichen sehr denjenigen, die bei Muskel-phosphorylase-Defekt auftreten. Nach langdauernder Anstrengung werden die Muskeln schwach und steif. Verminderte Enzymaktivität wird außer in den Muskeln auch in den roten Blutkörperchen nachgewiesen, wodurch auftretende Hämolysen erklärt werden. Die Diagnose wird auf Grund von Enzymanalysen an der Muskelbiopsie gestellt.

Defekter Glykogenabbau

Die Krankheiten in dieser Gruppe von Glykogenspeicherkrankheiten sind bedeutend häufiger als diejenigen, die durch eine defekte Glykogensynthese verursacht werden. Man berechnet, daß ca. 1/10000 lebend Geborenen von einer Glykogenspeicherkrankheit befallen ist, wovon der größere Teil einen defekten Glykogenabbau aufweist. Der häufigste Abbaudefekt wird von einem Enzymblock in der Leberphosphorylase (Typ VI) verursacht und macht 30–35% der Glykogenspeicherkrankheiten aus; danach folgen die Glukose-6-Phosphatase-Defekte (Typ I) mit 25%.

Leberphosphorylase-Defekt (Typ VI, Hers, und Typ VIII, Hug)

Wahrscheinlich handelt es sich um einen heterogenen Typ von Enzymdefekten, da nachgewiesen wurde, daß ein Leberphosphorylase-Defekt sekundär bei einem Phosphorylase-Kinasedefekt vorliegen kann (Hug *et al.*, 1966b). Dieses Enzym ist notwendig für die Umwandlung der inaktiven Dephospho-Form der Phosphorylase zum aktiven Enzym. Es wurde dargelegt (Schwartz *et al.*), daß zwei Typen von Leberphosphorylase-Defekten vorliegen, einer mit dominantem Vererbungsgang (Phosphorylase-Kinaseblock) und einer mit rezessivem (Leberphosphorylaseblock). Der klassische Leberphosphorylase-Defekt wurde 1959 von Hers beschrieben; er fand eine Senkung der Leberphosphorylase-Aktivität auf 25% der Norm bei drei Patienten mit Hepatomegalie. Somit fehlte das Enzym nicht ganz, was auch in später beschriebenen Fällen bestätigt wurde (Tiefstwert 10–15% der normalen Enzymaktivität).

Es handelt sich um eine leichte Krankheitsform mit guter Prognose. Der nüchterne Blutzucker ist in der Regel nur mäßig gesenkt (ca. 50 mg%); Keto- und Laktat-Azidosen sind nur unbedeutend, gleich wie Lipämie und Einwirkung auf das Wachstum. In frühen Phasen kann die Hepatomegalie bedeutend sein. Die Glukagon- und Noradrenalinreaktion variiert zwischen schwer pathologischen und beinahe normalen Werten. Normale Hyperglykämie entsteht nach Fruktose- und Galaktosebelastung. Die Glykogenstruktur ist normal. Die definitive Diagnose wird auf Grund von Enzymanalysen von Leber- und Muskelgewebe gestellt, wobei die Muskelphosphorylase normal ist.

α-1,4-Glukosidase-Defekt (Typ II, Pompe)

Diese Form, die erstmals 1932 von Pompe als idiopathische Herzhypertrophie beschrieben wurde, die aber jetzt als ein Defekt der α-1,4-Glukosidase angesehen wird, ist wegen ihrer lysosomalen Genese von bedeutendem Interesse. Es handelt sich um eine generalisierte Krankheit mit einer Anhäufung von Glykogen in mehreren Organen, besonders reichlich im Myokard. Sie ist diejenige Glykogenspeicherkrankheit mit dem höchsten Glykogengehalt in den Organen. Die Kinder scheinen bei der Geburt normal, bald aber tritt eine Herzstörung auf und oft – aber nicht immer – Kardiomegalie. Die Patienten sterben meist im Alter von weniger als einem Jahr an Herzinsuffizienz. Das Myokard enthält reichlich Glykogen (6,5%, normal höchstens 1,5%). Auch Skelettmuskulatur und Leber weisen hohe Glykogenwerte auf (Nihill *et al.*).

Es dauerte 20 Jahre bis der Nachweis gelang, daß die Krankheit durch einen Enzymblock der α-1,4-Glukosidase verursacht wird. Diese Glukosidase, wie auch die übrigen lysosomalen Enzyme, besitzt ihr pH-Optimum um 4,0 und hydrolysiert Maltose, gewisse Oligosaccharide und die äußeren Glykogenketten („Blätter") zu Glukose. Bei der Krankheit nach Pompe sind in elektronenmikroskopischen Untersuchungen der Leber große, mit reichlich Glykogen gefüllte Vakuolen sichtbar, die in anderen Formen von Glykogenspeicherkrankheiten nicht vorkommen. Diese Vakuolen geben den Anschein von zum Platzen mit Glykogen gefüllten Lysosomen. Die übrigen lysosomalen Enzyme sind bei dieser Krankheit normal, woraus sich ein spezifisch lysosomaler α-1,4-Glukosidase-Defekt ableiten läßt. In normalen Zellen werden die Glykogenfragmente von den Lysosomen aufgenommen und abgebaut. Bei der Krankheit nach Pompe können die aufgenommenen Glykogenteile auf Grund des Enzymblocks nicht abgebaut werden, was eine starke Schwellung der Lysosomen mit sich bringt. Indessen ist noch nicht geklärt, weshalb dieser Defekt, der bestimmt generalisiert ist, eine derart markante Glykogenablagerung vor allem im Myokard verursacht.

Blutchemische Untersuchungen und Belastungen, die alle normale Werte aufweisen, tragen nicht zu einer Diagnose bei. Alkohol-fixierte und PAS-gefärbte Ausstriche von peripherem Blut zeigen reichlich Glykogen in den Leukozyten, denen α-Glukosidase fehlt. Die definitive Diagnose wird auf Grund von Enzymanalysen an Leber- und Muskelbiopsien gestellt.

Die strukturellen Veränderungen werden beherrscht von Glykogeneinlagerung in Myokard, Skelettmuskulatur, Leber (Parenchym- und Kupffer-Zellen), den Vorderhornzellen des Rückenmarks und den Ganglienzellen der Darmplexus. Die Zellkerne zeigen keine Einlagerung. Das eingelagerte Glykogen ist chemisch normal. Es wurde auch eine später beginnende (juvenile) Form mit dem gleichen Enzymdefekt beschrieben („Typ IIb"). Vergl. Seite 38.

Debrancher-Defekt (Typ III, Forbes)

Das Debrancher-Enzym baut Glykogen zu Glukose ab. Wenn der Defekt bei diesem Enzym liegt, entsteht ein abnormes Glykogen mit sehr kurzen Ketten („Zweige" des Glykogen-„Busches"). Die Krankheit wurde 1953 von FORBES beschrieben, der diesen Enzymdefekt postulierte, was sich später als richtig erwies. Die Symptome sind gering, und die Krankheit gleicht klinisch dem Glukose-6-Phosphatase-Defekt. Die Patienten zeigen eine leichte Hypoglykämie, mäßige Azidose, mäßige Lipämie sowie gehemmtes Wachstum. In der Regel werden die Symptome erst später beachtet. Im von FORBES beschriebenen Fall fielen die Symptome im Alter von $12^{1}/_{2}$ Jahren auf. Die Reaktion auf Glukagon und Adrenalin nach 12–14stündigem Fasten ist stark herabgesetzt oder fehlt. Die Galaktose- und Fruktosebelastungen sind normal.

Strukturelle Veränderungen finden sich in Leber, Darm und Skelettmuskulatur. Die Leber zeigt Verfettung und vermehrtes periportales Bindegewebe, das eine Zirrhose

vortäuschen kann. In der Leber ist die Glykogenmenge stark erhöht (mehr als 10%), während das Muskelglykogen nur mäßig erhöht ist (3–4%). Die chemische Struktur des Glykogens ist abnorm, wenn die Probe in der Fastenzeit genommen wird; sie zeigt dann kurze äußere Ketten. Bemerkenswerterweise ist es normal, wenn die Probe unmittelbar nach einer Mahlzeit genommen wird. Diese scheinbare Diskrepanz wird so erklärt, daß bei den fastenden Patienten das Glykogen zu Limit-Dextrin abgebaut wird, welches bei Fehlen von Debrancher nicht abgebaut werden kann („Limit-Dextrinose").

Es sind zwei Formen dieser Krankheit beschrieben, eine mit Debrancher-Defekt, der sowohl Leber als auch Muskulatur betrifft. Bei der anderen Form fehlt einzig Leber-Debrancher. Die definitive Diagnose wird folglich nach Enzymanalysen von Leber- und Muskelgewebe gestellt (siehe auch Seite 119).

Muskelphosphorylase-Defekt (Typ V, McArdle)

Diese Krankheit ist auf die Skelettmuskulatur beschränkt und wird durch eine defekte Muskelphosphorylase verursacht. Sie verursacht nur Muskelsymptome und wurde auf Seite 82 beschrieben.

Glukose-6-Phosphatase-Defekt (Typ I, von Gierke)

Wie früher bereits hervorgehoben, ist dieser Typ wahrscheinlich die erste Glykogenspeicherkrankheit, die beschrieben worden ist. Sie wird durch einen Enzymblock im letzten Schritt im Glykogenabbau verursacht, wobei die Umwandlung von Glukose-6-Phosphat zu Glukose, reguliert durch die Glukose-6-Phosphatase, gestört ist.

Es handelt sich um die zweithäufigste Glykogenspeicherkrankheit (25%). Sie ist autosomal rezessiv vererbbar. Die Hepatomegalie ist gewöhnlich bedeutend und kann schon bei der Geburt vorkommen. Auch die Nieren sind vergrößert, allerdings können sie von der vergrößerten Leber überdeckt werden. Eine schwere Hypoglykämie kann früh auftreten, wie auch Azidose und Lipämie. Die letztgenannte wird nicht so sehr durch hypoglykämische Lipidmobilisierung als durch einen sogenannten Phosphatshunt verursacht. Die Gesamtlipide können Werte von 0,8–2 g% und höher erreichen. Freie Fettsäuren, Triglyzeride und auch Cholesterin im Plasma sind erhöht. Außerdem kommen erhöhte Harnsäurewerte im Blut vor (KELLEY *et al.*), was unter anderem durch eine herabgesetzte Nierenclearance der Harnsäure erklärt wird. Die definitive Diagnose wird auf Grund der Enzymanalysen von Leber, Niere und Dünndarmmukosa gestellt, den einzigen Geweben, die normalerweise Glukose-6-Phosphatase enthalten. Dazu eignet sich die Leberbiopsie am besten, wobei zum Beispiel eine Nadelbiopsie möglich ist (OECKERMAN; LUNDQUIST und OECKERMAN). Das Leberglykogen ist bis 5–10% des Feuchtgewichts erhöht und erreicht folglich nicht die hohen Werte, wie sie beim Debrancher-Defekt vorkommen.

Die strukturellen Veränderungen bleiben auf Leber und Nieren beschränkt, wo reichlich eingelagertes Glykogen in den Parenchymzellen, bzw. in den Zellen der proximalen Tubuli nachgewiesen wird. Das biopsierte Gewebe muß unmittelbar, ohne vorgängiges Spülen in physiologischer Kochsalzlösung, fixiert werden. Dasselbe gilt auch für die Enzymanalyse bei histochemischer Untersuchung. (Für betreffende Fixation siehe Seite 113 und 207).

Iatrogene Glykogenablagerung

Wie schon früher erwähnt, kann sich in der Leber auf Grund einer adrenokortikoiden Stimulierung massenhaft Glykogen ansammeln. Dasselbe gilt bei hochdosierter und langdauernder Cortisonbehandlung. Wenn z. B. bei Zirrhose histochemisch reichlich Glykogen in den Leberparenchymzellen nachgewiesen wird, bedeutet dies nicht notwendigerweise das Vorliegen einer Glykogenspeicherkrankheit. Für eine sichere Diagnose von Glykogenspeicherkrankheiten braucht es Enzymanalysen und eine Untersuchung der Glykogenstruktur. Veränderungen können durch Kortisonbehandlung bedingt sein. Dabei ist das abgelagerte Glykogen normal, und es kann kein Enzymdefekt nachgewiesen werden. Ursache der Glykogenanhäufung nach Cortisonzufuhr scheint die durch Kortikoide erhöhte Glykogensynthese aus Proteinen zu sein. Dieser Effekt wird speziell den 11- und 11,17-Oxysteroidhormonen zugeschrieben. Wahrscheinlich geht diese Stimulierung über die Aktivierung der Lebertransaminasen. Möglicherweise vermindern die Steroide auch die Glykogenaufnahme der Muskeln, dabei nimmt die Synthese des Leberglykogens zu.

Diagnose

Die klinischen Untersuchungen können zu Verdacht auf Glykogenspeicherkrankheiten Anlaß geben (Hypoglykämie, Lipämie, Azidose, Urikämie und abnorme Belastungskurven), aber diese Methoden führen nicht absolut zur Diagnose. Für die definitive Diagnose sind Biopsie, in gewissen Fällen Ausstriche von peripherem Blut und in allen Fällen Enzymanalysen und Glykogenstudien nötig. Enzymstudien an Amnionzellen von Gewebekulturen können für die intrauterine Diagnostik verwendet werden (SALAFSKYL und NADLER, 1971; HOWELL *et al.*, 1971).

Biopsie

Bei den Typen II, III, IV, V und VII ist die Muskelbiopsie nützlich, und bei allen Typen außer V (McArdle) auch die Leberbiopsie. Bei Typ II und III kann eine Rektumbiopsie wertvoll sein. Bei Typ I besteht auch die Möglichkeit, den Defekt durch die Untersuchung von Nierengewebe und Dünndarmmukosa (Enzyme) zu eruieren.

Muskel- und Lebergewebe muß nach der Biopsie mit histochemischen und quantitativen chemischen Methoden in Zusammenarbeit mit Spezialisten untersucht werden. Derjenige Teil, der histochemisch untersucht werden soll, kann vom Untersucher entweder unmittelbar unfixiert verarbeitet oder fixiert werden. Bezweckt die strukturelle Untersuchung einzig das Konstatieren einer reichlichen Menge Glykogens (und keine Enzymstudien), kann das Gewebsstück fixiert werden. Sind Enzymstudien beabsichtigt, braucht es frisches und unfixiertes, möglichst tiefgefrorenes Material.

Die *Fixationsmethoden* für eine Lokalisation von Glykogen waren lange Zeit umstritten. Einige Autoren behaupten, daß nur wasserfreie Fixative Glykogen ausfällen, andere sind der Ansicht, daß fast alle Fixationsmittel geeignet seien. Es wurden mehrere systematische Untersuchungen vorgenommen, aber noch immer gibt die Frage Anlaß zu Kontroversen. MANNS testete die Einwirkung von 16 Fixationsmitteln auf Glykogen und lehnte nur zwei davon (Flemming, ohne Essigsäure und Formol-Dextrose) ab. VALLANCE-OWEN fand Formol gleich wirksam wie absoluten Alkohol. BYRON zieht eiskalte Lisonsche Lösung vor, da dabei der Strömungseffekt ausbleibt. LYNCH *et al.* meinen: „one should remember that glycogen is extremely soluble in all aqueous media but that it is insoluble in concentrations of alcohol greater than 70%. For routine demonstration of glycogen the best fixatives are: Brasil's Gendre's, acetic-acid-alcohol-formalin (5 : 85 : 10), Bouin's and ethanol – more or less in this order, though Lillie prefers the acetic-acid-alcohol-formalin".

Zum Teil beruht die Diskrepanz auf der Art des Gewebes, das untersucht wird, z. B. ob es sich um Sektions- oder Operations-

material handelt. Möglicherweise beruht die ständige Empfehlung von Carnoy- und Rossmanscher Lösung oder anderen wasserarmen Fixantien auf bloßem Gewohnheitsdenken. Es entspricht auch der Ansicht des Autors, daß Glykogenfärbungen nach Formolfixation gelingen können.

Die überlegene Methode ist indessen der *Kryostatschnitt* von unmittelbar nach der Biopsie tiefgefrorenem Gewebe, z. B. in von flüssigem Stickstoff gekühltem Propylen-Propan, wie es auch für die Muskelbiopsie verwendet wird (Seite 88). Das herausgenommene Gewebe kann tiefgekühlt aufbewahrt werden (am besten bei $-70\,°$C, möglicherweise bei $-20\,°$C), bis es geschnitten und biochemisch analysiert werden kann.

Die heute am häufigsten verwendete *Färbemethode* für Glykogen ist diejenige mit PAS und Diastasekontrollen (Seite 207), wobei immer mit Diastaselösung vorbehandelte Schnitte parallel mit unbehandelten gefärbt werden sollen. Am Kryostatschnitt kann die Aktivität von Phosphorylase und Amylo-1,4–1,6-Transglukosidase getestet werden (Seite 216). Diese Färbemethoden sind allerdings nur qualitativ; für eine quantitative Untersuchung von Glykogen und Enzymaktivität braucht es eine chemische Analyse im Einvernehmen mit dem entsprechenden Spezialisten.

Der Abbau des Glykogens nach dem Tode wurde von BYRON und MANNS erläutert. Er basiert auf vier Faktoren:

1. Erkalten des toten Körpers
2. Zeit zwischen Tod und Gewebsentnahme
3. Eindringungsvermögen des Fixationsmittels
4. Struktur des Glykogens

Ad. 1 und 2. Während der ersten 12 Stunden geht ein ziemlich schneller Abbau vor sich, der sich danach so sehr verlangsamt, daß bis 79 Stunden postmortal anfärbbares Glykogen vorhanden ist (MANNS). Wird dasselbe Gewebe bei 2 °C aufbewahrt, bleibt doppelt so viel Glykogen erhalten.

Ad. 3. BYRON empfiehlt eiskalte Lösung nach Lison als das geeignetste Fixationsmittel, solange 1–2 mm dicke Gewebsstücke verwendet werden.

Ad. 4. Bei Glykogenspeicherkrankheiten widersteht das Glykogen besser der postmortalen Autolyse. BYRON gibt z.B. an, daß Muskelgewebe bei M. Pompe nach 56 Stunden immer noch reichlich lysosomales Glykogen enthält.

Geeignet ist somit ein möglichst schnelles Tiefgefrieren des Gewebes für qualitative und quantitative Analysen.

Ausstrich

Bei der Krankheit nach Pompe (α-1,4-Glukosidase-Defekt) enthalten die zirkulierenden Blutkörperchen reichlich Glykogen. Es eignen sich diagnostisch die Leukozyten in Ausstrichen von peripherem Blut, fixiert in absolutem Alkohol und gefärbt mit PAS bei Diastasekontrollen (FIELD, 1969). Normale Leukozyten enthalten keine großen Mengen anfärbbaren Glykogens; die Probe wird als einfach und wertvoll erachtet. Bei den Glykogenkrankheiten sind auch die Glykogenmengen der Erythrozyten hoch, was für die Diagnostik ausgenützt worden ist. Indessen hat man herausgefunden, daß die Enzymstudien an Leukozyten ein besserer Indikator bei Erkrankten und Anlageträgern sind. Bei Leberphosphorylase-

Defekt (Typ VI) z.B. können heterozygote Träger mit dieser Methode identifiziert werden (SCHWARTZ *et al.*).

Chemische Analyse

Wiederholt ist betont worden, daß quantitative Glykogenanalysen in Verbindung mit Enzymanalysen den einzig sicheren Weg zur richtigen Diagnose darstellen. Auf diesem Gebiet wurde von OECKERMAN in Schweden Pionierarbeit geleistet. Er hat gezeigt, daß die Feinnadelbiopsie der Leber eine ausgezeichnete Methode für quantitative Studien bietet. Aspirationsbiopsien ergeben Lebermengen von 0,5–2,0 mg, und diese reichen aus für Enzym- und Glykogenanalysen. Sie sind indessen nicht ausreichend für gleichzeitige histochemische Studien. Diese Leberbiopsien sind wegweisend bei allen bis heute bekannten Glykogenspeicherkrankheitstypen außer bei Muskelphosphorylase-Defekt nach McArdle. Die Muskelanalyse ist wertvoll bei den Typen II, III, IV, V und VII. Chemische Studien können auch an zirkulierenden Blutkörperchen (Technik siehe OECKERMAN, 1965) bei den Typen II, III, IV und VI ausgeführt werden. Wie schon erwähnt, hat man beim Typ VI diese Methode für den Nachweis heterozygoter Träger verwendet. Die Leukozyten scheinen für die Untersuchung geeigneter zu sein als die Erythrozyten.

9. Schaumzellanalyse

Schaumzellen sind Makrophagen mit fremdem Inhalt. Sie kommen bei manchen Krankheiten vor und erscheinen im Paraffinschnitt als große Zellen mit hellem, körnigem oder „schaumigem" Zytoplasma und einem kleinen Kern. Im allgemeinen ist es nicht möglich, am Paraffinschnitt den Inhalt dieser Zellen und damit ihre Bedeutung abzuklären. Im folgenden wird eine Zusammenstellung generalisierter Prozesse, oft metabolischer Art, präsentiert. Damit sind alle lokalisierten Prozesse ausgeschlossen, wie z. B. echte Tumoren (Hypernephrom, alveoläres Weichteilsarkom, Myxom), Kno-

Tabelle 9.1. Schaumzellen in Relation zu Organ und Grundkrankheit

Krankheit	Knochenmark	Leber	Milz	Lymphknoten	Darm	„Tumor"	Übrige Organe
Ceroid	+	+	+	+	+		Thymus
Ceroidähnliche Histiozytose					+		
Cortisoninduzierte Lipidose			+				
Cholesterinose							Gallenblase
Ess. Hypercholesterinämie						+	
Ess. Hyperlipämie	+		+	+		+	
M. Fabry	+	+	+	+	+		
M. Farber	+	(+)	+	+	+	+	Subkut. Granulom
Gangliosidose	+	+	+	+	+		
Glykogenose Typ III		+			+		
M. Gaucher	+	+	+	+	+		Hirn
M. Hand-Schüller-Christian	+	+	+	+		+	Schädelbasis
Chron. Granulomatose	+	+	+	+	+		Lymphknoten
Melanosis coli					+		
Mukoidophagen im Kolon					+		
Mukopolysaccharidosen	+	+	+	+	+		Herz
M. Niemann-Pick	+	+	+	+	+		RES, Niere
Sulfatidose					+		Gallenblase
M. Tangier	+	+	+	+	+		Tonsillen
Thalassämie	+		+				
M. Whipple	+			+	+		Hirn
M. Wolman	+	+	+	+	+		Nebenniere (+ Verkalkungen)

Tabelle 9.2. Neuroviszerale, metabolische Krankheiten mit Veränderungen im Magen-Darmkanal

Krankheit	Plexus myentericus						Schaumzellen in der Lamina propria					
	Oes.	Ventr.	Duod.	Dünnd.	App.	Kol.	Ventr.	Duod.	Dünnd.	App.	Kol.	Rekt.
M. Tay-Sachs	+	+	+	+	+	+	−	−	−	−	−	−
M. Bielschowsky-Jansky	+	+	±	−	−	−	−	−	−	−	−	−
Gangliosidose	+	+	+	+	+	+	−	+	+	?	+	?
M. Niemann-Pick,												
infantil	±	±	±	+	+	+	−	+	+	+	+	?
juvenil	+	+	+	+	+	+	−	+	+	+	+	?
M. Wolman	?	+	+	+	?	?	+	+	+	?	±	?
M. Gaucher, infantil	−	−	−	+	?	+	−	−	+	?	−	?
M. Fabry	?	+	+	+	?	+	−	+	+	?	+	?
Mukopolysaccharido-sen	+	+	+	+	?	+	?	?	?	?	+	?
Chron. Granuloma-tose	−	−	−	−	−	−	−	−	+	+	+	+
Sulfatidose	−	−	−	−	−	+	?	?	?	?	?	+

Symbole: + = positiver Befund, ± = variierender Befund, − = negativer Befund, ? = nicht ausgeführt.

chenveränderungen des Typs fibröse Dysplasie, nicht ossifizierende Fibrome sowie in den Nieren auftretende Schaumzellen lokalen Ursprungs, die bei vielen Krankheiten vorkommen können (ZOLLINGER und ROHR, 1969). Besprochen werden dagegen Erkrankungen von metabolischem Charakter mit Schaumzellen in den Nieren (Niemann-Pick, Fabry) sowie einige Krankheiten mit scheinbar lokalisierten Veränderungen in tumorähnlicher Form wie z. B. die Farbersche Lipogranulomatose, welche mit ihren subkutanen Knoten einen Tumor oder rheumatische Noduli vortäuschen kann und das Xanthom bei essentieller Hyperlipämie, wo nur in der Haut Schaumzellveränderungen vorzukommen scheinen.

Die Zusammenstellung ist nach Organen geordnet. Manche Krankheiten werden bei mehreren Organsystemen erwähnt, die histochemischen Reaktionen sind aber meistens ähnlich und werden nur einmal aufgeführt, wobei auf den Befall weiterer Organe hingewiesen wird.

Schaumzellen im Darm

Etliche Stoffwechselkrankheiten gehen mit Ablagerungen von ortsfremden Substanzen in Schaumzellen des Darmkanals einher, was für die Biopsiediagnostik genützt werden kann.

Außerdem erfolgt in gewissen Fällen die Ablagerung auch interstitiell und in den Ganglienzellen des Darmes, was den Wert dieser Biopsieform noch erhöht. Einmal mehr aber muß betont werden, daß die Veränderungen in den Neuronen diskret sind. Umfaßt die Biopsie lediglich Mukosa und Submukosa, so ist sie nur von zweifelhaftem Wert, da nur wenige Meissner-Neuronen zu sehen sind. Für eine lohnendere Diagnostik der Ganglienzellen des Darms muß die Biopsie der Muscularis propria miteingeschlossen sein, damit auch der Plexus myentericus begutachtet werden kann.

Als ein Beispiel für den Wert einer kombinierten histochemischen Untersuchung der Schaumzellen des Darmes, des Plexus myentericus und der Nerven, kann ein Fall von Sulfatidose (KAMOSHITA und LANDING, 1968) angeführt werden. Die Schaumzellen wiesen eine rote, (nicht braune) Metachromasie auf, die Ganglienzellen waren orthochromatisch und die Nervenstämme in der Darmwand zeigten eine braune Metachromasie im kresylviolettgefärbten Gefrierschnitt der Rektalbiopsie. Ein etwas ungewöhnlicher Weg zur Diagnose einer Sulfatidose. Beispiele von Stoffwechselkrankheiten mit verschiedener Art von Darmbeteiligung gehen aus Tabelle 9.2 hervor, die aufgrund der Befunde von KAMOSHITA und LANDING sowie ergänzt durch eigene Erfahrungen des Autors, zusammengestellt wurden.

Ceroidablagerung

Ceroid ist ein hellgelbes, in Makrophagen lokalisiertes Pigment. Es wurde erstmals in der Leber bei experimenteller Zirrhose entdeckt, dann aber auch beim Menschen als Nebenbefund bei verschiedenen Prozessen wie z. B. Arteriosklerose, Alkoholzirrhose und der Krankheit nach Niemann-Pick beschrieben. Außerdem werden in der Literatur einige Fälle von generalisierter Ceroidablagerung beschrieben. Wahrscheinlich ist das Vorkommen von Ceroid eine Sekundärerscheinung bei unvollständiger Oxydation verschiedener Lipide und vermutlich ein Vorstadium der Lipofuszinbildung. In Biopsiematerial, z. B. Darm, Lymphdrüsen oder Milz von Kindern mit schwerer Unterernährung, kann von differentialdiagnostischem Gesichtspunkt aus die histochemische Charakteristik der pigmentierten Zellen von Bedeutung sein, z. B. zur Abgrenzung gegen chronische Granulomatose oder der Krankheit nach Whipple. Die von OPPENHEIMER und ANDREWS beschriebenen Patienten litten an Unterernährung, Lebervergrößerung, Tendenz zu Blutungen, Erbrechen und Diarrhöen. Außerdem lagen Zeichen vor für Demineralisation und verzögerte Entwicklung der Knochen. Die Patienten zeigten klinisch Anzeichen von Zirrhose und starben an Leberinsuffizienz. In der Literatur wird keine familiäre Tendenz nachgewiesen.

Ein ähnlicher Zustand wurde von FORD *et al.* (1962) beschrieben. Hier lag allerdings eine familiäre Tendenz und die Neigung zu Infektionen, Hyperglobulinämie und rheumatoider Arthritis vor.

Tabelle 9.3. Histochemische Reaktionen bei Ceroidablagerung

Färbung	Gefrier-schnitt	Paraffin-schnitt
HE	gelbbraun	gelbbraun
PAS	rot	rot
Diastasekontrolle	+	+
PAAS		+
Sudan S	+	+
Autofluoreszenz		goldbraun
Säurefestigkeit		+
Ferri-ferricyanid		−
Silberreduktion		−
Eisen		−

Inwieweit alle diese Fälle in die Gruppe der Ceroidablagerungen oder der chronischen Granulomatosen (Seite 119) eingereiht werden sollen, ist unsicher. Die gegenwärtige Tendenz scheint auf die letztgenannte Alternative zu weisen. Der Phagozytosefehler der Granulozyten kommt in verschiedenen Formen vor (chronische Granulomatose bei Knaben und Jobsche Krankheit bei Mädchen) und es ist anzunehmen, daß Ceroidablagerung nur ein sekundäres Phänomen ist (vergl. „pigmentierte Histiozytose" oder Whipplesche Krankheit).

Als Stütze für die Ansicht, daß die Ceroidablagerung nur ein sekundäres Phänomen ist, kann weiter angeführt werden, daß

pigmentierte Histiozyten bei manchen untereinander nicht verwandten Krankheiten auftreten können, wie villo-noduläre Synovitis, xanthomatöse Cholezystitis, Diabetes, xanthomatöse Hirnzysten, eosinophile Hautgranulome und hypercholesterinämische Xanthomatose. Außerdem wird manchmal ein ähnliches Pigment in Nerven- und Gliazellen bei amaurotischer Idiotie angetroffen. Ähnliche Veränderungen treten übrigens in der Nebenniere im Alter von 3 Monaten auf und zwar an der Grenze zwischen der Zona fasciculata und dem Mark, wahrscheinlich in der Folge einer Ansammlung von Abbauprodukten der fetalen Rinde (Kap. 11, Seite 176). Die strukturellen Veränderungen bei der generalisierten Form der Ceroidablagerung werden dominiert von golden glänzenden Darmschleimhäuten und vergrößerten mesenterialen Lymphknoten mit goldgelber Schnittfläche.

Lokalisation. Die Veränderungen befinden sich hauptsächlich in Darm, Milz, Lymphknoten, Knochenmark, Leber und Thymus.

Definitive Diagnose. Nach Vorliegen der histochemischen Befunde (Tabelle 9.3) sollte zur definitiven Abgrenzung gegen die chronische Granulomatose die Phagozytoseprobe mit Granulozyten durchgeführt werden (siehe chronische Granulomatose). Die Biopsie wird entnommen von Rektum, Knochenmark, Milz oder Leber. *Fixationsmittel:* Das geeignetste Fixationsmittel ist neutrales Formol, es können aber auch Zenkersche und Bouinsche Lösung verwendet werden.

Ceroid-ähnliche Histiozytose

Diese Krankheit scheint klinisch stumm zu sein und besteht aus einer Ablagerung von bleichen Histiozyten in der Kolonmukosa, die in mancher Hinsicht ähnliche Färbungsreaktionen wie in der Whippleschen Krankheit aufweisen. Es sind etliche Fälle bei Kindern beschrieben worden. Der Zustand hat einzig vom differentialdiagnostischen Standpunkt aus Bedeutung gegenüber der Krankheit nach Whipple, der chronischen Granulomatose und in gewissem Maße den Ceroidablagerungen.

Lokalisation. Die Veränderung ist begrenzt auf die Mukosa des Kolon.

Tabelle 9.4. Histochemische Reaktionen bei „ceroidähnlicher" Histiozytose

Färbung	Gefrierschnitt	Paraffinschnitt
HE	ungefärbt	ungefärbt
PAS	rot	rot
Diastasekontrolle		+
PAAS		+
Sudan S	+	schwach +
Autofluoreszenz		grüngelb
M. Ziehl-Neelsen		schwach +
Ferri-ferricyanid		−
Silberreduktion		−
Eisen		−

Definitive Diagnose. Die histochemischen Befunde (Tabelle 9.4) grenzen den lokalisierten Zustand gegenüber der chronischen Granulomatose und M. Whipple ab, sind hingegen unzulänglich, um eine generelle Ceroidablagerung auszuschließen. Es geht um die Frage, ob die „ceroid-ähnliche Form" ein Vorstadium der von OPPENHEIMER und ANDREWS beschriebenen generellen Form der chronischen Granulomatose ist (FISCHER und HELLSTRÖM, 1964).

Glykogenose, Typ III (Forbes)

Wie aus dem Glykogenkapitel (Seite 111) hervorgeht, wird bei diesem Zustand abnormes Glykogen vor allem in Muskulatur, Leber und in einem Teil der Fälle auch in den roten Blutkörperchen gespeichert. Man hat inzwischen auch histiozytäre Ablagerungen im Darm gefunden, vor allem in

Mukosa und Submukosa des Rektums, weshalb die Glykogenose Typ III in diesem Zusammenhang von differentialdiagnostischem Interesse ist.

Lokalisation. Schaumzellen werden in Mukosa und Submukosa des Rektums gefunden. In allen Fällen ist der Gehalt an abnormem Glykogen in Muskel- und Leberparenchymzellen hoch. Die histochemischen Befunde sind aus Tabelle 9.5 ersichtlich.

Tabelle 9.5. Histochemische Befunde bei Glykogenose, Typ III

Färbung	Gefrierschnitt	Paraffinschnitt
Sudan S	−	−
PAS	+	+
Diastasekontrolle	−	−
Pigment	−	−
Säurefestigkeit		−
Silberreduktion		−
Schmorl		−
Autofluoreszenz	−	−
Eisen		−
Karmin nach Best	+	+
Muzikarmin	−	−
Toluidinblau	orthochromatisch	

Definitive Diagnose. Die Befunde im Darm müssen eine Muskel- oder Leberbiopsie veranlassen, wovon die Hälfte in Lisonscher oder Carnoyscher Lösung fixiert werden soll, und die andere Hälfte für biochemische Enzym- und Glykogenanalyse eingefroren wird. Enzymmangel: Amylo-1,6-Glukosidase. Die definitive Diagnose wird durch biochemische Untersuchungen gestellt.

Chronische Granulomatose

Geschlechtsgebundene, rezessiv vererbbare Krankheit, die nur Knaben befällt. Die Symptome treten gewöhnlich im Laufe des ersten Jahres auf, in Form einer suppurierenden Lymphadenitis, vor allem in der Halsregion. Danach entstehen Hepatosplenomegalie und Hautausschlag von ekzematösem Aussehen. Rezidivierende, oftmals granulomatöse, Pneumonien sind häufig und oft die Todesursache. Gewöhnlich tritt der Tod vor dem Alter von 7 Jahren ein (Streuung 2–16 Jahre). Sepsis oder andere Infektionen können den Verlauf beschleunigen. Die Laborbefunde zeigen oftmals neutrophile Leukozytose oder diffuse Hypergammaglobulinämie. Oft sind Staphylokokken die angreifenden Organismen, aber E. coli wie auch andere Bakterien oder gar

Tabelle 9.6. Histochemische Reaktionen bei chron. Granulomatose

Färbung	Gefrierschnitt	Paraffinschnitt
Sudan S	+	+
PAS	+	+
OTAN	+	
Toluidinblau	orthochromatisch	
Anisotropie	−	
Pigment	+ braungelb	+
Säurefestigkeit		+ (variierend)
Gram		−
Eisen		−
Autofluoreszenz	+ gelb	+

Pilze können vorkommen. Als Pathogenese wird ein vererbbarer Defekt der Granulozyten betrachtet. Die Bakterien werden zwar durch die Granulozyten phagozytiert, aber die Bakteriolyse bleibt aus. – Eine ähnliche Krankheit, Jobsches Syndrom, kommt bei hellhäutigen, rothaarigen Mädchen vor. Die Resultate der Phagozytoseprobe sind identisch mit denen bei chronischer Granulomatose und die beiden Krankheiten können gegenwärtig einzig mit Hilfe der Geschlechtsverteilung unterschieden werden. Eine Hilfe zur Diagnose

bildet in diesen Fällen eine Biopsie des Granuloms, welches Färbungsreaktionen aufweist, die im Paraffinschnitt pathognomonisch sind.

In Lymphdrüsen, Milz, Leber und Knochenmark finden sich granulomatöse Verschmelzungen, die in gewöhnlichen Färbungen von Tbc kaum zu unterscheiden sind. Mit histochemischen Methoden können jedoch charakteristische Reaktionen erreicht werden. Die chronische Granulomatose wurde erstmals von LANDING und SHIRKEY (1957) als pigmentierte Histiozytose beschrieben, aufgrund des generellen Vorkommens von pigmentierten Histiozyten im RES, u.a. in der Darmwand. Erst später ist erkannt worden, daß diese Histiozytose ein Folgezustand der Anomalie der Phagozytose der Granulozyten ist. Diese bringt eine Ablagerung von unvollständig verdauten Abbauprodukten (vergl. Whipple) in Histiozyten mit sich.

Lokalisation. Bei der chronischen Granulomatose finden sich die Schaumzellen in Darm, Milz, Lymphknoten, Knochenmark, Leber und in den Granulomen (Abb. 9.1 und 9.2).

Definitive Diagnose mit der Phagozytoseprobe mit Granulozyten eventuell mit dem Nitroblautetrazolium-Test.

Die Rektumbiopsie zeigt in der Mukosa oft reichlich pigmentierte Histiozyten mit Färbereaktionen, die von der Whippleschen Krankheit abweichen. Die Biopsie des Granuloms (Lymphadenitiden, Knochenmark, Milz, Leber) weist nekrotisierende Tuberkelriesenzellen, Granulozyten und Epitheloidzellen (Abb. 8.3, Seite 109) auf. Die letztgenannten können pigmentiert sein und im übrigen färberisch die gleichen Reaktionen wie im Darm aufzeigen (Tabelle 9.6). Pigmentierte Histiozyten kommen nicht immer vor (JOHNSTON und BAEHNER, 1971). *Fixationsmittel:* Neutrales Formol.

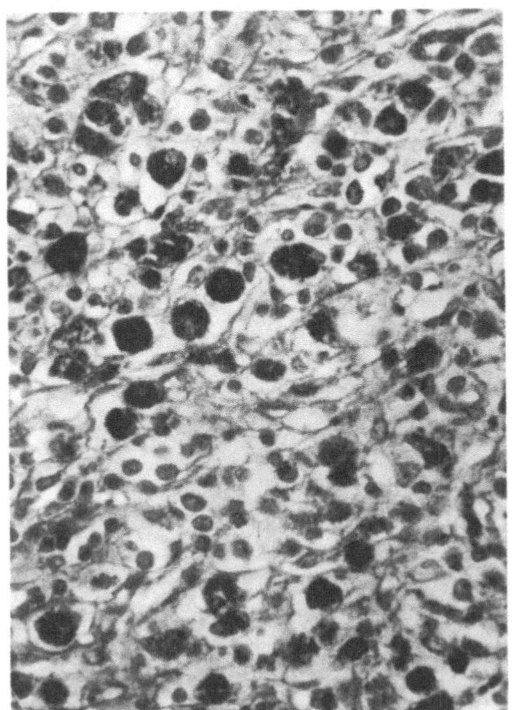

Abb. 9.1. Chronische Granulomatose. Paraffinmaterial von subkutanem Abszeß. Zahlreiche sudanophile Makrophagen. Sudan S, ×512

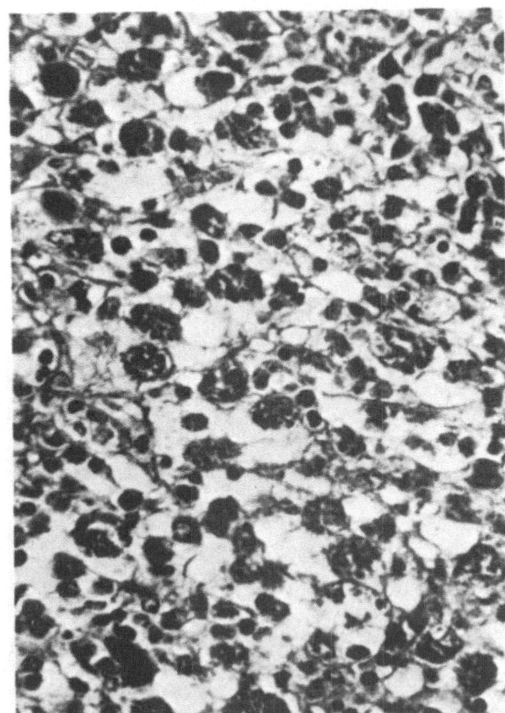

Abb. 9.2. Gleicher Fall wie Abb. 1. Paraffin. PAS, ×512

Sog. Melanosis coli (Syn. Pseudomelanosis coli)

Es handelt sich um eine symptomatische Veränderung mit unbekannter Genese. Die Krankheit verursacht an und für sich keine Symptome. Die Schleimhaut von Rektum und Kolon ist als Folge einer Einlagerung von melaninähnlichem Pigment dunkelbraun gefärbt. Man betrachtet das Pigment als Abbauprodukt von aromatischen Eiweißsubstanzen, die vom Darmlumen resorbiert werden. Die Bedeutung des Zustandes liegt in der Differentialdiagnose gegenüber den pigmentierten Histiozytosen im Darm (Ceroid, ceroidähnliche Histiozytose, pigmentierte Lipidhistiozytose etc.). Die Natur des Pigments ist umstritten gewesen, jetzt ist man sich aber einig, daß es sich nicht um „echtes" Melanin, sondern um ein mit Lipofuszin und Ceroid verwandtes Chromolipid handelt, vermutlich ein frühes Oxydations- und Polymerisationsstadium im Abbau von ungesättigten Fettsäuren, welches Schmorl- und Masson-positive Reaktionen bewirkt.

Lokalisation. Die Veränderungen sind begrenzt auf Kolon und Rektum.

Definitive Diagnose. Die histochemischen Resultate reichen aus für die Diagnose (Tabelle 9.7). Immerhin muß beachtet werden, daß die Unterschiede zwischen dieser Pigmentform und Lipofuszin so subtil sind, daß man es kaum unterlassen kann, beim Kind die Phagozytoseprobe an Granulozyten zu empfehlen, um eine chronische Granulomatose auszuschließen.

Mukoidophagen

Wie die Melanose, ein asymptomatischer Zustand mit Vorkommen von Schaumzel-

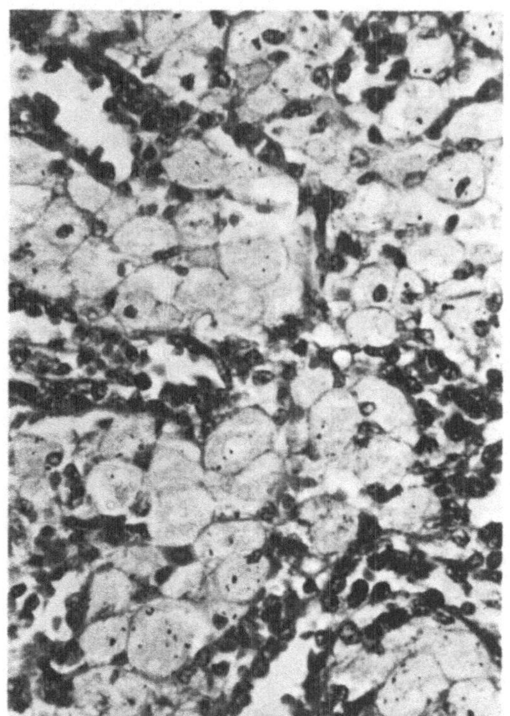

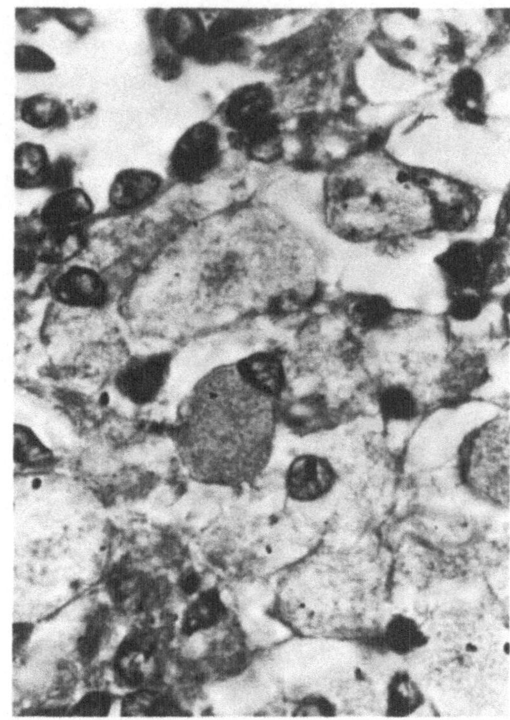

Abb. 9.3. M. Niemann-Pick, Milz. Paraffin-material mit Schaumzellen. Die schwarzen Körner sind Formolpigmente bei Fixation mit ungepuffertem Formol. HE, ×512

Abb. 9.4. Gleicher Fall wie in Abb. 3. Die kör-nige Struktur der Schaumzellen tritt deutlich hervor (vergl. Abb. 14). Die eingelagerte Sub-stanz (Sphingomyelin) ist ungleich herausgelöst worden. HE, ×640

Tabelle 9.7. Histochemische Reaktionen bei Melanosis coli

Färbung	Gefrier-schnitt	Paraffin-schnitt
Sudan S	+	+
PAS	+	+
Diastasekontrolle	+	+
PAAS		+
Pigment	+ braungelb	+
Säurefestigkeit		schwach +
Silberreduktion		+
Schmorl		+
Hale		−
Autofluoreszenz	+ orange-gelb	+
Eisen		−
Muzikarmin		−

Tabelle 9.8. Histochemische Reaktionen bei Mukoidophagen

Färbung	Gefrier-schnitt	Paraffin-schnitt
Sudan S	−	−
PAS	+	+
Diastasekontrolle	+	+
Pigment	−	−
Säurefestigkeit		−
Silberreduktion		−
Schmorl		−
Hale		+
Autofluoreszenz		schwach +
Eisen		−
Muzikarmin		+

len in der Lamina propria, vor allem im Rektum und auch in übrigen Abschnitten des Kolon. Beim Kind kommt die Krankheit in den „Teenjahren" vor. Ohne Relation zu Diarrhöen, ulzeröser Kolitis oder anderen Darmerkrankungen. Die Veränderungen haben vor allem Bedeutung als Differentialdiagnostikum gegenüber M. Whipple und Lipofuszinmakrophagen.

Lokalisation. Mukoidophagen im Darmkanal sind beschränkt auf das Kolon inkl. Rektum.

Die „Diagnose" wird gestellt aufgrund der histochemischen Reaktionen (Tabelle 9.8), vor allem der Sudan-negativen und Muzikarmin-positiven Reaktion. Die letztgenannte Reaktion ist vermutlich wertvoll bei der Abgrenzung zu den Mukopolysaccharidosen. *Fixationsmittel:* Neutrales Formol oder CPC-Formol sind die besten Fixative.

Mukopolysaccharidosen

Eine klinische Zusammenfassung findet sich im Spezialkapitel (Seite 97). Wahrscheinlich wird die Diagnose nur ausnahmsweise an Darmgewebe gestellt. Da indessen die Glukosaminoglukane auch in Makrophagen und Bindegewebszellen von Mukosa und Submukosa des Darmes abgelagert werden, können differentialdiagnostische Erwägungen gegen z. B. Mukoidophagen aktuell werden. In dieser Zusammenstellung wird kein Unterschied gemacht zwischen den verschiedenen Typen von Mukopolysaccharidosen. Im übrigen ist es wahrscheinlich, daß über die 8 im Mukopolysaccharidose-Kapitel behandelten Typen hinaus noch mehrere zusätzliche Formen bestehen.

Lokalisation. Mukopolysaccharidosen sind generalisierte Krankheiten mit Schaumzellen in Darm, Leber, Milz, Lymphknoten, Herz, Kornea und Hirn (Abb. 8.2, Seite 108).

Definitive Diagnose. Die histochemischen Befunde können Hinweise geben (Tabelle 9.9). Für die Diagnose braucht es den Nachweis eines spezifischen Glukosaminoglykans im Urin. Wegleitend kann auch die metachromatische Granulierung in den zirkulierenden Lymphozyten sein (Seite 99). *Fixationsmittel:* CPC-Formol.

Tabelle 9.9. Histochemische Befunde bei Mukopolysaccharidosen

Färbung	Gefrierschnitt	Paraffinschnitt
Sudan S	−	−
PAS	+	+
Diastasekontrolle	+	⌐
Pigment	kann vorkommen	
Toluidinblau	+	+
Hale		+
Karmin nach Best		−
Muzikarmin		−

Tabelle 9.10. Histochemische Reaktionen bei Sphingomyelinose

Färbung	Gefrierschnitt	Paraffinschnitt
Sudan S	+	−
PAS	+	−
Säurefestigkeit		−
Silberreduktion		−
Schmorl		−
Eisen		−
Baker	+	
OTAN	+	
NaOH-OTAN	+	
Goldhydroxamat	−	
PAN	−	

M. Niemann-Pick

Eine klinische Zusammenfassung findet sich im Kapitel der metabolischen Hirnkrankheiten (Seite 48). Bei allen Formen

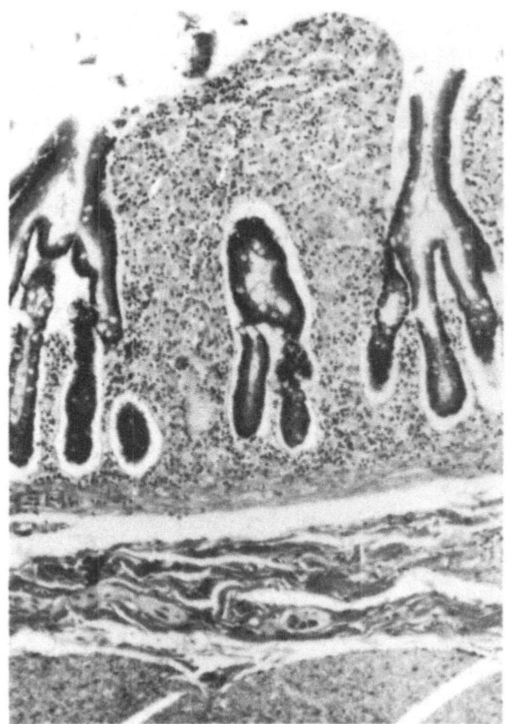

Abb. 9.5. M. Whipple, Darm. In Paraffin eingebettetes Material mit zahlreichen Schaumzellen in der Lamina propria. HE, ×128

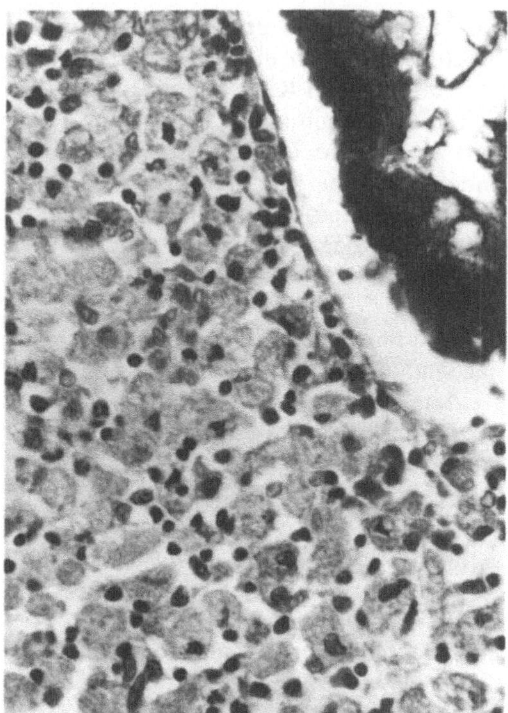

Abb. 9.6. Gleicher Fall wie in Abb. 5. Die körnige Struktur der Schaumzellen wird deutlich. HE, ×512

dieser Lipidose können im Darm Schaumzellen mit Phospholipid, manchmal auch mit Lipofuszinpigment vorkommen, weshalb die histochemischen Reaktionen dieser Krankheit hier mit aufgeführt sind (Tabelle 9.10).

Lokalisation. Nervensystem und RES (Abb. 9.3 und 9.4).

Die **definitive Diagnose** wird nicht aufgrund der Darmveränderungen gestellt. Das klinische Bild, Verlauf und Schaumzellen in anderen Organen, z.B. Knochenmark, Lymphknoten, Leber und Milz, sind ausschlaggebend. *Fixationsmittel:* Kalzium-Formol.

Whipplesche Krankheit

Ein seltener Zustand ohne familiäre Häufung, der auch bei Kindern vorkommt. Klinische Symptome sind Durchfall, Steatorrhöe und Kachexie. WHIPPLE beschrieb die Krankheit 1907 und nahm bereits damals eine infektiöse Genese an. Die Mehrzahl späterer Untersucher glaubte jedoch, daß es sich um eine lipidmetabolische Störung handle. Inzwischen sind weder der Enzymmangel noch andere Anhaltspunkte für eine Lipidose zum Vorschein gekommen. Die Krankheit besteht aus einer exzessiven Ansammlung von schaumigen, PAS-positiven und lipidreichen Zellen im Darm, Knochenmark und in den Endstadien auch im Hirn. PHILLIPS und FINLAY (1967) haben aufgezeigt, daß diese sog. intestinale Lipodystrophie nicht eine Lipidresorptionsstörung ist, sondern die Folge einer wenig virulenten bakteriellen Infektion mit Ablagerung von Abbauprodukten von Bakterien in Schaumzellen. Die Diagnose wird anhand der Darmbiopsie gestellt.

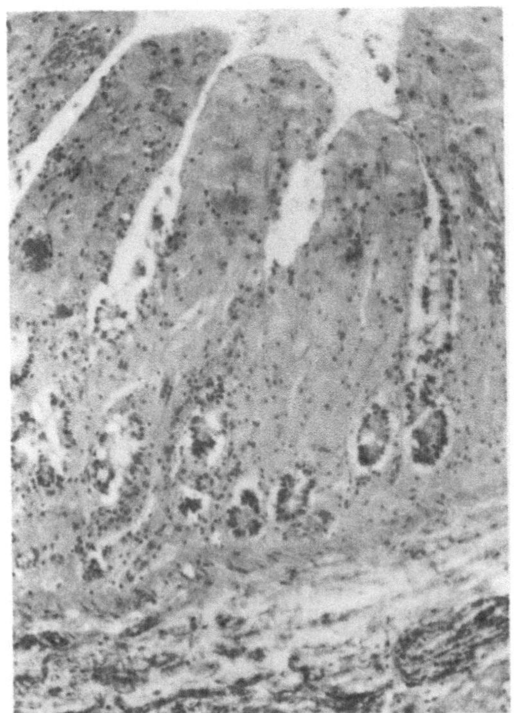

Abb. 9.7. M. Wolman, Darm. Die Lamina propria ist angefüllt mit großen, bleichen Schaumzellen, Paraffin. HE, ×128

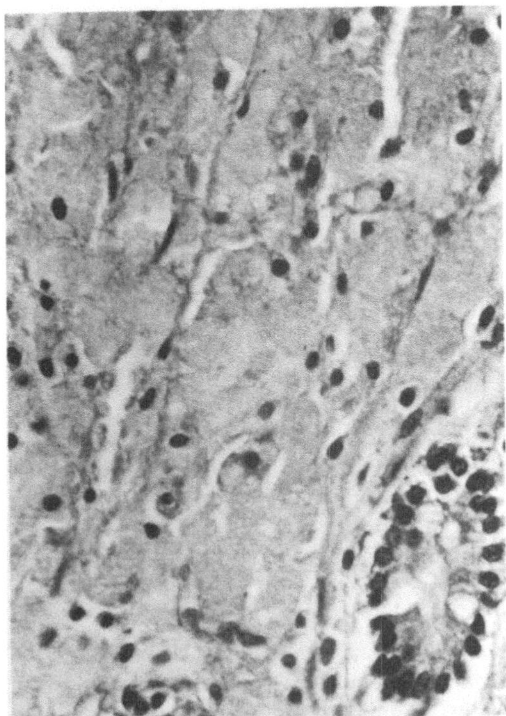

Abb. 9.8. Gleicher Fall wie in Abb. 7, in stärkerer Vergrößerung. Paraffin. HE, ×512

Lokalisation. Die Veränderungen finden sich in Dünndarm, Kolon, Lymphknoten und in einzelnen Fällen im Knochenmark.

Definitive Diagnose. Das histologische Bild ist ausreichend für die Diagnose (Tabelle 9.11).

Wolmansche Krankheit

Eine seltene und schwere, familiäre, generalisierte Lipidose, die Kinder, vor allem jüdischer Abstammung, befällt. Sie beginnt sofort nach der Geburt mit Erbrechen, schlechter Gewichtszunahme trotz gutem Appetit, allmählicher Zunahme des Bauchumfangs, teils infolge einer Hepatosplenomegalie, teils durch eine Dünndarmdilatation verursacht. Trotz vermehrter Nahrungseinnahme allmähliche Gewichtsverminderung, Unterernährung, wachsender

Bauchumfang und Tod im allgemeinen im Alter von weniger als 6 Monaten. Röntgenologisch werden oft punktförmige Neben-

Tabelle 9.11. Histochemische Reaktionen bei M. Whipple

Färbung	Gefrierschnitt	Paraffinschnitt
Sudan S	schwach +	−
PAS	+	+
Diastasekontrolle	+	+
PAAS	−	−
Pigment	−	−
Säurefestigkeit		− (vereinzelte Fälle pos.
Silberreduktion		−
Schmorl		−
Autofluoreszenz		−
Eisen		−
Muzikarmin		−

nierenverkalkungen nachgewiesen, hingegen ist die Form der Nebenniere gut erhalten, im Gegensatz zu den Verkalkungen, die bei Neuroblastom und Blutungen vorkommen, wo immer eine Deformation nachgewiesen werden kann. Sichere klinische Symptome für einen Hirnschaden wurden nicht aufgezeigt. Die Laborbefunde weisen erhöhte Serumlipide und einen erhöhten Cholesteringehalt auf. Das Serumeiweiß kann niedrig sein. Die Genese der Krankheit ist unbekannt, man vermutet jedoch eine abnorme Lipidresorption im Dünndarm. Als Stütze hierfür wird angeführt, daß der Dünndarm das am stärksten fettinfiltrierte Organ sei. Übrigens wird angenommen, daß der Dünndarm die Ursache des angeschwollenen Bauches sei. Bei einem Pat. wurde ein Mangel einer spezifischen, sauren Esterase der Leber nachgewiesen (LAKE und PATRICK, 1970), und möglicherweise ist ein Enzymdefekt wahrscheinlicher als eine hypothetische Lipidresorptionsstörung. Im peripheren Blut kommen vakuolisierte Lymphozyten vor. Strukturell imponiert die Gelbfärbung von Leber, Milz, Lymphknoten und Dünndarmmukosa (Abb. 9.7 und 9.8). Die Nebennieren sind vergrößert, gelb und verkalkt. Das Gehirn zeigt makroskopisch keine Veränderungen. Histologisch wird außer den Schaumzellen (Tabelle 9.1) auch „balloon-

ing" von Nervenzellen in Hirnstamm, Purkinje-Zellen und Ganglienzellen des Dünndarms beobachtet. Außerdem kommt eine sudanophile Substanz in den Mikrogliazellen der Hirnrinde vor.

Lokalisation. Generalisiertes Vorkommen von Schaumzellen in Dünndarmmukosa, RES inkl. Thymus und Lungen (Tabelle 9.1), dazu perivaskuläre Histiozyten im Hirn und vergrößerte Ganglienzellen (siehe oben). Außerdem werden einzelne Schaumzellen in Myokard und Aortenintima gesehen.

Histochemie. Es sind bedeutende Unterschiede in der Reaktionsintensität der Färbungen in verschiedenen Organen beschrieben. Dies gilt vor allem für die Phospholipid- und PAS-Reaktion. Die erstgenannte ist schwach in Leber, Milz, Thymus und Lymphknoten, und stark in Darmmakrophagen und Ganglienzellen, während die PAS-Reaktion schwach ist in den Darmmakrophagen, aber mäßig stark in retikuloendothelialen Organen. Die in Tabelle 9.12 angegebenen Reaktionen betreffen die Schaumzellen im Darm.

Definitive Diagnose. Ausbreitung und Histochemie der Schaumzellen und das Vorkommen von Nebennierenverkalkungen erlauben die Diagnose. *Fixationsmittel:* Kal-

Tabelle 9.12. Histochemische Reaktionen bei M. Wolman

Färbung	Gefrierschnitt	Paraffinschnitt
Sudan S	+	+
PAS	schwach +	schwach +
Diastasekontrolle	+	+
Anisotropie	+	−
PAN	+	
Baker	+	
NaOH-OTAN	+	
Pigment	−	−

Tabelle 9.13. Histochemische Reaktionen bei essentieller Hyperlipämie

Färbung	Gefrierschnitt	Paraffinschnitt
Sudan S	+	−
PAS	−	−
PAN	+	
Anisotropie	+	−
OTAN	−	
Baker	−	

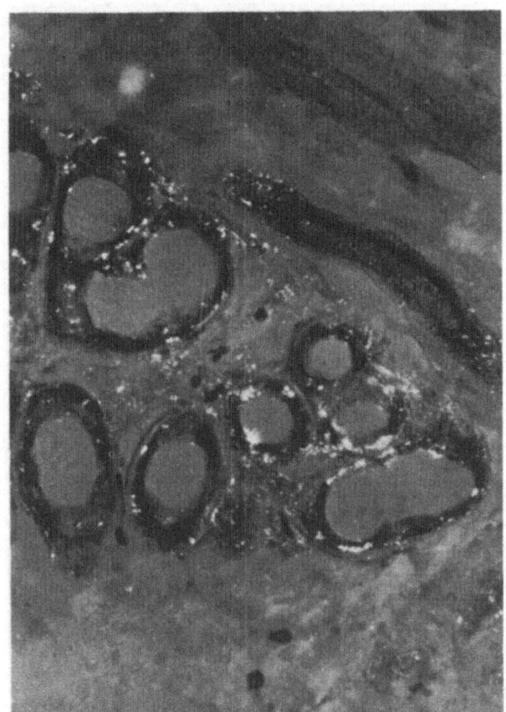

Abb. 9.9. M. Fabry, Schweißdrüsen. Der Gefrierschnitt zeigt im polarisierten Licht anisotropes Glykolipid in den Wänden der apokrinen Schweißdrüsen. Kresylviolett-Essigsäure, ×320

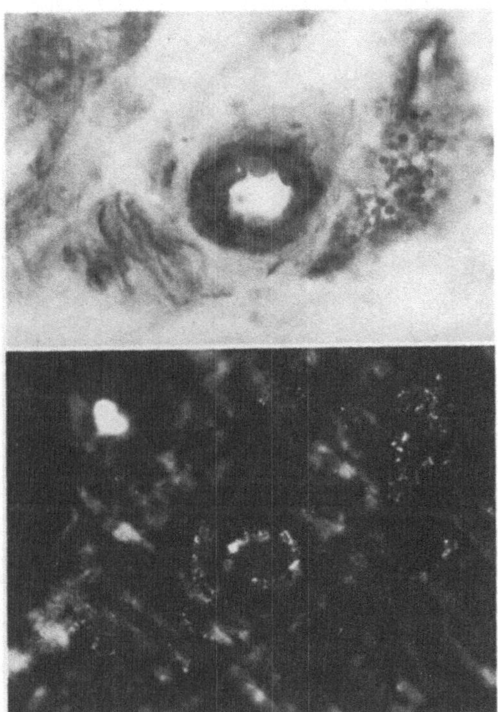

Abb. 9.10. M. Fabry, Arteriole mit doppelbrechendem Glykolipid in der Intima. Oberes Bild in gewöhnlichem Durchlicht, das untere in polarisiertem Licht. Gefrierschnitt, PAS, ×512

zium-Formol. Labormäßige Hilfe: vermindertes α-Lipoprotein, erhöhtes Prä-β-Lipoprotein im Serum. Organanalyse (Leber, Milz, Darm): Stark erhöhter Gehalt an Cholesterinestern und Triglyzeriden.

Schaumzellen in Lymphdrüsen

Aus Tabelle 9.1 (Seite 115) geht hervor, daß etliche der Krankheiten, die sich mit Schaumzellen in den Lymphdrüsen manifestieren, ebensolche auch im Darm aufweisen. Im allgemeinen haben sie dieselben Färbereaktionen, ungeachtet der Lokalisation.

Essentielle Hyperlipämie

Autosomal rezessiver Zustand mit generellem Angriff auf das retikuloendotheliale System. Oft mit frühem Beginn (innerhalb des ersten Lebensjahres) in Form von Hepatosplenomegalie und Hautxanthom. Als Komplikationen treten Gefäßverschlüsse auf. In den Laborbefunden sind die Plasmatriglyzeride erhöht, die α- und β-Lipoproteine vermindert. Der Defekt liegt in einem Mangel an Lipoproteinlipase. Die Prognose ist unterschiedlich, sie hängt ab von der Beteiligung der Gefäße und der Behandlung (reduzierte Fetteinnahme).

Lokalisation. Außer im Hautxanthom kommen Schaumzellen in Knochenmark, Leber, Milz und Lymphdrüsen vor (Tabelle 9.13).

Definitive Diagnose. Lipoprotein- und Lipidanalysen im Serum müssen ausgeführt werden.

Biopsiematerial soll in Kalzium-Formol fixiert werden.

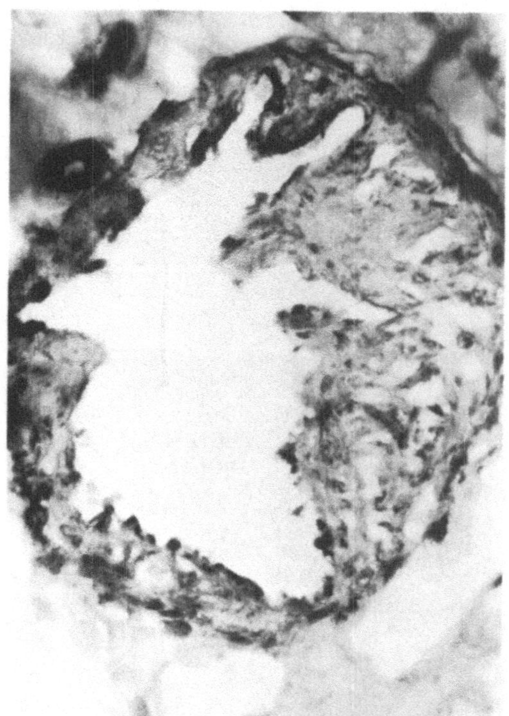

Abb. 9.11. M. Fabry, ven. Glykolipid in der Intima. Gefrierschnitt. PAS, ×512

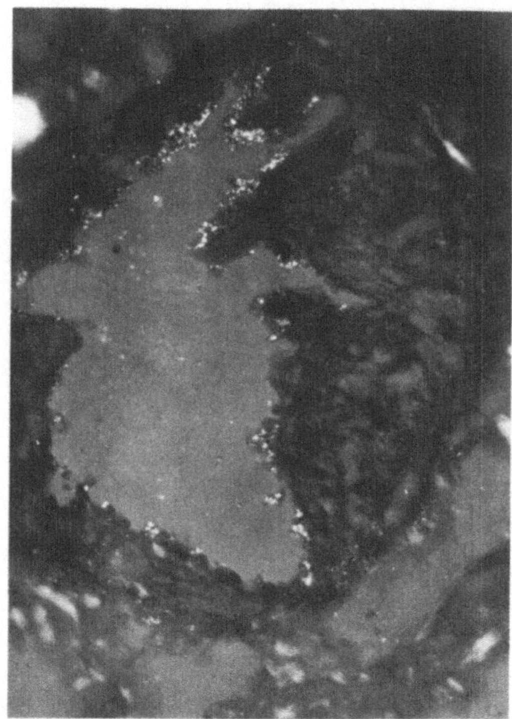

Abb. 9.12. Gleicher Schnitt wie in Abb. 11, aber im polarisierten Licht. Das Glykolipid ist doppelbrechend. Gefrierschnitt. PAS, ×512

Fabrysche Krankheit (Angiokeratoma corporis diffusum)

Eine seltene, geschlechtsgebundene, erbliche Glykolipidose, die hauptsächlich männliche Individuen befällt. Der klinische Verlauf ist sehr langsam, mit Beginn in der Kindheit (zwischen 7 und 10 Jahren), in Form von rotem Ausschlag an Haut, Konjunktiva und Lippen. Der Ausschlag besteht aus roten Konglomeraten von Angiektasien, die bei Kompression nicht abblassen. Er ist symmetrisch und in der Region zwischen Nabel und Knien konzentriert und speziell häufig an der Skrotalhaut. Es treten Fieberattacken und flüchtige Schmerzen, vor allem in Fingern und Zehen, mit Ausstrahlung in Hände und Füße auf. Anhidrose kommt gehäuft vor. Allmählich kommt es zu zerebralen Symptomen wie Krämpfe, Aphasie, Hemiplegie und zu lang-

samer psychischer Störung. Es entsteht eine charakteristische Kornea-Trübung. Die Krankheit besteht in einer Ablagerung von Ceramid-di- und trihexosiden in manchen Organsystemen. Man hat einen Enzymdefekt (Ceramidtrihexosidase) in der Darmwand nachgewiesen, von dem man annimmt, daß er für die Symptomatik verantwortlich ist. Die abgelagerte und durch die Nieren ausgeschiedene Substanz ist ein anisotropes Glykolipid und leicht nachweisbar in Urin und Gewebe (Abb. 9.9–9.12). KINT (1970) hat in den Granulozyten von M. Fabry-Patienten das Fehlen der α-Galaktosidase nachgewiesen. Der Tod tritt im allgemeinen in den vierziger Jahren ein.

Lokalisation. Schaumzellen kommen vor in Lymphknoten, Knochenmark, Milz, Leber und Darmmukosa (Kolon und Dünndarm), außerdem in Gefäßendothel, glatter Muskulatur (Darm), Alveolarzellen der Lunge, Nierentubuli und -glomerula, Myokard, Hirn, autonomen Ganglienzellen inkl. Darmplexus.

Definitive Diagnose. Die histochemischen Befunde am Biopsiematerial (Lymphknoten, Haut, Leber, Darm) sind charakteristisch (Tabelle 9.14). *Fixationsmittel:* Kalzium-Formol. Die Befunde können ergänzt werden mit der Bestimmung von Ceramiddi- und -trihexosiden im Urin.

Tabelle 9.14. Histochemische Reaktionen bei M. Fabry

Färbung	Gefrierschnitt	Paraffinschnitt
Sudan S	+	schwach +
Anisotropie	+	−
PAS	+	schwach +
Diastasekontrolle	+	schwach +
Pigment	−	−
Mod. PAS	+	
PAN	+	
OTAN	+	neg. in Gefäßen
NaOH-OTAN	+	und Schweißdrüsen
Cu-Rubeansäure	+	

Tabelle 9.15. Histochemische Reaktionen bei G_{M1}-Gangliosidose

Färbung	Gefrierschnitt	Paraffinschnitt
Sudan S	+	−
PAS	+	+ (oft)
Diastasekontrolle	+	+
Mod. PAS	+	
Toluidinblau	+ metachromatisch	+
Kresylviolett	− nicht metachromatisch	
Baker	−	
OTAN	−	

Gangliosidose G_{M1}

Sehr seltene Krankheit in Form einer generalisierten Ablagerung von Gangliosiden im Zentralnervensystem und den viszeralen Organen. Früher Beginn mit M. Hurler-ähnlichen Gesichtszügen, peripherem Ödem, Makroglossie und Hepatosplenomegalie. In Laboruntersuchungen können in Lymphozyten und Monozyten des peripheren Blutes Vakuolen nachgewiesen werden. Schaumzellen kommen in Knochenmark, Leber, Milz, Lymphknoten und Darm vor. Die Mehrzahl der Patienten lebt höchstens 2 Jahre. Das angehäufte Material besteht in der Hauptsache aus G_{M1}-Gangliosid (siehe Seite 40), gewisse Autoren beschreiben auch eine Erhöhung der Mukopolysaccharide (Keratansulfat). Wahrscheinlich ist die letztgenannte Substanz für die Zellvakuolisierung im Blut verantwortlich. Den Enzymfehler vermutet man in der β-Galaktosidase.

Lokalisation. Schaumzellen finden sich in Lymphknoten, Knochenmark, Milz, Leber, Lungen, Darm und Niere. Außerdem finden sich neuronale Ablagerungen im Zentralnervensystem und in den Darmplexus (Dünndarm und Kolon).

Definitive Diagnose. Die Krankheit äußert sich in einer Ablagerung, teils von Gangliosid G_{M1}, teils Keratansulfat, für welche es gegenwärtig noch keine absolut spezifische histochemische Reaktionen gibt (Tabelle 9.15). *Fixationsmittel:* Kalzium-Formol. Die Strukturbefunde müssen mit quantitativen Organanalysen der jeweiligen Substanz ergänzt werden.

Cholesterin-Granulomatose (Hand-Schüller-Christian)

Die Krankheit wird als eine Zwischenform zwischen lokalisiertem eosinophilem Granulom und M. Letterer-Siwe betrachtet. Sie ist auch vom prognostischen Standpunkt aus eine Zwischenform, da das eosinophile Granulom als benigne, der M. Letterer-Siwe als maligne Krankheit angesehen wird. Beim M. Hand-Schüller-Christian werden teils Knochen, teils Haut und viszerale Organe befallen, in Form einer zellulären Ablagerung von Cholesterin und Phospholipiden. Die Genese der Krankheit ist unbekannt. Sie ist nicht familiär und wahrscheinlich nicht vom metabolischen Typ. Der Beginn liegt in der frühen Kindheit und manifestiert sich in der Regel mit Anzeichen im Skelett. Die klassische Triade bilden Zwergwuchs, Exophthalmus und Diabetes insipidus. Diese kommt nur in einer kleinen Anzahl der Fälle vor. Mäßige Hepatomegalie, Lymphadenopathie und Panzytopenie treten auf. Symptome von Haut und Lungen sind relativ ungewöhnlich. Die Krankheit entwickelt sich sehr langsam, führt aber in 50% der Fälle zum Tode, gewöhnlich an Infektionen. Bei den übrigen Patienten heilt sie spontan ab oder wird gestoppt durch Röntgentherapie, Steroide oder Antibiotika.

Tabelle 9.16. Histochemische Reaktionen bei Cholesterin-Granulomatose

Färbung	Gefrierschnitt	Paraffinschnitt
Sudan S	+	−
PAS	−	−
Anisotropie	+ teilweise	−
Baker	+	
PAN	+	
OTAN	+	
NaOH-OTAN	+	

Lokalisation. Schaumzellen treten in Knochenmark, Lymphknoten, Thymus, Haut, Milz, Leber, Herz, Lungen und Meningen auf.

Definitive Diagnose. Die Diagnose wird anhand des klinischen Bildes und der histochemischen Befunde gestellt. Die abgela-

gerten Substanzen sind Cholesterin, Phospholipide und Triglyzeride. *Fixationsmittel:* Kalzium-Formol.

M. Tangier (α-Lipoprotein-Mangel)

Es handelt sich um eine sehr seltene, familiäre, autosomal rezessive, vererbbare Krankheit, die ihren Namen nach dem Entdeckungsort, der Insel Tangier in der Chesapeake Bay im nordamerikanischen Staat Virginia, wo der erste Patient lebte, erhielt. Die Symptome beginnen im Alter von 5–6 Jahren mit vergrößerten, gelbgefärbten Tonsillen, Splenomegalie, Hepatomegalie und vergrößerten Lymphknoten. In der Rektoskopie zeigt die Schleimhaut eine gelbliche Verfärbung. Alle diese Patienten haben tiefe Plasmacholesterin- und Phospholipidwerte bei normalem oder erhöhtem Triglyzeridniveau. α-Lipoproteine fehlen fast ganz. Die Organsymptome beruhen auf einer Ablagerung von Cholesterinestern in den retikuloendothelialen Zel-

Tabelle 9.17. Histochemische Reaktionen bei M. Tangier

Färbung	Gefrierschnitt	Paraffinschnitt
Sudan S	+	−
PAS	−	−
Anisotropie	+	−
PAN	+	
Baker	−	

len. Es werden einzig Homozygote von dieser Krankheit befallen, während Heterozygote nur erniedrigte α-Lipoproteine aufweisen. Die Diagnose beruht auf Lipoproteinuntersuchungen im Serum, jedoch können auch histochemische Studien von Tonsillen und übrigen retikuloendothelialen Organen, inkl. Knochenmark, Anhaltspunkte liefern.

Lokalisation. Es werden Schaumzellen in Tonsillen, Lymphknoten, Knochenmark, Milz, Rektum und Leber gefunden.

Definitive Diagnose. Nicht histochemisch (Tabelle 9.17). Die wesentlichste Veränderung scheint eine massive Senkung der α-Lipoproteine (HD-Lp) im Serum zu sein. In den Geweben sind reichlich Cholesterinester abgelagert, während diese im Blut, wie auch die Phospholipide, vermindert sind. *Fixationsmittel:* Für eine Rektum- oder Tonsillenbiopsie Kalzium-Formol.

Schaumzellen in der Milz

Bei der Mehrzahl der zuvor genannten Krankheiten können Schaumzellen in der Milz vorkommen. Dies gilt vor allem für Zustände mit Ablagerung im RES. Im allgemeinen weisen die verschiedenen Organe gleichartige histochemische Reaktionen auf. Hinweise siehe:
Ceroid, siehe Darmabschnitt, Seite 117.
Essentielle Hyperlipämie, siehe Lymphdrüsenabschnitt, Seite 127.
M. Fabry, siehe Lymphdrüsenabschnitt, Seite 128.
Gangliosidose, siehe Lymphdrüsenabschnitt, Seite 129.
M. Hand-Schüller-Christian, siehe Lymphdrüsenabschnitt, Seite 129.
Chronische Granulomatose (pigmentierte Histiozytose), siehe Darmabschnitt, Seite 119.
Mukopolysaccharidose, siehe Darmabschnitt, Seite 123.
M. Niemann-Pick, siehe Darmabschnitt, Seite 123.
M. Tangier, siehe Lymphdrüsenabschnitt, Seite 130.
M. Whipple, siehe Darmabschnitt, Seite 124.
M. Wolman, siehe Darmabschnitt, Seite 125.
Über diese Prozesse hinaus kommen Schaumzellen in der Milz bei der Gaucherschen Krankheit und langdauernder Cortisonbehandlung z. B. gegen kongenitale Thrombozytopenie, vor.

Cortison-induzierte Lipidose

Eine langdauernde Cortisonbehandlung spiegelt sich strukturell auf mancherlei Weise wider. Es ist längst bekannt, daß die Nebennierenrinde hypoplastisch und lipidarm wird und die Leber Glykogen speichert. Aber erst in letzter Zeit ist auf das Vorkommen von Schaumzellen in der Milz hingewiesen worden. Die Grundkrankheiten sind unterschiedlich, es handelt sich hauptsächlich um Blutkrankheiten und unter diesen scheint die thrombozytopenische Purpura die häufigste zu sein. Diese Veränderung ist vom differentialdiagnostischen Standpunkt aus bedeutsam vor allem gegenüber den Lipidosen der Typen Niemann-Pick und Gaucher. Die Veränderungen sind auf die Milz begrenzt. Im Gegensatz zu z. B. M. Gaucher ist die Milz nur unbedeutend vergrößert. Abgelagert sind hauptsächlich Cholesterin und Sphingomyelin, während der Gehalt an übrigen Phospholipiden normal ist (SPEER, 1962). Der Zusammenhang zwischen Cortisonbehandlung und dem Vorkommen von Schaumzellen ist unklar, hingegen ist in anderem Zusammenhang hervorgehoben worden, (z. B. bei Thalassämie), daß Schaumzellen als Folge eines unvollständigen Abbaus von phagozytierten erythroiden Zellen auttreten können. Dieser Mechanismus scheint auch bei der Gaucherschen Krankheit vorzuliegen, wo Glukocerebrosid als unvollständiges Schlackenprodukt der Glykolipide in den Zellmembranen der Erythrozyten angesehen wird.

Lokalisation. Die Veränderungen sind auf die Milz begrenzt. Histochemie, siehe Tabelle 9.18.

Definitive Diagnose. Massive Cortisonbehandlung. Im Gegensatz zur Gaucherschen Krankheit ist die Milz oft normalgroß oder nur mäßig vergrößert. Oft tritt eine Thrombozytopenie ohne die übrigen M. Gaucher-Stigmata in Erscheinung.

Tabelle 9.18. Histochemische Reaktionen bei Cortison-Lipidose

Färbung	Gefrier-schnitt	Paraffin-schnitt
Sudan S	+	−
Anisotropie	+	−
PAS	−	−
Mod. PAS	−	
PAN	+	
OTAN	+	
NaOH-OTAN	+	
Goldhydroxamat	−	

M. Gaucher

Die Krankheit scheint in 3 Formen aufzutreten, einer infantilen, juvenilen und adulten (Seite 44 ff.). Die beiden erstgenannten zeigen progressive, zentralnervöse Symptome als Folge der Cerebrosideinlagerung in die Neuronen. Wahrscheinlich liegt ein rezessiver Erbgang vor. Im Alter von ca. 6 Monaten tritt Hepatosplenomegalie auf. Neurologische Befunde treten auf, in Form von kräftiger Retroflexion des Kopfes, Strabismus, progressiver Dysphagie und muskulärer Hypertonie mit positivem Babinski-Reflex. An dieser infantilen Form stirbt die Mehrzahl der Patienten im Verlaufe des ersten Lebensjahres. Die juvenile Form ist in Schweden die häufigste und beginnt im Alter von 6 Monaten bis 5 Jahren. Sie hat einen langsameren, im übrigen aber ähnlichen klinischen Verlauf (Seite 45). Die eingelagerte Substanz besteht in den pädiatrischen Fällen aus Glukocerebrosid z. B. in der Milz.

Lokalisation. Schaumzellen (Tabelle 9.19) kommen in Milz, Dünndarmmukosa, Leber Lymphknoten, Knochenmark und perivaskulär im Gehirn und den Darmplexus (Abb. 5.1–5.3, Seite 43 ff.) vor.

Definitive Diagnose. Das klinische Bild in Verbindung mit erhöhten sauren Phospha-tasen im Serum sowie Gaucher-Zellen in Knochenmark und Milz, ist *diagnostisch*. *Fixationsmittel:* Kalzium-Formol.

Schaumzellen in der Gallenblase

Cholesterinose

Subepitheliale Schaumzellen in der Gallenblase kommen auch bei Kindern vor, vor allem bei Mädchen über 11 Jahren. Heutzutage glaubt man zwei Faktoren für diese Ablagerung verantwortlich, teils eine erhöhte Lipidresorption aus dem Lumen der Gallenblase, teils eine entzündlich bedingte Erhöhung der Permeabilität der Basalmembran. Dieser Befund muß differentialdiagnostisch gegenüber der Sulfatidose und der Krankheit nach Wolman abgegrenzt werden. Deshalb werden einige Färbereaktionen angegeben.

Tabelle 9.19. Histochemische Reaktionen bei M. Gaucher

Färbung	Gefrier-schnitt	Paraffin-schnitt
Sudan S	+	−
PAS	+	+
Diastasekontrolle	+	+
Mod. PAS	+	
Anisotropie	+ schwach	
Baker	+ schwach	
OTAN	+ schwach	
NaOH-OTAN	+ schwach	
Goldhydroxamat	+ schwach	
PAN	−	
Toluidinblau	+ metachromatisch	

Definitive Diagnose. Die histologischen und histochemischen Befunde sind *diagnostisch* (Tabelle 9.20). Dazu trägt auch das Alter der Patienten bei, z. B. in bezug auf die Wolmansche Krankheit, die in den „Teenjahren" nicht aktuell ist, soweit bis heute bekannt ist.

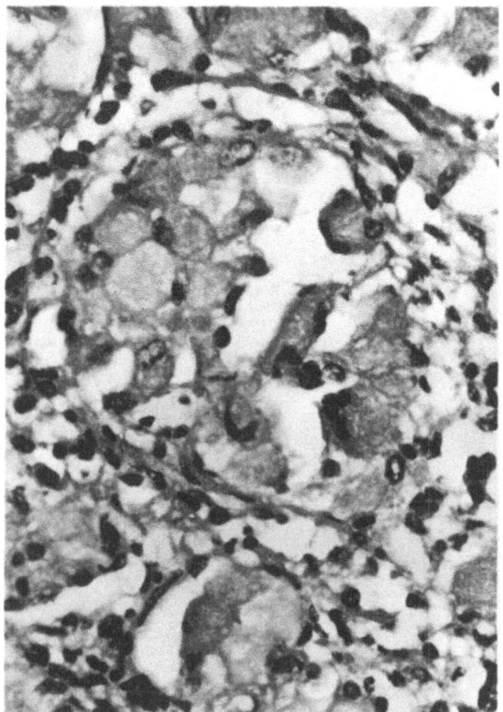

Abb. 9.13. M. Gaucher, Milz. Die Sinusoide sind gefüllt mit charakteristischen Schaumzellen (Gaucher-Zellen) mit fädigem Zytoplasma. Paraffin. HE, ×512

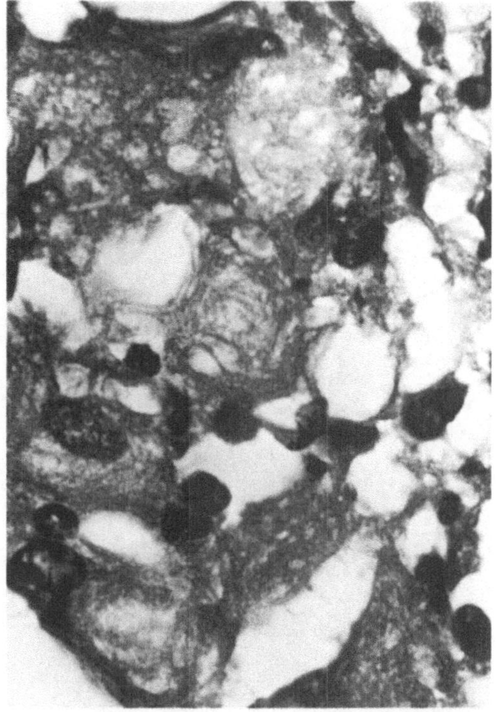

Abb. 9.14. Gleicher Fall wie in Abb. 13, in größerer Vergrößerung. Die Zytoplasmafäden treten deutlicher hervor. Paraffin. HE, ×1280

Sulfatidose (metachromatische Leukodystrophie)

Wie aus der klinischen Zusammenfassung, die diese Krankheit im Kapitel über das Gehirn (Seite 46) umschreibt, hervorgeht, wird Sulfatid unter anderem in der Galle ausgeschieden. Dadurch kommt eine Ablagerung in den Epithelzellen der Gallenblase zustande. Schaumzellen mit Sulfatid liegen subepithelial. Bemerkenswert ist außerdem, daß bei Sulfatidose das Gallenblasenpapillom nicht selten ist. Klinisch wird oft eine mangelhafte Füllung der Gallenblase bei Cholezystographie festgestellt.

Lokalisation. Schaumzellen kommen in Form von Makrophagen in der Gallenblase (Tabelle 9.21), periportal in der Leber und in den peripheren Nerven vor. Ablagerungen in Epithelzellen findet man in Gallenblase, Nierentubuli, Nebennierenrinde, Pankreasinseln und Hypophysenvorderlappen. Sehr selten werden abnorme Kupffer-Zellen und Makrophagen in Milz,

Tabelle 9.20. Histochemische Reaktionen bei Cholesterinose

Färbung	Gefrierschnitt	Paraffinschnitt
Sudan S	+	−
PAS	+	−
PAN	+	
Kresylviolett	orthochrom.	violett
Anisotropie	+	
NaOH-OTAN	−	

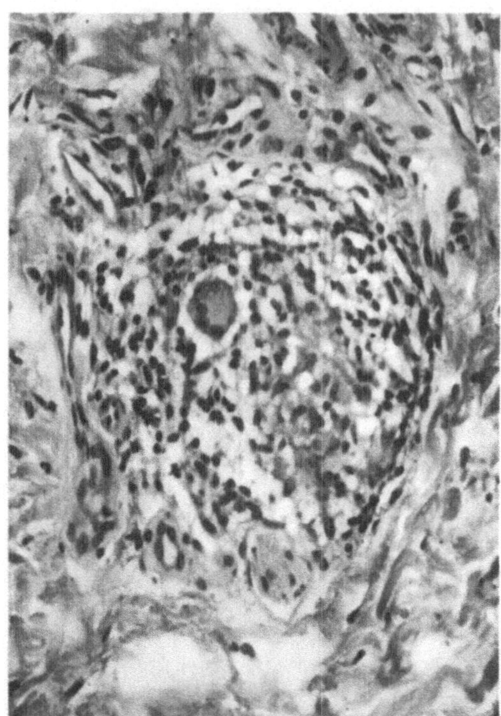

Abb. 9.15. M. Farber, subkutaner Knoten mit Riesenzelle, Schaumzellen und Mononukleären. Paraffin. HE, × 320

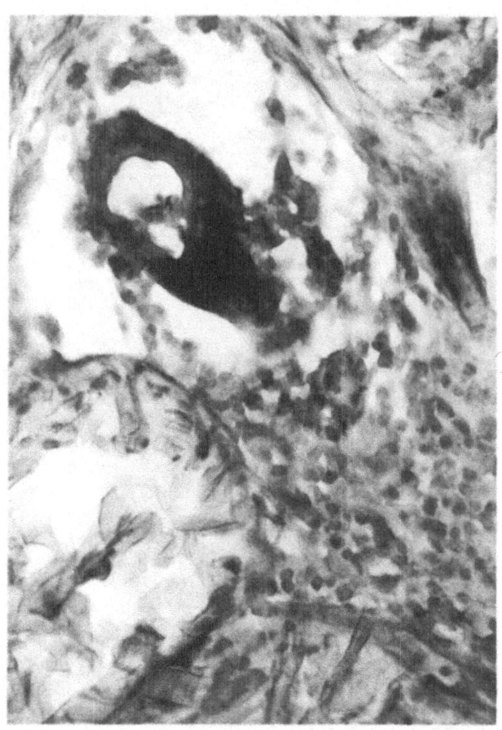

Abb. 9.16. Gleicher Fall wie in Abb. 15. Gefrierschnitt, der in einer Riesenzelle Phospholipide (im Original braun) aufweist. Gefrierschnitt. OTAN, × 320

Tabelle 9.21. Histochemische Reaktionen bei Sulfatidose

Färbung	Gefrierschnitt	Paraffinschnitt
Sudan S	+	−
PAS	+	+
Diastasekontrolle	+	
Toluidinblau	+ metachromatisch	−
Kresylviolett	+ metachromatisch (braun)	
PAN	+	
OTAN	+	
NaOH-OTAN	+	
Goldhydroxamat	+	
Alcianblau	+	

Lymphknoten und Darmmukosa (Rektum) gesehen. Metachromatisches Material kann auch in den Nerven des Darmes nachgewiesen werden (Seite 117).

Definitive Diagnose. Metachromatische Substanz wird im Urin nachgewiesen. Auch findet man einen stark verminderten Uringehalt von Arylsulphatase A. In der *Biopsie* aus peripheren Nerven ist im kresylviolettgefärbten Gefrierschnitt endoneural und perivaskulär die charakteristische Metachromasie sichtbar. Eine Rektumbiopsie kann auch versucht werden. *Fixationsmittel:* Kalzium-Formol.

Schaumzellen in Haut,,tumoren"

Wie schon im vorangehenden Organabschnitt wird auch hier die Betonung auf generalisierte Prozesse gelegt, deren Mehrzahl wahrscheinlich vom metabolischen Typus ist. Aus Tabelle 9.1 (Seite 115) geht hervor, daß mehrere dieser Krankheiten auch in anderen Organen Veränderungen aufweisen. Die histochemischen Resultate weichen dabei teilweise voneinander ab; dies gilt vor allem für die Lipogranulomatose nach Farber, weshalb diese eingehender behandelt werden soll.

Farbersche Lipogranulomatose

Wie auch andere Lipidosen (Gaucher, Niemann-Pick) und Mukopolysaccharidosen scheint diese Krankheit in mindestens zwei Formen auftreten zu können: einer infantilen und akuten und einer mit späterem Beginn und eher chronischem Verlauf. Die infantile Form, die familiär sein kann, beginnt in den ersten Lebensmonaten mit Heiserkeit, eingeschränkter Beweglichkeit und Schwellung der Glieder, besonders der Finger. Außerdem entstehen periartikulär subkutane Infiltrate, vor allem um Handgelenk, Rist und über den Dornfortsätzen des Rückgrats. Diese Phänomene sind begleitet von Irritabilität, langsamer Gewichtszunahme, gehemmter somatischer Entwicklung und in einem Teil der Fälle von Fieber. Die Laborbefunde sind nicht konstant. Der

Tod tritt ein durch Unterernährung und Infektion im Alter von 7–22 Monaten. Bei der anderen Form (mit späterem Beginn und langgezogenem Verlauf) sind mindestens drei Fälle beschrieben. Die Anfangssymptome sind dieselben, aber die Unterernährung ist weniger ausgeprägt, die somatische Hemmung bleibt aus und man findet hauptsächlich subkutane und periartikuläre Granulome. Im Gegensatz zur infantilen Form finden sich hier keine Anzeichen für eine zentralnervöse Beteiligung. Inwieweit ein Fall von Lipogranulomatose im rechten Vorhof, der von ELEFTHERION *et al.* (1970) beschrieben wurde, der gleichen Krankheitsgruppe angehört, ist unklar. Strukturell sind beide Formen gekennzeichnet durch subkutane Granulome von Narbengewebe, Histiozyten, Lymphozyten und einzelnen Granulozyten. Die Histiozyten sind vom Schaumzelltypus. Ähnliche Granulome im Larynx verursachen die Heiserkeit. Von der juvenilen Form liegen keine Autopsieberichte vor, es ist aber ein Todesfall in Schweden bekannt. Die infantile Form weist mannigfache Veränderungen auf. In der eingelagerten Substanz glaubt man ein Glykolipid zu sehen. Die Genese ist unbekannt.

Lokalisation. Die periartikulär liegenden subkutanen Granulome enthalten Schaumzellen (Abb. 9.15 und 9.16), die ebenfalls in Sehnenscheiden, Synovialis, Leber, Milz, Lymphknoten, Thymus und Lungen zu sehen sind. Außerdem gibt es interstitielle, extrazelluläre hyaline Einlagerungen in Myokard, Larynx, Niere, Leber, Kolonmukosa, Koronararterien, Aorta und A. pulmonalis (MOLZ *et al.*). Schließlich sind ballonförmige Neurone sichtbar in Retina, Vorderhornzellen der Medulla spinalis, Pons, Cerebellum, in vermindertem Grad in Rindenneuronen und in den infantilen Fällen auch in den Ganglienzellen des Darmes.

Histochemie. Es ist nur eine kleine Anzahl Fälle histochemisch untersucht worden. Die

Tabelle 9.22. Histochemische Reaktionen bei Farber (siehe auch im Text)

Färbung	Schaumzellen		Neuron
	Gefrierschnitt	Paraffinschnitt	Gefrierschnitt
Sudan S	+ schwach	−	+ schwach
PAS	+ [a]	+	+ [a]
Diastasekontrolle	+	+	+
Anisotropie	+	−	+
Toluidinblau	+	−	−
Hale		+	
Alcianblau	+ [a]		+ [a]
Kresylviolett	−		−

[a] = neg. nach vorausgehender Extraktion mit Chloroform-Methanol.

oben beschriebene Substanz scheint eine Mischung zu sein aus neutralen und sauren Mukopolysacchariden und Lipiden. Die Ablagerungen in den Neuronen (Vorderhornzellen, Pons, Cerebellum) scheinen vor allem aus neutralen Mukopolysacchariden zu bestehen (Tabelle 9.22). MOSER et al. (1969) haben einen Fall mit einer Ablagerung von Glykolipiden, mehrheitlich Ceramid beschrieben. SAMUELSSON und ZETTERSTRÖM (1971) fanden in einem Fall in Schweden einen hohen Ceramidgehalt im Granulom (11,9 mg/g Feuchtgewicht) und einen siebenfachen Ceramidgehalt im Nierengewebe. Das Nierenceramid wich von der Substanz des Granuloms hinsichtlich der Fettsäurekomponente ab, die in der Niere hauptsächlich aus α-Hydroxy-Fettsäuren bestand, während das Ceramid des Granuloms vor allem Palmitinsäure enthielt. Die Basis war in beiden Fällen Sphingosin. Im zitierten Fall wurden folgende histochemischen Beobachtungen gemacht (SAMUELSSON, ZETTERSTRÖM und IVEMARK, 1971):

Das kristallinische Ceramid des Hautgranuloms war negativ in PAS, modifiziertem PAS, orthochromatisch in Kresylviolett-Essigsäure, schwarz in OTAN und doppelbrechend im polarisierten Licht. Dieser Modellversuch wurde an Ausstrichen von in Gelatine suspendiertem Ceramid durchgeführt.

Das Granulom enthielt zwei verschiedene Zelltypen. Zum Teil kamen große, helle, solitäre und sehr spärliche Schaumzellen mit PAS-negativem, anisotropem, doppelbrechendem Ceramid vor und zum Teil Zellen, die in Gruppen angeordnet waren. Die letztgenannten enthielten kein Ceramid, sondern eine PAS-positive, nicht doppelbrechende Substanz, die sich leicht mit Chloroform-Methanol extrahieren ließ (Seite 210) und in der modifizierten PAS-Reaktion positiv ausfiel. Diese Färbereaktionen deuten auf ein Vorhandensein von Gangliosid in den kleineren Zellen.

Die Epithelzellen der *Nierentubuli* enthielten eine PAS-positive Substanz mit einem Färbemuster ähnlich dem Gangliosid. Andere Epithelzellen enthielten doppelbrechende Substanz, wahrscheinlich Ceramid. Darüber hinaus lag eine noch nicht identifizierte Substanz vor, im Kresylviolett metachromatisch goldbraun. Diese Reaktion ist nicht durch Sulfatid (Seite 210) bedingt, das eine klar-braune Metachromasie aufweisen müßte.

Folglich zeigen die angegebenen chemischen und histochemischen Resultate, daß bei der Lipogranulomatose nach FARBER mindestens zwei, vielleicht drei verschiedene Substanzen abgelagert werden, nämlich Ceramid von zwei verschiedenen Typen und ein Glykolipid, wahrscheinlich Gangliosid.

Definitive Diagnose. Das klinische Bild und die Lipidhistochemie des subkutanen Granuloms sind charakteristisch. Über eine eventuelle Glukosaminoglukan-Ausscheidung ist nichts publiziert worden, weshalb die Abgrenzung der Krankheit gegen die Mukopolysaccharidosen noch nicht geklärt ist.

Tabelle 9.23. Histochemische Reaktionen bei Hypercholesterinämie

Färbung	Gefrierschnitt
Sudan S	+
PAS	+
PAN	+
OTAN	+
Baker	+

Essentielle familiäre Hypercholesterinämie (syn. familiäre hypercholesterinämische Xanthomatose; Hyper-β-Lipoproteinämie)

Die häufigste aller Hyperlipoproteinämien ist eine einfache, dominant autosomale Krankheit mit fast vollständiger Penetranz; sie kommt auch bei Kindern vor. Das Plasmacholesterin ist wie auch die Phospholipide massiv erhöht. Die β-Lipoproteine können den 5fachen Normalwert erreichen. Man glaubt, daß die Krankheit auf erhöhter Bildung von Cholesterin oder von β-Lipoproteinen beruht. Schaumzellen kommen in Xanthomen, die bei dieser Krankheit häufig sind, vor. Ein Drittel der Patienten weist einen gelblichen peripheren Kornealring auf. Es liegt eine Tendenz zur Bildung von Gallensteinen und Xanthelasma vor. Die Differentialdiagnose gegenüber der essentiellen Hyperlipämie besteht teils in Lipoproteinstudien am Serum, teils aus morphologischen Studien an Biopsien anderer Organe (Lymphknoten, Knochenmark, Milz).

Lokalisation. Die Veränderungen finden sich in Form von Xanthomen, deren histochemische Reaktionen aus Tabelle 9.23 ersichtlich sind.

Definitive Diagnose. Die Diagnose erfolgt klinisch durch Studien der Serumlipide, inkl. Lipoproteine. Negative Befunde am Knochenmark?

Essentielle Hyperlipämie

Die klinische Zusammenfassung findet sich im Lymphknotenabschnitt (Seite 127).

Tabelle 9.24. Histochemische Reaktionen bei Hyperlipämie

Färbung	Gefrier-schnitt	Paraffin-schnitt
Sudan S	+	−
PAS	−	−
PAN	+	
Baker	−	
OTAN	−	
Anisotropie	+	

Lokalisation. Die Veränderungen werden gebildet durch Schaumzellen in Xanthom, Xanthelasma, Knochenmark, Milz und Lymphknoten.

Definitive Diagnose. Die histochemischen Befunde (Tabelle 9.24) können möglicherweise wegleitend sein, um ein lokales Xanthom auszuschließen. Entscheidend sind klinische Lipoproteinstudien, Proben von Knochenmark etc.

10. Hodenbiopsie

Bei Erwachsenen bildet die Infertilität die hauptsächlichste Indikation für eine Hodenbiopsie. Vor der Pubertät wird eine mangelnde Hodenfunktion gewöhnlich durch Kryptorchismus, männlichen Pseudohermaphroditismus mit Gonadenhypoplasie und Hypogonadismus manifestiert. Bei all diesen Defekten spielt die Probeexzision aus dem Hoden eine zentrale Rolle für die Beurteilung von a) Reifegrad, b) potentieller Fertilität, c) Geschlechtsdifferenzierung, d) Malignitätsrisiko und e) Genese und Behandlung bei Hypogonadismus.

Nach der Geburt erfährt der Hoden eine allmähliche Differenzierung durch verschiedene Phasen bis zur Pubertät. Die Beurteilung von Hodengewebe bei Kindern muß immer auf das normale Differenzierungsmuster bezogen werden. Deshalb beginnt diese Übersicht mit einer Zusammenfassung der morphologischen Hodenentwicklung von der Geburt bis zu der Pubertät. Darauf folgt ein Abschnitt über den Kryptorchismus, der bestimmt eine Form von präpuberalem Hypogonadismus ist, aber aus diesem Zusammenhang herausgelöst wurde, da der Kryptorchismus häufig und das Risiko der malignen Entartung bei Kryptorchismus größer ist als beim skrotalen Hoden. Gründliche Untersu-

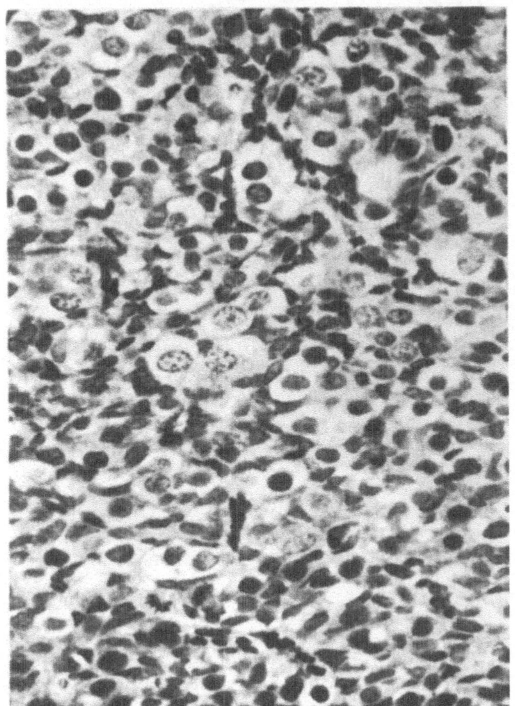

Abb. 10.1. Fetalovar im Alter von 12 Wochen. Geschlechtszellen und undifferenzierte Zellen. HE, ×512

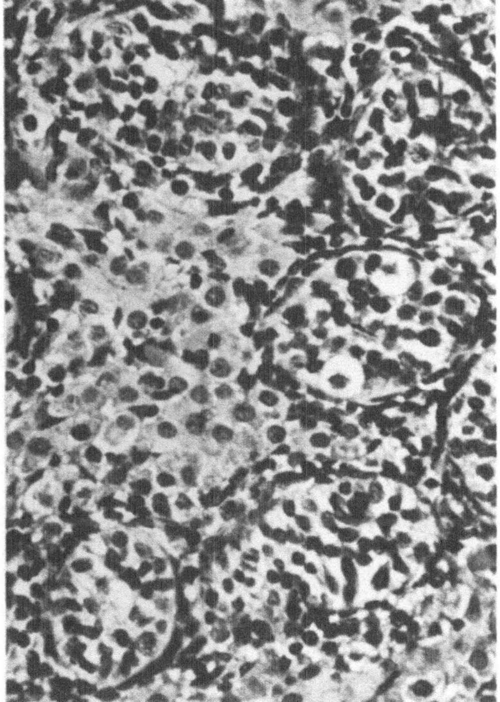

Abb. 10.2. Fetalhoden im Alter von 15 Wochen. Fünf ganze Tubuli und Teile von weiteren sind sichtbar. In der Mitte nach links eine Gruppe von interstitiellen Zellen. HE, ×512

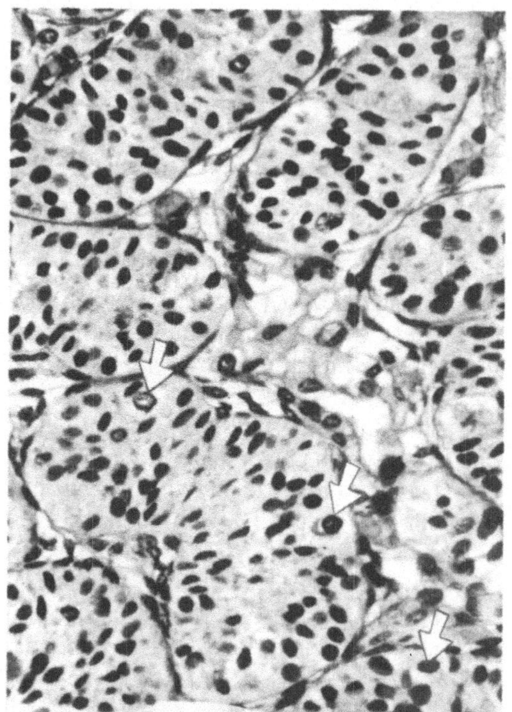

Abb. 10.3. Normaler Hoden, sieben Wochen nach der Geburt. Solide Tubuli enthalten undifferenzierte Zellen und Spermatogonien (Pfeile). Keine Leydig-Zellen. HE, ×512

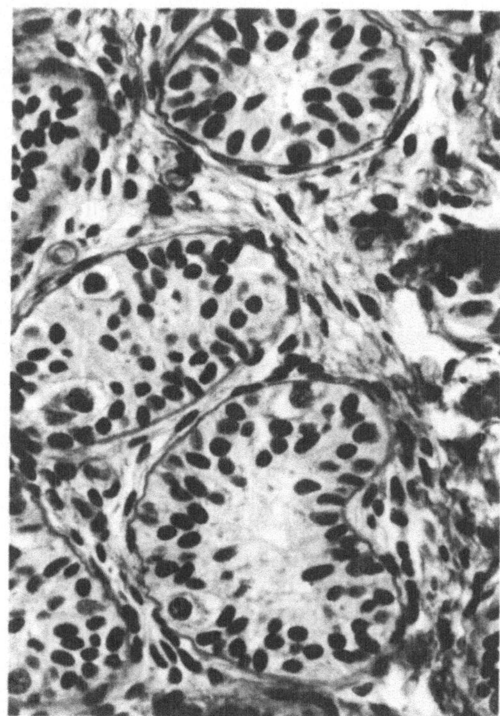

Abb. 10.4. Normaler Hoden, 16 Monate nach der Geburt. Die Tubuli sind größenmäßig nur unbedeutend gewachsen. Deutliche Spermatogonien. Immer noch keine Leydig-Zellen. HE, ×512

chungen des Kryptorchismus sind dringend und wichtig, um auf lange Sicht Kriterien für die Beurteilung des Malignitätsrisikos schaffen zu können.

Geschlechtsentwicklung und Intersexualität sind eingehender behandelt worden, was aber nicht als ein Zugeständnis an die zeitgenössischen Diskussionen um Geschlecht und Geschlechtsrollen aufzufassen ist. Freilich sind solche Abnormitäten selten, aber es gibt Formen, die wirksam behandelt werden können. Andere Formen zeigen eine beachtliche Frequenz von maligner Entartung der abnormen (dysgenetischen) Gonaden. Wie beim Kryptorchismus ist es deshalb wichtig, diese Krankheiten zu beachten. Die Hodenbiopsie ist für ihre Diagnose wesentlich.

Bei allen Biopsien ist die richtige Technik für Probeexzision und Fixation von zen-

traler Bedeutung für eine nützliche mikroskopische Beurteilung. Auf diese Gesichtspunkte wird im letzten Abschnitt eingegangen. Bereits hier soll gesagt sein, daß der Hoden eines der wenigen Organe ist, für welche eine direkte Formolfixation ungeeignet ist, da schwere zelluläre Artefakte durch Schrumpfung entstehen können.

Die postnatale Entwicklung des Hodens

Bei normalen, ausgetragenen Neugeborenen liegen die Testes im Skrotum. Sie sind aus schmalen, primitiven Tubuli aufgebaut, die in einem lockeren Interstitium mit interstitiellen Zellen liegen. Im Verlaufe des Wachstums gehen eine Zunahme der Tubuli und eine allmähliche Differenzierung von Tubuluszellen und interstitiellen Zellen vor sich.

Struktur bei der Geburt

Im lockeren intertubulären Gewebe kommen zahlreiche interstitielle Zellen vor. Sie liegen in den Dreiecken zwischen den Tubuli und kommen in Gruppen von ungefähr 20 Zellen vor. Das Zytoplasma ist eosinophil, PAS-negativ und enthält nie Kristalloide, im Gegensatz zu den Leydig-Zellen im reifen Hoden. Nach nur wenigen Tagen treten degenerative Veränderungen ein, und nach ungefähr einem Monat verschwinden die Zellen vollständig. Man ist der Ansicht, daß dieser Prozeß auf dem Wegfall der Choriongonadotropine bei der Geburt beruht. Den Platz der verschwundenen interstitiellen Zellen nimmt mit der Zeit Bindegewebe ein, das fibroblastenähnliche Zellen enthält. Die umliegenden Tubuli kommen dichter aneinander zu liegen. Die weitere postnatale Entwicklung wird in vier Phasen eingeteilt, eine statische, eine Zunahme-, eine Entwicklungs- und eine Reifungsphase.

Statische Phase (0–4 Jahre)

In den ersten vier Jahren besteht der Hoden aus schmalen Tubuli mit einem mittleren Durchmesser von 50–70 µ, die nur wenig gewunden sind (Abb. 10.3–10.5). Sie sind von einer dünnen, bindegewebigen Membran, der Tunica propria, umgeben. Die zukünftigen Tubuli sind zu dieser Zeit solide, aus primitiven Zellen aufgebaute Zellstränge. Zwischen den undifferenzierten Zellen kommen normalerweise zahlreiche große, helle Zellen vor, die unmittelbar innerhalb der Tunica propria liegen. Diese *Spermatogonien* weisen ein helles, vakuolisiertes Zytoplasma und einen großen, locker gebauten Kern auf. Leydig-Zellen kommen in dieser Phase nach den ersten Wochen nicht vor.

Zunahmephase (4–10 Jahre)

Zwischen 4 und 10 Jahren nehmen die Tubuli im Durchmesser langsam zu, die Windungen werden allmählich verstärkt, und mit der Zeit läßt sich in den Tubuli ein Lumen erkennen. Mit Ausnahme der Spermatogonien sind die Zellen immer noch undifferenziert. Leydig-Zellen können immer noch nicht nachgewiesen werden. Das Stroma, das in der vorangehenden Phase zellreiches Bindegewebe mit vielen Kernen enthalten hat, wird nun zellärmer und lokkerer (Abb. 10.6 und 10.7). Die Dreiecke zwischen den Tubuli wirken leer.

Entwicklungsphase (10–12 Jahre)

Nach dem 10. Lebensjahr folgt eine recht schnelle Differenzierung von Tubuli und interstitiellem Gewebe. Der Tubulus-

Tabelle 10.1. Die postnatale Entwicklung des Hodens

| Alter Jahre | Tubuli | | | | | | Sertoli-Zellen | Leydig-Zellen |
	Mittl. Durchm. µ	Lumen	Schlängelung	Spermatogonien	Spermatozyten	Spermatide		
0–1/12	50	–	–	+	–	–	undiff.	+ +
1/12–4	66	–	+	+	–	–	undiff.	–
4–10	66	(+)	+	+	–	–	undiff.	–
10–12	80	+	+ +	+ +	+	+	Diff. beginnt	Vorstadien
12–16	100–150	+ +	+ + +	+ +	+ +	+ +	diff.	+ +

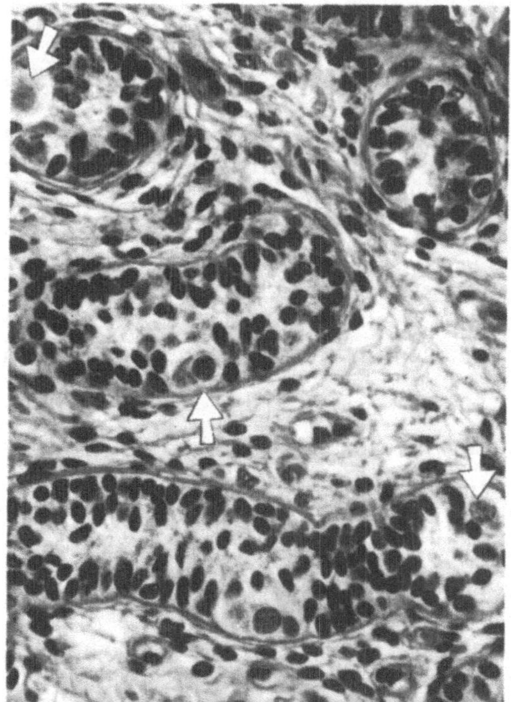

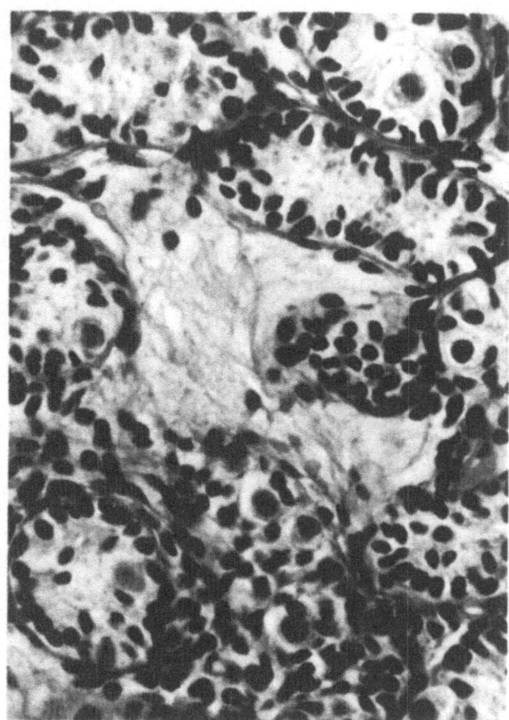

Abb. 10.5. Normaler Hoden im Alter von 2 Jahren. Lockeres Interstitium, deutliche Spermatogonien (Pfeile), keine Leydig-Zellen. HE, ×512

Abb. 10.6. Normaler Hoden im Alter von 7 Jahren. Immer noch lockeres Interstitium ohne Leydig-Zellen. Mehrere Spermatogonien. HE, ×512

durchmesser hat sich auf ca. 80 μ erhöht. Die Spermatogonien werden größer und beginnen ihre Längsachse parallel zur Basalmembran zu orientieren. Sie zeigen ein geschwollenes Zytoplasma, runde Kerne und eventuell Mitosen. In dieser Phase haben die Tubuli ein deutliches Lumen. Im Interstitium proliferieren klumpige, fibroblastenähnliche Zellen, deren Kernstruktur derjenigen der Leydig-Zellen gleicht; es handelt sich um Vorstadien der Leydig-Zellen. Im Alter von ca. 11 Jahren tritt eine lebhafte Mitoseaktivität in den Spermatogonien ein, und Spermatozyten können vorkommen. Die undifferenzierten Zellen reifen zu Sertoli-Zellen mit größerem Kern und mit vakuolisiertem und lipidhaltigem Plasma aus. Im Alter von 12 Jahren kommen Spermatiden vor, und zu diesem Zeitpunkt ist der Tubulusdurchmesser auf ca.

85 μ angestiegen. In dieser Periode wächst das Testisvolumen mehr als sich dies durch diese Durchmessererhöhung erklären läßt. Die Erhöhung des Volumens ist auch durch die Zunahme des interstitiellen Gewebes bedingt.

Reifungsphase (12–16 Jahre)

In den Jahren zwischen 12 und 16 geht die tubuläre Reife im Zusammenhang mit der Pubertät vor sich. Da diese individuell verschieden ist, kann für die vollständige Hodenreife keine exakte Altersgrenze festgelegt werden. Die Anzahl der Tubuli mit aktiver Spermiogenese nimmt zu, bis das adulte, voll entwickelte morphologische Bild nach der Pubertät erreicht ist (Abb. 10.8). In der Zeit von 12–16 Jahren erweitern sich die Tubuli zu einem Durchmesser

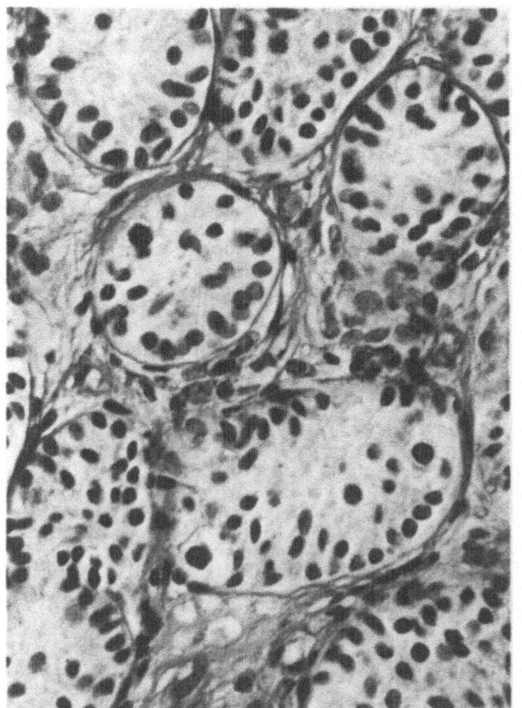

Abb. 10.7. Normaler Hoden im Alter von 9 Jahren. Die Lumina können geahnt werden, das Interstitium ist etwas zelldichter. Die Zellen zeigen ein Chromatinmuster wie die zukünftigen Leydig-Zellen. HE, ×512

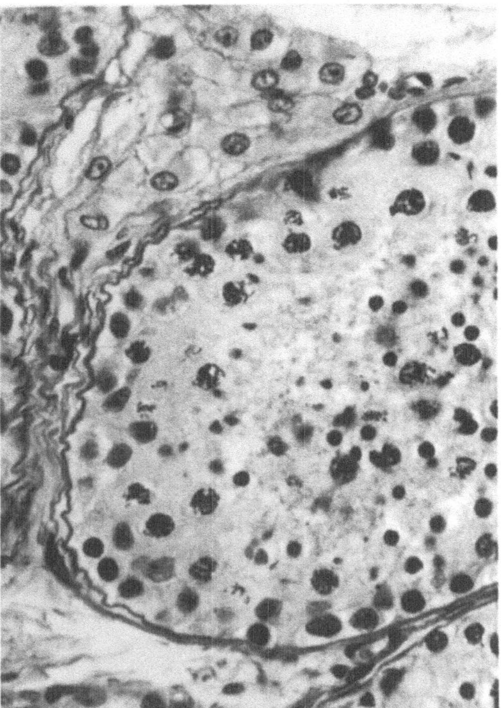

Abb. 10.8. Normaler Hoden im Alter von 16 Jahren. Ein großer Tubulus mit Spermatogonien, Spermatozyten, Präspermatiden und Spermatiden und dem in diesem Alter häufigen Degenerationsphänomen im Lumen. Deutliche Leydig-Zellen im Dreieck, oben. HE, ×512

von 100–150 μ, erreichen aber die adulte Größe (170–250 μ) erst mehrere Jahre nach der Pubertät. Die undifferenzierten Tubuluszellen entwickeln sich weiter und bilden in allen Tubuli gleichermaßen adulte Sertoli-Zellen, während die Spermiogenese sich eher herdförmig entwickelt. Daher zeigen in diesem Alter die Tubuli im selben Hoden einen etwas unterschiedlichen Reifegrad. In dieser vierten Phase werden die Leydig-Zellen ausdifferenziert, allerdings langsamer als das Tubulusepithel. Sie werden allmählich vergrößert, erhalten schärfere Zellgrenzen, ein homogeneres Zytoplasma und können Reinkesche Kristalloide (siehe unten) enthalten. Im Pubertätshoden ist eine große Anzahl degenerierter meiotischer oder postmeiotischer Zellen sichtbar. Je weiter die Reife

fortschreitet, desto seltener werden derartig degenerierte Zellen.

Adulter Hoden

Der voll entwickelte Hoden weist breite (170–250 μ), gewundene Tubuli mit dicken Zellagen auf, die Spermatogonien, Spermatozyten, Präspermatiden, Spermatiden, Spermien und Sertoli-Zellen enthalten. Im HE-Schnitt sind die Spermatogonien schlecht zu sehen, hingegen treten sie im nach Ladewig gefärbten Präparat deutlich und normalerweise in großer Zahl hervor (5–15 pro Tubulus). Die Lamina propria ist dünn und enthält Kollagen sowie dünne elastische Fasern. In den Dreiecken zwischen den Tubuli sind Gruppen von 5–20 Leydig-Zellen zu sehen. Im normalen Ho-

143

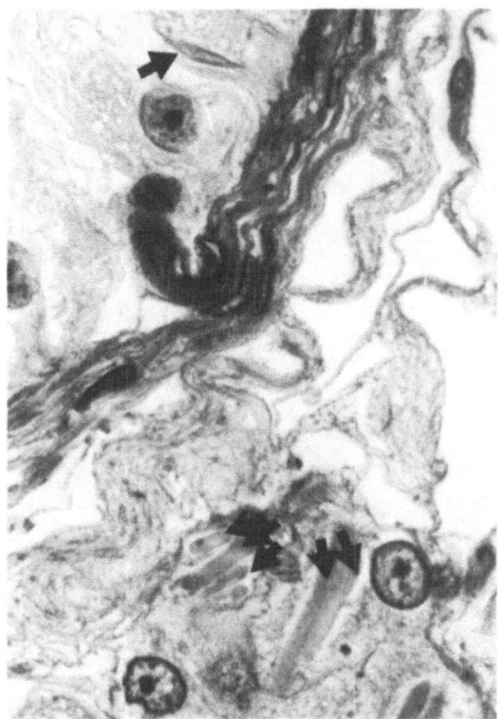

Abb. 10.9. Normaler Hoden nach der Pubertät. Zuoberst eine Sertoli-Zelle mit einem lanzett-förmigen Spangarokristall (Pfeil), unten Leydig-Zellen mit stabförmigen Reinke-Kristallen (Pfeile). Ladewig, ×1280

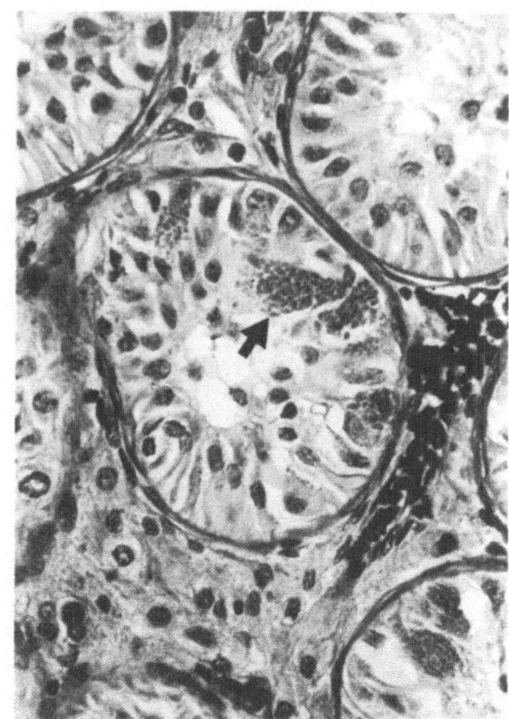

Abb. 10.10. Kryptorchismus, 9 Jahre. Tubuli mit granulierten Sertoli-Zellen (Pfeil). Im Interstitium Vorstadien von Leydig-Zellen. PAS, ×512

den sind nach der Pubertät verschiedene Arten von Kristalloiden und homogenen Körpern sichtbar. Ihre Bedeutung ist nicht bekannt. Die Reinkeschen Kristalloide der Leydig-Zellen sind leicht zu sehen. Sie sind stabförmig, homogen, eosinophil (Abb. 10.9, 10.17–10.20) und im nach Ladewig gefärbten Schnitt schwach braungelb. Im Querschnitt erscheinen sie rund. Das Vorkommen von nur runden Kristalloiden ist ein pathologisches Phänomen und kommt bei Hyperplasie der Leydig-Zellen vor. Derartige runde Körper sind besonders in Hoden von Patienten mit Klinefelter-Syndrom nach der Pubertät häufig (Abb. 10.30). Die runden Kristalloide werden Winiwatersche Körper genannt. Auch Sertoli-Zellen können Kristalle enthalten. Diese werden Spangaro-Kristalle genannt

und sind vor allem sichtbar beim Sertoli cells only-syndrome. Sie sind lanzettenförmig und im Ladewig-Schnitt hellgelb gefärbt (Abb. 10.9); im HE-Schnitt sind sie schwer zu erkennen.

Histochemische Reaktionen

Die interstitiellen Zellen sind beim Neugeborenen PAS-positiv und lipidfrei. Sie enthalten keine Kristalloide. Enzymhistochemische Untersuchungen scheinen nicht gemacht worden zu sein. In der Pubertät sind die Leydig-Zellen PAS-positiv und enthalten kleine sudanophile Granula peripher im Zytoplasma. Dann können auch Kristalloide auftreten. Etliche Enzyme sind in diesen Zellen nachgewiesen worden, unter anderen Milchsäuredehydrogenase

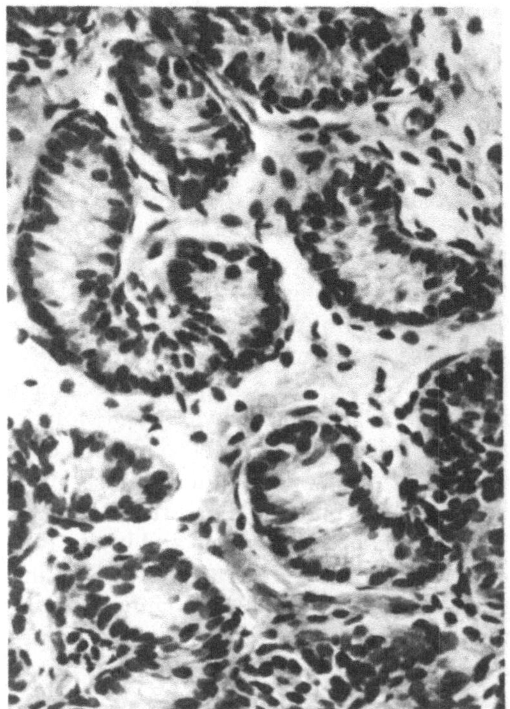

Abb. 10.11. Keimzellaplasie, 6 Jahre. Undifferenzierte Sertoli-Zellen in Tubuli, denen Spermatogonien fehlen. Keine Leydig-Zellen. HE, ×512

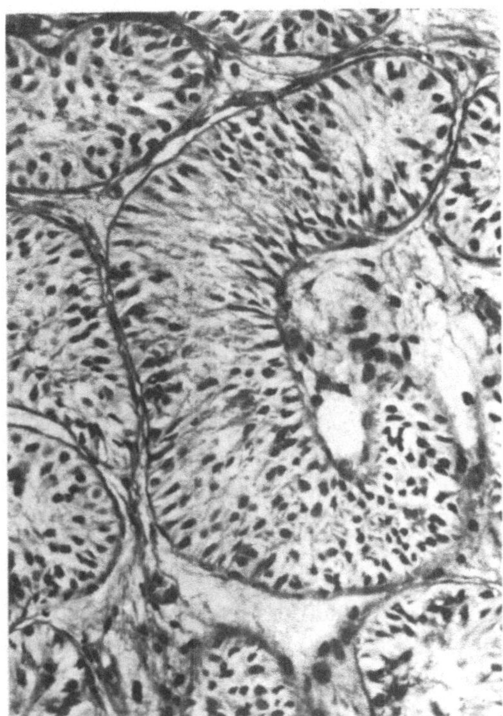

Abb. 10.12. Keimzellaplasie, $13^{1}/_{2}$ Jahre. Die Tubuli enthalten nur reife Sertoli-Zellen, und Keimzellen fehlen (Sertoli-cell-only-Syndrom). Die Leydig-Zellen sind immer noch nicht ausdifferenziert. HE, ×320

(LDH), Glukose-6-Phosphatdehydrogenase (G-6PD) und Alkoholdehydrogenase (NAPD). Interessant ist, daß die reifen Leydig-Zellen eine 3-β-ol-Dehydrogenase-Aktivität aufweisen, was eine histochemische Bestätigung einer aktiven Teilnahme dieser Zellen in der Steroidsynthese bedeutet. Dieser Enzymaktivität in den Leydig-Zellen geht eine Alkoholdehydrogenase-Aktivität voran, die in den fibroblastenähnlichen Vorgängern der Leydig-Zellen im Alter von 10–12 Jahren nachgewiesen werden kann.

Im Gegensatz zu den Leydig-Zellen weisen die Sertoli-Zellen keine Aktivität, weder von NAPD noch von 3-β-ol-Dehydrogenase, auf, was gegen eine Steroidsynthese in den Sertoli-Zellen spricht. Die Sertoli-Zellen enthalten Lipide und Glykogen.

Bei Kryptorchismus sind in einzelnen Fällen Sertoli-Zellen nachgewiesen worden, die eine PAS-positive, diastaseresistente, körnige Substanz enthalten, welche mit Toluidinblau eine Metachromasie zeigt und wahrscheinlich ein Mukopolysaccharid ist (Abb. 10.10). Die Bedeutung des Phänomens ist unklar.

Kryptorchismus

Die Differenzierung der Gonaden findet intrauterin ungefähr in der siebenten embryonalen Woche statt, wenn der Embryo eine Länge von 15–20 mm erreicht hat. Zu dieser Zeit finden sich spermatogonienartige Elemente, interstitielle Zellen hingegen treten nicht vor der 9. embryonalen

Woche auf (Abb. 10.2). In der 12. Woche liegt der Hoden in der hinteren Bauchhöhle und hat eine Form angenommen, die an das voll entwickelte Organ erinnert. Im dritten embryonalen Monat beginnt seine Wanderung hinunter zum Skrotum. Im 6.–8. Fetalmonat erreicht er den Inguinalkanal und gelangt am Termin ins Skrotum.

Nomenklatur

Kryptorchismus bedeutet versteckter Hoden. Aus chirurgischer Sicht werden nicht im Skrotum vorhandene Hoden in vier Gruppen eingeteilt: *Aplasie, Ektopie, Retentio testis* und *Kryptorchismus.* Aplasie bedeutet Fehlen von Hodengewebe im Skrotum, im Inguinalkanal und intraabdominell. Mit Ektopie ist gemeint, daß der Hoden außerhalb des Inguinalkanals liegt (Leiste, Schenkel, Perineum und außerhalb von Externusaponeurosen), wobei der Ductus deferens und die Gefäßstränge jedoch die normale Länge aufweisen; der Hoden ist folglich ektopisch im Verhalten zum Skrotum. Die Bezeichnung Retentio testis reservieren die Chirurgen für die Lage des Hodens direkt unter oder im Inguinalkanal. Mit Kryptorchismus schließlich werden die echten „versteckten" Hoden gemeint, d. h. diejenigen mit intraabdominaler Lage. Im vorliegenden Abschnitt wird die Bezeichnung Kryptorchismus für alle extraskrotalen Hoden angewendet. Die Darstellung gilt somit für Ektopie, Retentio und Kryptorchismus in chirurgischem Sinn, schließt jedoch Aplasie aus.

Die Ursachen für den Kryptorchismus sind unbekannt. Gewisse Forscher glauben, daß extratestikuläre anatomische Verhältnisse für einen gehemmten Deszensus verantwortlich sind und gründen ihre Ansicht darauf, daß der Hoden bei Kryptorchismus gewöhnlich histologisch normal sei. Andere weisen darauf hin, daß das histologische Bild des kryptorchen Hodens oft abnorm aussieht, und daß der eventuell deszendierte andere Hoden auch pathologisch sein

kann. Sie glauben daher, daß intratestikuläre Ursachen den Grund des nicht erfolgten Deszensus bilden.

Frequenz und Lage

Bei voll ausgetragenen Neugeborenen im Alter von 4 Tagen wird eine Häufigkeit für Kryptorchismus von 2,7% berechnet. Bei Prämaturen beträgt die Frequenz bei der Geburt 21%. Im Alter von 9 Monaten senkt sich diese auf Grund von spontanem Deszensus auf 0,8%. Bei 5–11jährigen Knaben ist die Häufigkeit gleich wie bei 9 Monate alten, was darauf hindeutet, daß nach diesem Alter die Hoden nicht mehr spontan ins Skrotum hinunterwandern. Bei sehr kleinen Kindern ist der Zustand in der Regel bilateral, bei älteren unilateral. Die inguinale Lage ist doppelt so häufig wie die intraabdominale. Einzelne Fälle von Kryptorchismus gehen mit Hypogonadismus einher, z. B. bei Eunuchoidismus und zystischer Pankreasfibrose (HOLSCLAW und SHWACHMAN, 1969), die große Mehrzahl aber zeigt eine normale Androgenstimulierung.

Pathologie

Ein Hoden, der außerhalb des Skrotums liegt, nimmt eine abnorme Lage ein und weist auch oft eine pathologische mikroskopische Struktur auf. In einem Sammelgut von 262 Biopsien von 250 Patienten mit Kryptorchismus zwischen 0 und 17 Jahren war in 89% das mikroskopische Bild für das entsprechende Alter pathologisch (QVIST und IVEMARK). Je jünger die Patienten bei der Biopsieentnahme waren, desto kleiner war die Häufigkeit für abnorme Hoden. In der Altersgruppe 0–6 Jahre (25 Biopsien) waren 72% abnorm, im Alter von 7–11 Jahren 85% und im Alter von 12–15 Jahren (87 Biopsien) 95%.

Die pathologischen Fälle wiesen eine unterschiedliche Struktur auf, aber generell lag eine verspätete Spermiogenese vor, va-

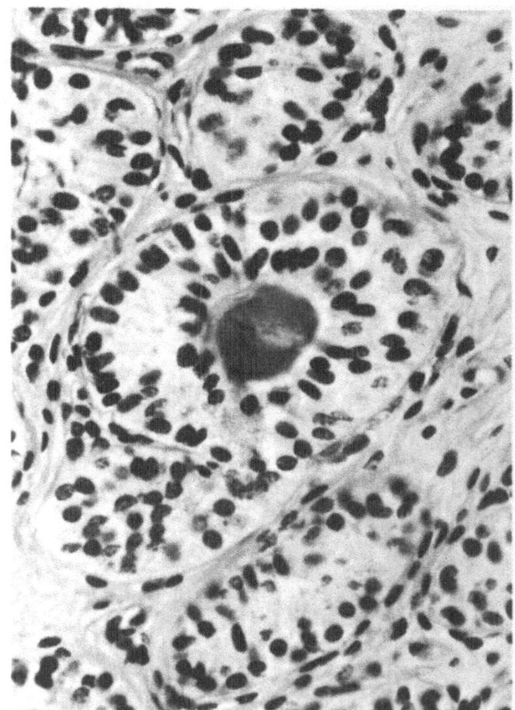

Abb. 10.13

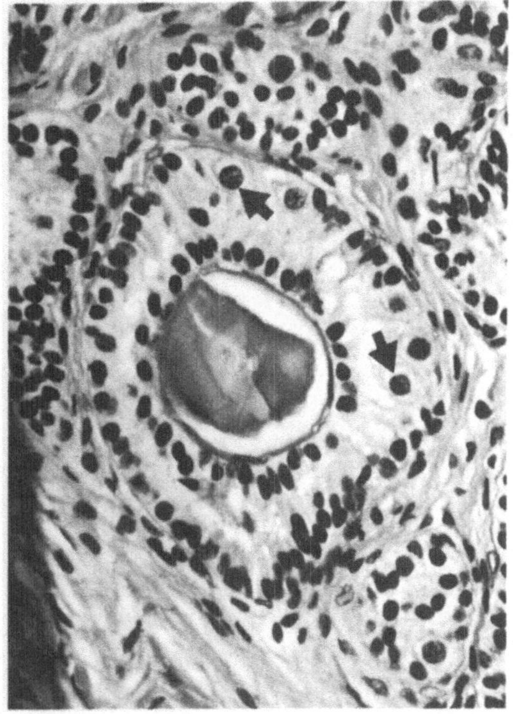

Abb. 10.14

Abb. 10.13 und 10.14. Kryptorchismus, 9 Jahre. Verschiedene Formen von Ringtubuli. In

Abb. 14 vereinzelte Spermatogonien (Pfeile). Keine Leydig-Zellen. van Gieson, ×512

riierend zwischen Keimzellaplasie und leicht retardierter Spermiogenese. Bei der Keimzellaplasie fehlen die Spermatogonien und ihre Abkömmlinge (Abb. 10.11). Diese Fälle entwickeln sich mit der Zeit zum sogenannten Sertoli cells only-syndrome (Del Castillo), d. h. es fehlen Spermatogonien, und die Tubuli sind einzig aus Sertoli-Zellen aufgebaut (Abb. 10.12). In den Fällen, in denen altersgemäß Leydig-Zellen zu erwarten waren, waren solche auch vorhanden. In dieser Serie trat tubuläre Fibrose nicht besonders hervor, die Mehrzahl der Biopsien wurde denn auch vor der Pubertät ausgeführt. Es folgt nun eine systematisch nach Befunden geordnete Zusammenfassung aus einer anderen Kryptorchismus-Untersuchung, die auch Fälle nach der Pubertät umfaßt (SALLE *et al.*, 1965).

Der *Durchmesser* der Tubuli variierte häufig und war stets kleiner als altersentsprechend. Der durchschnittliche Tubulusdurchmesser betrug bei 4–10 Jahren 40 µ (normal 66 µ), bei 10–12 Jahren 60 µ (normal 80 µ) und bei 12–16 Jahren 60–80 µ (normal 100–150 µ). Es lag ein generelles Nachhinken von 2–3 Jahren vor.

Fibrose fand sich in 45%. Diese war zum Teil tubulär (Sklerose), zum Teil peritubulär, war aber bei gleichzeitigem Fehlen von Spermatogonien nicht häufiger.

Die *Leydig-Zellen* waren in der Regel dem Alter entsprechend normal, eine echte Hyperplasie bestand nicht. Im Material von 16–20jährigen Patienten kam eine leichte Vakuolisierung des Zytoplasmas vor.

Eine *Keimzellaplasie* fand sich in 15%. Eine massive Verminderung der Spermatogonienanzahl wurde in 45% nachgewiesen, wobei dies Fälle mit weniger als 30 Spermatogonien pro 50 Tubuli sind, was der Hälfte

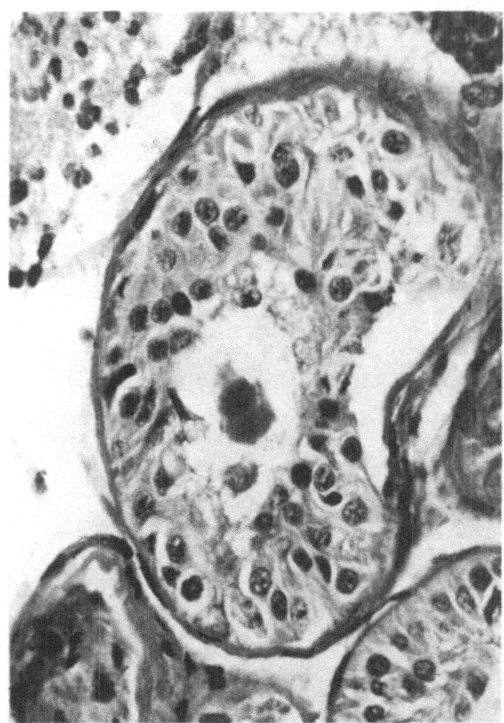

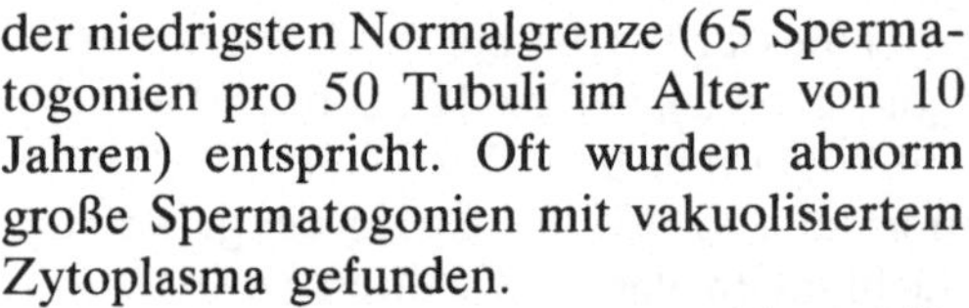

Abb. 10.15

Abb. 10.15 und 10.16. Kryptorchismus, 15 Jahre. Ringtubuli mit unvollständiger Spermatogenese. Einzelne Spermatogonien und außerdem reife Sertoli-Zellen. Keine Leydig-Zellen

der niedrigsten Normalgrenze (65 Spermatogonien pro 50 Tubuli im Alter von 10 Jahren) entspricht. Oft wurden abnorm große Spermatogonien mit vakuolisiertem Zytoplasma gefunden.

Die *Spermatozyten* waren zahlenmäßig vermindert, wenn sie altersgemäß überhaupt erwartet werden konnten. In der Altersgruppe von 13–20 Jahren lagen nur in 5 von 28 Fällen Spermatozyten vor.

Spermien konnten in den mikroskopischen Präparaten nicht nachgewiesen werden. Allerdings sind vor allem im HE-Schnitt Spermien schwierig zu erkennen, weshalb diese Angabe als wertlos zu betrachten ist.

Die *Sertoli-Zellen* waren im allgemeinen dem Alter entsprechend normal entwickelt. Bei Keimzellaplasie in oder nach

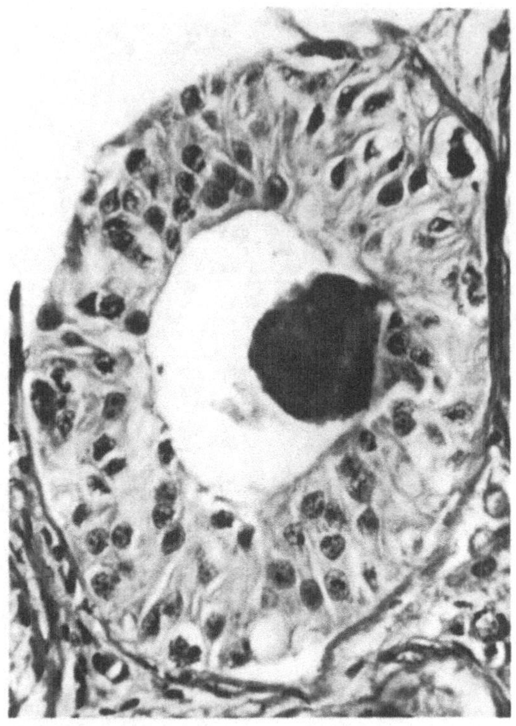

Abb. 10.16

sichtbar. 6 Jahre später entwickelte sich ein malignes Teratom in diesem Hoden (Abb. 21–22). HE, ×512

der Pubertät waren die Tubuli nur aus Sertoli-Zellen aufgebaut. In derartigen Fällen fanden sich bemerkenswert viele granulierte Sertoli-Zellen (Abb. 10.10). Die Granula waren PAS-positiv, diastaseresistent und nicht mit Karmin nach Best oder mit Muzikarmin anzufärben. Ihre Genese ist nicht klar. Die Möglichkeit von phagozytierten Keimzellen, degenerierten Sertoli-Zellen oder abnormer Sekretion wurde diskutiert. Nach v. HORNSTEIN und HEDINGER (1966) sind sie häufiger bei Kryptorchismus (16%) als in Normalfällen (3%).

Sogenannte *Ringtubuli* kommen gehäuft vor. Dieses Phänomen besteht aus einem ringförmigen Tubulus, gewöhnlich ohne Spermatogenese, mit einem zentralen Konkrement (Abb. 10.13–10.16). Dieses ist zu Beginn hyalin, wird aber allmählich

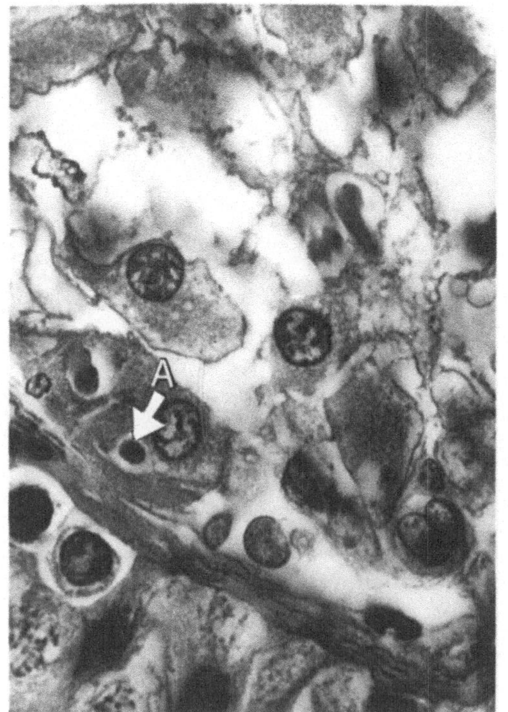

Abb. 10.17

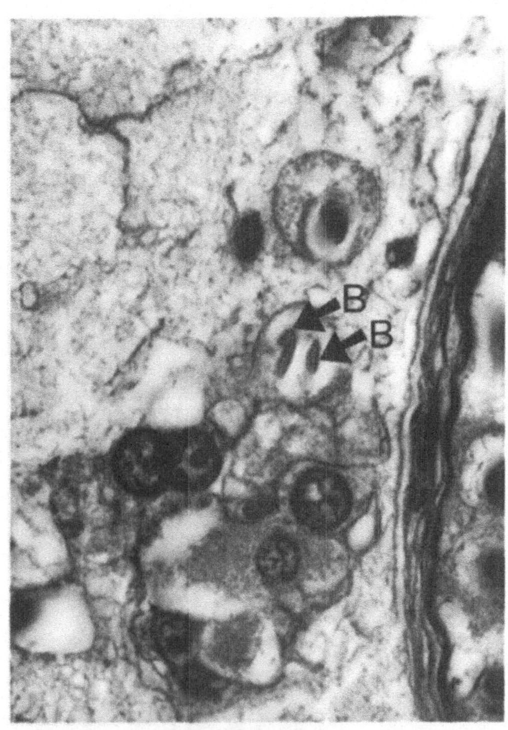

Abb. 10.18

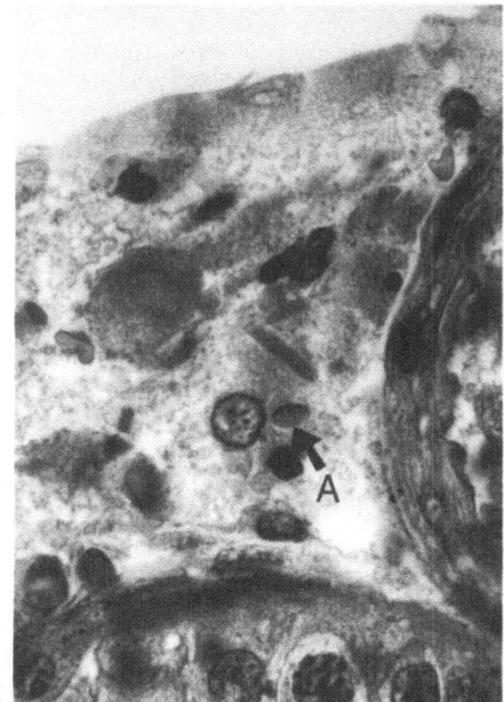

Abb. 10.19

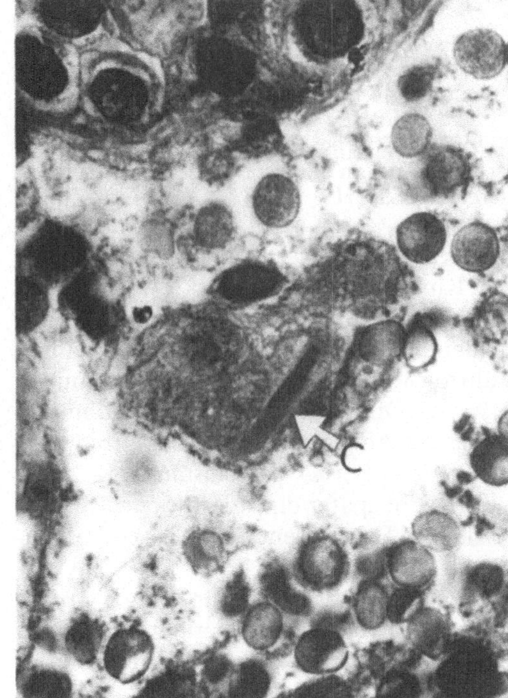

Abb. 10.20

Abb. 10.17 bis 10.20. Reifer, adulter Hoden.
Verschiedene Formen von Reinke-Kristallen.

A quergeschnittene, B schiefgeschnittene und
C längsgeschnittene Kristalle. HE, × 1280

149

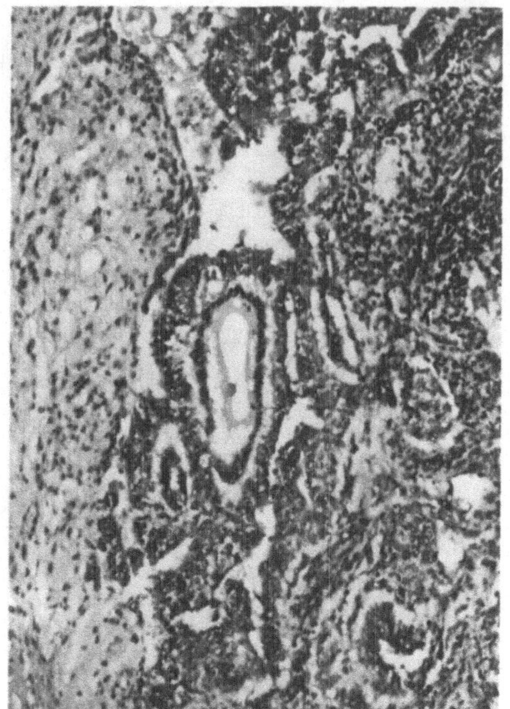

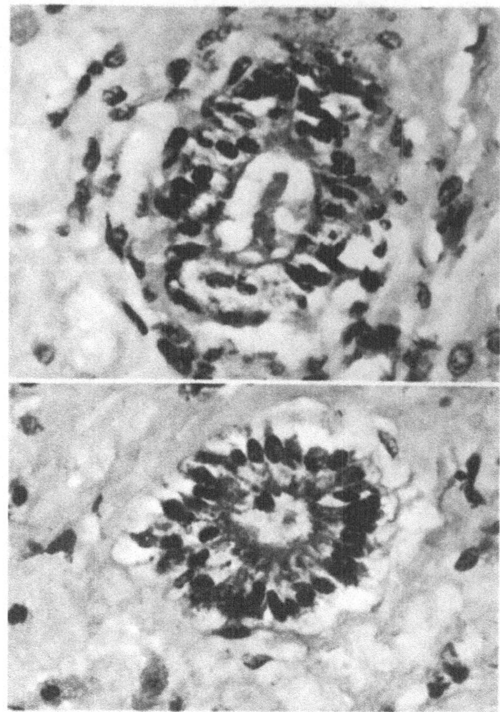

Abb. 10.21. Malignes Hodenteratom bei 21jährigem. Im Alter von 15 Jahren Orchidopexie wegen Kryptorchismus (Abb. 15 und 16). Maligne adenomatöse Komponente. In den anderen Gebieten Knorpel, Hornbildung und Plattenepithel. Tod an Metastasen 6 Jahre nach der Orchidopexie. HE, ×128

Abb. 10.22. Gleicher Hoden wie in Abb. 21. Zwei Ringtubuli mit polymorphem Tumorzellverband. Ringtubuli in Abb. 15 und 16 desselben Patienten, 6 Jahre früher. HE, ×512

mineralisiert. Derartige Bildungen werden bei Kindern in ca. 3% der skrotalen Hoden nachgewiesen, bei Kryptorchismus dagegen bedeutend häufiger (17%). Im oben angeführten Material kamen diese Ringtubuli in 8% vor. Die Bedeutung der Ringtubuli im Zusammenhang mit maligner Entartung der Hoden bei Kryptorchismus und Intersexen wird später diskutiert (Seite 156 und 161). Bei Erwachsenen sind Ringtubuli äußerst selten.

Zusammenfassend kann gesagt werden, daß die histologischen Veränderungen im Hoden bei Kryptorchismus bis zur Pubertät durch allgemeine Hypoplasie gekennzeichnet sind. Nach der Pubertät treten in unbehandelten Fällen degenerative Veränderungen mit tubulärer Sklerose auf, die

schließlich einen totalen Verlust des Keimepithels verursachen. Dabei werden die Leydig-Zellen zusammengedrängt und erwecken den Eindruck einer Hyperplasie, die jedoch nie derart ausgeprägt ist, wie im Klinefelter-Syndrom (Seite 164).

Kryptorchismus und Malignität

Wie aus den folgenden Zahlen hervorgeht, neigt der retinierte Hoden eher zur Entwicklung von malignen Tumoren als der skrotale. Die Häufigkeit des Kryptorchismus wird auf 0,23% und die Häufigkeit von Malignomen in nicht skrotalen Hoden auf 11% berechnet, während die Malignitätsrate der skrotalen Hoden 0,0013% beträgt. Die maligne Entartung von nicht-skrotalen

Hoden kommt also etwa 20mal häufiger vor als von skrotalen. In einem 7000 maligne Hodentumoren umfassenden Material hatten 11% ihren Ursprung in kryptorchen Hoden. Auch wenn man allgemein übereinstimmt, daß bei Kryptorchismus ein höheres Malignitätsrisiko besteht, ist man sich über dessen Ursachen nicht einig. Manche Autoren machen geltend, daß eine intraabdominale Lage möglicherweise auf Grund der höheren Temperatur eine maligne Degeneration bewirke. Andere betonen, daß das Risiko für eine Entartung nach einer operativen Verlegung des Hodens ins Skrotum nicht vermindert sei. Die Frage ist bedeutungsvoll, weil sie auf die Operation bei Kryptorchismus einen Einfluß hat. Ist eine Orchidopexie indiziert oder ist das Risiko so groß, daß eine Ablatio testis vorgenommen werden muß? Die Frage ist noch ungeklärt. Bei Orchidopexie besteht der Vorteil, daß der Hoden für eine Palpation im Skrotum zugänglich wird.

In einem Material von 250 Kryptorchismus-Patienten kam ein Fall von malignem Hodenteratom vor, das 5 Jahre nach der Orchidopexie diagnostiziert wurde (QVIST und IVEMARK). Als der Patient 15 Jahre alt war, wurde der linke Hoden im Inguinalkanal festgestellt; es wurden eine Orchidopexie und eine Biopsie ausgeführt (Abb. 10.15 und 10.16). Im Alter von 21 Jahren entwickelte der Patient eine Vergrößerung des linken Hodens und intraabdominale Tumorherde. Der linke Hoden war völlig in ein malignes Teratom vom intermediären Typ umgewandelt, mit wenig differenzierten, adenomatösen, papillären Tumorverbänden (Abb. 10.21), Knorpel sowie Zysten mit verhornendem Plattenepithel. Die Hodenbiopsie zeigte mehrere sogenannte Ringtubuli mit hyalinen Körpern im Zentrum (Abb. 10.15–10.16). Ähnliche Ringtubuli, jedoch ohne Konkremente, fanden sich in den malignen Anteilen des Teratomgewebes (Abb. 10.22). Es scheint ein Zusammenhang zwischen dem Vorkommen von Ringtubuli,

Kryptorchismus und Malignität in Hoden mit abnormem Chromosomensatz zu bestehen, dies vor allem bei Mosaikstrukturen vom Typ X/XY (nach der neuesten Literatur; frühere Bezeichnung XO/XY), die unter anderem bei abnormer Geschlechtsentwicklung sowie bei Hypospadie vorkommen (AARSKOG, 1970). Leider wurde bei dem genannten Teratomfall keine Karyotypbestimmung durchgeführt.

Hoden und Intersexualität

Die Hoden haben zwei fundamentale Funktionen, die Spermienbildung und die Hormonproduktion. Die letztere bildet die Grundlage für primäre und sekundäre männliche Geschlechtsmerkmale. Eine fehlerhafte Hodenfunktion kann eine abnorme Geschlechtsentwicklung verursachen, wenn sie beim Feten eintritt, und einen Eunuchoidismus, falls sie vor der Pubertät beginnt. Eine defekte Keimzellbildung in allen Stadien der Entwicklung führt zu Sterilität (Seite 162).

In der Kindheit bilden anormale Genitalien eines der wichtigsten und frühesten Anzeichen für eine defekte Hodenfunktion. Intersexualität kann in weitem Sinn als abnorme Genitalien definiert werden. Früher ging man bei der Klassifizierung der Intersexualität einzig von der Differenzierung der Gonaden aus. Als echte *Hermaphroditen* wurden Patienten mit Hoden- und Ovarialgewebe bezeichnet, eine Definition, die beibehalten wurde. Das Wort ist von Hermaphroditos abgeleitet, dem Sohn von Hermes und Aphrodite. Nach dem Mythos wuchs er mit der Nymphe Salmakis zu einem Doppelwesen von Mann und Frau zusammen. Mit männlichen oder weiblichen *Pseudohermaphroditen* bezeichnete man Individuen mit abnormen Genitalien und mit nur Hoden resp. nur Ovarien. Seit diese Klassifizierung eingeführt wurde, ist unsere Kenntnis in der Geschlechtsdetermination bedeutend größer geworden und hat eine detailliertere Einteilung dieser Abnormitäten ermöglicht. Außerdem war es unmöglich, im Pseudohermaphroditismus-Schema diejenigen Patienten zu gruppieren, bei denen die Gonaden fehlten, oder die stark abnorme (dysplastische) Gonaden aufwiesen. Aus diesen Gründen hat man eine praktischere anwendbare Klassifizierung eingeführt, die außerdem auf die neuen Erkenntnisse auf dem Gebiet der Geschlechtsbestimmung Rücksicht nimmt. Bevor diese Klassifizierung erläutert wird, müssen allerdings einige Begriffe definiert und die normale Geschlechtsentwicklung geschildert werden.

aber bei normalen Männern; diese sind also Geschlechtschromatin-negativ.

Im Routineschnitt ist also das Y-Chromosom unsichtbar. In neuerer Zeit aber gelang es, dieses mit der Atebrin-Fluoreszenz-Methode nachzuweisen (Abb. 10.25 und 10.26; Methoden Seite 219).

Das *gonadale Geschlecht* äußert sich in der Differenzierung der Gonaden zu Hoden resp. zu Ovarien.

Das *primär somatische Geschlecht* hängt von der Differenzierung der äußeren und inneren Genitalien bei der Geburt ab.

Das *innere Genitalgeschlecht* wird bestimmt durch die Differenzierung der em-

Tabelle 10.2.

Geschlecht:	Genetisch	Somatisch	psychosozial
		gonadal primär somatisch innere Genitalien äußere Genitalien sekundär somatisch	pragmatisch psychosozial

Definitionen

Das Geschlecht kann in drei Hinsichten eingeteilt werden, genetisch, somatisch und psychosexuell (Tab. 10.2).

Das *genetische Geschlecht* wird durch Chromosomenauszählung aus dem Chromosomensatz und morphologisch auf Grund des Sexchromatins in den Zellkernen („nuclear sex") bestimmt. Der Chromosomensatz wird Karyotyp genannt. Je nach Chromatinmuster der Zellkerne werden die Zellen Geschlechtschromatin-positiv oder -negativ genannt. Die positiven Zellkerne beinhalten einen (manchmal mehrere) an der Kernmembran gelegenen Chromatinklumpen. Diese Geschlechtschromatinkörper werden von dem einen X-Chromosom gebildet und sind in Routine-Paraffinschnitten in den meisten Zellen normaler Frauen gut sichtbar, fehlen

bryonalen Gangsysteme, welche die Grundlage für Uterus, Tuben und obere Vagina (Müllersche Gänge), resp. für Vas, Epididymis und Samenblasen (Wolffsche Gänge) bilden. Zunächst besitzen alle Embryonen beide Gangsysteme, aber im Verlaufe der Entwicklung werden sie bei männlichen und weiblichen Embryonen unterschiedlich differenziert (normale Geschlechtsentwicklung siehe unten).

Das *äußere Genitalgeschlecht* wird von Penis und Skrotum resp. von Vulva, Klitoris und dem unteren Teil der Vagina gebildet.

Das *sekundäre somatische Geschlecht* wird durch die sekundären Geschlechtsmerkmale bestimmt und bildet deshalb den Phänotyp nach der Pubertät.

Das *pragmatische Geschlecht* ist dasjenige, wonach die Kinder aufgezogen werden. Es geht nach und nach in das soziale Geschlecht über, mit welchem sich das In-

dividuum identifiziert (Geschlechtsidenti-
fizierung oder Geschlechtsrolle).

Das *psychosoziale Geschlecht* gibt die
Rolle an, in welcher das Individuum seine
sexuellen Triebe befriedigt. Für Abwei-
chungen von der Norm – Transvestismus,
Perversität, Homosexualität – sind keine
morphologischen Grundlagen bekannt.

Normale Geschlechtsentwicklung

Mechanismus der Geschlechtsbestimmung.
Das chromosomale Geschlecht wird bei der
Befruchtung festgelegt. Weibliche diploide
Zellen haben die Geschlechtschromosomen
XX, männliche XY. Die haploiden Eier

*Die morphologische Genitaldifferenzie-
rung.* Eim Embryo sind drei morphologische Systeme an der Geschlechtsentwicklung beteiligt, die Gonaden, die inneren
Genitalien und die äußeren Genitalien (Tabelle 10.3).

Jede *Gonade* wird aus Gewebe mit bipotentiellen Eigenschaften entwickelt, das
in der Zwischenniere (Mesonephros) liegt.
Beim zukünftigen *Mädchen* wird der Rin-
denanteil dieser Anlage zum Ovar entwikkelt, während der Markanteil eine Involution durchmacht und verschwindet (Abb.
10.1). Bei den zukünftigen *Knaben* anderseits entwickelt sich der Markanteil jeder
primitiven Gonade zu einem Hoden, und

Tabelle 10.3. Normale Geschlechtsentwicklung

Karyotyp	XX	XY
Gonaden	Ovar	Hoden
Gangsystem	Uterus + Tuben	Vas + Epididymis
Äußere Genitalien	Vagina + Labien	Penis + Skrotum
Resultat der Gonaden- reife	Feminisierung	Maskulinisierung

(Eizellen) haben folglich normalerweise
immer ein X-Chromosom, die haploiden
Spermien entweder ein X oder ein Y. Bei
der Befruchtung entsteht folglich normalerweise ein XX-Individuum (weiblich)
oder ein XY-Individuum (männlich). Die
XX-Konstitution resultiert in einer weiblichen Differenzierung der Gonaden beim
Embryo, während eine XY-Konstitution
eine Hodendifferenzierung bewirkt. Es sind
nicht die Geschlechtszellen selbst, sondern
das umliegende Gewebe in den Gonaden,
das die weitere Gonadenentwicklung induziert. Die Gegenwart eines Y veranlaßt eine
Differenzierung zum Hoden, die Abwesen-
heit eines Y verursacht in den primitiven
Gonaden eine Entwicklung zum Ovar.
Morphologisch geht normalerweise diese
Differenzierung nach der 7. embryonalen
Woche vor sich, vorher ist morphologisch
kein Unterschied zwischen zukünftigen
Mädchen und Knaben sichtbar.

die Rindenregion verschwindet (Abb.
10.2).

In der 10. embryonalen Woche liegt ein
typischer Hoden mit proliferierenden Tubuli und interstitiellen Zellen vor. Die letzteren nehmen zahlenmäßig immer mehr zu
und erreichen ein relatives Maximum in der
14. Woche, übrigens gleichzeitig mit der
höchsten Gonadotropinausscheidung der
Mutter. Danach scheinen die interstitiellen
Zellen in der Anzahl zurückzugehen.

Die *inneren Genitalien* werden bei Embryonen aus lateralen, nebeneinander be-
stehenden Gangsystemen gebildet, dem
Müllerschen und dem Wolffschen Gang.
Beim zukünftigen *Mädchen* wächst der
Müllersche Gang kaudal, vereint sich in der
Mittellinie und bildet den Uterus, die Tuben und das obere Drittel der Vagina.
Nachdem der Wolffsche Gang die Ureter-
anlage gebildet hat, verschwindet er. Immerhin können kleine Reste davon im

Mesosalpinx in Form von mesonephrischen Tubuli (ductuli aberrantes) vorkommen. Bei zukünftigen *Knaben* reift der Wolffsche Gang zu Epididymis, Ductus deferens und Samenblasen aus, während der Müllersche Gang verschwindet.

Die *äußeren Genitalien* entwickeln sich aus den Strukturen der Mittellinie, die zu Beginn bei Embryonen beiden Geschlechts vorkommen. Bei *weiblichen* Embryonen bildet der Genitalhöcker die Klitoris, während die Urethral- und Labio-Skrotal-Falte die Labien formt. Bei *männlichen* Embryonen ist ein enges Zusammenspiel von drei Vorgängen notwendig. Es sind dies a) eine Verlängerung des Geschlechtshökkers zum Penis, b) eine sagittale Verschmelzung der Urethralfalte als Ergänzung des Penis mit seiner Wurzel (so wird die Urethralöffnung vom Perineum zur Penisspitze verlegt) und c) sagittale Zusammenschmelzung der Labio-Skrotalfalte, wobei das Skrotum ausgebildet wird. Eine gehemmte Entwicklung im Stadium b) führt zu Hypospadie, einem häufigen Zeichen abnormer Geschlechtsdifferenzierung (AARSKOG, 1970).

Im Aussehen der äußeren Genitalien liegt kein Unterschied vor bis zum Ende des dritten Monats, wenn der Embryo ca. 50 mm lang ist. Bei den Knaben beginnt dann die Verschmelzung der Urethralfalte, der Penis beginnt sich zu formen, und die Labio-Skrotal-Falte wandert nach hinten und bildet das Skrotum. Die äußeren männlichen Genitalien sind im 4. fetalen Monat vollständig ausgebildet, wobei die Hoden immer noch auf dem Weg hinunter ins Skrotum sind, das sie ungefähr im 7. Monat erreichen. Diese Entwicklung setzt die Gegenwart eines Y-Chromosomes oder von Teilen davon voraus. Fehlt das Y, so bleibt die Hodendifferenzierung aus, wobei die normale Entwicklung der äußeren Genitalien gestört wird (JOST).

Die *Kontrollen* dieser drei Entwicklungsphasen sind heute ziemlich gut bekannt. Die Differenzierung der bipotentiel-

len Fetengonaden wird entschieden durch die Chromosomenkonstitution des Embryos. Kommen zwei X-Chromosomen vor und kein Y, z. B. bei 46,XX, entwickeln sich die Gonaden zu Ovarien. Ist ein Y-Chromosom vorhanden, wie z. B. beim Karyotyp 46,XY, entstehen Hoden. Ein zusätzliches X-Chromosom in der Gegenwart eines Y, z. B. bei 47,XXY, schadet der Hodenentwicklung und verursacht Infertilität, aber keine Feminisierung. Als Illustration hierfür dient ein Experiment der Natur, das Klinefelter-Syndrom. Dabei entstehen nach der Pubertät tubuläre Sklerose und defekte Leydig-Zellen, im allgemeinen aber entsteht keine Abnormität in der Virilisierung des Embryos, weshalb auch keine Intersexualität auftritt (Seite 164).

Die *Differenzierung der inneren Genitalien* (Gangdifferenzierung) beruht bei Knaben auf lokaler Wirkung, wahrscheinlich einem hormonellen Agens der Hoden. Diese Sekretion hemmt die Entwicklung der Müllerschen Gänge und macht die Wolffschen Gänge für die Androgenstimulierung empfänglich („Jost's Hypothese"). Fehlt im Embryo funktionstüchtiges Hodengewebe, ungeachtet der genetischen Konstitution, so geht die Differenzierung der Müllerschen Gänge weiter, und die Androgene vermögen nicht die Wolffschen Gänge zur Dominanz zu stimulieren.

Die *äußeren Genitalien* entstehen in der Folge der zuvor besprochenen androgenen Stimulierung der bipotentiellen Gonadenanlage. Der Virilisierungsgrad wird von Menge und Potenz dieser Androgene und vom Zeitpunkt ihres Einsatzes (timing) entschieden.

Abnorme Geschlechtsentwicklung

Eine normale Entwicklung des Genitalsystems beruht in erster Linie auf einem normalen Chromosomensatz, in zweiter Linie auf Vorhandensein oder Fehlen von Hodengewebe und in dritter Linie auf einem normalen Hormonmilieu bei Mutter und

Fetus. Fehler bei irgendeiner dieser Stufen schaffen die Grundlage zu drei völlig verschiedenen Typen sexueller Abnormität (Tabelle 10.4).

Es ist zu beachten, daß die Bezeichnung Pseudohermaphroditismus nicht angewendet wird, was schon in der Einleitung begründet wurde (Seite 139). Fälle, die früher Pseudohermaphroditen genannt wurden, werden z.B. zur Gruppe unvollständiger

Tabelle 10.4. Klassifizierung der Störungen in der Geschlechtsentwicklung

---

1. Abweichende Geschlechtschromosomen-konstitution
   A. Klinefelter-Syndrom und Varianten
   B. Turner-Syndrom und Varianten
   C. Unvollständige Testis-Differenzierung
   D. Hermaphroditismus

2. Embryonale Gonaden-Insuffizienz
   A. Reine Gonaden-Dysgenesie
   B. Rudimentäres Testis-Syndrom
   C. Anorchie

3. Kongenitale endokrine Störungen mit Virilisierung und Feminisierung
   A. Transplazentare Virilisierung als Folge eines mütterlichen virilisierenden Tumors oder einer Hormonbehandlung
   B. Genbedingte Störungen inkl. adrenogenitales Syndrom und testikuläre Feminisierung.

Hodendifferenzierung bei defekter Geschlechtsdetermination gezählt. Andere Fälle würden in die Gruppen rudimentäres Hodensyndrom und endokrine Störungen eingeteilt. Diese Beispiele zeigen, daß der Begriff Pseudohermaphroditismus vom pathogenetischen und vom praktischen Gesichtspunkt aus keine Berechtigung mehr hat.

Abweichende Geschlechtschromosomenkonstitution. Die Geschlechtschromosomenkonstitution, die ein Individuum erhält, wird bei der Befruchtung und der Reduktionsteilung (Meiose) bestimmt. Bei diesen Mechanismen kann leicht eine Entgleisung

erfolgen. Wenn die X- und Y-Chromosomen sich nicht in den ersten Teilungen der Meiose trennen, kommt es dazu, daß eine Präspermatide beide Geschlechtschromosomen enthält und die andere Präspermatide keines. Wenn davon abstammende Spermien normale X-tragende Eizellen befruchten, können sich die Zygoten zu Individuen mit unterschiedlichem Chromosomensatz entwickeln, nämlich entweder mit 47,XXY oder mit 45,X, den Karyotypen für Klinefelter-Syndrom resp. Turner-Syndrom. Anderseits kann eine fehlerhafte Teilung (nondisjunction) der Geschlechtschromosomen in der Mitose nach der Befruchtung eintreten, z.B. bei der ersten Teilung der XY-Zygoten. Dabei können die beiden Tochterzellen Chromosomensätze von 45,X und 47,XYY enthalten. Beide Zellen können lebenstüchtig sein, und es resultiert ein Individuum mit einer Mischung von zwei Zellpopulationen. Ein derartiger Zustand wird als chromosomaler Mosaizismus bezeichnet. Neben diesen beiden Beispielen finden sich eine ganze Reihe numerischer und struktureller Chromosomenveränderungen mit unterschiedlichem Entstehungsmechanismus – Anaphasenstörungen, Doppelbefruchtung, Deletion, Isochromosomen und Ringchromosomen.

Die beiden häufigsten Krankheiten mit abweichender Geschlechtschromosomenkonstitution sind das Klinefelter- und das Turner-Syndrom.

Das *Klinefelter-Syndrom* weist gewöhnlich den Karyotyp 47,XXY auf. Da die Patienten in der Regel keine intersexuellen Züge zeigen, sondern Anzeichen für Hypogonadismus haben, wird das Syndrom im Zusammenhang mit dem Hypogonadismus behandelt (Seite 164). Hier sollen nur einige weitere Karyotypen bei Klinefelter-Syndrom genannt werden. 47,XXY besteht bei 63%, Mosaizismus vom Typ XY/XXY bei 9%. Im übrigen kommen ungefähr 20 verschiedene Karyotypen mit Mosaizismus, Translokationen oder auch abnormen X oder Y (Deletionen) nach FERGUSON-SMITH

(1969) vor. Dieser Autor gibt eine Kryptorchismusrate von 10% an. Sie ist höher als im schwedischen Material. Die morphologischen Hodenveränderungen werden im Abschnitt über Hypogonadismus beschrieben (Seite 164).

Das *Turner-Syndrom* ist die zweithäufigste Störung der Geschlechtsdetermination. Seine Häufigkeit beträgt 1/2500 neugeborene Mädchen. Da die Geschlechtsdifferenzierung weiblich ist, sollte es eigentlich nicht hier behandelt werden. Aber eine kurze Zusammenfassung ist wohl berechtigt, besonders da ein „männliches Turner-Syndrom" vorkommt. Die Patienten sind Geschlechtschromatin-negativ (60%), und die wichtigste morphologische Veränderung ist das Vorhandensein von Gewebesträngen (Streaks) anstelle der Gonaden. Diese Stränge liegen am Ort der Ovarien und bestehen histologisch aus Ovarialstroma ohne Follikel. In der Neugeborenenperiode sind die wichtigsten klinischen Kennzeichen am Turner-Patienten die Halsfalte (Pterygium colli) und das Vorkommen von kissenartigen Ödemen an Fußrücken und Fußsohlen. Die M. Turner-Patienten zeigen eine primäre Amenorrhoe und entwickeln keine sekundären Geschlechtsmerkmale. In der Pubertät können spärliche Pubesbehaarung und hohe Gonadotropinwerte auftreten, eine Brustentwicklung bleibt aber aus, und Uterus sowie Tuben bleiben infantil. Dazu kommt Kleinwuchs; erwachsene M. Turner-Patienten werden selten größer als 150 cm. Psychische Entwicklungsstörung ist ungewöhnlich. Der häufigste Karyotyp ist 45,X. Es können aber auch Mosaizismus und strukturelle X-Chromosomenveränderungen vorkommen. Charakteristische M. Turner-Merkmale (Pterygium colli, Kleinwuchs, Ödem) können in seltenen Fällen mit männlicher Geschlechtsdifferenzierung und Hoden von normaler Größe vereint sein. In ca. 30% dieser Fälle findet sich einseitiger oder beidseitiger Kryptorchismus und gelegentlich eine Keimzellaplasie

(Seite 169). Die Patienten sind Geschlechtschromatin-negativ und mehrheitlich vom Karyotyp 46, XY. X/XY-Mosaizismus und Varianten kommen vor.

Unvollständige Hodendifferenzierung ist eine Aberration in der Geschlechtsdetermination mit manchen Varianten. Der häufigste Typ ist die gemischte Gonaden-Dysgenesie, d.h. Streak auf der einen und rudimentärer Hoden auf der andern Seite. Dabei ist der Karyotyp gewöhnlich ein X/XY-Mosaizismus. Der Phänotyp kann variieren von Mädchen mit typischem Turner-Aussehen bis zu Knaben, die scheinbar eine normale Genitaldifferenzierung haben, später aber Infertilitätsprobleme stellen. Die strukturellen Veränderungen bestehen in einem Streak mit Ovarialstroma auf der einen Seite, das mit dem weiblichen Gangsystem (Müller) zusammenhängt. Die andere Gonade weist Hodengewebe mit Tubuli und sogar Spermatogonien auf und zeigt Verbindungen mit dem Wolffschen Gangsystem. Im allgemeinen geht eine Maskulinisierung der äußeren Genitalien vor sich. Man glaubt, daß bei dieser Variante ein erhöhtes Risiko für eine maligne Degeneration der dysgenetischen Gonaden besteht.

Der echte *Hermaphrodit* wird als ein Individuum mit Ovarial- und Hodengewebe definiert. Das Vorkommen von beiden Gonadentypen im selben Individuum setzt – nach unserer heutigen Kenntnis der Geschlechtsdetermination – Mosaizismus von Zellinien mit männlichem und weiblichem Chromosomensatz voraus. In einzelnen Fällen ist dies auch mit Karyotypen wie XX/XY, XX/XY/XXY bewiesen worden. Inzwischen sind viele Fälle mit Chromosomenzüchtungen von verschiedenen Geweben gründlich untersucht worden. Dabei hat man gefunden, daß die Mehrzahl der Hermaphroditen jedoch den Karyotyp XX aufweisen. Eine Erklärung für diese widersprüchliche Situation ist, daß eines der X-Chromosome Teile eines Y-Chromosoms enthält, eine Abnormität, die während der ersten Meiose beim Vater entstanden sein könnte. Möglicherweise kann die bereits angegebene Fluoreszenzmethode zur Darstellung des Y-Chromosoms (Seite 152) mit der Zeit dieses Problem erhellen.

Das klinische Bild zeigt meist scheinbar männliche, normal groß gewachsene Patienten ohne Skelettmißbildungen und mit normaler psychischer Entwicklung. Hypospadie, zweigeteiltes Skrotum (Scrotum bifidum) und einseitiger Kryptorchismus kommen gehäuft vor. In der Hälfte der Fälle liegt ein einseitiger Leistenbruch vor. Meist wird die Hypospadie in der Kindheit operativ korrigiert. In der Pubertät treten dann jedoch eine Vergrößerung der Brust und monatliche Urethrablutungen ein. Dazu kommen Axillarbehaarung, scharfe obere Grenze der Pubesbehaarung und fehlender Bartwuchs. Untersuchungen des Geschlechtschromatins ergeben positive Zellen. Werden bei einem männlichen Individuum Geschlechtschromatin-positive Zellen nachgewiesen, so müssen die Gonaden untersucht werden. Eine Hodenbiopsie wird durchgeführt. Bei Kryptorchismus wird eine Laparotomie vorgenommen, um den nicht deszendierten Hoden zu suchen. Die Operation kann einen Uterus zum Vorschein bringen, und die abdominelle

Gonade erweist sich histologisch als Ovar, als Hoden oder als Ovotestis, d. h. eine Gonade, die sowohl primitives Hodengewebe als auch Ovarialstroma enthält. Folgende Kombinationen der Gonaden sind möglich: Beidseitige Ovotestes, Hoden und Ovar, Ovotestis und Ovar sowie Ovotestis und Hoden. Ein Ovar ist sehr häufig verbunden mit einer Tube und einem primitiven Uterus auf derselben Seite, während auf der Seite des Hodens gewöhnlich Vas und Epididymis dazukommen. Ein Ovotestis kann selten eine Entwicklung des Müllerschen Ganges unterdrücken; es finden sich deshalb oft auf dieser Seite eine Tube und ein Uterus uni- oder bicornis.

Embryonale Gonadeninsuffizienz. Die zweite Hauptgruppe von Intersexen wird von Patienten mit normalem Karyotyp der Geschlechtschromosomen, also XY resp. XX gebildet. Es ist deshalb wahrscheinlich, daß die Ursache der Abnormitäten dieser Gruppe eine genbedingte, mangelhafte Gonadenfunktion beim Feten ist (Tabelle 10.5). Eine derartige Gonadeninsuffizienz könnte durch eine primäre Degeneration nach der Gonadenbildung, jedoch vor der Differenzierung zu Hoden oder Ovar ent-

Tabelle 10.5. Abnorme Geschlechtsentwicklung als Folge einer defekten embryonalen Gonadenfunktion[1])

XX	XY	XY	
	beidseitig	*einseitig*	
„streaks"	„streaks"	„streaks"	Hoden
Uterus + Tuben	Uterus + Tubenrudiment	Uterus + Tubenrudiment	Vas + Epididymis
Vagina + Labien	Vagina + Labien		Unvollständige Fusion der labio-skrotalen Falte + Klitorishypertrophie
ausgebliebene Gonadenreife	ausgebliebene Gonadenreife		Maskulinisierung

1) Ordnungsfolge wie in Tabelle 3, d. h. Karyotyp, Gonaden, Gangsystem, äußere Genitalien und Resultat der Gonadenreife

stehen. Diese Annahme wird durch experimentelle Kastrationsversuche bei Embryonen gestützt. Dabei wurden die undifferenzierten Gonaden wegoperiert oder röntgenbestrahlt. Bei der weiteren fetalen Entwicklung entwickelte sich, ungeachtet des chromosomalen Geschlechts, nur das weibliche Gangsystem. Diese Versuche zeigen, daß das weibliche Gangsystem (Müller) für seine Weiterentwicklung nicht von Ovarialgewebe abhängt, daß jedoch das Vorhandensein eines Hodens für die Ausdifferenzierung der männlichen Gangsysteme unerläßlich ist. So gibt die einseitige Gonadektomie vor der Ausdifferenzierung des Hodens bei männlichen Embryonen Anlaß zu einem weiblichen Gangsystem auf dieser Seite. Auf der nichtoperierten Seite wird dagegen das normale Gangsystem entwickelt. Es ist dies eine weitere Illustration für die lokale Einwirkung, welche die Testishormone des Feten ausüben. Werden die Zeitpunkte dieser Kastration variiert, so resultieren verschiedene Typen von Intersexen.

Es wird angenommen, daß eine embryonale Gonadeninsuffizienz die Ursache für drei Typen abnormer Genitalentwicklung bildet, nämlich für die reine Gonadendysgenesie, für den rudimentären Hoden und für die Anorchie.

Bei der *Gonadendysgenesie* können bei Mädchen ohne abnorme Geschlechtschromosomen und ohne Turner-Symptome fibrös umgewandelte Gonaden vorliegen. Bei Individuen mit Karyotyp XX ist der Phänotyp normal weiblich oder eunuchoid. Primäre Amenorrhoe ist die Regel und sehr häufig Anlaß zur Abklärung. Am Ort der Ovarien liegen fibröse Gewebsstränge (Streaks). Auf Grund der fehlenden Turner-Symptome wird die Abnormität *reine Gonadendysgenesie* genannt. Sie kann mit dem oben besprochenen Kastrationsexperiment an weiblichen Embryonen verglichen werden.

Wie man auf Grund dieser Kastrationsexperimente erwarten kann, kommen auch Individuen mit Karyotyp XY bei reiner Gonadendysgenesie vor. Klinisch können diese Patienten nicht von den XX-Fällen unterschieden werden, weil der embryonale Hoden degeneriert, bevor er das Gangsystem in männlicher Richtung stimulieren könnte. In einzelnen Fällen können jedoch Zeichen beginnender intrauteriner männlicher Differenzierung vorkommen, wobei man anstelle der Gonaden Streaks mit oder ohne rudimentären Uterus findet. Dieser Befund besagt, daß der Embryo lange genug testikulär differenzierte Gonaden besessen hat, um die Entwicklung der weiblichen Müllerschen Gangsysteme zu hemmen, aber nicht lange genug, um eine männliche Differenzierung der Wolffschen Gänge zu induzieren.

Beim *rudimentären Testis* liegen abdominal oder im Inguinalkanal kleine Hoden vor, die Spermatogonien enthalten. Es bestehen eine männliche Gangdifferenzierung und männliche äußere Genitalien, doch ist der Penis sehr klein. Gewöhnlich befindet sich die Urethraöffnung an der Penisspitze. Die Genitalien können allerdings derart klein sein, daß die Patienten bei der Geburt als Mädchen angesehen werden („männlicher Pseudohermaphroditismus", da Hoden vorliegen). In all diesen Fällen von rudimentären Testes ist der Karyotyp XY.

In einer andern Gruppe mit ausgeprägter Hypoplasie der Hoden und mit Karyotyp XY kommt eine männliche Gangdifferenzierung vor, obwohl die Hoden nichts anderes als Bindegewebe enthalten (Dysgenesie). Innerhalb dieser Gruppe finden sich Fälle mit unvollständig maskulinisierten äußeren Genitalien, auf welche eine Androgentherapie wirkungslos bleibt. Man glaubt, diese Patienten als Mädchen aufziehen zu müssen, obwohl ihnen innere weibliche Genitalien ganz fehlen.

Anorchie. Beidseitige Anorchie ist eine selten gesehene Abnormität und kann als absolutes Extrem der Gonadendysgenesie bei Knaben gewertet werden. Wie aus dem

Namen hervorgeht, fehlt Hodengewebe ganz. Gewöhnlich wird die Diagnose bei der Kryptorchismusoperation gestellt, wo Vas und Epididymis leicht gefunden werden, funktionierendes Hodenparenchym aber fehlt. Ein Fehlen der Hodenfunktion wird in den Pubertätsjahren bestätigt, da sekundäre Geschlechtsmerkmale ausbleiben, wobei eine hohe Gonadotropinausscheidung nachgewiesen wird. Die Kombination von Anorchie und Vorhandensein von Epididymis sowie Vas deutet an, daß im Fetalleben einmal Hodengewebe vorhanden war; sonst würde keine männliche Gangdifferenzierung auftreten. Die Entwicklung der weiblichen Gangsysteme wird gehemmt, was die Annahme eines vorübergehend vorhandenen embryonalen Hodens stützt. Die strukturellen Befunde sprechen also für eine relativ späte totale Degeneration des Hodens, nachdem dieser seine stimulierende resp. hemmende Wirkung auf die Gangsysteme ausgeübt hat. Eine Testosterontherapie kann den Eunuchoidismus verhindern und es wird sogar empfohlen, aus psychologischen Gründen Hodenprothesen operativ in das Skrotum einzusetzen.

Die Ätiologie der angeführten Beispiele embryonaler Gonadeninsuffizienz ist immer noch unbekannt. Kein teratogenes Agens für diese Störungen konnte nachgewiesen werden. Es scheint nicht ausgeschlossen zu sein, daß chromosomale Faktoren wirksam sind. Sie sind jedoch mit den heutigen Methoden noch nicht entdeckt worden. Vielleicht kann auch hier die Fluoreszenzmethode für das Studium des Y-Chromosoms Bedeutung für eine Klärung der Pathogenese erlangen.

Endokrine Störungen mit Virilisierung und Feminisierung. Die dritte Gruppe von Krankheiten mit abnormer Geschlechtsentwicklung wird durch Störungen im Hormonhaushalt verursacht. Die Abnormitäten sind auf die äußeren Genitalien beschränkt. Gonaden, Gangsystem und Karyotyp sind normal und stimmen mitein-

Tabelle 10.6. Abnorme Geschlechtsentwicklung als Folge von kongenitalen endokrinen Störungen mit Virilisierung und Feminisierung [1]

XX	XY
Ovar	Hoden
Uterus + Tuben	Vas + Epididymis
Virilisierende Stimuli	*Feminisierende Stimuli*
Labio-skrotale Fusion + Klitorishypertrophie	Kurze Vagina + Labien
Virilisierung oder Feminisierung	Feminisierung

[1] Ordnungsfolge wie in Tabelle 3, d. h. Karyotyp, Gonaden, Gangsystem, äußere Genitalien und Resultat der Gonadenreife.

ander überein (AARSKOG, 1970). Ist die Störung in der Pubertät immer noch vorhanden, so bleiben die sekundären Geschlechtsmerkmale aus.

Eine *transplazentäre Virilisierung* von XX-Feten kann durch zirkulierende Hormone der Mutter verursacht werden. Therapeutisch zugeführte Androgene oder Progesteron (z.B. bei drohendem Abort) können die Ursache sein. In äußerst seltenen Fällen liegt ein virilisierender Ovarialtumor (Arrhenoblastom) vor. Bei der Geburt weist das Mädchen eine Klitorishypertrophie und eine hintere Verschmelzung der labioskrotalen Falte auf. Die Ovarien und die übrigen inneren Genitalorgane sind normal weiblich. Die Zellen sind Chromatin-positiv, die 17-Ketosteroidausscheidung normal und die Virilisierung nicht progressiv. Eine plastische Operation der äußeren Genitalien wird als einfach betrachtet und bildet die einzig nötige Maßnahme.

Die im Plazentakapitel (Seite 8) beschriebenen *„geschlechtslosen Zwillinge"* (freemartinism) bei Rindern stellen einen weiteren Typ von intrauteriner Virilisierung dar. Dabei liegt eine Zwillingsgravidität mit einem männlichen und einem weiblichen Feten vor. Durch Gefäßanastomosen in der Plazenta gehen Androgene vom männlichen zum weiblichen Feten über, wobei der letztere virilisiert wird. In dieser Situation besteht eine kontinuierliche Androgenstimulierung während längerer Zeit, was eine Degeneration der Gonaden des Kuhkalbes verursacht, das keine Geschlechtszellen entwickelt. In der Folge wird das Kuhkalb steril (geschlechtsloser Zwilling). Bei XX-Individuen ist das *adrenogenitale Syndrom* (Kap. 11, Seite 184) die wahrscheinlich bedeutungsvollste Ursache für kongenitale Virilisierung. Bei der Form mit Salzverlust sind rechtzeitige Diagnose und Therapie lebensrettend, weshalb immer zuerst ein adrenogenitales Syndrom als Ursache für abnorme Genitalien ausgeschlossen werden muß. Der erste Schritt zu dieser Diagnose bei Neugeborenen mit männlichen äußeren Genitalien ist die Untersuchung des Sexchromatins, das in diesem Fall positiv ist. Dann folgt die Bestimmung der 17-Ketosteroide und vor allem von Pregnantriol. Erhöhte Werte sind diagnostisch entscheidend. Die Maskulinisierung kann erheblich sein. Skrotum und Penis sind oft gut ausgebildet, und die Diagnose lautet oft, „bilateraler Kryptorchismus". Die inneren Genitalien sind normal weiblich. Die Gonaden sind Ovarien. Steroidtherapie und operative Korrektur der äußeren Genitalien sind die Behandlung der Wahl, weil diese Patientinnen die einzigen Intersexe sind, die fertil werden können.

Bei XY-Individuen mit adrenogenitalem Syndrom treten keine abnormen äußeren Genitalien auf, weshalb die Krankheit unentdeckt bleiben kann. Vermutlich werden manche derartigen Fälle nicht diagnostiziert, was das Überwiegen von Mädchen mit diesem Syndrom erklärt.

Unvollständige Maskulinisierung („Feminisierung") bei XY-Kindern kann bei zwei seltenen Formen von adrenogenitalem Syndrom hervorgerufen werden, nämlich

bei sogenannter Lipidhyperplasie der Nebennieren und bei Hyperplasie der Nebenniere auf Grund einer defekten 3β-ol-Dehydrogenase. Bei diesen Formen liegen eine Hypospadie und ein unvollständiger Verschluß der labio-skrotalen Falte vor. Nur der letztgenannte Typ weist eine erhöhte Pregnantriol- und 17-Ketosteroidausscheidung auf.

Bei der *testikulären Feminisierung* liegt die ausgeprägteste Feminisierung vor; in älteren Klassifizierungen bildete sie den Urtypus des Pseudohermaphroditismus. Summarisch kann die Krankheit folgendermaßen charakterisiert werden: äußere weibliche Genitalien, innere männliche Genitalien, testikuläre Gonadendifferenzierung, geschlechtschromatinnegative Zellen mit Karyotyp XY, also genetisch männliche Individuen mit Zeichen eines gestörten Hormongleichgewichts, das zu Feminisierung führt. Das Syndrom, das auch nach Goldberg-Maxwell-Morris benannt wird, kommt in einer vollständigen und in einer unvollständigen Form vor.

Bei der *vollständigen* Form sind die äußeren Genitalien ganz weiblich, und die Kinder werden immer als Mädchen erzogen. In der Kindheit liegen häufig Leistenbrüche vor, bei deren Operation in den Bruchsäcken Hoden gefunden werden. Mit Rücksicht darauf, daß bei normalen Mädchen kongenitale Leistenbrüche selten sind, ist es eine gute Regel, bei allen Mädchen mit angeborenem Leistenbruch immer eine Geschlechtschromatin-Untersuchung und allenfalls eine Karyotypbestimmung auszuführen. Die inneren Genitalien werden durch das Fehlen eines weiblichen Gangsystems charakterisiert; daher fehlen das obere Drittel der Vagina, der Uterus und die Tuben. Dagegen werden Hoden, Vas deferens und Epididymis immer in der Bauchhöhle oder im Anschluß an den Inguinalkanal gefunden. Diese Befunde weisen auf die Pathogenese des Syndroms. Die Hoden haben in der Fetalzeit funktioniert und die männlichen Gangsysteme zu normaler Differenzierung stimuliert sowie die weiblichen, Müllerschen Gänge zur Involution gezwungen. Die Gonaden des Embryos sind also nicht defekt gewesen wie bei der fetalen Kastration beim Syndrom der rudimentären Testes, bei der Gonadendysgenesie und bei der Anorchie (Seite 157). Bei der testikulären Feminisierung besteht eine hormonelle Störung, wobei es zwei Möglichkeiten gibt. Entweder werden Androgene nicht in genügender Menge produziert oder die äußeren Genitalien sprechen nicht normal auf die von den Hoden produzierten Hormone an. Für eine defekte Hormonproduktion spricht der Umstand, daß die interstitiellen Zellen bei der Geburt in der Regel fehlen oder doch wenig zahlreich sind. Anderseits hat man in Isotopenversuchen mit markierten Substanzen eine gute Androgenproduktion (inkl. Testosteron, Androstendion, Dehydroepiandrosteron mit und ohne Sulfat) in den Hoden mancher dieser Patienten festgestellt. Außerdem ist der Testosterongehalt im Plasma nach der Pubertät hoch. Das letztgenannte Verhalten würde folglich zu einem verminderten Ansprechen auf die Androgene passen, was nun der üblichen Auffassung entspricht („target organ subresponsiveness to testosterone", CRAWFORD *et al.*, 1970).

In der Pubertät entwickeln sich diese Patienten zu großen, gewöhnlich sehr hübschen „Mädchen" mit mittelgroßer oder großer Brust, doch mit sehr kleinen Mamillen. Eine charakteristische Abnormität ist das fast totale Fehlen von Pubes- und Axillarbehaarung. Abgesehen von einer kurzen Vagina scheinen die äußeren Genitalien dagegen fast normal. Manche Patienten heiraten und führen ein normales Eheleben, sind jedoch steril.

Die strukturellen Veränderungen in den Hoden gleichen denjenigen bei Kryptorchismus (Seite 146). Der Durchmesser der Tubuli ist vermindert. Die Anzahl der Spermatogonien ist heruntergesetzt. Die Sertoli-Zellen reifen normal, und in den Pubertätsjahren treten Leydig-Zellen ge-

wöhnlich und recht zahlreich in Haufen mit adenomähnlicher Struktur auf. Bei der Geburt fehlen jedoch die interstitiellen Zellen oder sind zahlenmäßig vermindert.

Bei der testikulären Feminisierung besteht ein großes Risiko für eine maligne Entartung der Gonaden. Gewisse Forscher geben an, daß 22% der Patienten über 30 Jahre einen malignen Hodentumor, meistens ein Seminom, entwickeln. Die Ursache dafür ist unbekannt. Manche Autoren werten das Malignitätsrisiko als derart bedeutend, daß in jedem Fall eine Gonadektomie indiziert sei. Andere sind bezüglich dieses Risikos optimistischer und sehen die psychologischen und somatischen Konsequenzen (Eunuchoidismus) trotz der Substitutionstherapie als so bedeutend an, daß sie diesen Eingriff vermeiden. Dagegen sind sich alle einig, daß eine Orchidektomie nicht vor den Pubertätsjahren vorgenommen werden darf, da sonst der Patient seine sekundären Geschlechtsmerkmale nicht entwickeln könnte.

In seiner *unvollständigen* Form zeigt das Syndrom eine mehr oder minder ausgeprägte Maskulinisierung der äußeren Genitalien. Die Hoden sind weniger unterentwickelt und können eine aktive Spermatogenese aufweisen. Ein Teil der Patienten wird als Mädchen großgezogen, der andere als Knaben. In der Pubertät kann eine leichte Stimulierung der Brustdrüsen auftreten.

Differentialdiagnose der somatischen Intersexualität

Eine vollständige Geschlechtsermittlung ist immer bei Kindern angezeigt, die bei der Geburt abnorme äußere Genitalien, inkl. *Kryptorchismus, Hypospadie* oder *Vergrößerung der Klitoris,* aufweisen. Die Untersuchung umfaßt die Bestimmung von 17-Ketosteroiden und Pregnantriol im Urin, die Geschlechtschromatinbestimmung, die Untersuchung des Karyotyps und die Gonadenbiopsie. Eine gründliche klinische

Abklärung der Gonadenlokalisation beim Kind und eine genaue Anamnese zum Ausschluß einer Steroideinwirkung von seiten der Mutter während der Gravidität sind wichtig.

Im allgemeinen sind die anormalen äußeren Genitalien entweder durch eine unvollständige Geschlechtsdifferenzierung bei Knaben oder durch eine Virilisierung bei Mädchen verursacht. Wenn man vom Hermaphroditismus und seltenen Klinefelter-Formen mit abnormen Genitalien absieht, können diese Gruppen einzig und allein durch eine Geschlechtschromatinbestimmung, z.B. durch einen Mundabstrich, unterschieden werden (Seite 219).

Fällt die Geschlechtschromatinbestimmung positiv aus, so handelt es sich entweder um eine Nebennierenhyperplasie, um einen echten Hermaphroditismus oder um eine Klinefelter-Variante. Vom therapeutischen Gesichtspunkt aus ist es deshalb wichtig, eine Nebennierenrindenhyperplasie (mit erhöhter Ausscheidung von 17-Ketosteroiden und Pregnantriol) auszuschließen, weil diese Patienten behandelt und sogar fertil werden können. Danach wird mit einer Urethrozystographie fortgefahren, um die Gangdifferenzierung festzustellen. Schließlich wird der Chromosomensatz (Karyotyp) bestimmt.

Fällt die Geschlechtschromatinprobe für das X negativ aus, so muß dieser Befund mit einer Chromosomenanalyse erhärtet werden. Während man dieses Resultat abwartet, ist es sehr nützlich, an einem neuen Mundschleimhautabstrich mit Hilfe der Fluoreszenzmethode eine Y-Analyse durchzuführen (Seite 219). Wo ein Fluoreszenzmikroskop leicht zugänglich ist, können natürlich sogleich zwei Abstriche gemacht und parallel nach den Methoden für X und Y (Kap. 13, Seite 219) behandelt werden. Die Differentialdiagnose innerhalb der chromatinnegativen Gruppen ist schwieriger als innerhalb der chromatinpositiven, weshalb oft eine Biopsie der Gonaden vorgenommen werden muß. Dabei ist es wichtig, daß in der Lösung nach Stieve (Kap. 13, Seite 206) fixiert wird, um ein bestmögliches Resultat zu erhalten.

Hypogonadismus

Hypogonadismus bedeutet eine Unterfunktion der Gonaden bei der Hormonsynthese und/oder bei der Geschlechtszellenentwicklung. Beim Knaben kann eine Hoden-Unterentwicklung die Tubuli, die interstitiellen Leydig-Zellen oder beides betreffen. Bei der Unterentwicklung der Tubuli tritt eine verminderte oder keine Spermatogenese auf, was nach der Pubertät Infertilität zur Folge hat. Bei einem Leydig-Zellschaden sind die androgenen Funktionen beeinträchtigt, was ein ganzes oder teilweises Fehlen der sekundären Geschlechtsmerkmale zur Folge hat. Es entwickelt sich eine Form von Eunuchoidismus. Der Eunuch ist ein Kastrat. Erfolgt die Kastration vor der Pubertät, so entwickelt sich eine weibliche Konstitution mit einer weiblichen Verteilung des Unterhautfettes, spärlicher Behaarung und hoher Stimme. Erfolgt die Kastration nach der Pubertät, so entsteht ein Eunuch ohne eunuchoide Konstitution. Das Bild des Eunuchoidismus umfaßt infantile Hoden, fehlende sekundäre Geschlechtsmerkmale, lange Extremitäten mit einer Spannweite (Abstand zwischen den Fingerspitzen bei seitlich ausgestreckten Armen), die oft die Körperlänge um mehrere Zentimeter übertrifft.

Die Ursache für einen Hypogonadismus beim Knaben liegt gewöhnlich im Hypophysen-Thalamus-System oder in den Hoden, kann aber auch in der Nebenniere lokalisiert sein. Der Hypogonadismus kann kongenital oder sekundär, partiell oder vollständig sein. Leberschaden, myotone Dystrophie (Seite 79) und zystische Pankreasfibrose (HOLSCLAW und SHWACHMAN, 1969) sind Beispiele für sekundären Hypogonadismus. In Anlehnung an den zeitli-

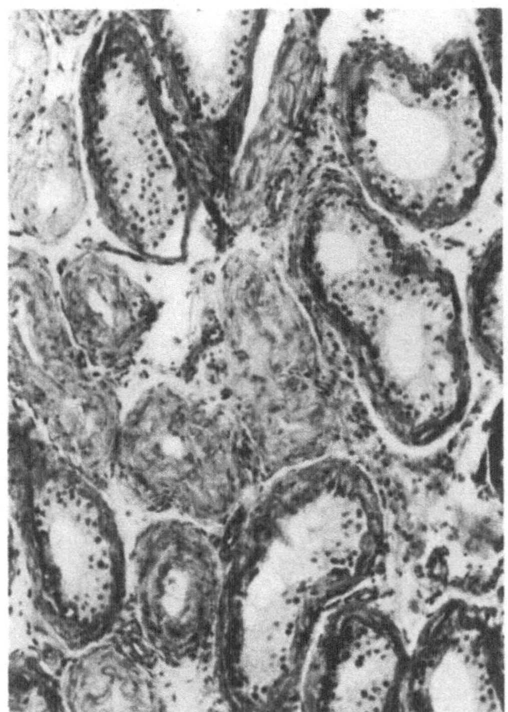

Abb. 10.23. 17 Jahre. Peritubuläre Fibrose als Folge einer vaskulären Schädigung. Stark verdickte Tunica propria und leichte tubuläre Sklerose (vergl. Abb. 29). Ladewig, ×128

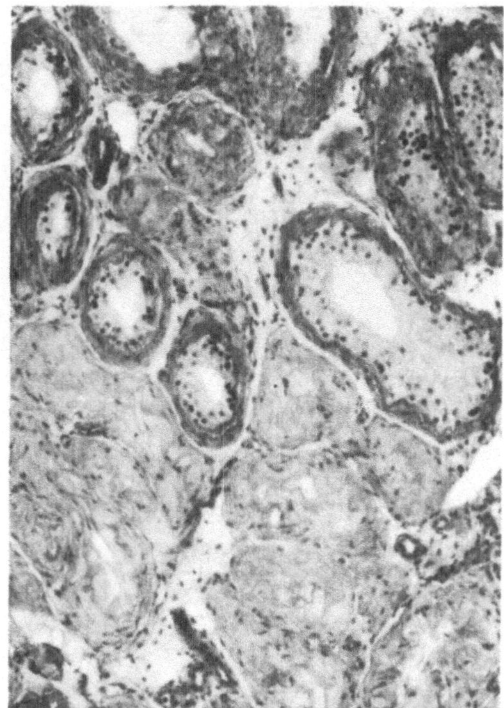

Abb. 10.24. 18 Jahre. Orchitis. Fokale, tubuläre Sklerose und peritubuläre Fibrose. Die fokale Sklerose ist charakteristisch für den Orchitisschaden. Ladewig, ×128

chen Eintritt der Schädigung wird der Hypogonadismus in präpuberale, puberale und postpuberale Formen eingeteilt.

Präpuberaler Hypogonadismus

Ausgebliebene hypophysäre Stimulierung und andere Störungen der Hoden vor den Pubertätsjahren werden präpuberaler Hypogonadismus genannt. In einem größeren Material von männlichem Hypogonadismus wird als Ursache in 62% ein hypophysärer Gonadotropinmangel, in 25% ein Klinefelter-Syndrom und in 13% eine präpuberale Hodeninsuffizienz oder eine andere Genese angegeben. Mit den heutigen Untersuchungsmethoden ist es schwierig, festzustellen, wie groß der Anteil der hypophysär bedingten Gruppe ist. Die Patienten kommen auf Grund von schwachen oder ausgebliebenen Pubertätsmerkmalen, von Impotenz oder später im Leben wegen Infertilität zur Untersuchung. Eine Hodenbiopsie kann bei der Feststellung mithelfen, ob eine testikuläre Hypoplasie schon vor der Pubertät vorgelegen hat.

Präpuberaler testikulärer Hypogonadismus. Innerhalb dieser Gruppe von Hodenveränderungen ist der *Kryptorchismus* am häufigsten. Er ist gesondert behandelt worden (Seite 145). Dazu kommen Fälle von *Anorchie,* die als Mißbildung aufgefaßt werden (Aplasie), sowie *Hypoplasien* als Folge von Trauma, Torsion und Infektionen. Außerdem gibt es Fälle mit *Keimzellaplasie* ohne Krytorchismus mit unbekannter Genese. Schließlich wird in diese Gruppe das *Klinefelter-Syndrom* einbezogen. Folgende morphologische Verände-

163

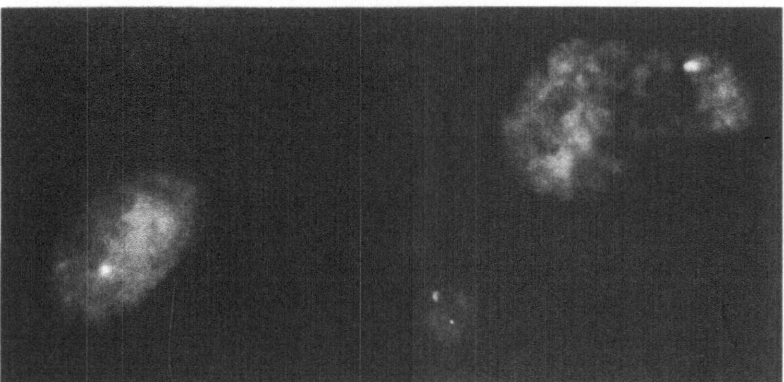

Abb. 10.25. Amnionzellen von männlichem Feten. Zwei Zellen zeigen eine punktförmige Fluoreszenz im Kern, was auf das Vorhandensein eines Y-Chromosoms deutet. Atebrin-Fluoreszenzmethode. Das Bild ist zur Verfügung gestellt worden von Jan LINDSTEN. BG 12 (4 mm) + 530 nm. ×940

rungen werden bei präpuberalem Hypogonadismus gesehen:

1. Die Tubuli sind dem Alter entsprechend zu schmal.
2. Der Tubulusdurchmesser variiert mehr als normalerweise.
3. Die Spermatogonien sind spärlicher als normal oder sie fehlen.
4. Die Anzahl der interstitiellen Zellkerne ist erhöht.
5. Nach der Pubertät werden Leydig-Zellen beobachtet.
6. Die Leydig-Zellen zeigen keine Atrophie nach der Pubertät, können hingegen eine Hyperplasie aufweisen.

Aus obenstehender Darstellung geht hervor, daß das Biopsiematerial mit der altersentsprechenden normalen Hodenstruktur verglichen werden muß. Da große individuelle Variationen vorkommen, kann die Beurteilung in Grenzfällen schwierig sein.

Das **Klinefelter-Syndrom** wurde zuerst als eine Abnormität mit kleinen festen Hoden, Gynäkomastie und hoher Ausscheidung von hypophysärem Gonadotropin beschrieben. Die hohe Gonadotropinausscheidung grenzte die Krankheit vom hypothalamisch-hypophysären Hypogonadismus ab. Später wurde gezeigt, daß die Patienten mit wenigen Ausnahmen positives Geschlechtschromatin, meist vom Typus 47,XXY (Seite 155), aufweisen. Das Klinefelter-Syndrom tritt in einer Häufigkeit von 1/400 männlichen Geburten auf. Die Geschlechtsdifferenzierung ist männlich, und abgesehen von den kleinen Hoden (Mikroorchie) sind die äußeren Genitalien normal. Eine Gynäkomastie kommt in 25–30% vor. Die 17-Ketosteroid-Ausscheidung variiert zwischen hohen Normal- und mäßig erniedrigten Werten. Eines der charakteristischsten klinischen Symptome ist die unproportionierte Skelettentwicklung mit langen Beinen im Verhältnis zum Rumpf, wodurch die Patienten im allgemeinen für ihr Alter zu groß sind. Die Intelligenz ist subnormal, die Mehrzahl weist einen IQ von unter 90 auf. Die Krankheit wird meist erst nach der Pubertät diagnostiziert, da die meisten klinischen Manifestationen spätere Folgen des Hypogonadismus sind, wie z.B. die Infertilität, welche nach dem Alter von 20 Jahren in 90% der Fälle vorkommt.

Die *morphologischen Hodenveränderungen* sind charakteristisch und bieten lediglich differentialdiagnostische Schwierigkeiten gegenüber Orchitis- und Strahlungsschäden (Tabelle 10.7). Beim Klinefelter-Syndrom kommen a) starke Variation in der tubulären Reife, b) markante tubuläre Sklerose, c) mit wenigen Ausnahmen eine Keimzellaplasie und d) eine Hyperplasie

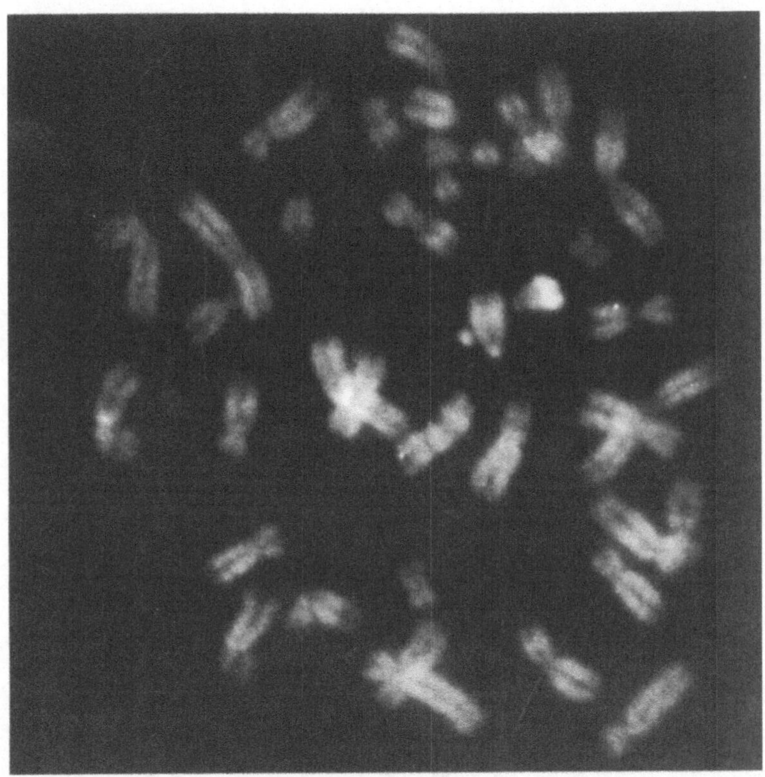

Abb. 10.26. Männliche Zelle in Mitose. Das Y-Chromosom fluoresziert. Atebrin-Fluoreszenzmethode. Das Bild ist zur Verfügung gestellt worden von Jan LINDSTEN. BG 12 (4 mm) + 530 nm. ×940

der Leydig-Zellen mit zuweilen abnormer Struktur vor. Die tubuläre Sklerose beginnt vor der Pubertät und ist progressiv. Sie beginnt mit einer Verdickung der Tubuluswände und geht weiter bis zur totalen hyalinen Umwandlung der Tubuli. Außerdem kann noch eine peritubuläre Fibrose auftreten. Einzelne erhaltene Tubuli mit stark variierendem Zellbestand sind vorhanden (Abb. 10.27). Die große Mehrzahl der Tubuli ist nur aus unreifen Sertoli-Zellen aufgebaut; sie sind von zahlreichen Leydig-Zellen umgeben (Abb. 10.27–10.30). Einzelne Tubuli können ausnahmsweise Spermatogonien und Spermatozyten enthalten. Die Leydig-Zellen enthalten nie stabförmige Reinkesche Kristalle. Die zytoplasmatischen Einschlüsse, die in den Leydig-Zellen beim Klinefelter-Syndrom vorkommen können, sind rund und werden

von Winiwater-Körper (Abb. 10.30) genannt.

Die Leydig-Zellen treten bei Klinefelter-Patienten zum normalen Zeitpunkt auf. Auf Grund der schon bei der Pubertät auftretenden starken tubulären Schrumpfung steht diesen Zellen mehr Raum als normalerweise zur Verfügung. Oft bilden die Leydig-Zellen große, hyperplastische Knoten (Abb. 10.29).

Im Unterschied zum Klinefelter-Hoden weist ein post-Orchitis-Hoden herdförmigere Veränderungen auf, und die Leydig-Zellhyperplasie ist selten derart ausgeprägt wie beim Klinefelter-Syndrom. Dasselbe gilt für strahlengeschädigtes Hodengewebe. Einen gewissen Anhaltspunkt bietet die Elastin-Färbung, die deutliche Elastikafasern in orchitis- und strahlengeschädigten Hoden erkennen läßt. Im Gegensatz dazu

Tabelle 10.7. Hodenveränderungen bei präpuberalem und puberalem Hypogonadismus

| | Tubuli | | | | | Interstitium | | | | |
Genese	Durchm.	Spermato-gonien	Spermato-zyten	Sper-matide	Sertoli-Zellen	Sklerose	Fibrose	Elastin	Leydig-Zellen Anzahl	Kristalloide
Biopsie vor der Pubertät										
Klinefelter-Syndrom	var.	(+)	—	—	undiff.	+	+	—	—	—
Keimzellaplasie	verm.	—	—	—	undiff.	—	—	—	—	—
Hypophysär	verm.	+	—	—	undiff.	—	(+)	—	—	—
Biopsie nach der Pubertät										
Klinefelter-Syndrom	var.	(+)	(+)	—	undiff. diff. }	+++	+	—	++++	(+) abnorme
Keimzellaplasie	verm.	—	—	—	diff.[1]	—	—	—	+(+)	+
Orchitis	var.	+	+	(+)	diff.	+	+	++	++	+
Strahlungsschaden	var.	+	+	(+)	diff.	+	+	++	++	+
Hypophysär	verm.	+	+	(+)	diff.	(+)	—	—	Vermin-derung	—

[1]) Sertoli cell only-Bild

Abkürzungen: var. = der Durchmesser variiert stark, verm. = altersentsprechend ist der Durchmesser vermindert, + = vorhanden, ++ = reichlich +(+) = reichlich in gewissen Fällen, +++ = sehr reichlich, ++++ = Hyperplasie, (+) = in vereinzelten Fällen

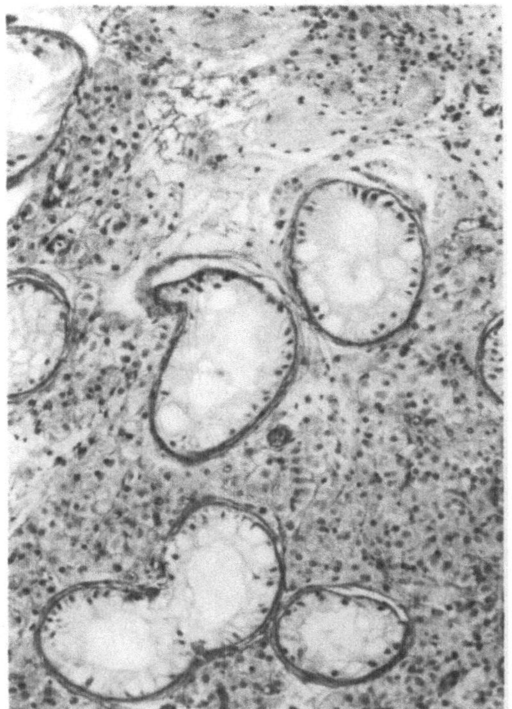

Abb. 10.27

Abb. 10.27 bis 10.30. Klinefelter-Syndrom nach der Pubertät. In Abb. 27 ist die Spermatogenese stark vermindert und es liegt eine diffuse Hyperplasie der Leydig-Zellen vor. Keine Verdikkung der Tunica propria. Abb. 28 zeigt einige Tubuli mit stark verminderter Spermatogenese zwischen hyperplastischen Leydig-Zellen. In der unteren Hälfte der Abb. reichlich sklerosieren-

enthält die Tunica propria beim Klinefelter-Syndrom kein Elastin.

Präpuberaler hypophysärer Hypogonadismus. Wie früher beschrieben, ist es manchmal schwierig, einzig auf Grund der strukturellen Veränderungen einen hypophysären Hodenschaden festzulegen. Der Wert der Hodenbiopsie in Fällen von vermutetem hypophysärem präpuberalem Hypogonadismus liegt vor allem darin, daß eine Keimzellaplasie und ein Klinefelter ausgeschlossen werden können. Bei der hypophysären Insuffizienz liegen nämlich immer Spermatogonien vor, womit eine Keimzellaplasie ausgeschlossen wird. Fibrose

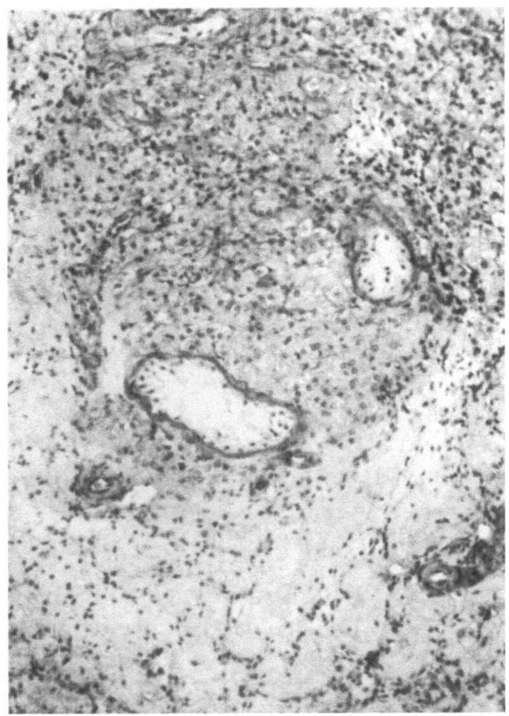

Abb. 10.28

de Tubuli. Abb. 29 zeigt einen hyperplastischen Nodulus von Leydig-Zellen und markante, tubuläre Sklerose. In Abb. 30 finden sich pathologische, hyaline Körper in den Leydig-Zellen (v. Winiwater-Körper). Es kommen keine normalen Reinke-Kristalle vor. Ladewig. Vergrößerung Abb. 30 ×320, die übrigen ×128

kommt nur ausnahmsweise vor und Sklerose fehlt, was im allgemeinen ein Klinefelter-Syndrom ausschließen läßt (Tabelle 10.7). Dieses Fehlen von Sklerose ist auffallend und charakteristisch für puberalen und präpuberalen hypophysären Hypogonadismus. In unbehandelten Fällen von präpuberalem hypophysärem Hypogonadismus hat man bis ins Alter von 50 Jahren ein Fehlen von tubulärer Sklerose beobachtet.

Puberaler Hypogonadismus

Während den Pubertätsjahren wirkt normalerweise hypophysäres Gonadotropin

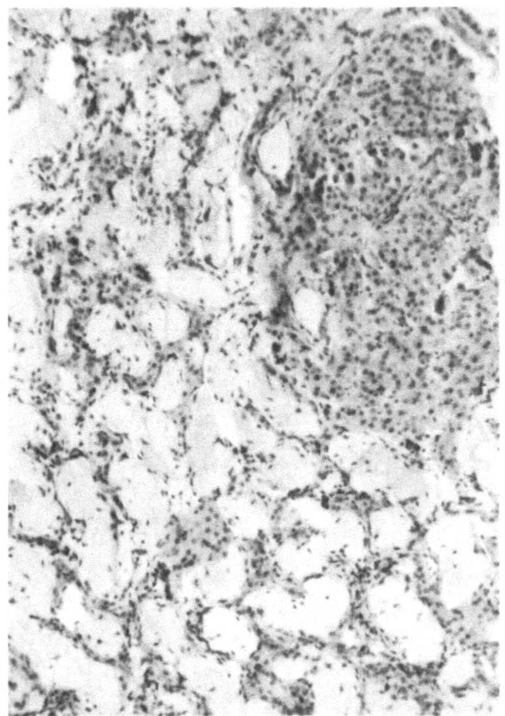

Abb. 10.29

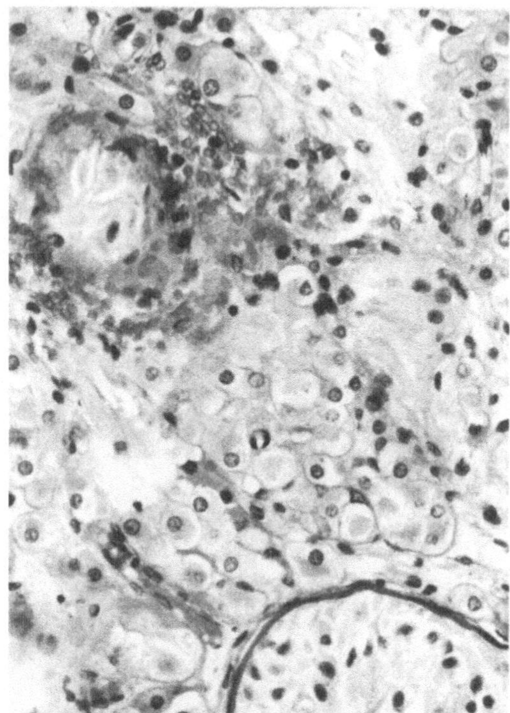

Abb. 10.30

auf die Hoden ein. Bleibt diese Stimulierung aus, so verspätet sich die Spermiogenese. In der Pubertät ist es jedoch schwierig, normales Hodengewebe von unterentwickeltem abzugrenzen. Dies beruht vor allem auf den individuellen zeitlichen Unterschieden des Pubertätsbeginns. Die wichtigsten morphologischen Kriterien des puberalen Hypogonadismus sind folgende:

1. Bei Divergenz zwischen Alter und Hodenmorphologie:
a) Nur schwache tubuläre Reife (und keine Spermatogenese) bei 17jährigen und Älteren.

2. Bei abnormer Hodenmorphologie, ungeachtet des Alters:
a) Große Unterschiede im Reifungsgrad der Tubuli
b) Verdickte Tubuluswände
c) Verminderte Anzahl oder Aplasie der Keimzellen
d) Hyperplasie der Leydig-Zellen

e) Wenig oder keine Leydig-Zellen bei entwickelter Spermatogenese
f) Markanter Unterschied in der Hodendifferenzierung in Biopsien von beiden Seiten.

Die wichtigsten Formen von puberalem Hypogonadismus sind Kryptorchismus, Keimzellaplasie, Klinefelter-Syndrom und hypophysärer Gonadotropinmangel. Dem Kryptorchismus ist ein eigener Abschnitt gewidmet worden, und das Klinefelter-Syndrom ist unter dem präpuberalen Hypogonadismus behandelt worden.

Hypophysärer Hypogonadismus. Er kann in den Pubertätsjahren beginnen und wird als Folge einer Unterentwicklung der basophilen Zellen der Hypophyse angesehen. Hypophysentumoren kommen in dieser Altersgruppe nur ausnahmsweise vor. Doch geben sie nicht so selten Anlaß zu hypophysärem Hypogonadismus von postpuberalem Typ. Wie aus Tabelle 10.7 hervorgeht, sind die wesentlichsten Veränderungen bei puberalem hypophysärem Hypogonadismus verminderter Tubulusdurchmesser, verminderte Spermiogenese, wenig Leydig-Zellen (mit fehlenden Kristallen) und schließlich das Fehlen von Fibrose und Sklerose. Ausnahmsweise können einzelne Fälle doch eine leichte tubuläre Sklerose aufweisen, wahrscheinlich als Folge der HCG-Therapie.

Regel: Ein Hoden, der nie eine Gonadotropinstimulierung erhalten hat, entwickelt nie eine Sklerose.

Keimzellaplasie. Bei Keimzellaplasie – die als testikulärer Hypogonadismus angesehen wird – tritt bei der Pubertät eine Reifung der Sertoli-Zellen ein. Die Tubuli werden einzig aus derartigen Zellen aufgebaut (Abbildung 10.12) und sind etwas enger als normal; ihr Durchmesser kann um ein Drittel reduziert sein. Es kommen weder Spermatogonien noch deren Abkömmlinge vor. In einzelnen Fällen kann die Tunica propria leicht verdickt sein. Die Leydig-Zellen sind im allgemeinen normal, können aber ausnahmsweise zahlenmäßig leicht erhöht sein, doch nie in einem Ausmaß wie beim Klinefelter-Syndrom. Die Ursache für diese Keimzellaplasie ist nicht bekannt. Aus irgendeinem Grunde werden keine Keimzellen gebildet, oder sie degenerieren früh und selektiv. In der Pubertät reifen deshalb allein die Sertoli-Zellen, und es entsteht das sogenannte Sertoli cells only-syndrome oder del Castillo-Syndrom. Das Syndrom ist eine Weiterentwicklung der Keimzellaplasie, die bereits vor der Pubertät besteht.

Biopsietechnik

Indikationen

Bei Erwachsenen ist die hauptsächlichste Indikation für eine Hodenbiopsie die Infertilität. Damit werden andere Untersuchungen wie Spermienuntersuchungen, Bestimmungen der 17-Ketosteroid-Ausscheidung, Gonadotropin- und Testosteronbestimmungen in Urin und Plasma ergänzt. In der Kindheit ist jedoch die mikroskopische Untersuchung der Hoden ein sehr wichtiges Hilfsmittel zur Beurteilung der Hodenfunktion.

In der pädiatrischen Altersgruppe sind die hauptsächlichsten Indikationen für eine Hodenbiopsie der *Kryptorchismus*, die *abnorme Geschlechtsentwicklung* und die verschiedenen Formen des *Hypogonadismus*.

Technik der Biopsie und Vorbereitung

Der Eingriff wird entweder in Narkose oder lokalanästhetisch durchgeführt. Skrotalhaut und Tunica albuginea werden eingeschnitten, und aus dem hervorquellenden Hodenparenchym wird ein kleines Gewebsstück exzidiert. Die Tunica wird nicht mit weggeschnitten, da beim Schneiden das lockere Hodengewebe gegen die Tunica gedrückt würde, wodurch Artefakte entstehen könnten. Die postoperative Blutstillung ist äußerst bedeutungsvoll, da sonst große Skrotalhämatome entstehen können. Die Fixationsmittel der Wahl sind Stieve- oder Cleland- (Methoden, Seite 206), Helly-, Zenker- oder Bouinsche Lösung. Unter keinen Umständen ist Formol zu verwenden, das eine Schrumpfung, vor allem der Sertoli-Zellen verursacht, aber auch nur langsam eindringt und generell für Hodenzellen ein schlechtes Fixiermittel ist. Die empfohlenen Fixationslösungen haben alle ihre Vorteile. Stievesche Lösung ist ein ausgezeichnetes all round-Fixativ für Hoden; für Spezialuntersuchungen von Spermatogonien ist Clelandsche Lösung besonders geeignet, für Spermatozyten scheint die Lösung nach Helly den anderen überlegen zu sein, während die Bouinsche für sehr unreife Hoden (und für wasserreiche Fetalorgane überhaupt) zu empfehlen ist. Sollen am Präparat enzymhistochemische Methoden ausgeführt werden, so soll dieses unfixiert sofort dem Untersucher übergeben werden. Ist dies nicht möglich, so wird das Stück in Propylenpropan gefroren (Muskelkapitel, Seite 88). Nützlich sind HE- und Bindegewebsfärbungen. Die Spangaro-Kristalle der Sertoli-Zellen und die Spermien sind besonders gut in der Ladewig-Färbung sichtbar, während die Reinkeschen Kristalle in allen Färbungen gut hervortreten.

Histologische Kriterien

Folgende Strukturen werden in Relation zum Alter des Patienten untersucht:
1. Tubulusdurchmesser im Querschnitt
2. Unterschiede im Tubulusdurchmesser
3. Dicke der Tunica propria (Sklerose)
4. Interstitium (peritubuläre Fibrose, Fibroblasten, Leydig-Zellen)
5. Leydig-Zellen (Anzahl, Hyperplasie, Kristalle)
6. Zellbestand der Tubuli:
   Spermatogonien, Anzahl, Vakuolisierung
   Spermatozyten
   Spermatiden
   Sertoli-Zellen
   Ringtubuli.

Durch eine systematische Beurteilung der obengenannten Strukturen ist es oft möglich, einzig auf Grund des mikroskopischen Bildes zu einer Diagnose zu kommen. Die Variationen der Parameter bei verschiedenen Abnormitäten gehen aus Tabelle 10.7 und aus dem Text im Abschnitt über den Hypogonadismus' hervor.

Scoring. JOHNSON (1970) hat eine Methode für eine objektive Bewertung des Hypospermatogenese-Grades bei Erwachsenen eingeführt (testicular biopsy score). Er bewertet die Reifehemmung in einer fallenden Skala von 10–1, wobei 10–8 das Vorhandensein von Spermien, 7–6 von Spermatiden aber keinen Spermien usw. bedeutet. Die Methode setzt eine entwickelte Pubertät voraus und ist für den präpuberalen Hoden nicht modifiziert worden.

11. Die kindliche Nebenniere

Die Nebenniere nimmt eine zentrale Rolle in der Regulation der metabolischen Prozesse im Körper ein. Aldosteron hilft mit in der Kontrolle des Elektrolytgleichgewichts, Cortisol ist von fundamentaler Bedeutung für Kohlenhydrat- und Proteinumsatz, während die Androgene und Östrogene der Nebennierenrinde für die Genitalentwicklung von gewisser Bedeutung sind. Die Katecholamine, die im Nebennierenmark produziert werden, haben ebenfalls eine gewisse Bedeutung für metabolische Prozesse, nehmen dazu aber noch teil an der Funktion des Herz-Gefäß-Systems. Aldosteron, Glukokortikoide (von denen das wesentlichste beim Menschen das lebenswichtige Cortisol ist), Androgene und Östrogene sind Rindenhormone. Es liegt in der fertig entwickelten Nebenniere eine gewisse zonale Differenzierung vor, was die Hormonproduktion anbetrifft. So kommt Aldosteron hauptsächlich aus der Zona glomerulosa, die die äußerste, subkapsuläre Lage bildet, während die übrigen Steroidhormone in den übrigen Teilen der Nebennierenrinde gebildet werden.

Es dauert indessen nach der Geburt mehrere Jahre, bis die Nebenniere ihre endgültige strukturelle Differenzierung erreicht hat. Während des größeren Teiles des intrauterinen Lebens enthält die Nebennierenrinde nur zwei verschiedene Schichten. Von der 6. Embryonalwoche an liegt eine peripher gelegene „permanente" Zone und innerhalb dieser eine „fetale" Zone vor.

In diesem Abschnitt wird über den Involutions- und Reifeprozeß der Nebennierenrinde nach der Geburt berichtet. Dazu werden Beispiele von Krankheiten genannt, die auf die Histologie der Nebennieren einwirken.

Nebennierenrinde

Die fetoplazentare Einheit

Die Plazenta produziert während der Schwangerschaft in großen Mengen Progesteron und Östrogene. Die Progesteronsynthese geht aus von Cholesterin, das der Plazenta von der Mutter zugeführt wird, während die Östrogensynthese das Resultat einer Zusammenarbeit zwischen Plazenta und Embryo in der sog. fetoplazentaren Einheit ist. Die pränatale Östrogensynthese wird teils durch Enzymfunktionen in der embryonalen Nebennierenrinde, teils durch die Enzyme der Plazenta gesteuert. Die fetale Nebenniere kann somit nicht alle für eine vollständige Synthese notwendigen Enzyme in genügenden Mengen produzieren (z. B. 3-β-ol-Dehydrogenase). Deshalb werden unvollständige Hormone, vor allem Dehydroepiandrosteron, zur Vervollständigung in die Plazenta zurückgeführt. Vor dieser Komplettierung wird auch die Leber des Embryos eingeschaltet, die an der fetoplazentaren Zusammenarbeit beteiligt ist. Die Nebennierenrinde liefert somit Dehydroepiandrosteron zur Plazenta, wo 3-β-ol-Dehydrogenase, -isomerase und -aromatase diese Substanz zu Steroidmetaboliten umwandeln, die dann zum Embryo zurückkehren, dessen Leber und Nebennierenrinde die 16-α-Hydroxylasen enthalten, welche die Östriolsynthese aktivieren.

Weder der Embryo noch die Plazenta sind also im Stande, allein nennenswerte Mengen von Östriol, das im Urin der Mutter während der Schwangerschaft wiedergefunden wird, zu produzieren.

Die biologische Bedeutung der Östriolabsonderung der Mutter während der Gra-

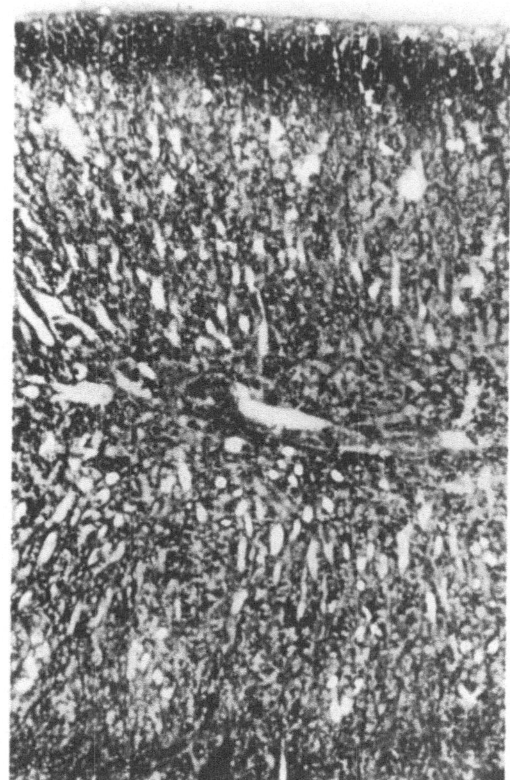

Abb. 11.1. 1. Tag. Lipidmuster in den Nebennieren bei der Geburt mit Überwiegen der permanenten Zone (oben und unten). Gefrierschnitt. OTAN, × 32

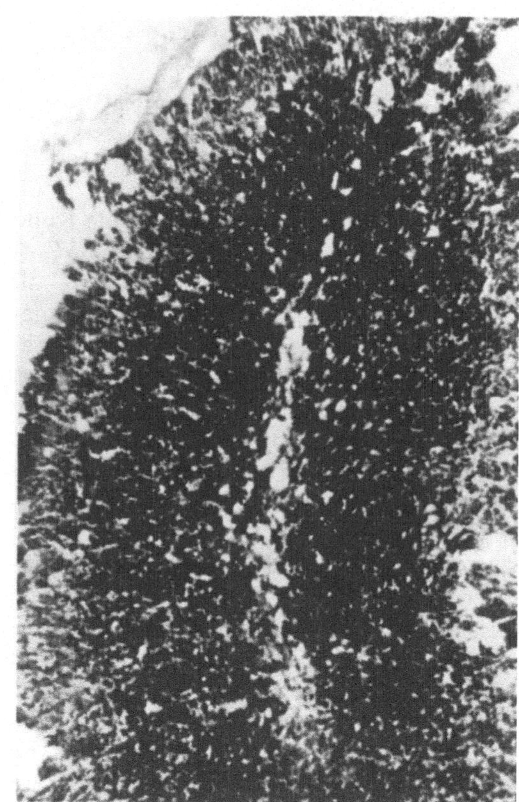

Abb. 11.2. 6. Tag. Umkehrung des Lipidmusters. Die fetale Zone ist bedeutend intensiver gefärbt als die permanente Rinde. Gefrierschnitt. OTAN, × 32

vidität ist nicht bekannt, aber es hat sich gezeigt, daß sie ein wertvoller Indikator der embryonalen Entwicklung darstellt. Die Östriolausscheidung ist somit korreliert mit Gewicht und Zustand des Embryos im späteren Teil der Gravidität. Tiefe Östriolwerte, vor allem ein plötzlicher Abfall in der Ausscheidung, sind ein Zeichen für intrauterinen Fruchttod. Tiefe Werte treten auch auf bei Unterentwicklung der embryonalen Nebenniere, z. B. in Zusammenhang mit Anenzephalie (ENEROTH et al., 1972).

Die exakte Rolle der fetalen Nebennierenzone innerhalb der fetoplazentaren Einheit ist noch nicht klar. In vitro-Versuche haben gezeigt, daß diese Zone im mittleren und letzten Teil der Schwangerschaft mehrere Steroide, jedoch kein Aldosteron synthetisieren kann.

Die fetale Zone steht unter der Kontrolle der Hypophyse des Embryos und ihre Entwicklung beruht sowohl auf ACTH wie humanem Choriongonadotropin. Bleibt diese Stimulierung aus, wie z. B. bei Anenzephalie, wo das Hypophyse-Hypothalamus-System defekt ist, atrophiert die fetale Zone (nach der 20. Woche) und fehlt bei der Geburt. Wird dagegen bei Anenzephalie ACTH zugeführt (intra- oder extrauterin), so bleibt die fetale Zone bestehen. Beim „normalen Kind" führt Cortison zur Atrophie der fetalen Zone, analog der NNR-Hypoplasie nach Cortisonbehandlung. Es wurde deshalb vermutet, daß die Plazenta normalerweise die fetalen Kortikosteroide zerstöre, was seinerseits eine Atrophie der fetalen Zone verhindern würde. Das Aufhören der Einwirkung der Plazenta nach der Geburt würde dann die Involution der fetalen Rinde verursachen.

Die postnatale Differenzierung der Nebennierenrinde

Die fetale Nebennierenrinde weicht strukturell beträchtlich von der adulten ab. Man ist sich nicht einig über die Sequenz in der postnatalen Rindendifferenzierung. Bei der

für diesen Unterschied ist teils eine allmähliche, absolute Reduktion der Nebenniere des Neugeborenen aufgrund einer Involution der fetalen Zone, teils eine quantitativ relativ kleine Zunahme der permanenten Rinde nach Abschluß der Involution.

Bei der Geburt macht die fetale Zone 85% der Nebennierenrinde aus, im Alter von ca. 14 Tagen 58%, im Alter von ein paar Monaten 37% und im Alter von ca. einem halben Jahr 13% (BECH et al., 1969). In der gleichen Periode hat sich das Gewicht der Nebennierenrinde im Vergleich zum Körpergewicht auf 0,09% verringert. Diese

Tabelle 11.1. Die Differenzierung der Nebennierenrinde 0–15 Tage nach der Geburt

	Permanente Rinde		Fetale Rinde
	Glomerulosa	Faszikulata	
0 – 4 Tage			
Sudan S	+ + +		+
OTAN	+ +		+ +
Goldhydroxaminsäure	−		−
Anisotropie	+ + diffus		+ + + diffus
5 – 10 Tage			
Sudan S	−		+ + +
OTAN	+		+
Goldhydroxaminsäure	−		+
Anisotropie	−		+ +
Lipopigment	−		+
bei 15 Tagen			
Sudan S	(+)	+	+ + +
OTAN	+	+ +	−
Goldhydroxaminsäure	+	+	−
Anisotropie	−	+	+ +
Lipopigment	−	−	+ +

Sudan S färbt ungesättigte Triglyzerid- und Cholesterinester, OTAN ungesättigte Phospholipide, Goldhydroxaminsäure Phosphoglyzeride. Siehe im übrigen „Methoden" (Seite 207).

Geburt ist die Nebennierenrinde groß im Vergleich zum Körpergewicht und macht 0,2–0,3% von diesem aus, während die Nebennierenrinde des Erwachsenen nur 0,01% des Körpergewichts beträgt. Grund

Verminderung wird durch die Involution des fetalen Cortex hervorgerufen und nicht kompensiert durch die Zunahme der permanenten Rinde, die nur sehr langsam vor sich geht.

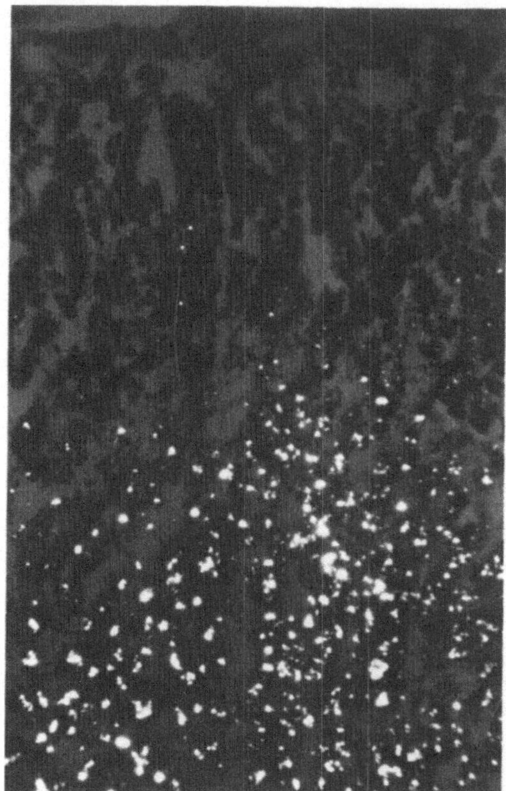

Abb. 11.3. 5. Tag. Doppelbrechende Lipide in der fetalen Zone. Polarisiertes Licht. Gefrierschnitt. PAS, ×128

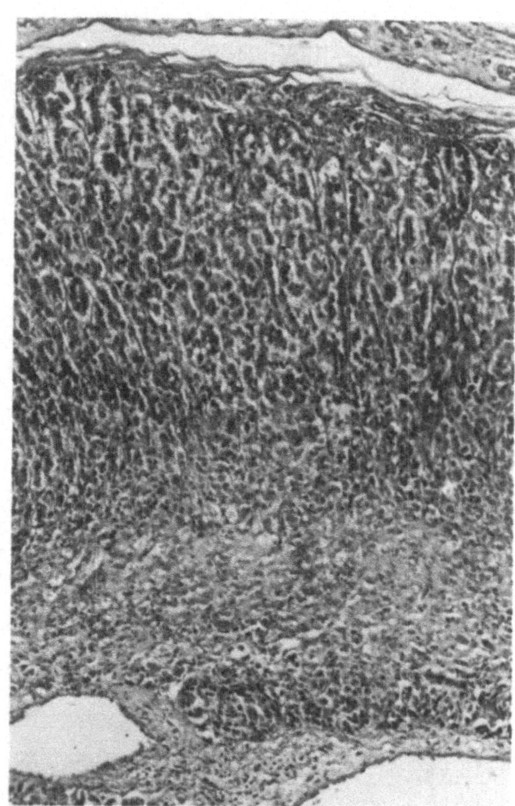

Abb. 11.4. 1 Monat. Breite, permanente Rinde mit Zona glomerulosa und fasciculata. Im lokkeren Mark Reste der fetalen Zone. Paraffin. HE, ×128

Nebennierenrinde im Alter von 0–15 Tagen. Bei der Geburt wird eine dünne, periphere Schicht von dichtliegenden, kleinen Zellen mit kleinen dunklen Kernen beobachtet. Diese permanente Zone wird ungefähr in der 6. Woche angelegt und differenziert bis ins Alter von 2 Jahren normalerweise in drei Zonen aus, eine periphere Glomerulosa, eine Faszikulata und eine nächst zum Mark gelegene Retikularis. Die permanente Zone ist deutlich und im routinemäßigen Paraffinschnitt leicht von dem weiter innen liegenden fetalen Cortex abzugrenzen.

In derartigen Schnitten tritt auch die mehr diffus abgegrenzte fetale Zone hervor, die aufgebaut ist aus großen, hellen, schwach eosinophilen Zellen, umgeben von zahlreichen, blutgefüllten Sinusoiden. Die Blutfüllung kann makro- und mikroskopisch leicht als Zeichen für eine Blutung aufgefaßt werden. Indessen wird bei größerer Vergrößerung sichtbar, daß keine Erythrozyten außerhalb der Gefäßlumina liegen. Es handelt sich also um eine Blutüberfülle und nicht um eine Nebennierenblutung. Bei Blutung ist das Gewebe mitsamt dem permanenten Cortex zerstört und nekrotisch. Hat man einmal eine Nebennierenblutung, verursacht durch Trauma bei Steißlage, Hypoxie oder Sepsis gesehen, verwechselt man nie mehr eine normal blutgefüllte, fetale Rinde mit einer derartigen Blutung.

In den ersten Tagen nach der Geburt geht die fetale Rinde in Nekrobiose und

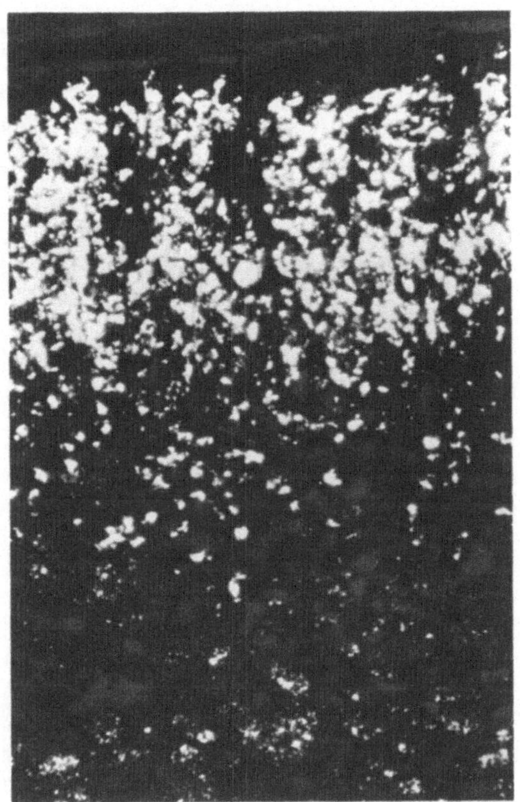

Abb. 11.5. 2 Monate. Anisotrope Lipide in der permanenten Rinde, reichlicher in der Zona fasciculata. Deutliche Reste fetaler Zone im Markteil (unten). Gefrierschnitt. PAS, ×128

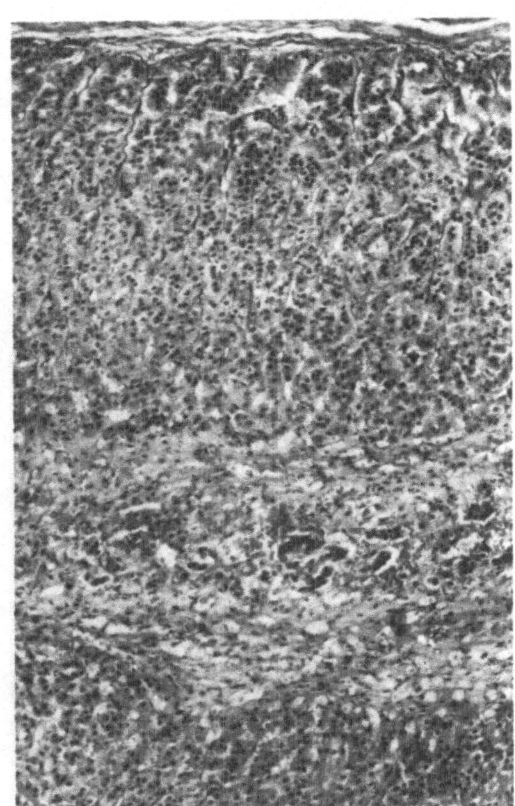

Abb. 11.6. 3 Monate. Deutliche Grenze zwischen Zona glomerulosa und fasciculata. Retikularis fehlt. Reste der fetalen Zone in Form von vakuolisierten Zellen im Mark. Paraffin. HE, ×128

Nekrose über. Ihre Zellen werden vakuolisiert und fallen zusammen, wobei sich die Zonenbreite allmählich verringert. Dieser Prozeß geht schneller voran als die gleichzeitig einsetzende Zunahme der permanenten Zone. Man sieht deshalb rasch eine absolute Verminderung der Nebennierengröße von ungefähr 9 g bei der Geburt bis ca. 4 g im Alter von 5 Monaten. Danach steigt das Gewicht wieder langsam an, um im Alter von 1 Jahr 5 g und im Alter von 2 Jahren 6 g zu erreichen.

Die genannte Zonenbeurteilung ist an Paraffinschnitten und sudangefärbten Gefrierschnitten vorgenommen worden. Ergänzt man diese Methoden mit lipidhistochemischen Färbereaktionen und verwen-

det man polarisiertes Licht, so tritt diese zonale Differenzierung schon in dieser kurzen Zeit deutlich hervor. In den ersten Lebenstagen ist die permanente Rinde lipidreicher als die fetale (Abb. 11.1); beide enthalten eine diffus verteilte doppelbrechende Substanz und beide weisen ungefähr gleich viel Phospholipide auf, dagegen keine Phosphoglyzeride (Tabelle 11.1). Vom 5. Lebenstag an tritt eine Umwandlung des Lipidmusters ein, auf Kosten der permanenten Rinde und zum Vorteil der fetalen (Abb. 11.2). Die zu dieser Zeit einzig aus Glomerulosa aufgebaute, permanente Rinde enthält kein sudanophiles Lipid, keine anisotropen Kristalle (Abb. 11.3) oder Phosphoglyzeride, dagegen Phospho-

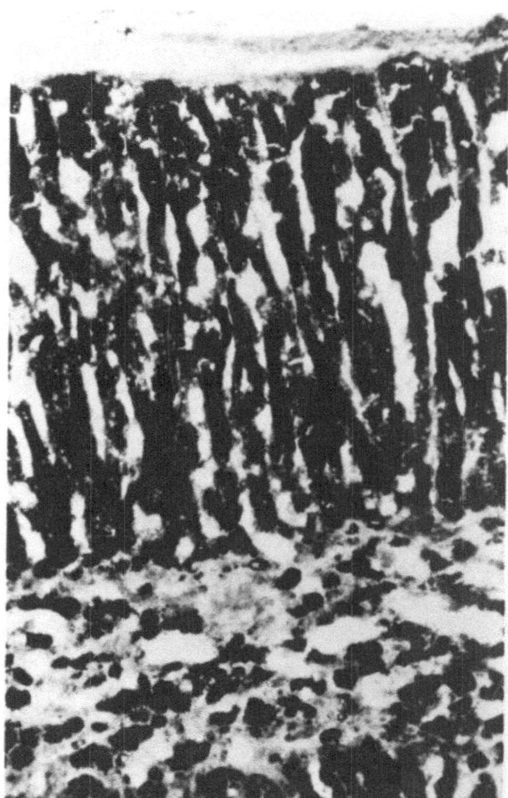

Abb. 11.7. 5 Monate. Sudanophiles Lipid im ganzen permanenten Cortex und deutliche Reste fetaler Rindenzellen im Mark (unten). Gefrierschnitt. Sudan, ×128

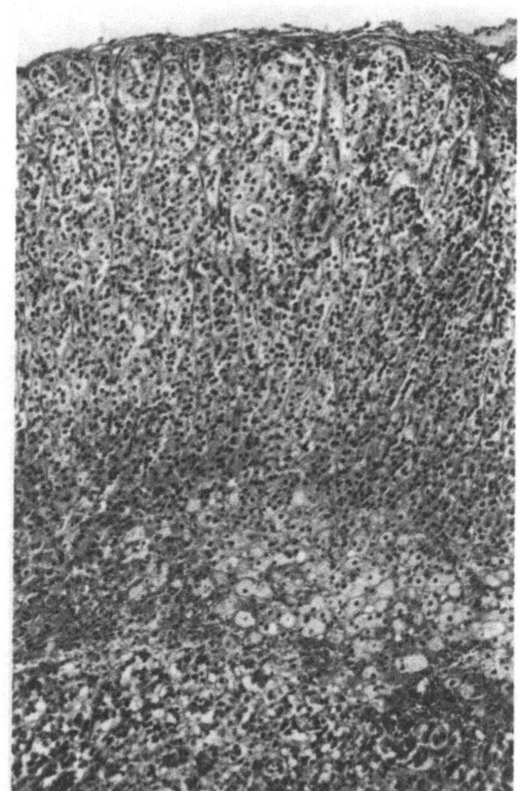

Abb. 11.8. 5 Monate. Die Zona glomerulosa wie auch die Zona fasciculata sind breiter geworden. Keine Retikularis. Im Markanteil immer noch vakuolisierte Zellen der fetalen Zone. Paraffin. HE, ×128

lipide und meist Sphingomyelin. Im Gegensatz dazu ist die fetale Rinde reichlich sudanophil, doppelbrechend, enthält reichlich Triglyzerid- und Cholesterinester und außerdem Phosphoglyzeride. Dazu beginnen Oxydationsprodukte von Lipiden in Form von Lipopigmenten spärlich in den fetalen Rindenresten aufzutreten.

Am Ende der zweiten Lebenswoche tritt eine markante Veränderung, in Form des Erscheinens einer deutlichen Faszikulata, ein. Diese ist im Paraffinschnitt sichtbar, sie tritt aber besonders schön im polarisierten Licht am Gefrierschnitt hervor. Im Gegensatz zur Glomerulosa ist sie doppelbrechend und enthält auch Phosphoglyzeride. Der Abbau der fetalen Rinde ist fort-

geschritten, die Zellen werden spärlicher, Lipopigmente kommen als Zeichen einer fortgesetzten Oxydation der Lipide der fetalen Rindenzellen gehäufter vor. Die Zellen sind immer noch stark sudanophil und enthalten reichlich doppelbrechende Lipide, aber kein Phosphoglyzerid mehr.

Zusammenfassend ist die Nebennierenrinde bei der Geburt aus der Zona glomerulosa und dem fetalen Cortex aufgebaut. Im Alter von zwei Wochen wird die permanente Rinde teils von einer Zona glomerulosa, die nur eine kleine Menge doppelbrechende Lipide und keine Phosphoglyzeride enthält, teils von einer Faszikulata mit einer großen Menge anisotropen Lipiden und Phosphoglyzeriden, aufgebaut. Die

Reste des fetalen Cortex enthalten sudanophile Lipide und Lipopigment. Eine Retikularis fehlt. Die geschilderte Involution und Rindendifferenzierung basieren auf eigenen, unpublizierten Untersuchungen des Autors. Die Befunde stimmen überein mit 1970 von SUCHESTON und CANNON publizierten Beobachtungen.

beginnenden Retikularisdifferenzierung zu unterscheiden, aber im Gefrierschnitt tritt in den markigen Anteilen der Faszikulata bei 19–20 Monaten eine andersgeartete histochemische Differenzierung ein (Tabelle 11.3). Zu diesem Zeitpunkt werden die doppelbrechenden Lipide langsam in die Faszikulata konzentriert, während sie in der

Tabelle 11.2. Die Differenzierung der Nebennierenrinde innerhalb 2 – 12 Monaten nach der Geburt

| | Permanenter Cortex | | | | | | Fetaler Cortex | | |
| | Glomerulosa | | | Faszikulata | | | | | |
Monate	2	5	12	2	5	12	2	5	12
Färbung									
Sudan S	+ +	+ +	+	+ +	+ +	+ +	+ +	+ +	+
OTAN	(+)	+ +	+ +	+ +	+ +	+ +	(+)	–	–
Goldhydrox.	–	–	–	+	+	+	–	–	–
Anisotropie	+	+	(+)	+ +	+ +	+ +	(+)	(+)	(+)
Lipopigment							+ +	+ +	+

Siehe Fußnote, Tabelle 11.1

Nebennierenrinde im Alter von 2–12 Monaten. In dieser Zeit schreitet die Involution der fetalen Zone fort und die Anzahl der Zellen nimmt ab, während das umliegende Bindegewebe zunimmt. Sie enthält immer noch reichlich sudanophile Lipide und Lipopigmente (Abb. 11.7). Im permanenten Cortex nimmt die Faszikulata an Breite zu. Sie behält ihren Phosphoglyzeridgehalt und tritt im polarisierten Licht immer noch deutlicher hervor als die Glomerulosa (Abb. 11.5). Phospholipid liegt sowohl in der Glomerulosa wie in der Faszikulata vor. Eine Zona reticularis wird noch nicht beobachtet (Abb. 11.6).

Nebennierenrinde im Alter von über 19 Monaten. Im Alter von ungefähr 19 Monaten ist die Zona reticularis sichtbar (Abb. 11.9–11.12). Es ist im Paraffinschnitt schwer, die verzweigte Faszikulata von der

Retikularis fehlen (Abb. 11.12). Nach diesem Alter geht dagegen eine allmähliche Konzentration der Phosphoglyzeride auf die Retikularis vor sich (Abb. 11.11 und 11.17). Außerdem verschwinden die letzten Reste des fetalen Cortex. Im Alter von 10–20 Monaten sind immer noch in geringer Zahl, kleine, doppelbrechende Zellen, angefüllt mit Lipopigment, in der Medulla der Nebenniere sichtbar (Abb. 11.9), aber im Alter von ca. 6 Jahren sind diese beiden Phänomene verschwunden (Abb. 11.16 und 11.17).

Pathologische Veränderungen in der fetalen Zone

In der fetalen Zone kommen während der neonatalen Periode drei Typen von Veränderungen vor. Totales Fehlen oder extreme *Hypoplasie* liegen im allgemeinen bei An-

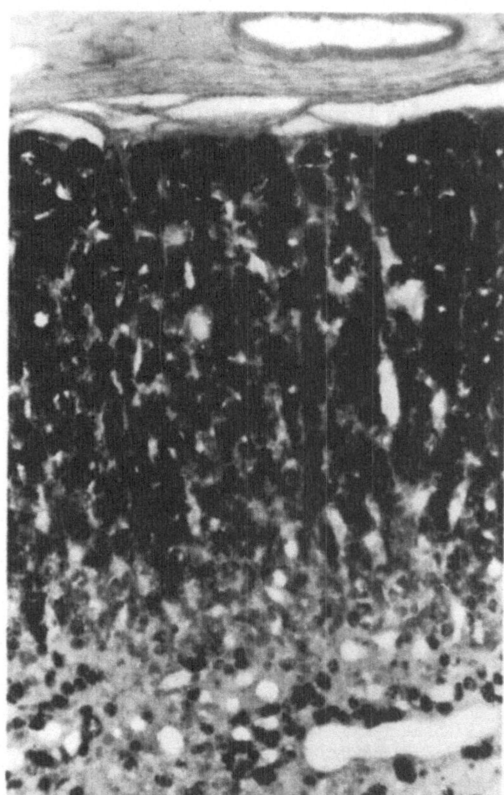

Abb. 11.9. 20 Monate. Sudanophile Lipide in der permanenten und fetalen Zone. Die innerste, lipidarme Schicht der permanenten Zone stellt die beginnende Bildung der Zona reticularis dar. Gefrierschnitt, Sudan × 128

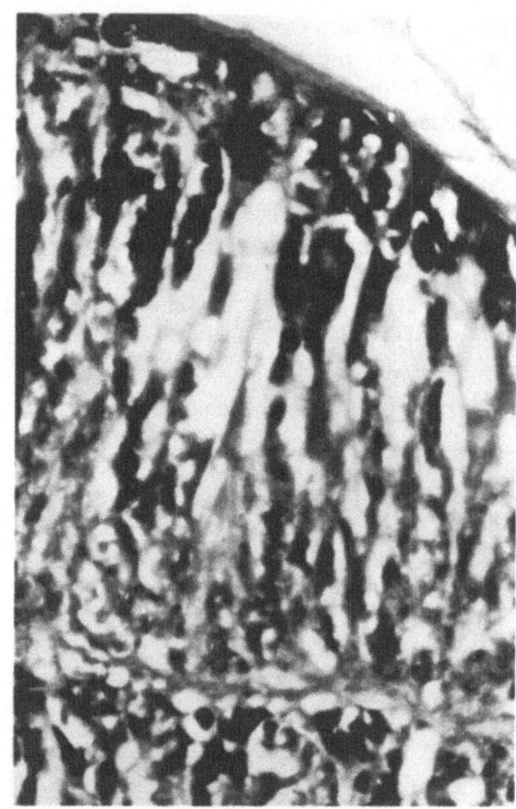

Abb. 11.10. 20 Monate. Triglyzerid- und Cholesterinester in Glomerulosa und Faszikulata, Phospholipide (im Original braunrot) in der Retikularis. Gefrierschnitt. Goldhydroxamat. × 128

enzephalie und einem Teil anderer, schwerer Hirnmißbildungen vor, wo die Hypophyse-Hypothalamus-Achse nicht intakt ist. Eine *Hyperplasie* kommt bei drei Zuständen vor: Erythroblastose, Diabetes der Mutter und bei „Übertragung" („small-for-dates-syndrome"). Schließlich kann ein eigentümlicher Prozeß in der fetalen Zone vorliegen, die sog. *zytomegale Veränderung,* ohne bekannte Korrelation mit anderen Krankheiten. Eine mikroskopische Untersuchung der Nebennieren soll bei jeder perinatalen Obduktion vorgenommen werden, da die fetale Zone einen Indikator für gewisse Systemprozesse und deren Schweregrad darstellt. Findet man in einem derartigen Fall Hyperplasie oder Vakuolisie-

rung der fetalen Zone und ist mit anderen Mitteln eine Isoimmunisierung ausgeschlossen, so besteht Anlaß, die Mutter zu untersuchen, die an einem latenten oder manifesten Diabetes leiden kann.

Kongenitale Hypoplasie. Die häufigste Ursache für eine Hypoplasie der Nebennieren bei Neugeborenen ist die Anenzephalie. Bei dieser fehlt die fetale Zone ganz und die Rinde besteht nur aus Glomerulosagewebe. Man glaubt, daß das Fehlen der fetalen Zone auf Störungen im Hypophyse-Hypothalamussystem beruht, welche unter anderem bei Anenzephalie vorliegen (die feto-plazentare Einheit, Seite 171). Im übrigen haben Hormonuntersuchungen ge-

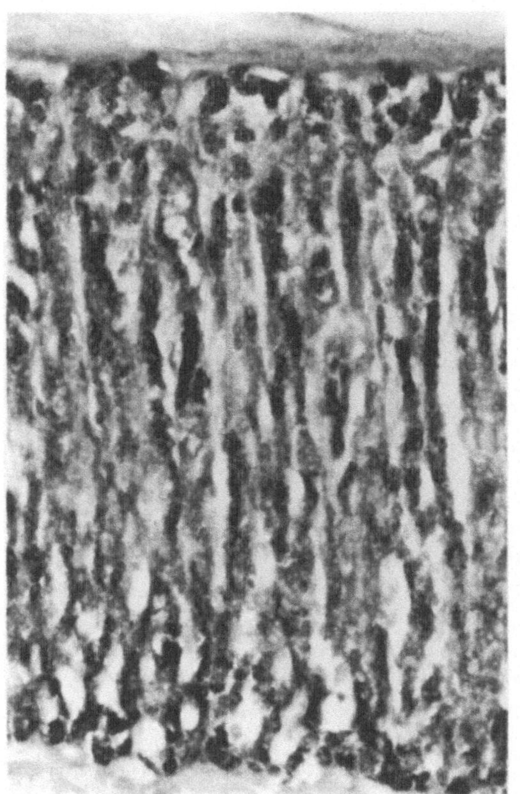

Abb. 11.11. 20 Monate. Phosphoglyzeride in allen drei permanenten Rindenzonen. Gefrierschnitt. Goldhydroxamat, ×128

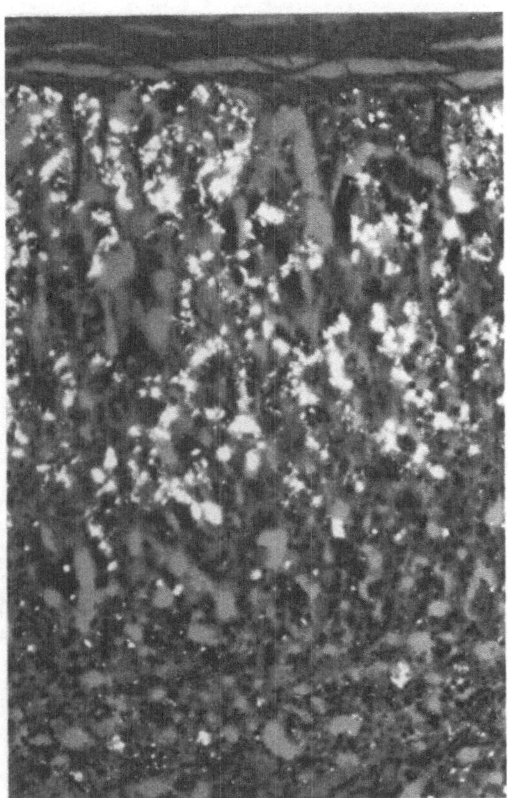

Abb. 11.12. 20 Monate. Anisotrope Lipide, vorzugsweise in der Zona glomerulosa und fasciculata. Einzelne auch in den kleinen Resten der fetalen Zone im Mark. Gefrierschnitt. PAS, ×128

zeigt, daß bei Anenzephalie Δ^5-3β-Hydroxysteroide fehlen. Dadurch wird wahrscheinlich, daß in der normalen Nebenniere diese Hormongruppe von der fetalen Zone produziert wird (ENEROTH et al., 1972).

In äußerst seltenen Fällen liegt eine bilaterale Nebennierenhypoplasie bei Zuständen ohne Anenzephalie oder anderen, schweren Hirnmißbildungen vor (ZONDEK und ZONDEK, 1968). Der Prozeß in den Nebennieren gleicht dabei demjenigen bei Anenzephalie. Es ist familiäres Vorkommen beschrieben worden. Gewöhnlich stirbt der Patient im Alter von noch nicht 10 Tagen, falls nicht eine Substitutionstherapie eingesetzt wird. Die Ursache dieser Veränderungen ist nicht ermittelt.

Hyperplasie. Die Nebennieren sind bei Erythroblastose fast immer vergrößert. Dies gilt ohne Rücksicht darauf, ob die Isoimmunisierung durch Inkompatibilität im Rh-, ABO- oder Kellsystem bedingt ist. Die zusammengerechneten Organgewichte betragen ca. 15 g (0,4% des Körpergewichts, gegen 0,2–0,3% normal). Die Hyperplasie betrifft diffus die fetale Zone, die große, helle und vakuolisierte Zellen aufweist, die in Strängen und Zügen zwischen den „normalen" Zellen der fetalen Zone liegen (Abb. 11.19).

Diese abnormen Zellen sind im Paraffinmaterial gut sichtbar, treten aber deutlicher in Lipidfärbungen hervor und sind besonders auffallend im polarisierten Licht

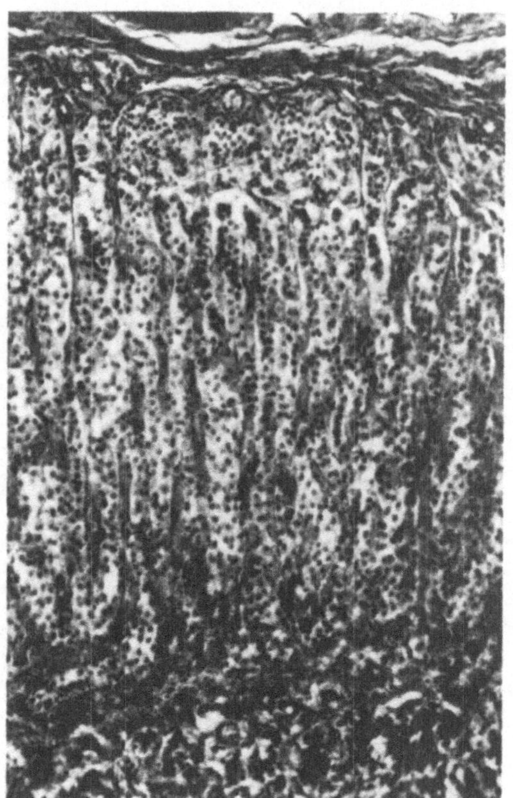

Abb. 11.13. 2 Jahre. Drei deutliche permanente Zonen. Paraffin. HE, ×128

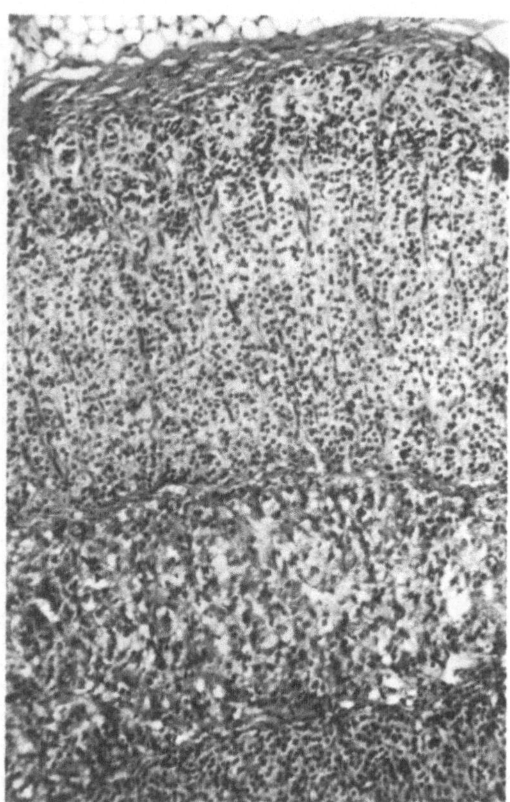

Abb. 11.14. 3 Jahre. In diesem Bild ist auch das Mark sichtbar. Paraffin. HE, ×128

(Abb. 11.20). Die abgelagerte Substanz ist offenbar ein Lipid. Sie ist sudanophil, alkaliresistent, nicht extrahierbar mit Azeton, PAS-negativ und enthält keine Phosphoglyzeride. Natur und Ursprung sind nicht klar. Man hat eine gewisse Korrelation zwischen dem Ausmaß dieser Veränderung und dem Schweregrad der Krankheit aufgezeigt (BARTMAN und DRISCOLL, 1969). Folglich ist sie ausgeprägter in Nebennieren bei Hydrops, Totgeburt, schwerer Anämie und Todesfall unmittelbar nach der Geburt. In Fällen mit ausgedehnter Hyperplasie der fetalen Zone bei Erythroblastose kommt auch eine markante Thymushypoplasie vor. Man nimmt an, daß die Veränderung auf eine terminale Hyperfunktion der fetalen Zone der Nebennieren hinweist, der Mechanismus ist jedoch unbekannt.

Allein aufgrund des mikroskopischen Präparates ist eine Beurteilung, ob die Nebennierenveränderungen durch einen Diabetes matris verursacht sind, nicht möglich. Es muß darauf hingewiesen werden, daß bei Erythroblastose auch eine Inselhyperplasie im Pankreas vorkommt. Es kann auch einmal eine extramedulläre Hämatopoese in den Nebennieren beobachtet werden, die in Richtung Isoimmunisierung weisen kann, aber derartige Herde im embryonalen Organ sind auch bei mütterlichem Diabetes nachgewiesen worden. Dagegen ist bei letzterem die Splenomegalie nie so ausgeprägt wie bei der Isoimmunisierung.

Während die Veränderungen der fetalen Zone bei Erythroblastose gut bekannt sind, haben diejenigen bei *Diabetes matris* und *Postmaturität* weniger Aufmerksam-

Tabelle 11.3. Die Differenzierung der Nebennierenrinde bei 20 Monaten, verglichen mit der Rinde von Erwachsenen (Erw.)

| | Permanente Rinde | | | | | | Fetale Rinde | |
| | Glomerulosa | | Faszikulata | | Retikularis | | | |
Färbung	20 M.	Erw.	20 M.	Erw.	20 M.	Erw.	20 M.	Erw.
Sudan S	+ +	+	+ +	+ + +	+ +	+	(+)	−
OTAN	+	+	+ +	+	+ +	+ + +	−	−
Goldhydrox.	−	−	+	−	+	+ +	−	−
Anisotropie	+ +	+	+	+ + +	−	+	(+)	vereinzelte Zellen
Lipopigment							+ +	−

Siehe Fußnote, Tabelle 11.1

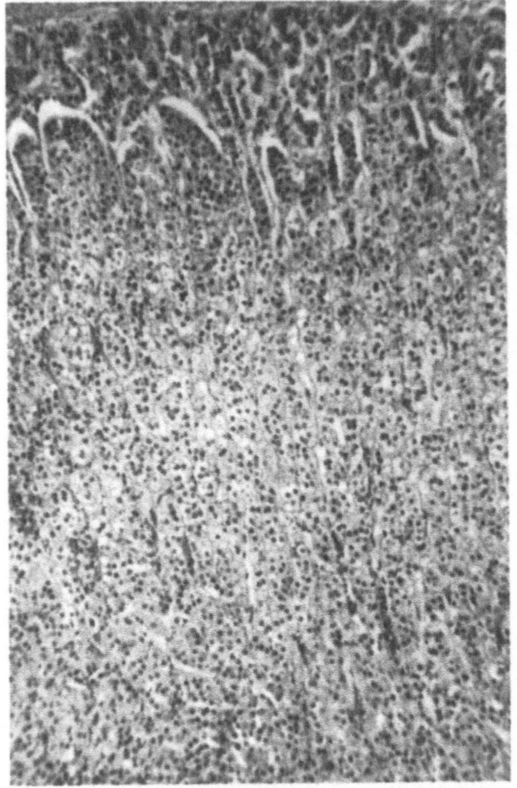

Abb. 11.15. 5 Jahre. Normale Zoneneinteilung. Zum Vergleich mit Abb. 16. Paraffin. HE, ×128

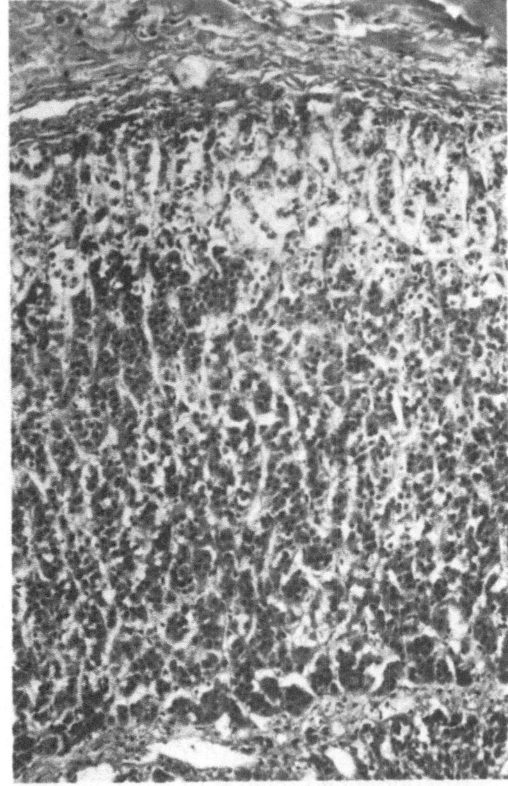

Abb. 11.16. 7 Jahre. „Streßreaktion" bei Meningoenzephalitis (Vaccinia). Es wurden keine Einschlußkörper nachgewiesen. Diffuser, pseudotubulärer Umbau der Zona glomerulosa. Im polarisierten Licht zeigte der Gefrierschnitt eine Lipid-Entleerung. Paraffin. HE, ×128

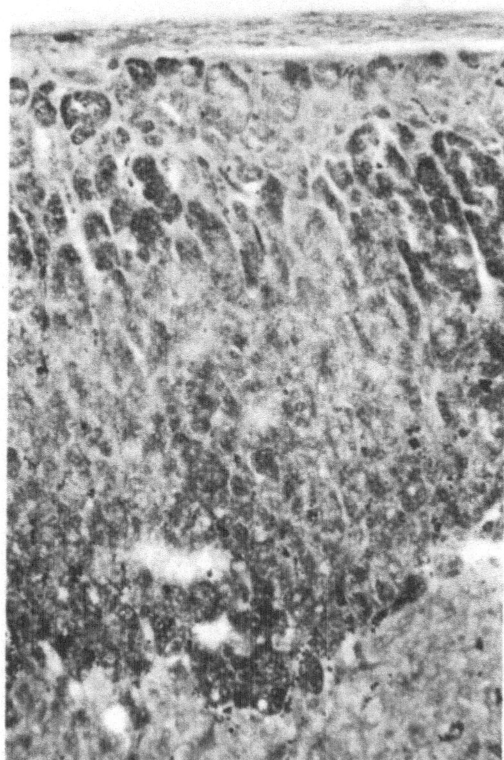

Abb. 11.17. 6 Jahre. Die Zona reticularis und ein Teil der Faszikulata weisen Phosphoglyzeride in reichlicher Menge auf. Gefrierschnitt. Goldhydroxamat, × 128

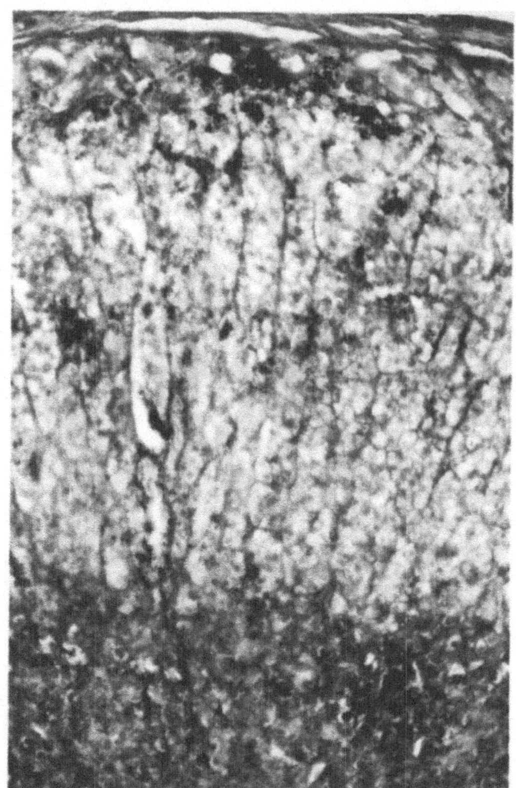

Abb. 11.18. 27 Jahre. Operationspräparat (Ca. mam. ohne Nebennierenmetastasen). Reichliche Phospholipide (Sphingomyelin) sind in der Retikularis konzentriert. Gefrierschnitt. OTAN, × 128

keit auf sich gezogen. BARTMAN und DRISCOLL (1969) behaupten folgendes: „except for alphathalassemia, no other fetal disease than erythroblastosis has been found to be accompanied by the vacuolar change in the fetal adrenal cortex".

Kinder diabetischer Mütter sind schwerer als normal, leicht cushingoid, haben viele Haare und zeigen eine allgemeine Viszeromegalie und Anzeichen funktioneller Unreife. Morphologisch findet sich eine generelle Vergrößerung der Organe. Im mikroskopischen Präparat ist am augenfälligsten einesteils eine beträchtliche Hyperplasie der Pankreasinseln (Abb. 11.24), andererseits eine bemerkenswert reichliche extramedulläre Hämatopoese in Pankreas, Leber und anderen Organen. Dazu kommt

noch die Nebennierenveränderung, die derjenigen bei Erythroblastose sehr ähnlich ist. Die Nebennieren sind vergrößert und weisen ein mittleres Gewicht von 158 % der normalen Kontrollen auf (NAEYE, 1965). Die Vergrößerung ist einzig durch eine zelluläre Hyperplasie der fetalen Zone, deren Zellen auch größer sind als normal, bedingt. Wie bei der Erythroblastose werden zahlreiche vakuolisierte und granulierte Zellen in Zügen zwischen den „normalen" Zellen der fetalen Zone beobachtet. Sie sind gut sichtbar im Paraffinschnitt (Abb. 11.23). Lipidhistochemische Untersuchungen sind keine ausgeführt worden, weshalb nicht bekannt ist, ob die Vakuolisierung durch Akkumulation derselben Substanz wie bei der Erythroblastose verursacht wird.

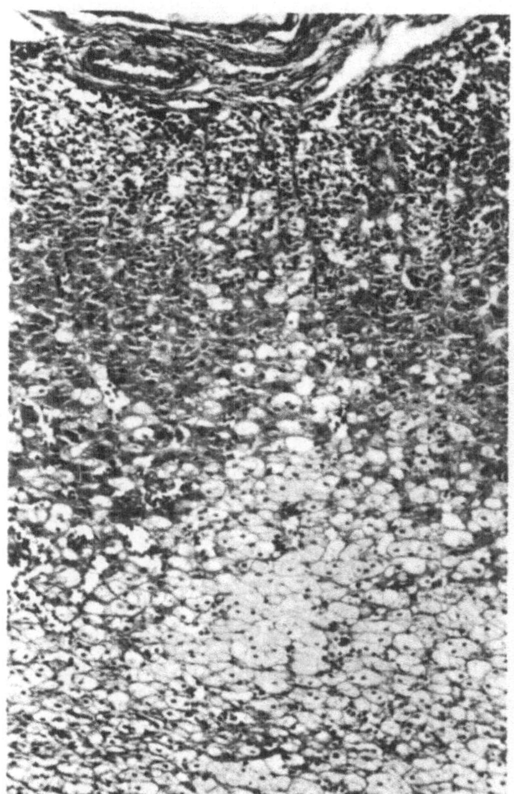

Abb. 11.19. Erythroblastosis fetalis. Reichliche Vakuolisierung der fetalen Nebennierenrindenzellen. Paraffin. HE, ×128

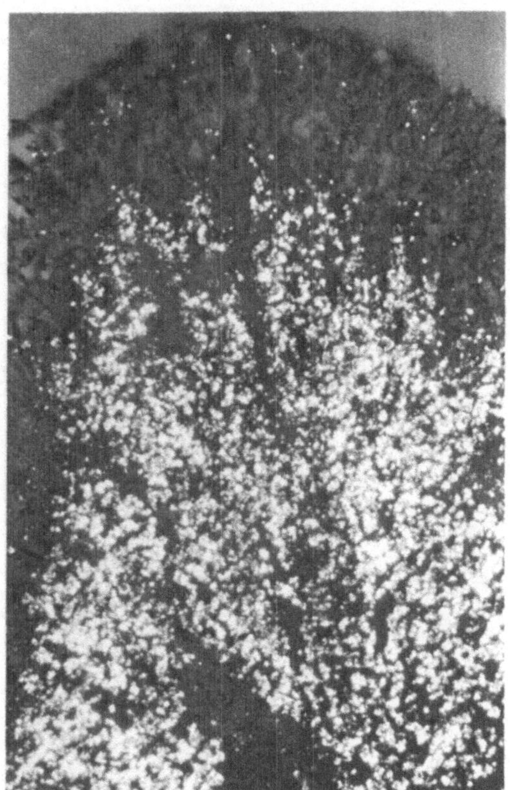

Abb. 11.20. Gleiche Nebenniere wie in Abb. 19. Die Lipide sind im polarisierten Licht doppelbrechend. Gefrierschnitt. PAS, ×32

Findet man bei einer perinatalen Obduktion diese Nebennierenveränderungen, so ist eine Untersuchung der Mutter auf Diabetes angezeigt, falls Isoimmunisierung und Postmaturität ausgeschlossen sind.

Bei Postmaturität sind auch Veränderungen in der fetalen Zone beschrieben worden (BOLANDE, 1958). In diesem Zusammenhang bedeutet Postmaturität Übertragung, abgesehen vom Geburtsgewicht, und dieser Begriff umfaßt sowohl kleine (dysmature) wie normalgewichtige und große Kinder. Die Veränderungen in der fetalen Zone werden als Vakuolisierung, Hyperämie und Nekrose beschrieben. Die Vakuolen sind – im Gegensatz zu den Erythroblastosefällen – nur schwach sudanophil. Es sind keine lipidhistochemischen

Untersuchungen vorgenommen worden. Die Veränderungen werden als Zeichen plazentärer Insuffizienz mit abnorm früh einsetzender Involution der fetalen Zone gewertet.

Zytomegale, fetale Zone. In 1–3% aller perinatalen Obduktionen wird eine eigenartige Veränderung der fetalen Zone, Zytomegalie genannt, angetroffen. Dieser Zustand hat mit dem Zytomegalie-Virus nichts zu tun. Die Benennung weist hin auf die starke Vergrößerung der Zellen der fetalen Zone, die die Veränderung charakterisieren (Abb. 11.21). Sie kann ein- oder beidseitig vorkommen. Die fetale Zone ist ganz oder teilweise aufgebaut aus riesig vergrößerten Zellen mit einem Durchmesser bis zu 100 µ (Abb. 11.22). Vakuolisie-

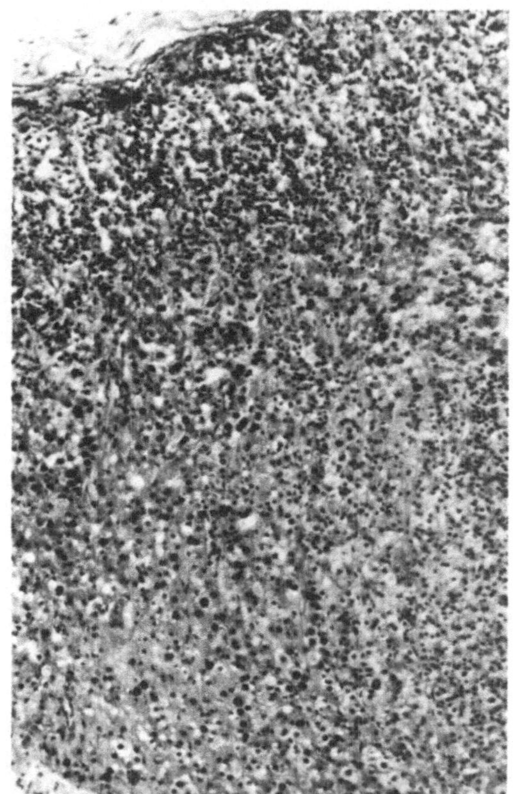

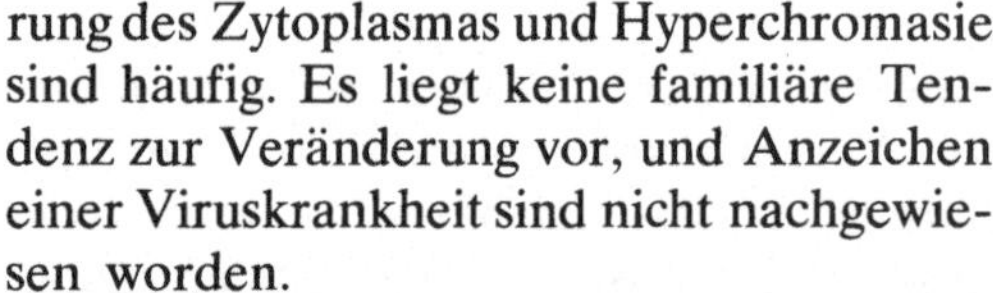

Abb. 11.21.

Abb. 11.21 und 11.22. Zytomegale Verände-

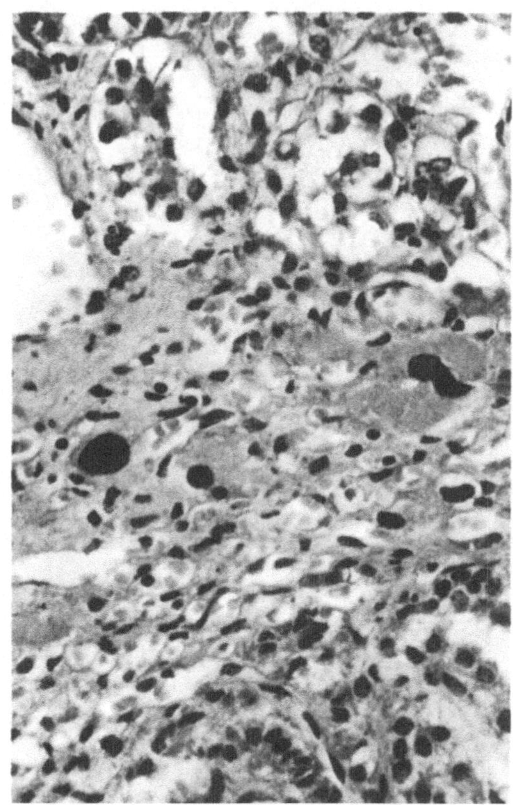

Abb. 11.22.

rung. Paraffin. HE, ×128 resp. ×512

rung des Zytoplasmas und Hyperchromasie sind häufig. Es liegt keine familiäre Tendenz zur Veränderung vor, und Anzeichen einer Viruskrankheit sind nicht nachgewiesen worden.

Eine zytomegale, fetale Zone kommt beim *Beckwith-Syndrom* vor, dessen übrige Komponenten Pankreashyperplasie, renale Dysplasie ohne Zysten, Omphalozele, Makroglossie und Hypoglykämie sind. Bei den Patienten wie auch bei den Müttern findet man enorm flache Glukosebelastungskurven. Beim Beckwith-Syndrom scheint ein größeres Risiko für die Entwicklung von Nebennierenkarzinom und anderen abdominalen Tumoren vorzuliegen. Es ist angeregt worden, die zytomegale Veränderung als Zeichen einer Hyperaktivität zu werten. Inwieweit diese durch Stimuli außerhalb

oder innerhalb der Nebennieren verursacht wird, ist nicht bekannt.

Veränderungen in der permanenten Nebennierenrinde

Kongenitales adrenogenitales Syndrom. Das adrenogenitale Syndrom (AGS) ist die Folge einer genbedingten, verminderten Aktivität von einem oder mehreren der Enzyme bzw. Hydroxylasen, die die verschiedenen Stufen in der Synthese der Nebennierenrindenhormone regeln. Alle diese Defekte bewirken eine herabgesetzte Cortisolproduktion. Cortisol hemmt die ACTH-Produktion der Hypophyse (feedback-Mechanismus). Die gestörte Cortisolbildung beim AGS bewirkt eine Steigerung der ACTH-Sekretion. Diese Steigerung

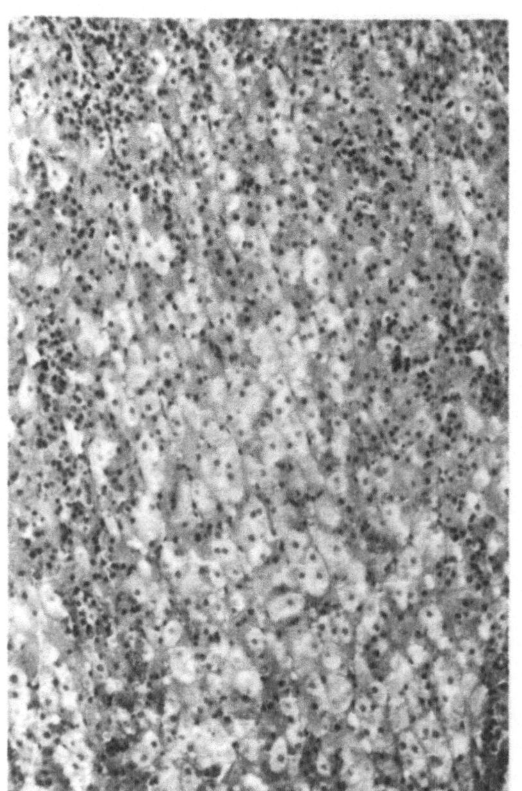

Abb. 11.23. Nebennierenrinde eines Neugeborenen einer Mutter mit Diabetes mellitus. Reichliche Vakuolisierung der fetalen Rindenzellen. Paraffin. HE, ×128

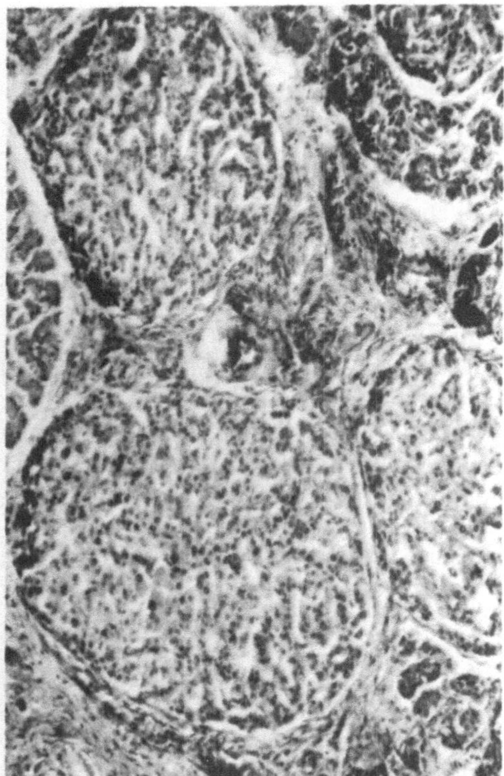

Abb. 11.24. Pankreas des Falles von Abb. 23. Insuläre Hyperplasie. Paraffin. HE, ×128

wiederum wirkt sich auf die Nebennierenrinde aus und es entsteht eine Hyperplasie. Aufgrund des Enzymdefektes resultiert eine erhöhte Steroidsynthese vor dem Enzymblock und eine erhöhte Ausscheidung dieser Sekretionsprodukte, vor allem von Androgenen.

Gemeinsam für verschiedene Typen des AGS ist die Tatsache, daß Androgene, inkl. Testosteron, in erhöhter Menge gebildet werden, was eine Virilisierung verursacht. Die drei wichtigsten Formen von AGS sind a) einfach virilisierende, b) salzverlierende und c) hypertensive.

Das nur virilisierende AGS wird verursacht durch einen Hydroxylasedefekt, der Anlaß zu mangelnder Hydroxylierung von 17-Progesteron bei C_{21} (21-Hydroxylie-

rungsdefekt) gibt. Diese bringt eine verminderte Produktion von 11-Desoxycortisol und Cortisol mit sich, was zu einer erhöhten Ausscheidung von Pregnantriol und 17-Ketosteroiden führt, während die Tetrahydrocortisolabsonderung zurückgeht. Die Aldosteronsynthese bleibt intakt.

Beim salzverlierenden AGS liegt, wie beim nur virilisierenden AGS ein 21-Hydroxylasemangel vor. Beim salzverlierenden AGS umfaßt dieser Defekt indessen auch die 21-Hydroxylierung von Progesteron mit einer ungenügenden Aldosteronsynthese als Folge. Der Aldosteronmangel verursacht eine verminderte Rückresorption von Natrium in den Nierentubuli und dadurch Salzverluste. Die Steroidausscheidung ist im übrigen derjenigen der nur virilisierenden Form ähnlich.

Beim hypertensiven AGS liegt ein 11-Hydroxylierungsdefekt vor, der die Umwandlung von 11-Desoxycortisol und 11-Desoxycorticosteron umfaßt.

Diese beiden Steroide werden dadurch im Überschuß produziert.

Da diese eine stimulierende Wirkung auf Natriumretention und Blutdruck haben, entsteht in dieser Form oft eine Hypertonie. Die Ausscheidung von u. a. Pregnantriol und 17-Ketosteroiden ist erhöht. Außer den drei angegebenen, wichtigsten Formen von AGS, kommt noch eine seltenere Form vor, in welcher der Enzymblock die 3-β-ol-Dehydrogenase betrifft, was eine mangelhafte Umwandlung von Pregnolon zu Progesteron zur Folge hat. Die Folge ist eine erhöhte Ausscheidung von Dehydroepiandrosteron und Pregnantriol und eine Verminderung von Tetrahydrocortisol. Das letztgenannte Hormon wird, wie gesagt, auch bei den drei übrigen Formen in verminderter Menge ausgeschieden.

Bei all diesen Formen von AGS liegt ein unterschiedlicher Grad von *Virilisierung* vor. Bei neugeborenen Mädchen findet sich eine vergrößerte Klitoris, eine dorsale Verschmelzung der großen Labien und eine Persistenz des Urogenitalsinus, der in das Perineum mündet („weiblicher Pseudohermaphroditismus", Seite 160). Bei neugeborenen Knaben werden entweder keine oder nur leichte Veränderungen in Form von leichter Vergrößerung des Penis oder Pigmentierung des Skrotum gefunden. Manchmal, besonders bei 3-β-ol-Dehydrogenasemangel, kann Hypospadie vorkommen. Die Veränderungen bei den Knaben bleiben oft unentdeckt. Wenn sie die ersten Jahre überleben und keine Behandlung erfolgt, tritt allmählich eine Pubertas praecox ein. Mit einer ausdrucksvollen Formulierung ist das AGS charakterisiert worden: „little girls become little boys and little boys men. These little men pass through the seven ages of Shakespeare in as many years".

Allgemein wird angenommen, daß das AGS bei Mädchen häufiger vorkommt. Vermutlich bleiben indessen manche Knaben mit AGS unerkannt, vor allem diejenigen mit dem salzverlierenden Typus, der unbehandelt zum Tode führt, wobei vielleicht nicht einmal die Obduktion die Krankheit zum Vorschein bringt. Diese Verhältnisse können eine scheinbar weibliche Dominanz bewirken.

Die *morphologischen Nebennierenveränderungen* bei AGS sind weniger gut untersucht als die endokrinologischen. In all den beschriebenen Formen wird eine diffuse Hyperplasie der permanenten Rinde infolge der ausgebliebenen Cortisolhemmung der ACTH-Sekretion in der Hypophyse nachgewiesen. Bei Kindern werden echte Rindentumoren äußerst selten gesehen. Die Nebennieren sind vergrößert und können ein doppeltes Normgewicht haben. Sie sind stark gefaltet, die Schnittfläche ist „gewunden" und kleine Rindenknoten können unter der Kapsel „ausbuchten". Das mikroskopische Bild wird gekennzeichnet durch eine diffus verdickte Rinde, aufgebaut aus großen, hellen, eosinophilen Zellen, die wenig Lipide enthalten. Bei Neugeborenen sind bei AGS keine Zonen zu erkennen. Die vergrößerten Zellen gleichen sehr fetalen Rindenzellen. Es sind keine morphologischen Eigenheiten nachgewiesen worden, die die klinischen Typen von AGS unterscheiden.

Hoden und Ovarien sind in der Neugeborenenperiode im allgemeinen normal, auch wenn in Ausnahmefällen hyperplastische Noduli von ektopischer Nebennierenrinde in Hodenhüllen nachgewiesen wurden. In Einzelfällen hat man auch eine Hyperplasie der interstitiellen Zellen im Hoden nachgewiesen.

Bei allen virilisierenden Zuständen ist eine frühzeitige Klärung des genetischen Geschlechtes von Bedeutung (Seite 152). Diese Geschlechtsbestimmung ist besonders wichtig, wenn die Virilisierung durch AGS verursacht wird, da eine lebensrettende Therapie eingesetzt werden kann (salzverlierende Form). Diese Form von Intersexualität ist die einzige, die geheilt und auch die einzige, die fertil werden kann (Seite 160). Die genetische Geschlechtsbestimmung wird zuerst an Ausstrichen der Mundschleimhaut (buccal smear) ausgeführt. Sowohl X- wie Y-Chromosomen können jetzt in derartigen Ausstrichen nachgewiesen werden (Geschlechtschromatin, Seite 152 und 219). Diese Untersuchung dauert nur einige Stunden, während die Bestimmung des Karyotyps durch Zellzüchtung zeitraubender und technisch schwieriger ist. Sollte ein Neugeborenes mit abnormen äußeren Genitalien von männlicher Art ein positives Geschlechtschromatinmuster aufweisen (Gegenwart von zwei X-Chromosomen), muß die Untersuchung ergänzt werden mit der Bestimmung von 17-Ketosteroiden und Pregnantriol im Urin, um ein AGS festzustellen, evtl. nach ACTH-Belastung.

Übrige Hyperplasien der permanenten Nebennierenrinde. Außer dem AGS-Typ ist eine Hyperplasie der Nebennierenrinde beim Kleinkind äußerst selten. Die Frequenz steigt indessen gegen die Pubertätsjahre. Es handelt sich hier vor allem um Zustände mit Cortisol-Überproduktion Cushing-Syndrom), während Prozesse mit Aldosteron-Überproduktion (Conn-Syndrom) vor dem Alter von 20 Jahren eine Rarität sind.

Das Cushing-Syndrom tritt beim Kind infolge von Abnormitäten im Hypothalamus-Hypophyse-Nebennieren-System auf. Durch ACTH-produzierende Tumoren in Thymus, Thyreoidea, Pankreas oder in den Bronchien verursachtes Cushing-Syndrom ist beim Kind nicht beschrieben worden. Das klassische Cushing-Syndrom wird ausgelöst durch eine Überproduktion von Cortisol, des die Glukoneogenese steigert und damit ein negatives Eiweißgleichgewicht und erhöhte Neubildung von Glukose verursacht. Die Ausscheidung von 17-Ketosteroiden und 17-ketogenen Steroiden im

Urin steigt, wobei man den 17-KGS größere Aufmerksamkeit widmet, weil sie die Cortisolproduktion besser widerspiegeln.

Der strukturelle Hintergrund zum Cushing-Syndrom in der Kindheit ist in der Regel ein Nebennierentumor, gewöhnlich ein Karzinom, seltener ein Adenom und sehr selten eine diffuse Hyperplasie. Das mikroskopische Bild der Hyperplasie ist dasselbe wie bei Erwachsenen. Bei Kindern sind ein paar Einzelfälle von Cushing-Syndrom beschrieben, das durch Tumoren in ektopischer Nebennierenrinde (Leber, Ovar) verursacht wurde.

Der primäre Hyperaldosteronismus (sog. Conn-Syndrom) beim Erwachsenen wird gewöhnlich von einem Nebennierenrindenadenom begleitet, während beim Kind Hyperplasie oder ein Karzinom in der Nebennierenrinde angetroffen wird. Hyperaldosteronismus gibt Anlaß zu Hypokaliämie, metabolischer Azidose, Hypertonie und erhöhter Kaliumausscheidung im Urin. Die heutige Auffassung der Aldosteronregulation ist folgende: Die juxtaglomerulären Zellen (JG) der Niere produzieren Renin, das enzymatisch auf ein α_2-Globulin im Serum, Angiotensinogen, einwirkt, so daß das Peptid Angiotensin I frei wird. Von diesem wird ein Dipeptid abgespalten, so daß Angiotensin II gebildet wird. Es ist dies die stärkste Pressorsubstanz des Körpers. Sie stimuliert auch die Aldosteronproduktion in der Zona glomerulosa der Nebennieren. Aldosteron stimuliert die Rückresorption von Natrium in den Nierentubuli. Die Natriumretention erhöht die Empfindlichkeit der Gefäßwände für Pressorsubstanzen, wie Angiotensin II und Katecholamine. Blutdrucksteigerung, Natriumretention sowie Blutvolumenerhöhung hemmen ihrerseits die Abgabe von Renin aus den juxtaglomerulären Zellen.

Beim Hyperaldosteronismus wird dieser Verlauf beschleunigt. Dadurch entsteht eine erhöhte Kaliumabsonderung im Urin, Hypokaliämie, Hypertonie und metabolische Azidose. Beim Kind ist die Hypertonie

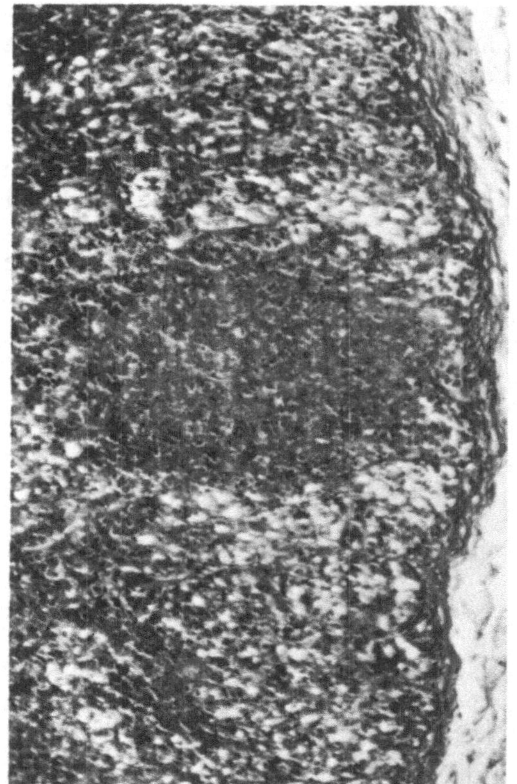

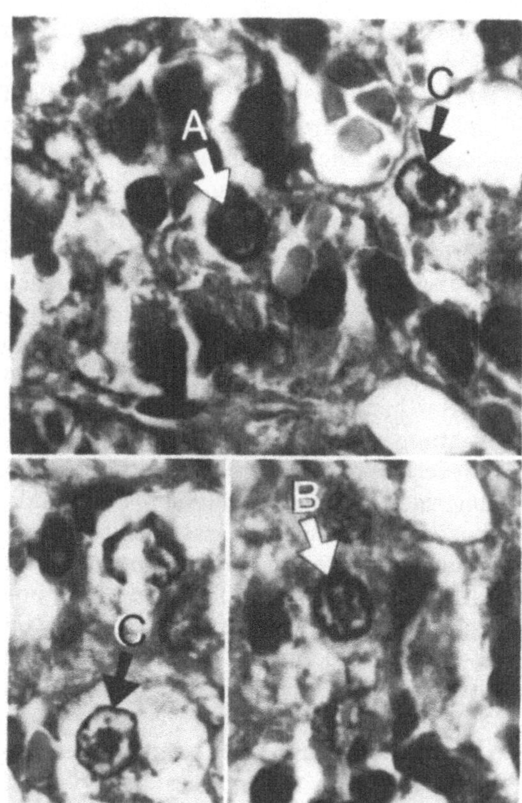

Abb. 11.25. Nebenniere mit Herpes simplex-Nekrosen. Paraffin. HE, ×128

Abb. 11.26. Gleicher Fall wie Abb. 25. Typische intranukleäre Einschlüsse in verschiedenen Stadien. A Frühstadium, B Mittel- und C Spätstadium. HE, ×1280

schwerer und progressiver als beim Erwachsenen. Dieses Symptombild ist indessen sehr selten beim Kind. In dieser Altersgruppe besteht die strukturelle Nebennierenrindenveränderung, wie bereits erwähnt, aus diffuser Hyperplasie oder Karzinom. Die Hyperplasie kann die Zona glomerulosa wie auch die Zona fasciculata umfassen. Die Ursache der Faszikulatahyperplasie ist nicht bekannt. In den Nieren wird eine Vakuolisierung der proximalen Tubuluszellen nachgewiesen (hypokaliämische Nephropathie). Hyperaldosteronismus vom sogenannten *sekundären Typ* kommt beim *Bartter-Syndrom* vor. Bei dieser seltenen Krankheit, von welcher ungefähr 22 Fälle beschrieben sind, liegen eine Hyperplasie der juxtaglomerulären Zellen

(die dennoch einen geringeren Gehalt an Granula aufweisen) und der Nebennierenrinde vor, wie auch eine hypokaliämische Alkalose und ein Hyperaldosteronismus. Im Gegensatz zum primären Hyperaldosteronismus ist der Blutdruck normal (BARTTER *et al.*, 1962; WALD *et al.*, 1971). **Reaktion der Nebennierenrinde bei Virusinfektion.** Die Nebennierenveränderungen bei Virusinfektionen sind gekennzeichnet durch in der permanenten Rinde gelegene Herde von Koagulationsnekrosen. Mit Ausnahme von Coxsackie B und Vaccinia findet sich keine entzündliche Zellinfiltration um die Herde.
Bei **Coxsacki B-Virus** werden verstreute Koagulationsnekrosen, umgeben von Lymphozyten, im permanenten Cortex

beobachtet. Im Anschluß an die Herde können kleine, frische Blutungen vorkommen. Einschlüsse werden keine nachgewiesen.

Bei **Herpes simplex** (Herpes hominis, Typ 1 und 2) findet man pyramidenförmige Koagulationsnekrosen mit eosinophilem Zentrum ohne entzündliche Zellen (Abb. 11.25). Unmittelbar außerhalb der Nekrosen finden sich intranukleäre, azidophile Einschlußkörper in kortikalen Zellen (Abb. 11.26). Die Einschlüsse sind von einer hellen Zone (Halo) umgeben. Zytoplasmatische Einschlußkörper werden nicht nachgewiesen. Die Differenzierung gegen Varicella zoster ist nicht möglich nur aufgrund des Nebennierenschnittes. Liegen große, ähnliche Nekrosen hauptsächlich auch in der Leber vor, so kommt eher Herpes in Frage. Einschlüsse, Blutungen und Nekrosen in den Lungen sprechen eher für Varicella zoster. Am verläßlichsten ist die Züchtung.

Bei **Vaccinia** kommen ebenfalls fokale Veränderungen vor, die makroskopisch gelb und fest sind. Histologisch handelt es sich um Koagulationsnekrosen. Im Gegensatz zu den Läsionen der Herpesgruppe sind sie umgeben von zahlreichen Lymphozyten und Plasmazellen. Einzelne intrazytoplasmatische Einschlüsse können in Rindenzellen außerhalb der Nekrosen nachgewiesen werden. Intranukleäre Einschlüsse werden nie nachgewiesen.

Bei **Varicellen** gleichen die fokalen Koagulationsnekrosen denjenigen bei Herpes simplex. In den umliegenden Rindenzellen werden intranukleäre, azidophile Einschlußkörper nachgewiesen und wie bei Herpes fehlen entzündliche Zellinfiltrate. Die Lungennekrosen sind verbreiteter als die Leberveränderungen, im Gegensatz zu Herpes. Im Zweifelsfall muß gezüchtet werden. Eventuell kann Gewebe für Gewebezüchtung auf −60 bis −70°C tiefgefroren werden, während man die mikroskopischen Resultate abwartet.

Bei **Variola** fehlen die entzündlichen Zellinfiltrate der fokalen Nekrosen. Die umliegenden Rindenzellen können sowohl intrazytoplasmatische Einschlußkörper (Guarnieri-Körper) wie auch intranukleäre enthalten. Die zweitgenannten stimmen mit denjenigen bei Herpes und Varicella zoster überein.

Über diese Zustände hinaus können die Nebennieren in einzelnen Fällen mitengagiert sein bei *Zytomegalie*, wobei die Einschlüsse von intranukleärem (Eulenauge) und zytoplasmatischem Typ leicht wieder zu erkennen sind. Sie sind pathognomonisch. In gewissen Virusinfektionsfällen kann die bei den bakteriellen Infektionen erwähnte „Streß-Reaktion" nachgewiesen werden, vor allem in der Zona glomerulosa (Abb. 11.16).

Die Reaktion der Nebennierenrinde bei bakteriellen Infektionen. Im Gegensatz zu Virusinfektionen verursachen bakterielle Infektionen im allgemeinen diffuse, kortikale Nebennierenveränderungen. Die Läsionen variieren von Lipidentleerung, pseudotubulärem Glomerulosaumbau und Nebennierennekrosen bis zu Blutung. Nekrosen und Blutungen sind leicht zu identifizieren im Schnitt, während die Relevanz der Lipidentleerung und des pseudoglandulären Umbaus desto schwieriger zu beurteilen ist. Die Variation im Lipidgehalt in Obduktionspräparaten von Nebennieren ist beträchtlich, teils infolge von postmortalen Prozessen, teils aufgrund des Charakters der terminalen Ereignisse. Allgemein wird immerhin angenommen, daß der Lipidgehalt bei Hypertension hoch ist und bei finaler, bakterieller Infektion tief.

Bei akuten bakteriellen Infektionen vom Typus akute Staphylokokkenpneumonie, akute Gastroenteritis und akute Meningitis (Coli, Haemophilus influenzae und Pneumokokken) tritt beim Kind eine *diffuse Lipidentleerung* der Nebennierenrinde auf, während diejenige des Erwachsenen vom herdförmigen Typus ist. Eine ähnliche Reaktion tritt nach schweren Verbrennungen auf. Die Lipide, die „verschwinden", sind diejenigen, die im polarisierten Licht doppelbrechend sind, während eine ganze Menge nicht doppelbrechendes, sudanophiles Lipid erhalten bleiben kann. Bei der mikroskopischen Untersuchung derartiger Nebennieren ist deshalb zu beachten, daß Sudan S-gefärbte Gefrierschnitte, wie auch ungefärbte, in polarisiertem Licht bewertet werden. Die Lipide im Sudanschnitt werden mehr oder weniger an den Farbstoff gebunden und eine eventuell erhaltene Doppelbrechung kann von der Farbbindung maskiert werden, weshalb eine Polarisationsuntersuchung derartiger Schnitte wertlos ist. Will man aufgrund von Orientierungsschwierigkeiten keine ungefärbten Schnitte verwenden, kann man auch Kresylviolett- oder PAS-Schnitte verwenden. Bei fulminanten, bakteriellen Infektionen sind im allgemeinen die doppelbrechenden Lipide nicht mehr vorhanden, was auf eine akute Entleerung der Nebennierenrinde u. a. auch von Steroiden hinweist.

Der beschriebene Verlust an doppelbrechendem Lipid im Gefrierschnitt entspricht zwei verschiedenen Typen von Rindenmorphologie im Paraffinschnitt. Beim einen liegt ein ganz normales Bild vor, beim anderen ein sog. pseudoglandulärer Umbau der Glomerulosa (Abb. 11.16). Die Bedeutung des erstgenannten „negativen Bildes" liegt darin, daß eine schwere Lipidentleerung nicht ausgeschlossen wird. Es ist eine Untersuchung des Gefrierschnittes im polarisierten Licht nötig, um das „Normalbild" zu erkennen. Der pseudoglanduläre Umbau wird leicht wieder erkannt (Abb. 11.16). Die Zellen sind bleich, kommen nur vereinzelt vor und bilden drüsige Strukturen. Allgemein kommt keine entzündliche Zellinfiltration vor. Bei älteren Kindern mit deutlicher Faszikulata umfaßt die Lipidentleerung auch diese Zone, in der Regel wird sie aber nicht pseudoglandulär umgewandelt.

Außer der Lipidentleerung kommen bei bakteriellen Infektionen auch *Nebennierenblutungen* vor. Das klassische Beispiel für Nebennierenblutung beim Kind ist das Waterhouse-Friderichsen-Syndrom, d. h. akute Nebennieren-„Apoplexie" bei fulminanter Infektion. Gewöhnlich liegt eine akute Meningokokken-Meningitis vor, aber auch Haemophilus influenzae, Pneumokokken und Staphylokokken können diesen Prozeß auslösen. Die Veränderung ist nicht eine einfache Blutung, sondern eine hämorrhagische Nekrose, verursacht durch zahlreiche, kleine, hyaline Thromben in den Kapillaren. Diese Form von „Nebennierenblutung" ist das Resultat eines Shwartmann-ähnlichen Mechanismus. Es ist eine generelle Reaktion, die durch wiederholte Endotoxin-„Injektionen" in die Blutbahn ausgelöst wird, was zu intravasaler Koagulation, Gefäßwandveränderungen und Nekrosen führt. Bei experimentellen Shwartzmann-Reaktionen sind Nierenveränderungen mit kortikalen Nekrosen besonders ausgeprägt. Bei Waterhouse-Friderichsen-Syndromen fehlen im allgemeinen Nierenveränderungen, während die Nebennieren einen Ort für Kapillarthromben, Nekrosen und Blutungen (hämorrhagische Nekrosen) bilden. Die Veränderung wird aus diesem Grund Shwartzmannoid genannt. Dieser Reaktionstyp der Nebennieren ist bei Erwachsenen sehr ungewöhnlich. Den Grund dafür glaubt man in der schlechter entwickelten, generellen Endotoxinresistenz bei Neugeborenen und Kleinkindern zu sehen.

Weitere Gründe für Blutungen in den Nebennieren sind Geburtsschäden und Hypoxiezustände. Dabei entstehen *echte Blutungen,* vor allem in der fetalen Zone, die aber auch auf die permanente Zone übergreifen können. Bei diesem Zustand kommt nur destruktive Blutung vor. Man findet keine Thromben. Die Nebennieren sind mehr oder weniger vergrößert, blaurot und mit gespannter Kapsel, die auch kleine Blutungen aufweisen kann. Der Zustand kann ein- oder beidseitig sein.

Es wird als charakteristisches, klinisches Zeichen akuter Nebennierenblutung gewertet, wenn ein Neugeborenes, nachdem es relativ munter war oder Atemschwierigkeiten hatte, plötzlich einen aufgetriebenen Bauch und Schock bekommt.

Die chromaffinen Gewebe

Lange Zeit hat man das chromaffine System auf Nebennierenmark, Paraganglien, enterochromaffine Zellen und vereinzelte Zellen in mehreren Organen begrenzt. Diesen Zellsystemen ist die chromaffine Reaktion gemeinsam. Seit der Entdeckung der Katecholamine, die hauptsächlich für diese Reaktion verantwortlich sind, und seit diese Substanzen als wichtige Komponenten in der Neurotransmission von Ganglien- und Nervenzellen erkannt worden sind, ist die Abgrenzung dieses Systems, z. B. vom Nervensystem, unscharf und weniger sinnvoll geworden. Die morphologischen Veränderungen innerhalb dieses Systems sind bei Erwachsenen und älteren Kindern hauptsächlich neoplastischer Art und müßten eigentlich hier weggelassen werden, da in dieser Zusammenstellung die Neoplasie kein Hauptthema bildet.

Indessen geht bei der Geburt eine interessante Umstellung von einem intrauterinen Noradrenalin-Übergewicht zu einer postnatalen Adrenalin-Dominanz vor sich. Dieser Umschwung findet ungefähr gleichzeitig mit der Zunahme des Nebennierenmarks statt, während der hauptsächlichste Katecholaminproduzent des „Embryos", das Zuckerkandlsche Organ, atrophiert. Außer dem Ductus arteriosus und den fetalen Nebennierenzonen ist dies das einzige Organ, das unmittelbar nach der Geburt eine Involution durchmacht. Diese drei Organsysteme – der Ductus, die fetale Zone und das Zuckerkandlsche Organ – sind demnach Strukturen, die ihre Rolle intrauterin spielen und nach der Geburt mehr oder weniger spurlos verschwinden.

Das chromaffine Gewebe vor und nach der Geburt

Mit chromaffin wird das Vermögen gewisser Zellen, Chromsäure zu einer bräunlichen Substanz (Adrenochrome) zu reduzieren, bezeichnet. Es ist nachher vorgeschlagen worden, diese Chromaffinität in Chromoreaktivität abzuändern, wobei das Präfix Chromo nicht von Chrom, sondern von Farbe (griech. chroma) hergeleitet wird. Dieser Vorschlag basiert auf der Beobachtung, daß die Chromaffinität nicht spezifisch ist für biologisch aktive Katecholamine, sondern auch von inaktiven Katecholen und Polyphenolen ausgelöst werden kann. Beim Neugeborenen ist das chromaffine Gewebe im wesentlichen konzentriert auf das Zuckerkandlsche Organ und das Nebennierenmark.

Das **Zuckerkandlsche Organ** (Abb. 11.27 und 11.28) ist ein paariges Organ an der Vorderseite der Aorta beidseits am Abgang der A. mesenterica inferior. Es kann in Farbe, Form und Größe mit einem Korianderkorn verglichen werden und mißt 1–2 mm im Durchmesser, ist hellgelb und rund. Beim Neugeborenen ist es leicht zu finden bei stumpfer Dissektion um die Wurzel der A. mesenterica inferior, weil es heller ist als das umliegende braune Fett. Dieses chromaffine Gewebe ist nicht nur in diesem Teil der Aorta lokalisiert. Beim Neugeborenen können ähnlich verteilte, kleinere Zellansammlungen praktisch der ganzen Aorta entlang gefunden werden. Im Verlauf einiger Monate nach der Geburt wird dieses Organ zu Bindegewebe umgewandelt, das beim Erwachsenen makroskopisch nur schwer zu erkennen ist.

Die Entwicklung der chromaffinen Gewebe. Das Nebennierenmark und das Zuckerkandlsche Organ entstehen aus kleinen runden Zellen im sympathischen Nervensystem, welche beim Embryo nicht von Neuroblasten unterschieden werden können. Sie gruppieren sich um die zukünftige

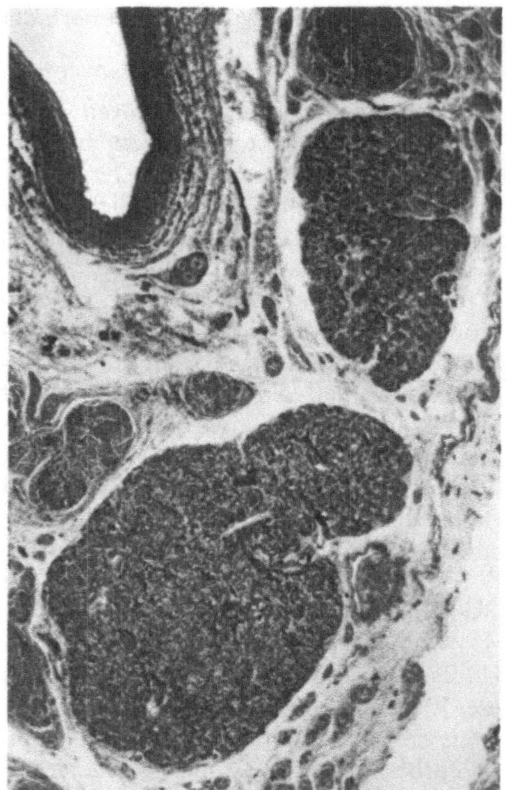

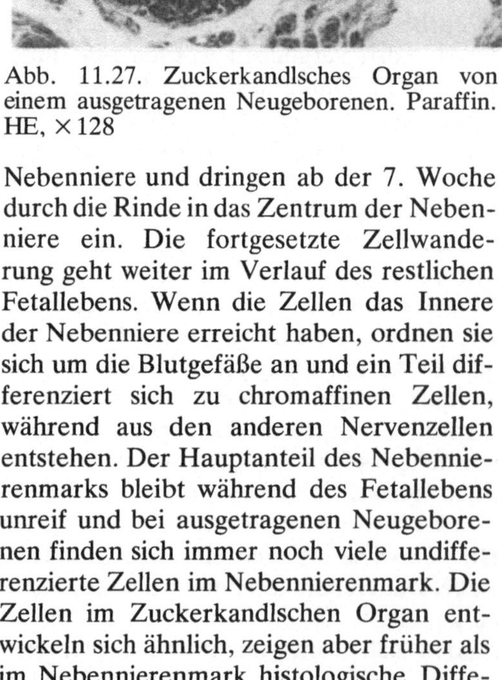

Abb. 11.27. Zuckerkandlsches Organ von einem ausgetragenen Neugeborenen. Paraffin. HE, ×128

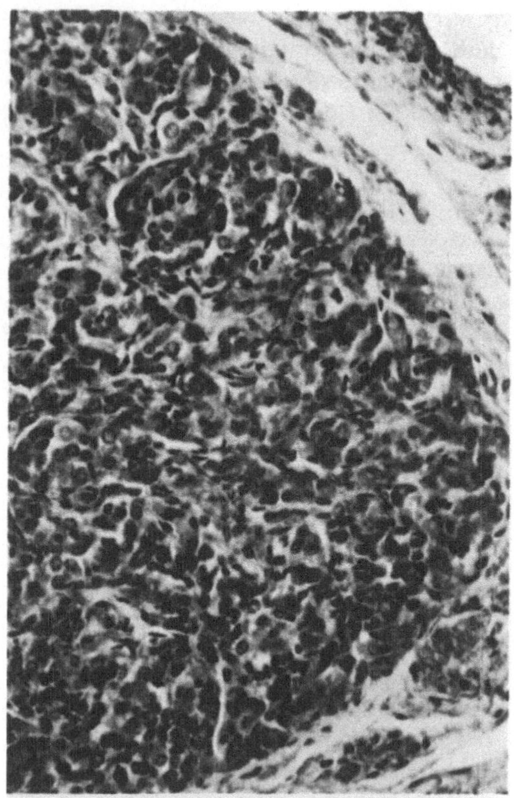

Abb. 11.28. Gleicher Fall wie in Abb. 25. ×512

Nebenniere und dringen ab der 7. Woche durch die Rinde in das Zentrum der Nebenniere ein. Die fortgesetzte Zellwanderung geht weiter im Verlauf des restlichen Fetallebens. Wenn die Zellen das Innere der Nebenniere erreicht haben, ordnen sie sich um die Blutgefäße an und ein Teil differenziert sich zu chromaffinen Zellen, während aus den anderen Nervenzellen entstehen. Der Hauptanteil des Nebennierenmarks bleibt während des Fetallebens unreif und bei ausgetragenen Neugeborenen finden sich immer noch viele undifferenzierte Zellen im Nebennierenmark. Die Zellen im Zuckerkandlschen Organ entwickeln sich ähnlich, zeigen aber früher als im Nebennierenmark histologische Differenzierungszeichen und entbehren natürlich die Nebennierenrinde. Fetales chrom-

affines Gewebe enthält Katecholamine. Adrenalin kann im Nebennierenmark in der 12. Woche nachgewiesen werden, während die chromaffine Reaktion erst in der 22. Woche auftritt. Im Zuckerkandlschen Organ können Pressorsubstanzen im Alter von 16 Wochen nachgewiesen werden und die chromaffine Reaktion bereits in der 15. Woche. Im Nebennierenmark wird die chromaffine Reaktion hauptsächlich von Noradrenalin, aber auch von Adrenalin hervorgerufen, während sie im Zuckerkandlschen Organ einzig durch Noradrenalin bedingt ist.

Die chromaffinen Zellen des Feten scheiden also ungefähr vom 4. Monat an Katecholamine aus. Der Hauptteil stammt während des Fetallebens aus dem Zuckerkandlschen Organ. Im postnatalen Leben wird diese Funktion nach und nach vom Nebennierenmark übernommen. Dieses entwickelt sich postnatal ziemlich stark in den ersten drei Lebensjahren, während das Zuckerkandlsche Organ relativ rasch der Involution unterliegt und fibrosiert.

Histochemische Katecholaminreaktionen. Die Katecholamine (KA) werden in Zytoplasmagranula von Phäochromozyten und Sympathozyten gelagert. Die Granula bestehen zu 20% aus KA und enthalten im übrigen Proteine, Lipide und ATP. Die Granula können mit mehreren Methoden demonstriert werden, von welchen vier genannt sein sollen: die chromaffine Reaktion, die Kaliumjodatmethode, die Glutaraldehydreaktion und die Fluoreszenzmethode.

Die *chromaffine Reaktion* ist die älteste und hat dem Zellsystem den Namen gegeben. Ihre Grundlage ist das Vermögen der Katecholamine, Chromsalze in braune Adrenochrome umzuwandeln. Das Reagenz dazu ist eine Kaliumchromat-Dichromatlösung (Methode, Seite 219). Es sind Modifikationen eingeführt worden (HILLARP und HÖKFELT, 1955), die einen Farbunterschied zwischen Noradrenalin enthaltenden (gelbbraune) und Adrenalin enthaltenden (dunkelbraune) Zellen zeigen.

Die *Kaliumjodatmethode* basiert auf der Eigenschaft des an sich farblosen Kaliumjodats, durch Oxydation das Nebennierenmark dunkel zu färben. Diese Tatsache wurde von HILLARP und HÖKFELT ausgenützt (1953), um eine histochemische Technik zu entwickeln, die sich als spezifisch für Noradrenalin erwies. Frisches Gewebe wird einer gesättigten Kaliumjodatlösung exponiert und dann in neutralem Formol fixiert. Das Jodat oxydiert Noradrenalin zu einem Noradrenochrom, das unlöslich in den Zellen erhalten bleibt, während der entsprechende Adrenalinkomplex löslich ist und aus den Zellen diffundiert (Methoden, Seite 220).

Adrenalin wie auch Noradrenalin bleiben in *glutaraldehydfixierten* Präparaten für die Elektronenmikroskopie erhalten. Glutaraldehyd reagiert mit Noradrenalin und bildet ein Präzipitat, das elektronendicht ist und an Osmiumtetroxyd, Kaliumdichromat, Natriummolybdat oder Kaliumjodat gebunden wird. Andererseits reagiert Adrenalin nicht mit Glutaraldehyd und diffundiert weg (Methoden, Seite 220). Dieses Verhalten kann für diese Reaktion gut ausgenützt werden (COUPLAND und HOPWOOD, 1966).

Die *Fluoreszenzmethode* ist auf der Tatsache begründet, daß die KA und Serotonin durch Formaldehyd zu stark fluoreszierenden Substanzen kondensiert werden (CORRODI und JONSSON, 1967). Diese Methode ist extrem empfindlich, hat eine hohe Spezifität und kann als überlegene Methode bei Untersuchungen über Katecholaminverteilung in den Neuronen des sympathischen Nervensystems, der Medulla spinalis und den sympathischen Ganglien betrachtet werden (Methoden, Seite 220). Es muß betont werden, daß die besten Resultate an frischem Material gewonnen werden, also an Operations- und Punktionsmaterial. Inzwischen hat man experimentell nachgewiesen, daß die Fluoreszenz bis 12 Stunden nach dem Tode erhalten bleiben kann (ELBADAWI *et al.*, 1970). Beachtet man diese Grenze, kann es sich unter Umständen lohnen, die Methode an Obduktionsmaterial anzuwenden, z.B. zur Untersuchung des Zuckerkandlschen Organs und des Nebennierenmarks.

Die Bedeutung der Katecholamine vor und nach der Geburt. Die Katecholamine sind für den Feten von vitaler Bedeutung. Sie regulieren Lungen- und Herzfunktionen und nehmen teil an Wärmeregulierung und Wachstum. Adrenalin und Noradrenalin kontrahieren die Lungengefäßbeete. Dies ist während des Fetallebens ökonomisch, da die Lungen Blut nur für den eigenen Bedarf nötig haben, nicht für den Gasaustausch. Die Einwirkung auf das Herz besteht vor allem in einer wirksameren Kontraktion des Myokards. Die Regulierung des Wachstums geht u. a. durch Einwirkung auf die Glykogenolyse in der Leber vor sich.

Immer noch ungelöst ist die Frage nach dem Mechanismus, welcher der Schließung des Ductus arteriosus nach der Geburt zu Grunde liegt. Möglicherweise spielen die Katecholamine dabei eine bedeutende Rolle. Isolierte Ductusstreifen werden durch Adrenalin und Noradrenalin kontrahiert, während Veränderungen in pCO_2 und pH diese Gewebsstücke nicht beeinflussen. In diesem Zusammenhang sind die Kreislaufverhältnisse im Fetalleben von Interesse. Blut aus dem unteren Teil des Körpers sowie aus der Plazenta erreicht via V. cava inferior den rechten „Vorhof“. Dieser Blutstrom passiert ungemischt das Foramen ovale in den linken Vorhof. Von da aus erreicht er direkt Aorta, Hirnarterien und andere Systemarterien. Dieser Blutstrom passiert folglich nicht den Ductus arteriosus, da der Gefäßwiderstand in den Lungen hoch ist, was bewirkt, daß im Fetalleben der Shunt im Ductus von rechts nach links geht. Das Blut des oberen Körperteils geht deshalb durch die Trikuspidalis zur rechten Kammer und weiter zu den Lungen (12%) und wird durch den Ductus zur Aorta kurzgeschlossen (88%). Dieses Aortenblut, wie auch der zuvor geschilderte Blutstrom, erreicht so wiederum die Plazenta für einen erneuten Gasaustausch.

Im Fetalleben geht folglich durch den Ductus hauptsächlich Blut aus dem oberen Körperteil, das keine Sekretionsprodukte aus Nebennierenmark und Zuckerkandlschem Organ entgegengenommen hat. Das Blut, das diese Organe drainiert, gelangt durch das Foramen ovale direkt in die Aorta, passiert also den Ductus arteriosus nicht. Unmittelbar nach der Geburt ändert sich der Widerstand im Lungen- wie auch im Systemkreislauf. Im ersteren nimmt er ab, im letzteren nimmt er zu, u. a. bedingt durch den Wegfall der Plazenta. Gleichzeitig wird die Klappe des Foramen ovale, das eine Schwingtür bildet und sich gegen den linken Vorhof öffnet, geschlossen, weil der Druck im linken Herzen ansteigt und die Klappe gegen das Vorhofseptum gepreßt wird.

In den ersten 30–50 Minuten nach der Geburt ist der Ductus partiell geöffnet. In dieser Zeit strömt Blut aus der A. pulmonalis in die Aorta (Rechts-links-Shunt). Danach schlägt die Shuntrichtung nach links-rechts um. In den meisten Fällen ist der Ductus arteriosus nach 24 Stunden funktionell geschlossen (kontrahiert). Anatomisch (Obliteration) wird er erst nach 2–3 Monaten verschlossen.

Wenn nach der Geburt das Blut, das aus der unteren Körperhälfte kommt und Katecholamine aus dem Zuckerkandlschen Organ und dem Nebennierenmark enthält, das Herz erreicht, wird es nicht mehr länger unter Vermeidung von Lungen und Ductus direkt in die Aorta geleitet, sondern geht durch die A. pulmonalis teils in die Lungen und zu einem kleinen Teil durch den Ductus. Damit kann katecholaminhaltiges Blut den Ductus erreichen. Der in vitro kontrahierende Effekt der KA kann folglich in vivo für die funktionelle Ductusschließung eine Rolle spielen.

12. Obduktion des Kindes

Eine pietätvolle und gründlich ausgeführte Autopsie bedarf der Einwilligung der Angehörigen. Wenn es sich um ein totgeborenes Kind handelt, bildet das Resultat der Obduktion ein Fundament für die genetische Beratung des Klinikers. Eine vollständige Obduktion sollte an allen Verstorbenen vorgenommen werden, und zwar so rasch wie möglich nach dem Tod. Nach dem Tode soll der Körper unmittelbar in den Kühlraum verlegt werden ($+ 4\,^\circ$C). Da die Fragestellungen für eine Kinderobduktion in verschiedener Hinsicht von denjenigen für Erwachsene abweichen, ist auch die Obduktionstechnik eine andere.

Obduktionstechnik

Äußere Besichtigung. Um den Reifegrad festzustellen, wird die Leiche gemessen und gewogen. Man mißt Kopf-, Brust- und Bauchumfang, letztere auf Höhe der Mamillen resp. des Nabels. Es werden eine Sondierung der äußeren Gehörgänge und des Anus vorgenommen und die Pupillendurchmesser gemessen. Im übrigen ist es selbstverständlich, daß Zehen und Finger gezählt und eventuelle äußere Mißbildungen notiert werden. Dies gilt z. B. für tiefsitzende Ohren, Hypognathie, Sattelnase, Hypertelorismus (sog. Potter-Syndrom), präaurikulären Anhang, Mikrophthalmie, „rocker-bottom feet" (Schaukelstuhlfüße, eine häufige Veränderung bei Trisomien) und Nabelbruch. Es werden die Augen inspiziert und eine eventuelle Konjunktivitis notiert.

Inzisionen. Ein Y-förmiger Schnitt wird gelegt. Die Schnittlinie wird von Axilla zu Axilla unterhalb der Mamillen geführt,

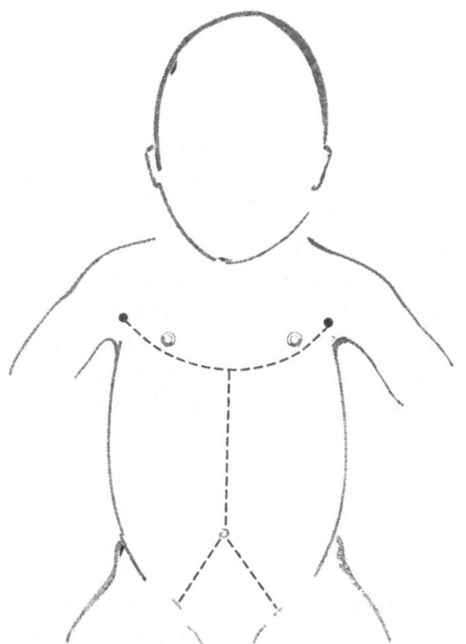

Abb. 12.1. Schnittführung

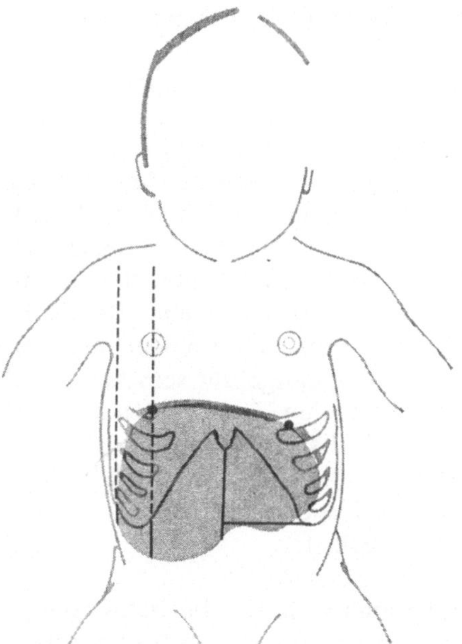

Abb. 12.2. Lebermaß und Diaphragmahöhe

dann in der Mittellinie kaudalwärts und knapp links am Nabel vorbei fortgesetzt. Unmittelbar unterhalb des Nabels wird der Schnitt wieder Y-förmig aufgeteilt und in beide Inguinae geführt (Abb. 12.1). Diese Inzision erleichtert die Dissektion der Halsorgane und der Arcusarterien sowie die Identifizierung der Nabelarterien in situ. Die Nabelvene wird dabei in der Haut geteilt. Ist der Brustkorb bemerkenswert aufgetrieben und wird ein Pneumothorax vermutet, so wird der Thorax unter Wasser geöffnet. Um die Pneumothoraxmenge registrieren zu können, wird ein Meßglas verwendet. Bevor der Thorax geöffnet wird, muß indessen die Höhe der Diaphragmakuppen in der Mamillarlinie in Relation zu den Rippen resp. Interstitien festgehalten werden. Es kann auch vorteilhaft sein, den Abstand der Leberkante vom Rippenbogen zu messen, z. B. in der vorderen Axillarlinie, Medioklavikularlinie, unterhalb des Processus xiphoides und links der Mittellinie (Abb. 12.2). Sind diese Maße sehr groß, kann dies eine Lebervergrößerung oder einen stark mit Luft oder Flüssigkeit gefüllten Pleuraraum bedeuten. Normalwerte sind bei MᶜNICHOLL (1957) angegeben.

Öffnung des Thorax. Der Rippenknorpel wird parallel der Hautoberfläche mit der Messerklinge abgeschnitten, um eine Beschädigung der darunterliegenden Gewebe zu vermeiden (Lungen, Thymus, Herz). Danach werden die Thoraxorgane seziert. Man beginnt mit dem Thymus, der stumpf entfernt wird, wobei man eine Beschädigung der V. anonyma vermeidet, die z. B. bei Vitien stark blutgefüllt sein kann und bei einer Läsion den Thorax rasch mit Blut füllt. Das Vorhandensein von Blut erschwert die Dissektion der Arcusgefäße. Nach der Entfernung des Thymus werden Kulturen angelegt.

Materialentnahme in situ für bakteriologische Untersuchungen. Der rechte Unterlappen wird mit einer Péan-Klemme angehoben, die untere Oberfläche des Unterlappens mit einem heißen Spatel abgebrannt, mit einem erhitzten Skalpell inzidiert, ein Ohrenstäbchen in den Inzisionskanal eingeführt und in einem sterilen Reagenzglas zur Züchtung eingeschickt. Danach wird mit der Péan-Klemme das rechte Herzohr gefaßt, das viszerale Perikard mit einem heißen Spatel abgebrannt, mit einem sterilen Skalpell eingeschnitten und dann ein Ohrenstäbchen mit Blut benetzt. Alternativ kann eine Glasminipipette benützt werden. Liegen offenkundig makroskopische infektionsverdächtige Veränderungen in anderen Organen vor, so werden Abbrennung und Züchtung auch dort nach der eben angegebenen Technik vorgenommen.

Andere Materialentnahmen. Auf Infektion verdächtige Gewebestücke werden herausgeschnitten und zur Kultur an das bakteriologische Labor geschickt. Dort werden die Stücke mit Äthanol „flambiert" und eingeschnitten. Aus dem Innern wird dann die Probe entnommen. Wird eine Virose vermutet, müssen die Gewebsstücke tiefgefroren werden (am besten $-70°C$; $-20°C$ können jedoch auch genügen), worauf man für weitere Instruktionen mit dem Viruslabor Kontakt aufnimmt. Im Zusammenhang mit Blutentnahmen soll an die Möglichkeit erinnert werden, Blut- oder auch Urinproben (Punktion) für chemische Analysen tiefzugefrieren.

Es kann sich lohnen, bei der Obduktion **Material zur Chromosomenkultur** zu entnehmen, wenn auf Grund der makroskopischen Befunde eine abnorme Chromosomenkonstitution vermutet wird. Proben werden entnommen von Haut und Knochenmark (Rippe oder Wirbelkörper) und umgehend an das zytogenetische Labor eingeschickt, am besten in einer speziellen Züchtungsflüssigkeit. Kann eine solche nicht unmittelbar vom Labor erhalten werden, so kann sie zur Not durch sterile physiologische Kochsalzlösung ersetzt werden. Karyotypstudien können bis 60 Stunden post mortem noch glücken; gute Resultate von Chromosomenkulturen sind bis 6 Tage nach dem Tode beschrieben worden.

Eviszeration. Nach der Entnahme der Blutprobe wird die Obduktion fortgesetzt mit einer Doppelligierung und Durchtrennung der V. anonyma und Entfernung des Perikards. Dann werden die Arcusarterien in situ seziert. Sind alle Organe entfernt und man entdeckt eine Arcusanomalie, so ist es

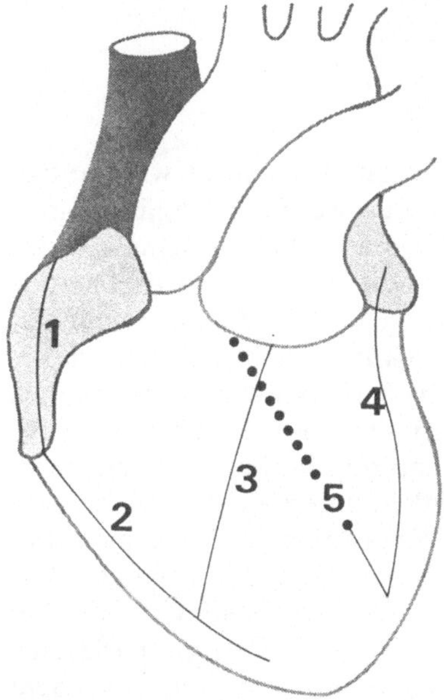

Abb. 12.3. Herzeröffnung nach dem Verlauf des Blutes. 1. Lateral im rechten Vorhof; 2. lateral in der rechten Kammer, wobei der Trikuspidalis durchgeschnitten wird; 3. gegen den Conus pulmonalis; 4. linke laterale Vorhofswand, durch die Mitralis hinunter zum Apex; 5. hinauf gegen die Aortenwurzel, nach rechts um das aortale Mitralissegel

zu spät festzustellen, wohin die verschiedenen Arterien führen. Man beginnt mit dem Truncus brachiocephalicus und konstatiert eine Teilung in A. subclavia dextra und A. carotis communis dextra sowie einen normalen Abgang von A. carotis communis sin. und A. subclavia sin. In der Regel ist es schwierig, in situ den Ductus arteriosus zu identifizieren. Man inspiziert die V. cava

superior dextra, die V. cava inferior und die Lungenvenen. Im Bauchteil hat man weiter notiert, ob eine oder zwei Nabelarterien vorliegen. Dann folgt die Eviszeration. In der Regel reicht die Entnahme der Organe von und mit Larynx bis und mit Anus. In gewissen Fällen (Glykogenose, Cornelia de Lange-Syndrom, Pterygium-Anomalien) kann es nötig werden, auch die Zunge herauszunehmen. Man beginnt mit der Teilung des Pharynx oberhalb des Larynx, schneidet das Diaphragma bis zum Rückgrat weg und legt schließlich Harnblase und Rektum frei. Bei der Dissektion notiert man, ob die V. azygos normal ist. Danach wird das ganze Organpaket vom Larynx bis zum Anus herausgenommen.

Organdissektion. Das herausgenommene Organpaket wird „auf den Bauch" gelegt und systematisch Organ nach Organ entfernt. Man beginnt z. B. mit der Entnahme der Nebennieren, öffnet die Aorta, sondiert die Nierenarterien, entnimmt die Milz sowie Nieren, Ureter und Harnblase. Im Verlauf der Obduktion werden alle Organe gewogen. Danach wird der Darm vom Anus bis zur Flexura duodenojejunalis entfernt. Anschließend werden Ösophagus, Magen und Duodenum aufgeschnitten. Die Papilla Vateri wird sondiert, der Ductus choledochus aufgeschnitten, die V. umbilicalis sowie der Ductus venosus ebenfalls sondiert und aufgeschnitten. Hat eine Austauschtransfusion stattgefunden, werden auch die Nabelarterien aufgeschnitten. Nun wird das Pankreas lokalisiert, freiseziert und gewogen.

Es entsteht nun ein Paket aus Thoraxorganen, Aorta, Magen und Leber (inkl. V. portae). Man fährt weiter mit der Sektion des Herzens, folgt dabei dem Verlauf des Blutes und beginnt mit einem Einschnitt in den rechten Vorhof. Danach kann dieser inspiziert werden mit seinen normalen vier Blutöffnungen. Man stellt fest, ob V. cava sup. und inf. sowie Koronarsinus normal einmünden und inspiziert weiter das Fo-

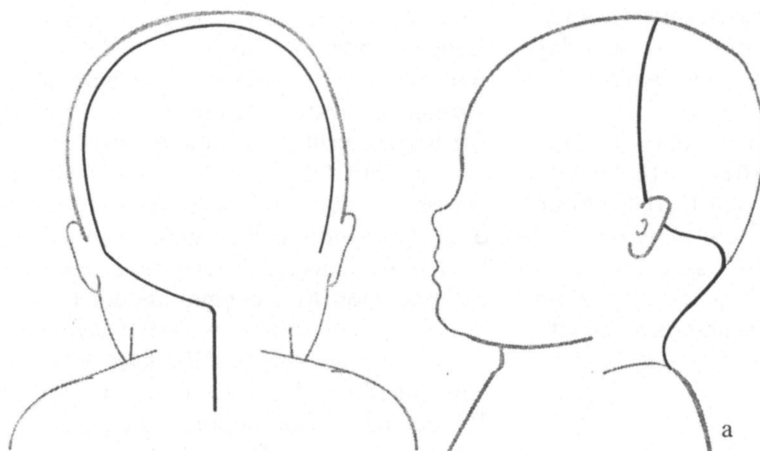

Abb. 12.4. a. Schädelöffnung

ramen ovale. Bevor man die Trikuspidalis durchschneidet, kann man den inneren Umkreis des Ostiums ausmessen, z.B. mit speziell graduierten Plastikkonussen, die für diesen Zweck hergestellt worden sind (Abb. 12.5). Nach der Teilung der Trikuspidalis und der Eröffnung der rechten Kammer (Abb. 12.3) wird die Dicke der rechten Kammerwand gemessen. Es werden Lokalisation und Verlauf der Crista supraventricularis beobachtet, man mißt eventuell den inneren Durchmesser des Ostium pulmonalis, palpiert mit einer Knopfsonde die Region um den Papillarmuskel des Konus, um einen Kammerseptumdefekt auszuschließen. Danach kann das Pulmonalisostium mit der Schere geöffnet werden. Die P. A.-Zweige werden aufgeschnitten wie der D. arteriosus. Dann geht man zurück zum Herzen via Lungenvenen, deren Anzahl und Mündungen in den linken Vorhof beachtet werden sollen. Die Mitralis wie die übrigen Ostien werden gemessen und durchgeschnitten (Abb. 12.3), die linke Kammer und das Aortenostium werden inspiziert resp. gemessen. Dies gilt auch für die Dicke der linken Kammerwand. Längs des Septums wird eine Sonde eingeführt, um eventuelle muskuläre Defekte festzustellen.

Ist das Herz normal, kann es jetzt von dem übrigen Organpaket abgetrennt und gewogen werden. Die Aorta wird aufgeschnitten, und ihre Gefäßabgänge inkl. Ductus arteriosus und Bronchialarterien werden inspiziert. Nach dem Aufschneiden der Bauchaorta wird die Abgangsstelle der A. mesenterica inferior lokalisiert, um die paarigen Zuckerkandlschen Organe zu identifizieren. Diese koriandergroßen hellgelben Organe sind schwer vom retroperitonealen Fett zu unterscheiden. Führt man jedoch eine Knopfsonde in die A. mesenterica inferior ein, sind sie gerade bei der Abgangsstelle dieser Arterie auf der ventralen Seite der Aorta leicht freizupräparieren.

Die Lungensektion beginnt mit dem Aufschneiden von Larynx, Trachea und Bronchien, deren Inhalt und Schleimhäute kontrolliert werden. Die Lungen werden vom Mediastinum getrennt und beides für sich gewogen. Nach Sondierung und Aufschneiden der V. umbilicalis und des D. venosus wird die Leber von Zwerchfell und Magen abgetrennt und gewogen.

Schädelsektion. Schnitt durch Haut und Galea von Ohr zu Ohr über die Parietalregion (Abb. 12.4a). Vom einen Ohr wird der Schnitt dorsal und okzipital zur Mittellinie fortgesetzt, wonach man in kaudaler Richtung abbiegt und bis zu C 4 schneidet (Abb. 12.4a). Der Hautlappen von Ohr zu Ohr wird vom Schädel freipräpariert, wobei

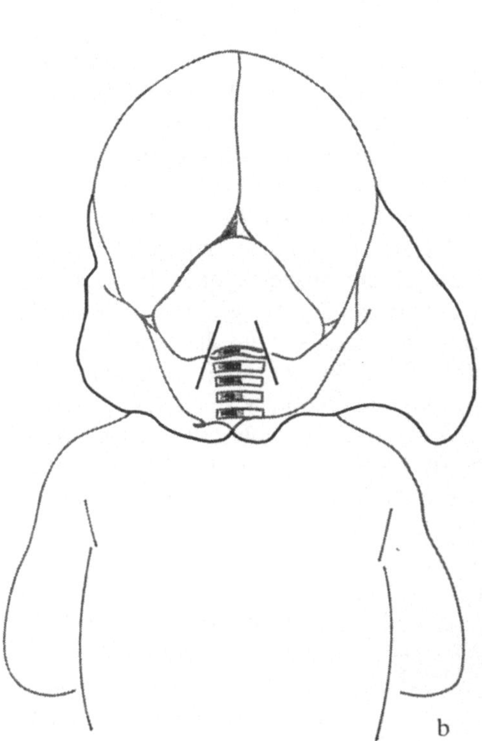

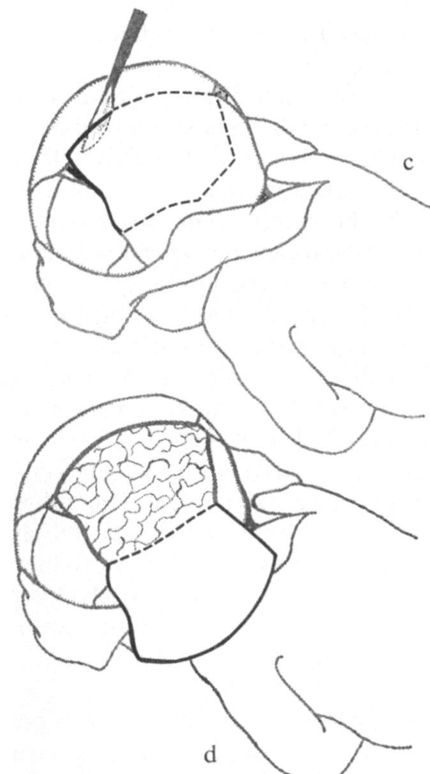

12.4.b. Der freipräparierte Atlasbogen wird mit der Kneifzange geteilt und der dorsale Bogenteil entfernt
12.4.c. Freilegung des Hirns durch Einschneiden in die Suturen des Parietalknochens. Der Parietalknochen wird lateral abgebogen, nachdem die Basis vorne und hinten mit der Kneifzange abgeschnitten wurde. Gewalt kann einen „Tentoriumbruch" verursachen
12.4.d. Abgebogener Parietalknochen. Darauf wird der Frontalknochen weggeschnitten und die gleiche Prozedur auf der rechten Seite vorgenommen. Die Verankerungen des Hirns werden geteilt. Dann läßt man das Hirn ins Fixativ *gleiten*

auch das subkutane Fett und die Muskulatur dorsal über dem Halsrückgrat weggenommen werden. Der dorsale Teil des Atlasbogens wird freigelegt und mit der Kneifzange entfernt (Abb. 12.4b), wobei die Dura exponiert wird. Diese wird transversal eingeschnitten (eventuell nach Abbrennen, wenn eine Meningitis vermutet wird). Das Aussehen des auslaufenden Liquors (Blutvermischung etc.) wird notiert. Bei dieser Technik kann auch der Liquor für Spezialuntersuchungen abgesaugt werden. Dann wird die Skalpellklinge in den linken lateralen Umfang der vorderen Fontanelle (Abb. 12.4c) eingesetzt, die Messerklinge fast parallel zur Hirnoberfläche. Die fibrösen Verbindungen des Parietalknochens werden frontal, sagittal oder okzipital abgeschnitten. Man hält dabei mit der einen Hand den Kopf und mit der anderen das Skalpell ungefähr so, wie man einen Apfel schält. Dadurch, daß die Messerklinge mit den Meningen parallel läuft, vermeidet man deren Beschädigung. Dann läßt man durch Neigung des Kopfes die linke Hemisphäre zur Seite fallen (Abb. 12.4d), schneidet die querlaufenden kleinen Venen, die in den Sinus sagittalis superior führen, durch, durchschneidet weiter die Crus cerebri und nimmt die Hemisphäre heraus, inspiziert das Tentorium cerebelli und die V. cerebri magna.

Danach wird der Sinus sagittalis superior geöffnet und die Falx vom Frontalknochen geschieden, der rechte Parietalknochen von seinen fibrösen Verbindungen gelöst und die rechte Hemisphäre herausgenommen. Nun kann das ganze Tentorium cerebelli inspiziert und lateral geteilt werden. Darauf wird das Kleinhirn entfernt, indem man das Zervikalmark durch den Einschnitt in die dorsale Öffnung, die man am Ort des Atlasbogens machte, durchschneidet. Die drei Teile des Gehirns werden gewogen und in neutralem Formol zur weiteren Bearbeitung fixiert. Die Hypophyse wird mit dem Messer herausgeschnitten, wobei man das Dorsum sellae mitnimmt, um den Hinterlappen nicht zu beschädigen. Die Mittelohren werden mit einer Kneifzange geöffnet.

Skelettobduktion. Die dritte und vierte Rippe werden mit einer Kneifzange im Zusammenhang abgeklemmt, so daß die Interkostalmuskulatur mitkommt, und für die Mikroskopie aufgehoben. Der Spinalkanal wird durch einen Einschnitt durch die Intervertebralscheibe L:II und L:III geöffnet. Die Weichteile längs des vorderen Teils der Bogen werden mit einem Skalpell längs des ventralen Umfangs des ganzen Rückgrates beidseitig eingeschnitten. Man faßt dann die Leiche derart, daß die Lendenwirbelsäule in Hyperextensionsstellung zu liegen kommt, führt eine abgewinkelte Schere oder eine schmalschenklige Rippenzange in die klaffende Intervertebralöffnung ein und schneidet dann in kranialer Richtung die Wirbelbogen auf beiden Seiten nahe der Bogenwurzeln durch. Durch Teilung einer höhergelegenen Intervertebralscheibe kann je nach Wunsch mehr oder weniger von der Wirbelsäule entfernt werden. Nun kann das Rückenmark in situ inspiziert, herausgenommen und für die Histologie fixiert werden. Ein paar Wirbelkörper werden ebenfalls zur Mikroskopie asserviert.

Organgewichte. Oft sagen Gewichtsveränderungen mehr aus über die Pathologie der kleinen Kinderorgane als die makroskopische Besichtigung von Schnittflächen etc. Eine Schätzung von Organgewichten ist sinnlos, wenn es sich um Organe handelt, die beim Neugeborenen nur 8 g (Nebennieren), 10 g (Milz) oder 25 g (Herz) wiegen. Konstatiert man dagegen auf einer Waage, daß bei einem ausgetragenen Neugeborenen die Milz 25 g wiegt, so ist dies stets pathologisch und oft ein Zeichen für Erythroblastose. Findet sich anderseits ein Thymusgewicht von 2 g, so ist das ein sicheres Zeichen für pathologische Involution, sehr oft als Folge einer Infektion (wobei übrigens die Milz beim Kinde keine makroskopischen Veränderungen aufzuweisen braucht). Die Organgewichte zeigen indessen große Variationen und Streuungen bei unterschiedlichem Reifegrad, und deshalb müssen die aktuellen Gewichte in Relation zu den Normalgewichtstabellen, z. B. nach GRUENWALD und MINH (1960) gebracht werden.

Präparate für Mikroskopie

Es sollte als Regel gelten, daß von mehreren Organen Teile für die histologische Untersuchung zu entnehmen sind. Vor allem in der Neugeborenenperiode kommt es oft vor, daß die makroskopische Besichtigung Grundkrankheit und Todesursache nicht klärt. Als Fixationsmittel wird am häufigsten neutrales Formol gebraucht, um die Bildung von Formolpigment, welches das histologische Bild stört, zu vermeiden (Abb. 6.2, S. 67). U. a. wird durch das Formolpigment die Beurteilung anderer Pigmente (Lipofuszin, Hämosiderin, Gallepigment) erschwert. Besteht Verdacht auf eine metabolische Störung, ist es ratsam, von relevanten Organen Gewebsstücke einzufrieren ($-20\,°C$) für chemische Studien, wenn die gewöhnlichen histologischen Untersuchungen Anhaltspunkte geliefert haben, auf welche Störungen die chemische Untersuchung abzielen soll.

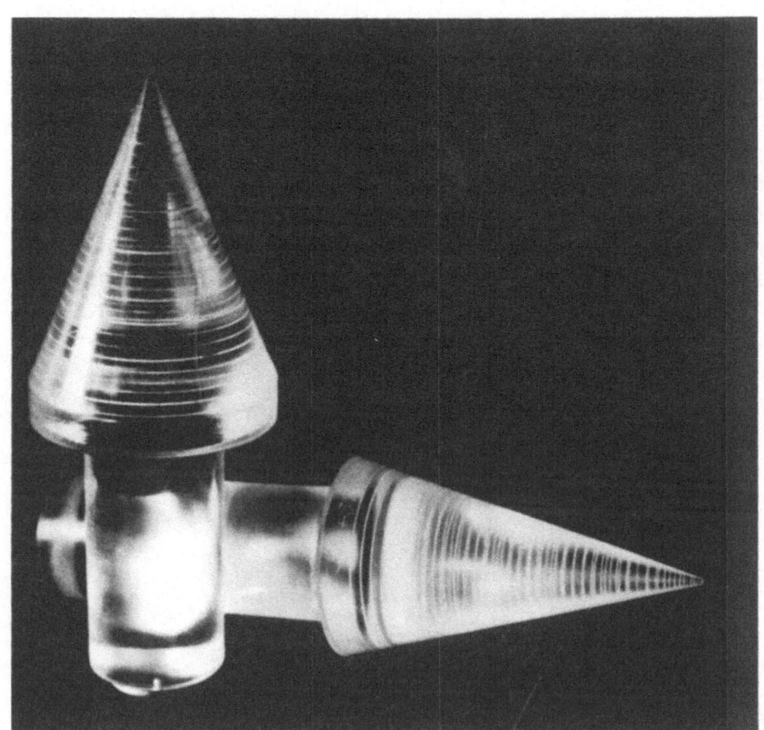

Abb. 12.5. Plastikkonus für das Messen des inneren Umkreises von Ostien, Septumdefekten und Ductus arteriosus. Der Umkreis jedes Rings ist bekannt.

(Erhältlich unter der Warenbezeichnung „Heart Cone" bei Bethlehem Trading Ltd. P.O.B. 1203, S–40241 Göteborg/Schweden. Tel. 031/ 423565)

Bewahrt man Stücke von manchen Organen im Fixationsmittel auf, so ist es nicht immer möglich, alle zu schneiden. In der praktischen Arbeit können in einem ersten Arbeitsgang folgende Organteile eingebettet werden: Lungen, Myokard, Thymus, Nebenniere, Pankreas, Leber, Milz und eine Rippe. In Anlehnung an die histologischen Veränderungen, die zum Vorschein kommen, kann die Untersuchung komplettiert werden, indem mehr Organe geschnitten werden. Eine andere Möglichkeit ist, die Mehrzahl der Organe einzubetten, aber nur die obengenannten zu schneiden.

Protokoll

Gedächtnisnotizen und Gewichte, die während der Sektion auf einer Wandtafel festgehalten werden, können auf ein spezielles Formular übertragen werden (Abb. 12.6), das beim Diktat wertvolle Dienste leistet. Das eigentliche Protokoll soll als laufender Text verfaßt werden und nicht auf einem vorgedruckten Formular, da in der Regel für das einzelne Organ auf dem Formular zu wenig Platz vorhanden ist. Das Protokoll wird zweckmäßig mit einer klinisch-pathologischen Zusammenfassung abgeschlossen. Bei der Demonstration für die Kliniker wird oft noch wertvolle mündliche Auskunft gegeben, die dann bei der mikroskopischen Bearbeitung als Gedächtnisstütze dienen kann. Als Hilfe beim Diktat des Protokolles kann ein vervielfältigtes Muster wertvoll sein.

Zuschneiden und Färben

Das Zuschneiden der aufgehobenen Organstücke wird am Tage nach der Obduktion vorgenommen. Dabei werden eine anatomische Pinzette und ein Skalpell mit auswechselbaren Klingen verwendet. Die kleinen Kinderorgane können besser mit einer Pinzette gehandhabt werden als mit den Fingern. Die chirurgische Pinzette soll vermieden werden, denn sie schadet den Geweben. Kleine, dünne Stücke von verschiedenen Organen ergeben i. allg. bessere Resultate als wenige und große. Zu Beginn kann man sich damit begnügen, Proben von einer begrenzten Anzahl Organe einzubetten und diese dann anhand der ermittelten Befunde zu ergänzen. Von Neugeborenen muß man immer mindestens Lungen, Leber, Nebennieren, Thymus, Nieren und Pankreas mikroskopisch untersuchen.

Das Zuschneiden der Hypophyse erfordert einen besonderen Kommentar. In

---

Obduktionsbericht

Autopsie-Nr.
Datum
Obduzent

Name
Geboren
Gestorben
Autopsie   Stunden post mortem
Dauer der Gravidität
Länge: cm Gewicht: gr.   Kopfumfang
Herz/Thorax: /   cm   Brustumfang
Diaphragma: rechts: links: Bauchumfang
Lebermaße: vordere Axillar- Medioclavicular- Medianlinie: nach links:
                    linie: linie: (Abb. 2)

Organgewichte:

Lungen: links/rechts   Herz: Klappen: T:
Herz: P:
Thymus: M:
Milz: A:
Nebennieren: links/rechts   Myokard: rechts
Nieren: links/rechts   links
Pankreas: Foramen ovale
Leber: Ductus arteriosus
Hirn:

Plazenta:
Gewicht (ohne Nabelschnur und Hüllen):   gr.
Nabelschnur: cm. Anzahl Gefäße:
Infarkte: %
Plazenta-Koeffizient (Gewicht Plazenta/Kind):

---

manchen Physiologie- und Histologiebüchern wird die Hypophyse im Sagittalschnitt abgebildet. Für mikroskopische Studien ist der Sagittalschnitt ungeeignet. Zum Teil sind die eosinophilen Zellen in den lateralen Teilen des Vorderlappens lokalisiert, und zum andern Teil ist die Schnittfläche des Hinterlappens im Sagittalschnitt am kleinsten. Die fixierte Hypophyse wird immer horizontal geteilt, wobei man die bessere Hälfte einbettet und die andere für eventuelle Spezialfärbungen (Lipide etc.) aufhebt.

Als Standardfärbung ist im allgemeinen HE die beste. Sie liefert bessere Kern- und Zelldetails als z.B. die van Gieson-Färbung, und Einschlußkörper wie auch Pigmente treten deutlicher hervor. Einige Spezialfärbungen sind in Kapitel 13 angegeben.

Hirnsektion

Fixiertes Hirngewebe ist viel leichter zu schneiden als unfixiertes. Dies gilt vor allem für Gehirne von Neugeborenen, die in frischem Zustand sehr lose und flüssigkeitsreich sind. Werden die Hirne von allen Sektionen aufgehoben, so ist es gut, jede oder jede zweite Woche einen speziellen Hirnsektionstag einzuschalten. Die Hirnsektion wird frühestens eine Woche nach der Obduktion durchgeführt.

Das Hirn wird „in der Diagonalen" auf ein ca. 40/40 cm messendes Gazetuch gelegt. Durch das Kleinhirn werden parallele Schnitte gelegt und zwar auf Höhe von Pons, Medulla und Kleinhirnhemisphären. Von allen drei Teilen werden Stücke zur Einbettung herausgeschnitten. Danach wird das Großhirn frontal in dünne Scheiben geschnitten, die unten noch zusammenhängen sollen. Geeignete Stücke von Cortex und basalen Ganglien, inkl. Ependym und Plexus chorioideus, werden eingebettet.

Nach dem Zuschneiden wird das Kleinhirn an seinen ursprünglichen Platz gelegt, die Gaze um das durchgeschnittene Hirn

zusammengeknüpft und das Präparat in den Formolbehälter zurückgelegt. Dieses Verfahren erleichtert eine Orientierung im Präparat bei einer erneuten Probeentnahme.

Obduktionsausrüstung

Hier spielt es eine große Rolle, was man persönlich bevorzugt. Bei uns haben sich folgende Utensilien für eine pietätvolle und technisch adäquate Obduktion als wertvoll erwiesen:

Für Messungen werden ein kurzes und ein langes (60–100 cm) Plastiklineal angewendet. Das Längere wird auch für Umfangmessungen gebraucht. Aus hygienischen Gründen wird kein Meßband verwendet, sondern eine Rolle dünnen Hanffadens, der, am einen Ende verknotet, um z.B. den Kopf gewickelt wird. Dann wird die Fadenlänge auf dem Plastiklineal gemessen. Die gleiche Art Faden wird auch für die Ligaturen, z.B. der V. anonyma, verwendet. Das kurze Lineal kommt zur Anwendung bei in situ-Messungen und solchen von Organen und Tumoren. Für Umkreismessungen von Ostien haben sich graduierte Plastikkonusse mit 30, 45 und 60° Spitzenwinkel bewährt (Abb. 12.5). Es ist z.B. schwierig, den inneren Umkreis oder Durchmesser eines Kammerseptumdefektes mit dem Lineal anzugeben. Der Konus füllt das Ostium exakt aus und ist leicht abzulesen. Für Volumenmessungen kommt noch ein Meßglas dazu. Kleine Klüssigkeitsmengen werden am besten gemessen, indem man ein Gazestück zuvor tariert, die Flüssigkeit aufsaugen läßt und dann wiegt.

Eine tarierbare gedämpfte Waage mit beleuchteter Skala, mit einer Kapazität von 2–3 kg und einer Genauigkeit von 0,2 g, ist unbedingt notwendig (Mettler Instrumente AG, CH-8606 Greifensee-Zürich). Diese kann auf dem Obduktionstisch Platz finden, oder aber man richtet einen speziellen Organdissektionsplatz ein mit Stuhl, Tisch, Waage und Wandtafel, wo die Organdissektion nach der Eviszeration fortgesetzt werden kann.

Um Blut aufzusaugen, wird Gazegewebe verwendet, günstig sind Tupfer. Dieses Material ist dem Schwamm überlegen, nicht zuletzt aus hygienischen Gründen. Die Tupfer sind ausgezeichnet im Verlauf der in situ-Dissektion und für Messungen von kleinen Flüssigkeitsmengen, wie schon beschrieben (siehe oben). Muß man spülen, so vermeide man Wasser, welches Hämolyse verursacht und die mikroskopische Struktur der Organe zerstören kann. Es soll ein Kolben physiologischer Kochsalzlösung zur Hand sein, zum Auswaschen, Reinigen der Instrumente etc.

Grundinstrumente für die Dissektion sind anatomische Pinzetten, Skalpelle mit losen Klingen und Scheren mit gleich langen Schenkeln, die gerade und in den Spitzen abgerundet sein sollen, um die stumpfe Dissektion zu erleichtern. Dazu kommen Parenchymmesser für Leber, Kneifzangen für Rippen und Mittelohr, weiter eine gebogene, schmalschenklige, sog. Rippenzange für das Öffnen des Spinalkanals von vorn sowie Sonden verschiedener Größe. Gebogene und gerade Péan-Klemmen ohne Zacken sind gut, vor allem bei der in situ-Dissektion von Arcus aortae und der Isolierung von Darmabschnitten. Für das Schneiden des Hirns kommt ein langes, biegsames und schmales Messer mit beidseitigen Schneiden, ähnlich dem sog. Lachsmesser, jedoch ohne Wellenschliff, dazu. Zur Gewinnung von Material für Züchtungen sind ein besonderes Skalpell, ein Spatel zum Abbrennen, Gas- oder Spiritusflamme, Ohrenstäbchen, sterile Röhrchen, Petri-Schalen und eventuell eine Glasminipipette zum Absaugen von Exsudat, Liquor, Herzblut oder Aszites nötig. Für die Bestimmung des spezifischen Gewichtes bei Flüssigkeitsergüssen ist ein Aerometer wertvoll. Die Messung wird in einem dünnen Meßgefäß durchgeführt.

Für die Fixation soll neutrales Formol in Glasflaschen (10 Liter) mit Hebevorrichtung vorhanden sein. In kleineren Flaschen kann man die übrigen Lösungen vorrätig halten. Dazu kommen einige Plastikflaschen mit Deckel in verschiedenen Größen bis zu 2 Litern. Außerdem sollte man einen Vorrat im voraus etikettierter Plastiksäcke verschiedener Größe haben.

13. Methoden

Fixation

Damit Gewebe geschnitten und gefärbt werden kann, muß es zuerst gehärtet, d.h. fixiert werden. Dazu werden entweder Chemikalien oder physikalische Methoden wie z.B. Kälte und Lufttrocknung (Ausstrich) verwendet.

Formol

Die Formollösung ist das gebräuchlichste Routinefixationsmittel. Sie besteht aus max. 40%igem gasförmigem Formaldehyd in Wasser. Formaldehyd und Wasser werden im Verhältnis 1 : 9 zur Gebrauchslösung gemischt. Grund ihrer verbreiteten Anwendung ist das Vermögen, weit in die meisten Gewebe einzudringen, so daß nicht notwendigerweise kleine Stücke für die Fixation herausgeschnitten werden müssen. Das gute Eindringungsvermögen beruht unter anderem auf der Tatsache, daß Formol ein langsam wirkendes Fixiermittel ist, das keinen undurchdringlich fixierten Randsaum verursacht, wie das bei schneller wirkender, z.B. Stievescher und Carnoyscher Lösung, der Fall ist.

Die Formolfixation hat folgende Nachteile:

1. Ungepuffertes Formol bildet mit Hämoglobin das sog. Formalinpigment.

2. Wasserlösliche Substanzen wie Polysaccharide werden herausgelöst.

3. Enzyme werden schnell inaktiviert, auch bei einer Temperatur von + 4°C.

4. Die langsame Fixation verursacht Artefakte in empfindlichen Geweben wie z.B. Sertoli-Zellen im Hoden.

5. Die chromaffine Reaktion wird blockiert. Eine Nachchromierung lohnt sich nicht.

ad 1. Ungepufferte Formollösung hat ein pH von 3–4. Durch Zusatz von Puffer kann sie neutralisiert werden, was gut in der Spitalapotheke durchgeführt werden kann. Einfacher noch ist die Zugabe von 1 g $CaCl_2$ auf 100 ml mit $CaCO_3$ gesättigte Formollösung (Bodensatz). Die Lösung hat dann ein pH von ca. 6,8. Außerdem hat diese Lösung den Vorteil, Lipide besser im Gewebe zu binden. Dadurch werden an Gefrierschnitten histochemische Methoden für Lipide möglich. Dieses Kalzium-Formol eignet sich gut für die Routine.

ad 2. Um Polysaccharide im Gewebe zurückzuhalten, wird die Formollösung (evtl. Kalzium-Formollösung) mit Cetylpyridinchlorid (CPC) bis zu einer Konzentration von 0,5% versetzt (CPC ist erhältlich bei Kebo, Merck Nr. 2340, 1969). Dieses CPC-Formol bewirkt eine Ausfällung der Polysaccharide, die dadurch in den Zellen gebunden werden und sich anfärben lassen. Es ist dies das einzig brauchbare chemische Fixationsmittel für Mukopolysaccharide. Für das noch leichter lösliche Glykogen wird Carnoysche oder Rossmannsche Lösung als geeigneter erachtet (S. 207).

ad 3. Für Enzymuntersuchungen ist eine Formolfixation ungeeignet. Dafür wird besser unfixiertes Material auf dem Kryostat geschnitten.

ad 4. Für die Fixation von Hoden wird Stievesche oder Bouinsche Lösung empfohlen.

ad 5. Die chromaffine Reaktion erfordert eine Spezialfixation (S. 219).

Weitere Routine-Fixationsmittel

Schnell wirkende Fixationsmethoden sind geeignet für kleine Gewebestücke. Es wird als nachteilig empfunden, daß bei den meisten dieser Mittel die Fixationszeit auf höchstens einige Tage begrenzt sein muß und nachher die Gewebestücke ausgewaschen werden müssen.

Bouinsche Lösung wird oft für Hodenbiopsien gebraucht und läßt sich gut für embryonales Gewebe verwenden. Sie ist zusammengesetzt aus 75 ml gesättigter wäßriger Pikrinsäure (1,22%), 25 ml Formollösung und 5 ml Eisessig. Die Fixation soll nicht über mehr als drei Tage ausgedehnt werden. Danach wird in Alkohol ausgewaschen, bis dieser nicht mehr gelb wird.

Zenkersche Lösung fixiert sehr schnell und die histologischen Präparate weisen deshalb eine sehr gute Qualität auf. Die Lösung besteht aus zwei Stammlösungen, die unmittelbar vor Gebrauch gemischt werden müssen. Die chromhaltige Stammlösung enthält in 100 ml Wasser 7 g $HgCl_2$, 2,5 g $K_2Cr_2O_7$ und 1 g $NaSO_4$. Eisessig ist die zweite Stammlösung. Das fertige Gemisch besteht aus 9 : 1 Volumenteilen Stammlösung und Eisessig. Kleine, höchstens einige mm dicke Stücke werden 2–8 Stunden fixiert und anschließend in mehrmals gewechseltem Alkohol ausgewaschen. Bis zur Einbettung werden die Gewebestücke in 80% Alkohol aufbewahrt.

Wegen des sehr schönen und klaren Zellbildes nach Zenker-Fixation wird diese Methode für endokrine Organe und Knochenmark angewandt. Für letzteres ist die Methode auch deshalb geeignet, weil der Eisessig während der Fixation leicht entkalkend wirkt. Dieser Vorteil wird allerdings nur bei Verwendung sehr kleiner Stücke ausgenützt. Die Sublimatkristalle im Schnitt können leicht mit Jod entfernt werden.

Stievesche Lösung ist geeignet für Hodenbiopsien. Sie wirkt schnell und „gewebefreundlich". Die Lösung ist zusammengesetzt aus 6 g $HgCl_2$, 5 ml Eisessig, 10 ml Formaldehyd (40%) und 85 ml Wasser, wobei zur wäßrigen Quecksilberlösung vor Gebrauch Eisessig und Formaldehyd zugesetzt werden.

Die *Fixationslösung nach Cleland* ist eine ausgezeichnete Alternative für die Fixation des Hodens, vor allem für Spezialstudien an den verschiedenen Spermatogonientypen. Es handelt sich um eine Modifikation der Bouinschen Lösung. Die Stammlösung setzt sich aus 15 ml gesättigter (1,22%) Pikrinsäure, 5 ml neutralem Formaldehyd (40%) und 2,5 ml Eisessig zusammen. (Formaldehyd erhält einen neutralen pH-Wert wenn es in einer Flasche mit Schliffstopfen über Lithiumkarbonat aufbewahrt wird.)

Diese Stammlösung wird ca. 15 Minuten bevor die Hodenbiopsie ausgeführt wird gemischt und in den Kühlschrank gestellt. Unmittelbar vor Gebrauch wird die Stammlösung mit 0,25 g Chromtrioxid versetzt (Achtung Wärmeentwicklung!). Fixiert wird 1–2 Stunden im Kühlschrank und danach in 30, 50 und 70% Alkohol ausgewaschen. Vor allem der 50% Alkohol ist stark pikrinsäurelösend. Im 70% Alkohol kann die Biopsie mehrere Tage stehen bleiben.

Die *Hellysche Lösung* wird ebenfalls für Hodenbiopsien verwendet, besonders wenn Detailuntersuchungen an den verschiedenen Spermatozytenstadien vorgenommen werden.

Hergestellt wird sie aus der Zenkerschen Stammlösung und einem Formaldehydzusatz, anstelle von Eisessig („Zenker-Formol") in der gleichen Proportion.

Mit den beschriebenen Fixationsmethoden kommt man in der praktischen Arbeit gut aus. Für spezielle Fragestellungen (Glykogen, Enzyme) hilft man sich mit Spezialmethoden. Im Normalfall soll ein herausgeschnittenes Gewebestück sofort in die Fixationsflüssigkeit gebracht werden; einzige Ausnahme bildet probeexzidierte quergestreifte Muskulatur. Es entstehen Kontraktionsartefakte, falls diese unmittelbar nach der Biopsie in das Fixiermittel gelegt wird (Kap. 6, Fig. 6.1). Diese lassen sich vermeiden, wenn das Muskelstück 1–2 Minuten vor der Fixation auf einem kleinen Stück Schreibpapier liegen gelassen wird. Bei Myotonie muß diese Zeitspanne verlängert werden, bis die Kontraktionen aufhören. Es ist wichtig, Schreibpapier und nicht Filterpapier zu verwenden. Das „harzige" Schreibpapier hat die Eigenschaft, an frischem Gewebe zu kleben, im Gegensatz zu Filterpapier. Auf Schreibpapier liegt daher das Gewebestück auch während der Fixation flach, und Verdrehungen werden vermieden. Dies erleichtert dann dem Pathologen die Orientierung, wenn er sich aus dem Präparat ein quer- und ein längsgetroffenes Stück auswählt, denn beides ist für die Beurteilung von Muskelbiopsien wichtig.

Als *Fixationsmittel für Glykogen* wurde oft absoluter Alkohol verwendet, aber damit wird das Gewebe brüchig und schwer schneidbar. Lösungen nach Carnoy, Gendre, Lison oder Rossmann sollten deshalb vorgezogen werden. Carnoys Mittel setzt sich zusammen aus 60 ml absolutem Alkohol, 30 ml Chloroform und 10 ml Eisessig. Gendres Lösung beinhaltet 80 ml 95% mit Pikrinsäure gesättigten Alkohol, 15 ml Formaldehyd (40%) und 5 ml Eisessig. Lisons Fixativ besteht aus 85 ml 95% mit Pikrinsäure gesättigtem Alkohol, 10 ml Formaldehyd (40%) und 15 ml Eisessig. Rossman schließlich mischt seine Lösung aus 90 ml absolutem Alkohol, mit Pikrinsäure gesättigt, und 10 ml neutralem Formalin (4%). Mit all diesen Mitteln soll über Nacht im Eisschrank fixiert werden. Pikrinsäurehaltige Lösungen erfordern nachheriges Auswaschen in mehrmals gewechseltem 80–95% Alkohol 1–3 Tagen lang oder bis keine gelbe Verfärbung mehr auftritt. Bei Glykogenfärbungen müssen immer Kon-

Tabelle 13.1. Lipidhistochemische Methoden (in der Hauptsache nach ADAMS, 1965)

Methode	Nr.	Rel. Spezifität	Lipide und pos. Gruppen
Bakers saures Hämatein	a.	Hoch	Cholinhaltige Phospholipide
NaOH – Baker	b.	Hoch	Sphingomyelin
OTAN	c.	Hoch	Ungesättigte Phospholipide rot; ungesättigte, hydrophobe Lipide schwarz
NaOH – OTAN	d.	Hoch	Sphingomyelin rot
Goldhydroxaminsäure	e.	Spezifisch	Phosphoglyzeride
Plasmal-Reaktion	f.	Hoch, wenn Pseudoplasmale ausgeschlossen werden	Plasmalogene
Modifizierter PAS	g.	Hoch	Cerebrosid und möglicherweise proteingebundenes Gangliosid
Kresylviolett-Essigsäure	h.	Hoch	Sulfatid
Lipase-Bleisulfid	i.	Absolut spezifisch	Triglyzeride und Wachse
Nilblausulfat	j.	Mäßig	Phosphoglyzeride und Sulfatid blau; ungesättigte freie Fettsäuren und ungesättigte Triglyzerid- und Cholesterinester rosa
PAN	k.	Hoch	Cholesterin und Cholesterinester
Osmiumtetroxyd	l.	Hoch, empfindlich	Äthylbindungen in ungesättigten Fettsäureketten
Kupfer-Rubeansäure	m.	Hoch	Freie Fettsäuren
Sudanschwarz-70% Alk.	n.	Mäßig	Ungesättigte Triglyzerid- und Cholesterinester, ungesättigte freie Fettsäuren, Glykolipide und Phospholipide

trollen mitgeführt werden. Diese sollen 30 Minuten in 1% wäßriger Malzdiastase bei Zimmertemperatur vorbehandelt werden.

Färbungen

Lipide

Für alle Lipidnachweismethoden sollen Chromgelatine-Objektträger verwendet werden. Die Objektträger werden in folgende Lösung eingetaucht: 1 g Gelatinepulver gelöst in 90 ml dest. Wasser, dazu 0,05 g Chromalaun in 10 ml dest. Wasser. Sofern nichts Spezielles erwähnt wird, gilt Kalzium-Formol als Fixationsmittel (S. 205).

a. *Bakers saure Hämateinmethode für cholinhaltige Phospholipide*

Die Originalmethode wird für größere Gewebestücke angewendet. Folgende leichte Modifikation eignet sich für einzelne Gefrierschnitte:

1. Fixation: Kalzium-Formol: 1% $CaCl_2$ in 4% Formol mit $CaCO_3$ gesättigt.

2. Gefrierschneiden auf elektrisch gekühltem Mikrotom und Aufziehen der Schnitte auf Objektträger.

3. Sind die Schnitte angetrocknet, werden die Objektträger eingestellt in eine Lösung von 5% Kaliumbichromat, die 1% wasserfreies Kalziumchlorid enthält und zwar für 18 Stunden bei Zimmertemperatur und dann weitere 24 Stunden bei 60°C.

4. Nach gründlichem Auswaschen wird 5 Stunden bei 37°C in saurem Hämatein gefärbt. Herstellung der Farblösung: 1 ml 1% Natriumperjodat ($NaIO_4$) und 50 ml 0,1% Hämatoxylin werden bis zum Sieden erhitzt und nach Erkalten mit 1 ml Eisessig versetzt. Die Lösung muß jedesmal frisch hergestellt werden.

5. Gut spülen und während 18 Stunden bei 37°C in 0,25% Kaliumferrizyanid in 0,25% wässerigem Natriumtetraborat differenzieren.

6. Spülen in Wasser und eindecken in Glyzeringelatine.

Resultat: Lecithin und Sphingomyelin blau-schwarz. Bei Bakers Originalmethode wird das gleichzeitige Mitführen von Kontrollschnitten empfohlen, die zuvor zur Entfernung der Lipide mit Pyridin extrahiert wurden. Mittlerweile hat sich gezeigt, daß eine solche Behandlung nicht alle proteingebundenen Phospholipide herauszulösen vermag.

b. *NaOH – Bakers saure Hämateinmethode für Sphingomyelin*

1. Fixation (wie unter a. 1.)
2. Gefrierschnitte und NaOH – Hydrolyse wie in Methode d.
3. Färbung nach Methode a.

Resultat: Sphingomyelin blau-schwarz.

c. *OTAN – Methode für Phospholipide, Cholesterin- und Triglyzeridester*

(OTAN = Osmiumtetroxyd-α-Naphthylamin)

1. Fixation in Kalzium-Formol.
2. Gefrierschnitte 10–15 μ
3. Aufgeklebte oder auch flottierende Schnitte werden 18 Stunden mit einer Lösung von 1 Teil 1% OsO_4 und 3 Teilen 1% $KClO_3$ behandelt. Die Küvette soll richtig mit Flüssigkeit gefüllt sein und der Deckel gut abdichten, damit eine Reduktion des OsO_4 vermieden wird.

4. Unter einem Abzug in mehrmals gewechseltem dest. Wasser auswaschen. Aufziehen.

5. Einstellen der Schnitte in gesättigte, wäßrige Lösung von α-Naphthylamin bei 37°C während 20 Minuten. Die schlecht riechende gesättigte α-Naphthylaminlösung wird hergestellt durch Zusatz von α-Naphthylamin zu dest. Wasser von 50°C, dann wird filtriert. Die Flüssigkeit ist opaleszierend und kanzerogen. Unter einem Abzug arbeiten und Plastikhandschuhe benützen!

6. Schnitte 5 Minuten in dest. Wasser auswaschen.

7. Gegenfärben in 2% Alcianblau in

5% Essigsäure 15–60 Sekunden. Die Farbintensität kann variiert werden.

8. Eindecken in Glyzeringelatine.

Resultat: Phospholipide orange-rot, Cholesterin- und Triglyzeridester schwarz. Manchmal können hydrophobe Lipide die Gegenwart von Phospholipiden vortäuschen, diese können am aufgezogenen Schnitt durch Extraktion mit eiskaltem Azeton eliminiert werden. Durch diese Prozedur werden hydrophobe Triglyzeride, Cholesterinester und Fettsäuren entfernt, Phospholipide aber offenbar intakt gelassen. Möglicherweise wird auch eine kleine Menge Lecithin herausgelöst.

d. *NaOH – OTAN für Sphingomyelin*

Zwischen 2. und 3. in Methode c wird folgende Hydrolyse eingesetzt:

Flottierende Schnitte werden eine Stunde bei 37°C in 2N NaOH hydrolysiert (8g/100 ml), danach vorsichtig in Wasser ausgewaschen, 1 Minute in 1% Essigsäure gespült und wieder ausgewaschen, dann aufgezogen und eingedeckt.

Resultat: Sphingomyelin und andere alkaliresistente Phospholipide orange-rot. Alkalianfällige Phosphoglyzeride werden durch die Hydrolyse zerstört. Cholesterin- und Triglyzeridester schwarz. Die in Methode c angegebene vorgängige Extraktion mit kaltem Azeton kann auch hier angewendet werden, zur Entfernung von hydrophoben Triglyzeriden, Cholesterinestern und Fettsäuren.

e. *Gold-Hydroxaminsäure für Phosphoglyzeride*

Bei dieser Methode ist die Verwendung von absulut sauberen Gläsern oder Plastikgefäßen in allen Punkten Voraussetzung.

1. Fixation in Kalzium-Formol. Herstellung von Gefrierschnitten (10–15 μ) am Tag der Färbung.

2. Flottierende Schnitte werden 20 Minuten lang hydrolysiert in 12% NaOH und 5% Hydroxylamin-HCl 1 : 1.

3. Auswaschen in 3 Bädern von dest. Wasser, mindestens 5 Minuten pro Bad.

4. Schnitte bei sehr starkem Licht (Sonne oder UV) für 1–2 Stunden in eine wässerige Lösung von 0,2% Ammoniumnitrat (NH_4NO_3) in 0,1% $AgNO_3$ einlegen. Diese Silberlösung soll vor Gebrauch mit 0,5% NaOH auf pH 9–9,5 korrigiert werden.

5. Nach 10minütigem Auswaschen in dest. Wasser werden die Schnitte aufgezogen und dann für 5 Minuten in 1% Essigsäure eingestellt. Dann 10 Minuten auswaschen in dest. Wasser und 10 Minuten tönen in 0,2% Goldchlorid (AuCl).

6. Kurz in dest. Wasser auswaschen, dann 5 Minuten fixieren in 5% Natriumthiosulfat und nochmals 10 Minuten auswaschen in dest. Wasser.

7. Entwässern in Alkohol, Xylol und eindecken in Eukitt, oder direkt aus dem Wasser in Glyzeringelatine.

Resultat: Phosphoglyzeride purpurrot (stabile Farbe).

f. *Reaktion für plasmalogene Phospholipide*

1. Relativ kurze Kalzium-Formol-Fixation (3–6 Stunden).

2. Gefrierschnitte auf Objektträger aufziehen.

3. Einstellen für 10 Minuten in 1–5% Quecksilberchlorid ($HgCl_2$).

4. Auswaschen in 3 Bädern dest. Wasser.

5. Färben in Schiffschem Reagens während 20 Minuten. (Diese Lösung muß nach Gebrauch weggeschüttet werden, da sie Quecksilber enthält.)

6. 3mal auswaschen in saurem Bisulfit-Wasser (10% $K_2S_2O_5$ in 0,05 N HCl oder in 3 N HCl).

7. Auswaschen in fließendem Wasser während 20 Minuten. Eindecken in Glyzeringelatine oder entwässern und eindecken mit Eukitt.

Resultat: Plasmalogene Phospholipide rosa-rot.

g. *Modifizierte PAS-Methode für Cerebrosid und proteingebundenes Gangliosid*

Unbedingt Kontrollschnitte parallel mitführen! Diese werden vor der Färbung über Nacht in 2 Teile Chloroform und 1 Teil Methanol eingestellt (Lipidextraktion).

1. Kalzium-Formolfixation, Gefrierschnitte.

2. Aufziehen der Schnitte auf mit Chromgelatine überzogene Objektträger.

3. In 10% wäßriger Chloramin-T-Lösung bei 37° C 20 Minuten bis 1 Stunde desaminieren.

4. Schnell in reichlich Wasser auswaschen. Es ist wichtig, nur kurz zu spülen, da sonst das Gewebe im Wasser aufquillt, wodurch der Schnitt sich vom Glas löst. Zeigt sich diese Tendenz, wird der Objektträger unmittelbar in 1% Essigsäure eingestellt.

5. Während 10 Minuten in Perameisensäure oxydieren. Herstellung: 4,5 ml H_2O_2 (30% = 100 vol) und 0,5 ml konz. H_2SO_4 in 45 ml Ameisensäure. Diese Mischung wird eine Stunde stehen gelassen und dann kräftig umgerührt, bis sie frei von Blasen ist. Sie bleibt 24 Stunden wirksam.

6. Auswaschen in Wasser.

7. Einstellen in gesättigtes 2,4-Dinitrophenylhydrazin in 1 N HCl bei 4° C 2 Stunden.

8. 10 Minuten gründlich auswaschen.

9. Färben nach der Standard-PAS-Methode. (5% Perjodsäure 5 Minuten, wässern, Schiffsche Lösung 15 Minuten, wässern.) Anschließend wird nicht in Bisulfitwasser ausgewaschen.

10. Spülen der Schnitte höchstens 1 Minute in 3 N HCl und nachher gründlich in fließendem Wasser.

11. Eventuelle Kernfärbung mit Mayers Hämalaun 2 Minuten, auswaschen, bläuen.

12. Eindecken in Glyzeringelatine.

Resultat: Die rosa-rote Farbe, die in den Kontrollschnitten mit Chloroform-Methanol extrahiert wurde, zeigt Cerebrosid und proteingebundenes Gangliosid an.

h. *Kresylviolett-Essigsäure für Sulfatide*

1. Kalzium-Formol-Fixation, Gefrierschnitte. Die aufgezogenen Schnitte werden vor der Färbung 5 Minuten im dest. Wasser stehen gelassen.

2. 10–30 Minuten färben in einer Lösung von 1% Kresylviolett in 1% Essigsäure. Die Farblösung soll auf 60° C vorgewärmt sein.

3. Direkt aus der Farblösung spülen in tertiärem Butylalkohol.

4. Xylol.

5. Eindecken in Eukitt oder dergleichen.

An den Kontrollen soll vor der Färbung eine Lipidextraktion vorgenommen werden. Extrahiert wird in 2 Teilen Chloroform und 1 Teil Methanol 2 Stunden bei 60° C. Danach werden die Schnitte erst in absolutem Alkohol, dann in dest. Wasser gespült und anschließend mit den übrigen Schnitten gefärbt.

Resultat: Sulfatide metachromatisch braun, Kontrollen negativ. Normales Myelin und andere Gewebe orthochromatisch violett. Die Schnitte müssen sofort ausgewertet werden, da die braune Metachromasie schnell abblaßt. Mastzellen weisen eine rote Metachromasie auf.

i. *Lipase – Bleisulfidmethode für Triglyzeride*

1. Gefrierschnitte von Kalzium-Formol-fixiertem Gewebe.

2. Inkubation von flottierenden oder aufgeklebten Schnitten 2–4 Stunden in folgender, filtrierter Lösung: 50 mg Schweinepankreaslipase, 10 ml 2% $NaCl_2$, 15 ml Tris-Puffer (pH 8,0), 25 ml dest. Wasser. Wichtig ist, daß keine kontaminierte Lipase zur Anwendung kommt. Schweinepankreaslipase kann von der California Biochemical Foundation bezogen werden. Sogenannte „wheat germ" oder bakterielle Lipase ist unbrauchbar.

3. 15 Minuten gut auswaschen.

4. Einstellen für 15 Minuten in 1% Bleinitrat.

5. Gut wässern in mehrmals gewechseltem dest. Wasser.

6. 1 Minute mit verdünntem Ammoniumsulfid behandeln (ca. 10 Tropfen auf 25 ml dest. Wasser).

7. Gründlich auswaschen, gegenfärben mit Mayers Hämalaun (oder verdünnter Ehrlichscher Lösung) und eindecken in Glyzeringelatine.

Resultat: Triglyzeride und Wachse braunschwarz. In großen Fettzellen bleibt die Reaktion auf den Rand beschränkt. Die Behandlung der Kontrollen beginnt erst bei Punkt 4 und bringt die Verteilung von nicht spezifischer Bleiausfällung zur Darstellung. Kalziumsalze können falsch positive Resultate verursachen, sind jedoch leicht zu eliminieren durch eine Vorbehandlung der Schnitte 30 Minuten mit 20% EDTA pH 6,9.

j. *Nilblausulfat-Methode*

1. Fixation mit Kalzium-Formol, Gefrierschnitte.

2. Färben in 1% wäßriger Nilblausulfatlösung bei 60°C 5 Minuten und anschließend differenzieren in 1% Essigsäure bei 60°C 1/2–1 Minute. Alternativ kann bei Zimmertemperatur gefärbt und dann 2–3 Minuten bei gleicher Temperatur differenziert werden.

3. Spülen und eindecken in Glyzeringelatine.

Resultat: Ungesättigte Triglyzeride, Cholesterinester und Fettsäuren rosa-rot; Phosphoglyzeride, Sulfatide und möglicherweise andere Gewebskomponenten blau.

k. *PAN-Methode (Perchlorsäure-Naphthochinon) für Cholesterin*

1. Gefrierschnitte von Kalzium-Formol-Material. Die Schnitte sollen mindestens eine Woche, besser länger, lose in Kalzium-Formol schwimmen, um eine vorläufige Oxydation des Cholesterins zu erreichen.

2. Schnitte aufziehen und lufttrocknen.

3. Die Präparate werden dann mit dem unten angegebenen Reagens leicht und nicht ganz bis zu den Kanten bepinselt. Dann Erwärmung im Paraffinofen bei 60–70°C 5–10 Minuten lang, bis die entstehende Farbe von rot nach dunkelblau umschlägt. Nicht überhitzen! Das Reagens besteht aus 0,1% (0,04 g / 40 ml) 1,2-Naphthochinon-4-Sulfonsäure in einer Mischung von Äthanol, Perchlorsäure (60%), Formaldehyd (40%) und Wasser. Das Verhältnis 20 : 10 : 1 : 9 ml, 0,04 g Naphthochinon enthaltend, erwies sich als günstig.

4. Ein Tropfen 60% Perchlorsäure wird auf den Schnitt gegeben und das Deckglas aufgelegt.

Resultat: Die von Cholesterin bewirkte dunkelblaue Farbe ist in Perchlorsäure einige Stunden haltbar, danach wird sie grau-schwarz. Die Färbung ist in Wasser und Glyzeringelatine unstabil.

l. *Osmiumtetroxid – Methode für ungesättigte Lipide*

1. Gefrierschnitte von Kalzium-Formol-Material.

2. Schnitte entweder aufziehen oder flottierend belassen.

3. In einem luftdichten Gefäß 2–18 Stunden in 1% OsO_4 im Eiskasten färben.

4. 20 Minuten auswaschen in fließendem Brunnenwasser und eindecken in Glyzeringelatine.

Resultat: Ungesättigte Lipide schwarz; freies Cholesterin oder gesättigte Lipide bleiben ungefärbt.

m. *Kupfer-Rubeansäure für Fettsäuren*

1. Unfixierte Kryostatschnitte oder formolfixierte Gefrierschnitte.

2. Schnitte aufziehen und lufttrocknen.

3. Übertragen in eine 0,005% wäßrige Kupferazetatlösung für 3–5 Stunden.

4. 10 Sekunden spülen in 0,1% Dinatrium-EDTA-Lösung pH 7,1 (1mal wechseln).

5. 10 Minuten auswaschen in dest. Wasser.

6. Färben 30 Minuten in einer Lösung von 0,1% Rubeansäure in 70% Alkohol. Herstellung: Rubeansäure unter leichtem Erwärmen in absolutem Alkohol lösen und dann mit dest. Wasser auffüllen und filtrieren.

7. Einige Minuten spülen in 70% Alkohol und dann in dest. Wasser.

8. Einschließen in Glyzeringelatine oder entwässern und eindecken in Eukitt/DPX etc.

Resultat: Fettsäuren grün-schwarz.

n. *Sudanschwarz*

Aufgezogene Gefrierschnitte werden in einer gesättigten Lösung von Sudanschwarz in 70% Alkohol 10–20 Minuten gefärbt. Die Farblösung wird direkt in die Küvette filtriert und gut zugedeckt. Anschließend wird differenziert in 2 Bädern 70% Alkohol, dann in dest. Wasser. Kernfärbung mit Alaunkarmin 1 Minute, wässern und eindecken in Glyzeringelatine.

Resultat: Lipide schwarz, Kerne rot.

Endogene Pigmente

a. *Berlinerblau-Reaktion für Ferri-Eisen (Reaktion nach Perl)*

1. Entparaffinieren bis zum dest. Wasser.

2. Einstellen für 1 Stunde in folgende frisch zubereitete Lösung: 2% frisches Kaliumferrozyanid und 2% (0,25 M) HCl 1 : 1.

3. Gut auswaschen in dest. Wasser.

4. Fakultative Kernfärbung z.B. mit Alaunkarmin 1–2 Minuten.

5. Auswaschen in dest. Wasser, entwässern, Xylol, eindecken.

Achtung! Um Verunreinigungen zu vermeiden, stellt man am besten die Küvetten vor Gebrauch über Nacht in 1% HCl-Alkohol. Außerdem möglichst redest. Wasser und keine Metallpinzetten verwenden.

Resultat: An Orten mit positiver Reaktion wird blaues oder blaugrünes Berlinerblau ausgefällt (Ferri-Ferrocyanid).

b. *Lipofuszin*

Entparaffinieren in Xylol und anschließend einschließen in Fluormount (Gurr) für haltbare Präparate, oder in Immersionsöl, falls der Schnitt nachträglich gefärbt oder mit anderen Methoden untersucht werden soll.

Fluoreszenzmikroskopie mit Primärfilter Schott BG 12 und einem Sekundärfilter mit Transmission über 500 mm.

Resultat: Lipofuszingranula fluoreszieren gelb oder orange.

c. *„Long" Ziehl-Neelsen*

1. Entparaffinieren bis zum dest. Wasser.

2. Färben in Karbolfuchsin 3 Stunden bei 60°C.

3. Auswaschen in fließendem Wasser.

4. Differenzieren in 1% HCl-Alkohol, bis die rot angefärbten Zellen schwach rosa erscheinen.

5. Schwach gegenfärben mit Mayers Hämalaun 5 Minuten.

6. Auswaschen in fließendem Wasser.

7. Entwässern, Xylol, einschließen.

Zusammen-setzung:	Basisches Fuchsin	10 g
	Phenol	50 g
	absoluter Alkohol	100 ml
	dest. Wasser ad	1000 ml

Resultat: Lipofuszin hellrot, Kerne blau.
Herstellung von Mayers Hämalaun: 1 g
Hämatoxylin wird in 50 ml 96% Alkohol
unter leichtem Erwärmen gelöst und 50 g
Kalialaun werden in 1000 ml dest. Wasser
gelöst. Beide Lösungen zusammengeben
und filtrieren. Einige Thymolkristalle zufügen.
Färbezeit 1–10 Minuten.

d. *Argentaffine Reaktion*

1. Entparaffinieren bis zum dest. Wasser.

2. Einstellen in Fontanasche Lösung
(Herstellung weiter unten) in gut abgedichtetem Färbeglas und am besten im Dunkeln.
a) 18–24 Stunden bei Zimmertemperatur
oder
b) 30–45 Minuten bei 60° C.

3. Spülen in dest. Wasser.

4. Fixieren in 5% Natriumthiosulfat
(3–5 Minuten).

5. Auswaschen in fließendem Wasser
(15 Minuten).

6. Kernfärbung, z. B. mit Kernechtrot
(10 Minuten).

7. Spülen in dest. Wasser, entwässern,
Xylol, einschließen.

Resultat: Metallisches Silber wird in Form
von schwarzen Granula dort niedergeschlagen, wo reduktionsfähige Substanzen lokalisiert sind.

Fontanasche Lösung: Zu einer 5% Silbernitratlösung wird tropfenweise unter
gutem Umschütteln konzentrierter Ammoniak zugegeben, bis der sich bildende Niederschlag vollständig gelöst ist (wasserklare
Lösung). Dann wird vorsichtig wieder tropfenweise 5% Silbernitrat zugefügt, bis ein
schwacher Niederschlag bestehen bleibt.
Bei frischer Zubereitung muß die Lösung
vor Gebrauch filtriert werden; sie kann evtl.
2–3 Wochen aufbewahrt werden (in diesem
Fall soll sie einen Tag stehen bleiben und
dann in eine dunkle Flasche filtriert werden).

e. *Schmorl*

1. Entparaffinieren bis zum dest. Wasser.

2. Einstellen für 5 Minuten in folgende
frisch zubereitete Mischung: 3 Teile 1%
Eisenchlorid (oder Eisensulfat) und 1 Teil
frisch bereitetes 1% Kaliumferrizyanid.

3. Auswaschen 20–25 Minuten in fließendem Wasser.

4. Kernfärbung z. B. mit 1% Neutralrot
(3 Minuten).

5. Schnell entwässern in 96% und absolutem Alkohol, Xylol, eindecken.

Resultat: Reduzierende Substanzen werden dunkelblau angefärbt durch Bildung
von Berlinerblau.

f. *Ferroeisenbindung für Melanin nach Lillie*

1. Entparaffinieren bis zum dest. Wasser.

2. Einstellen in 2,5% Ferrosulfat (5 Minuten).

3. Spülen in 4 Bädern dest. Wasser je
5 Minuten.

4. Einstellen in eine 1%ige Lösung von
Kaliumferrizyanid in 1% Essigsäure (30
Minuten).

5. Spülen in 1% Essigsäure.

6. Fakultative Gegenfärbung (van Gieson).

7. Entwässern, Xylol, einschließen.

Resultat: Melanin färbt sich dunkelgrün
durch Bildung von Turnbullblau.

g. *PAAS für Ceroid*

1. Formolfixation, Gefrier- oder Paraffinschnitte.

2. Gewöhnliche Behandlung bis ins
dest. Wasser.

3. 90–120 Minuten oxydieren in Peressigsäure. Diese wird hergestellt, indem zu
95,6 ml Eisessig 259 ml 30% H_2O_2 und 2,2
ml konz. Schwefelsäure gefügt werden. 1–3
Tage stehen lassen und dann zur Stabilisierung 40 mg Dinatriumphosphat beigeben.

Bei 0–5 °C bleibt die Lösung mehrere Monate brauchbar.

4. 10 Minuten in Brunnenwasser auswaschen.

5. Färben in Schiffschem Reagens (10 Minuten).

6. Spülen in 3 Bädern 0,5 % Natriumbisulfit (1,2 und 2 Minuten).

7. Auswaschen in Brunnenwasser (10 Minuten).

8. Gegenfärben in Hämatoxylin nach Weigert (1–2 Minuten), 4 Minuten waschen in Brunnenwasser und 1 Minute färben in wäßriger Pikrinsäurelösung.

9. Entwässern in Alkohol, Alkohol-Xylol, Xylol, eindecken. Bei leicht löslichen Lipiden werden die Schnitte in Wasser ausgewaschen und in Glyzeringelatine montiert.

Resultat: Ceroid und gewisse Lipofuszine in Nebenniere und Ovar färben sich purpurrot. Ohne Kontrastfärbung nehmen auch die Kerne eine Rottönung an (gleichzeitige Feulgen-Reaktion).

Kupfer

Paraffinschnitt:

Fixation: Neutrales Formol.

1. Entparaffinieren in Xylol, einstellen in absoluten Alkohol.

2. Färben in einer Mischung von 2,5 ml 0,1 % Rubeansäure in absolutem Alkohol und 50 ml 10 % Natriumazetat 12–24 Stunden bei 37 °C. Das Färbeglas sollte mit einem Schraubdeckel verschlossen sein.

3. Auswaschen in 2 Bädern 70 % Alkohol (30 Minuten).

4. Einstellen in absoluten Alkohol 12–24 Stunden.

5. Xylol, Permount.

Kryostatschnitt:

1. Kryostatschnitte von frischem Gewebe, 1–10 μ dick, aufkleben auf Objektträger und höchstens 1 Minute lufttrocknen.

2. Färben in oben angegebener Mischung von Rubeansäure und Natriumazetat 12–24 Stunden bei 37 °C.

3. Spülen in 70 % Alkohol und dann einstellen in 2 Bäder 70 % Alkohol je 1–4 Stunden.

4. Auswaschen in absolutem Alkohol (12–24 Stunden).

5. Fakultative Gegenfärbung: Die Schnitte werden durch die absteigende Alkoholreihe bis ins dest. Wasser gebracht und 60–90 Sekunden in 1 % wäßrigem Kresylviolett gefärbt. Abfließen, schnell in absolutem Alkohol entwässern, Xylol, Permount.

Resultat: Pathologische Kupferausfällungen dunkel grünschwarz. In gegengefärbten Schnitten ist das Zytoplasma blaßblau und die Kerne sind violett gefärbt.

Muskulatur

a. *PTAH*

Fixation: Formol oder Zenker-Lösung. Paraffineinbettung.

Herstellung der Farblösung: Hämatoxylin 1 g, Phosphorwolframsäure 20 g, dest. Wasser 1000 ml. Die Substanzen in getrennten Wasserteilen auflösen, das Hämatoxylin unter leichtem Erwärmen. Nach Erkalten Lösungen mischen. Eine spontane Reifung kann mehrere Wochen dauern, aber durch Zusatz von 0,177 g $KMnO_4$ verkürzt werden. Mit dieser künstlich gereiften Lösung kann unmittelbar ein Färbeversuch unternommen werden.

Methode:

1. Entparaffinieren wie üblich.

2. Formolfixierte Schnitte 3 Stunden in gesättigter, wäßriger $HgCl_2$-Lösung bei 57 °C im Wärmeschrank beizen. Kurz spülen in Brunnenwasser. Einstellen in wäßrige Jod-Jodkaliumlösung für 4 Minuten, spülen in Brunnenwasser, entjodieren in 5 % $Na_2S_2O_3$ + 5 H_2O und erneut spülen in Brunnenwasser.

3. Oxydieren während 5–10 Minuten in 0,25 % wäßrigem $KMnO_4$.

4. Auswaschen in dest. Wasser.

5. Einstellen in 5 % Oxalsäure 10–20

Minuten lang (für formolfixiertes Gewebe genügen 5 Minuten).

6. Gut spülen in dest. Wasser.

7. 12–24 Stunden färben in der zuvor beschriebenen Hämatoxylinlösung. Färben über Nacht genügt für formolfixiertes Material.

8. Zenker-Schnitte kommen in absoluten Alkohol, Formolschnitte werden kurz in Brunnenwasser gewaschen und in Alkohol oder Azeton entwässert.

9. Aufhellen und eindecken.

Resultat: Myofibrillen blau, Kerne blau, Kollagen braunrot.

Fehlerquellen: Mißglückt die Färbung, so ist meist die Farblösung noch nicht reif

4. Mehrmals differenzieren in 0,2% Essigsäure.

5. Entwässern und eindecken in Permount.

Die Trichromfarblösung ist eine Woche haltbar, nachher ist ihre Färbekraft vermindert.

Resultat: Normalmuskulatur: Myofibrillen grün, das A-Band wirkt dunkler als das I-Band. Selten färbt sich das Z-Band rot. Die klarrote Farbe der interfibrillären Substanz ist gegen Alkohol und Xylol resistent.

c. *Myofibrilläre ATP-ase*

Verwendet werden Kryostatschnitte von frischem oder gefrorenem Material.

Inkubations- medium: (frisch zuberei- ten)	0,1 M 0,144 M 0,003 M	Natriumbarbiturat (2,062 g/100 ml) CaCl$_2$ 2:4 Dinitrophenol dest. Wasser Adenosin-triphosphat (Dinatriumsalz)	20 ml 10 ml 10 ml 30 ml 152 mg

genug. Nach unserer Erfahrung muß die Lösung trotz Zusatz von Kaliumpermanganat noch mehrere Wochen stehen und reifen.

b. *Schneller Trichrom*

Fixation: Kryostatschnitte, aufgeklebt auf kalte Objektträger, können 2–20 Minuten bei Zimmertemperatur trocknen. Keine Nachfixation. Paraffinschnitte können ebenfalls verwendet werden.
Methode:

1. 5 Minuten Kernfärbung in Hämatoxylin nach Harris.

2. Kurz spülen in 3 Bädern dest. Wasser.

3. 10 Minuten färben in der Gomorischen Lösung. Diese wird mit 1 N NaOH auf pH 3,4 gebracht.

Herstellung:	Chromotrop 2R	0,6 g
	Fast green FCF	0,3 g
	Phosphorwolframsäure	0,6 g
	Eisessig	1 ml
	dest. Wasser ad	100 ml

Sobald sich das ATP gelöst hat, wird mit 0,1 M NaOH das pH auf 9,4 eingestellt und mit dest. Wasser auf 100 ml aufgefüllt. Sollte die Lösung trüb werden, filtrieren. Inkubationszeit: 18 Minuten bei 37°C.

Methode: Nach der Inkubation werden die Schnitte ausgewaschen in 3 Bädern 1% CaCl$_2$ und dann für 3 Minuten in 2% CaCl$_2$ eingestellt. 1 Minute spülen in dest. Wasser. Entwickeln in verdünntem, gelbem Ammoniumsulfid.
Auswaschen, entwässern und eindecken in Glyzerin.

Resultat: Schwarze Ausfällung zeigt ATP-ase an.

d. *Alkalische Phosphatase*

Kryostatschnitte von frischem oder gefrorenem Material.
Inkubationszeit: 1 Stunde bei 37°C.

Methode: Nach der Inkubation wird mit dest. Wasser gespült und 10 Minuten in 10% Formol nachfixiert. 10 Minuten aus-

---

Inkubations- medium:	α-Naphthylphosphat	10 mg
	Fast blue RR	10 mg
	MgSO$_4$, O,1 M	1 ml
	Borat-Puffer pH 8,8	9 ml
	pH der fertigen Lösung 8,8	

---

waschen in fließendem Wasser und einschließen in Glyzerin.

Resultat: Normale Muskelfasern sind negativ (blaßgelb), abnorme Fasern sind schwarz. Abnorme Fasern kommen in Duchennes progressiver Muskeldystrophie, Polymyositis und infantiler Atrophie gehäuft vor. Einzelne positive Fasern findet man in der Dystrophia myotonica und in der Muskulatur von Duchenne-Trägern, die sonst eine normale Muskelhistologie aufweisen.

e. *Phosphorylase und Amylo-1,4–1,6-Transglukosidase (Takeuchi)*

Frisches oder tiefgefrorenes Gewebe wird ohne vorherige Fixation auf dem Kryostat geschnitten. Die Schnitte werden direkt in die Inkubationslösung eingestellt.

Methode:

1. Im Substrat A, B, C und D sollen mindestens je 3 Schnitte während 1–2 Stunden erwärmt werden bei 37 °C.

2. Kurz auswaschen in 40% Alkohol.

3. Spülen in dest. Wasser, Schnitte aufziehen und bei 37°C trocknen.

4. 3–5 Minuten in absoluten Alkohol.

5. a) *Erster Schnitt:*
   1. Jodlösung (II) 3 Minuten
   2. Eindecken (XI)
  b) *Zweiter Schnitt:*
   1. Lösung V (30 Minuten – 10 Stunden)
   2. Auswaschen in dest. Wasser
   3. Jodlösung (II) (3 Minuten)
   4. Eindecken (XI)
  c) *Dritter Schnitt:*
   1. Lösung VI (30 Minuten – 10 Stunden)

   2. Auswaschen in dest. Wasser
   3. Jodlösung (II) (3 Minuten)
   4. Eindecken (XI)

I. *0,2 M Azetatpuffer, pH 5,7–7*

A. Eisessig	1,2 ml
dest. Wasser ad	100 ml
B. Natriumazetat	2,7 g
dest. Wasser ad	100 ml
C. Lösung I A	5 ml
Lösung I B	95 ml

II. *Verdünnte Jodlösung*

Jod	1 g
Kaliumjodid	2 g
dest. Wasser	900 ml

III. *0,2 M Azetatpuffer, pH 5,5–6,0*

Lösung I A	11 ml
Lösung I B	89 ml

IV. *0,2 M Azetatpuffer, pH 4,0–5,7*

Lösung I A	40 ml
Lösung I B	60 ml

V. *α-Amylase, 0,5%*

α-Amylase	500 mg
Lösung III	10 ml

VI. *β-Amylase, 0,5%*

β-Amylase	500 mg
Lösung IV	10 ml

VII. *Substrat A*

K–Glukose–1–Phosphat	50 mg
Adenosin–5–Phosphat	10 mg
Glykogen	2 mg
dest. Wasser	15 ml
Lösung I	10 ml
Insulin	10–20 Einheiten

VIII. *Substrat B*

Lösung VII	25 ml
abs. Äthanol	5 ml

IX. *Substrat C*

Lösung VII	25 ml
HgCl₂	1 mg

$$\text{HgCl}_2$$

X. *Substrat D*

Lösung VII, aber ohne
Glukose-I-Phosphat und
Adenosin-5-Phosphat

XI. *Einschlußmittel*

Lösung II	4 ml
Glyzerin	40 ml

Resultat: Blauer, körniger Niederschlag zeigt Phosphorylase-Aktivität an. Rotvioletter-purpurner Niederschlag entsteht bei der kombinierten Phosphorylase-Amylo-Transglukosidase-Aktivität. Alle in Substrat D inkubierten Schnitte sind Kontrollen und sollen ungefärbt sein.

In Substrat A inkubierte Schnitte, die eine purpurne Farbreaktion entwickeln (5 a), die nach α-Amylase-Behandlung verschwindet (5 b) und nach β-Amylase-Behandlung unverändert bestehen bleibt (5 c), zeigen eine Aktivität von Amylo-1,4-1,6-Transglukosidase an.

In Substrat A, B oder C inkubierte Schnitte, die eine dunkelblaue Farbreaktion entwickeln (5 a), die nach α-Amylase-verdauung (5 b) oder β-Amylasebehandlung (5 c) verschwindet, geben Phosphorylase-Aktivität an. Die alkohol- resp. sublimathaltigen Substrate B und C können nur Phosphorylase nachweisen, da Alkohol und Sublimat Transglukosidase inaktivieren. Glykogen verschwindet in der Regel während der Inkubation. Ist dies nicht der Fall, so ist es in den im Substrat D inkubierten Schnitten durch Jod rotbraun gefärbt.

Polysaccharide

a. *Vakuolisierte Lymphozyten*

Von peripherem Blut werden Ausstriche hergestellt, die luftgetrocknet werden. Fixation in absolutem Alkohol. Färbungsmethoden: May-Grünwald-Giemsa und Toluidinblau. Die Ausstriche sollten einige Stunden nach der Herstellung gefärbt werden.

1. *May-Grünwald-Giemsa*

Die May-Grünwald-Giemsa Gebrauchslösung wird zu gleichen Teilen mit 1,75 M Phosphatpuffer pH 6,8 verdünnt. Nach 5minütiger Färbezeit werden die Schnitte während 20 Minuten in Giemsalösung R 66 (Gurr) eingestellt, die zuvor 1 : 15 mit Phosphatpuffer pH 6,8 verdünnt worden ist. Entwässern in Azeton und Xylol, eindecken in DPX.

2. *Toluidinblau*

1–10 Minuten in einer Lösung von 0,1% Toluidinblau in 30% Alkohol färben. Entwässern in Azeton und Xylol, einschließen in DPX.

Resultat: 1. Bei Mukopolysaccharidosen kommen purpurne zytoplasmatische Granula vor. Diese sind oft umgeben von einem kleinen Halo und können verschieden geformt sein (Punkte, Kommazeichen oder schmale Ringe). Bei Mukopolysaccharidosen kommen sie in 5–50% der Lymphozyten vor. Normalerweise kommen nur azurgefärbte Granula vor, die sich leicht von den pathologischen Formen unterscheiden lassen.

2. In mit Toluidinblau gefärbten Präparaten weisen die pathologischen Granula eine Metachromasie auf, während die normalen, in May-Grünwald-Giemsa-Präparaten azurgefärbten, orthochromatisch sind. Somit dient die Toluidinblaufärbung als Hilfsmittel zur Unterscheidung der Granula.

b. *Hales Methode für saure Mukopolysaccharide*

Fixation: Entweder CPC-Formol oder Gefrierschnitte von unfixiertem, frischem Material. Die Schnitte sollen ohne Aufklebemittel auf die Objektträger aufgezogen werden.

1. Schnitte einstellen in Wasser.

2. Überführen in dialysierte Eisenlösung für 10 Minuten (1 Teil dialysiertes Eisen und 1 Teil 2 M Essigsäure).

3. Auswaschen in dest. Wasser.

4. Einstellen in saure Ferrozyanidlösung (0,02 M $K_4Fe(CN)_6$, 0,14 M HCl zu gleichen Teilen) für 10 Minuten.

5. Spülen in Wasser.

6. Kontrastfärbung mit Mayers Karmalaun (6–8 Stunden) oder 1% wäßrigem Neutralrot (1 Minute). Eine Kontrastfärbung wird nicht empfohlen für Gefrierschnitte.

Dialysiertes Eisen: 75 g $FeCl_3$ in 250 ml dest. Wasser auflösen, 100 ml Glyzerin und sukzessive 55 ml 28% Ammoniak zufügen unter konstantem Schütteln. Die Mischung wird 3 Tage gegen Wasser dialysiert mit regelmäßigem Wasserwechsel.

Resultat: Saure Polysaccharide blau.

c. *Toluidinblau für Metachromasie*

Fixation: CPC-Formol.
Färben 20 Sekunden in 0,1% wäßrigem Toluidinblau.
Spülen in dest. Wasser, entwässern in absolutem Alkohol und Azeton 1 : 1, Xylol und eindecken.

Resultat: Metachromatische Substanzen rot.

Hoden und Chromosomen

a. *Ladewig* (original, Modifikation 2)

Fixation: Formol oder Zenker-Lösung.

1. Kernfärbung mit Weigerts Hämatoxylin (1–4 Minuten).

2. Spülen in Brunnenwasser, dann in dest. Wasser.

3. 10–20 Sekunden färben in Säurefuchsin-Goldorange-Anilinblaulösung (SGA). Die Küvette soll dabei bewegt werden.

Herstellung der Farblösung:

Anilinblau	0,5 g
Goldorange	2,0 g
Säurefuchsin	1,0 g
Eisessig	8 ml
dest. Wasser	100 ml

Diese Stammlösung wird aufgekocht und nach Erkalten filtriert, sie hält monatelang. Zur Färbung verdünnt man 2 ml mit 15 ml dest. Wasser.

4. Auswaschen in dest. Wasser.

5. Einstellen in 5% Phosphorwolframsäure ($1^1/_2$ Minuten). Die Lösung wird mit der Zeit gelbrot: ist sie tiefrot, kann sie nicht mehr gebraucht werden.

6. Färben in SGA II-Mischung: Die SGA-Stammlösung wird 2 : 15 mit 0,15% Anilinblaulösung verdünnt und hält einen Monat. Färbungszeit: 15–30 Minuten.

7. Nur kurz in dest. Wasser spülen.

8. Spülen in 96% Alkohol, bis die blaue Farbe aus dem Schnitt verschwunden ist (ca. 1–2 Minuten).

9. Absoluter Alkohol, Xylol, eindecken in Eukitt.

Resultat: Kerne dunkelbraun, Nukleolen rot, Zytoplasma violett, Kollagen blau, Erythrozyten orange, Fibrin klarrot, Muskulatur braunrot, Kalk rot.

b. *Schnellmethode, Ladewig*

Folgende Methode ist einfacher und schneller als die Originalmethode:

1. Entparaffinieren bis zum dest. Wasser.

2. Weigerts Hämatoxylin (3–5 Minuten) (leicht überfärbt).

3. 5% Phosphorwolframsäure (1–3 Minuten).

4. Spülen in dest. Wasser.

5. Verdünnte Stammlösung nach Ladewig (SGA), (exakt 4 Minuten).

6. Spülen in dest. Wasser.

7. Differenzieren, absoluter Alkohol, Xylol, Eukitt.

c. *Geschlechtschromatin*

Schleimhaut wird mit einem Spatel abgeschabt und auf einem Objektträger ausgestrichen. Nicht lufttrocknen, sondern unmittelbar in eine Küvette mit Äther-Alkohol 50 : 50 einstellen. Fixationszeit mindestens 30 Minuten.

1. Über 70% und 50% Alkohol in dest. Wasser bringen.

2. 30 Minuten färben in 1% wäßrigem Kresylviolett-Azetat.

3. Entwässern in 95% und absolutem Alkohol.

4. Xylol und einschließen in Eukitt.

Resultat: Normale Frauen weisen in Ausstrichen Chromatinklumpen in 30–40% der Zellen auf. Es dürfen nur Kerne mit gut erhaltener Membran und feinverteiltem Karyoplasma mitgerechnet werden. Bei normalen Männern werden keine solchen Zellen gefunden (siehe Methode d. für Y).

d. *Y-Chromosom*

1. Luftgetrocknete Ausstriche werden 5 Minuten in 0,5% wäßrigem Quinacrindihydrochlorid (Atebrin, Gurr) fixiert.

2. 1–2 Minuten auswaschen in fließendem Wasser.

3. Eindecken in dest. Wasser, Deckglas mit Klebestoff oder Paraffin verschließen.

4. Sofort im durchfallenden Fluoreszenzlicht ansehen, da die Fluoreszenz nach 2 Minuten verschwindet. Hellfeldkondensor HBO 200, Exzitationsfilter 4,0 mm BG 12, Sperrfilter 530 nm.

Resultat: Punktförmige gelbe Fluoreszenz zeigt Vorhandensein von Y-Chromosomen; die Fluoreszenz verschwindet nicht so schnell mit Quinacrinmustard (Zech, 1969; ALFI *et al.* 1971).

Nebenniere

a. *Chromaffine Reaktion*

Chromat-Bichromatlösung:
5% Kaliumchromat in Wasser 7 ml
5% Kaliumbichromat in Wasser 100 ml pH einstellen auf 5,8.

1. Frische, 2 mm dicke Gewebsstücke werden in oben angegebener Lösung 48 Stunden fixiert. Die Fixationslösung soll pro Tag 3–4mal gewechselt werden.

2. Kurz in Wasser spülen.

3. Gefrierschnitte oder Paraffineinbettung.

4. Gegenfärben mit Methylenblau oder Giemsa.

Methylenblauvariante:

5. Schnitte bis in dest. Wasser bringen.

6. Optimale Färbung in 1% wäßrigem Methylenblau ausprobieren, indem 5 Schnitte gefärbt werden und zwar 5, 10, 20, 30 und 45 Minuten.

7. Differenzieren in 95% Alkohol. Die Granula sollen grün erscheinen.

8. Absoluter Alkohol, Xylol, einschließen in Eukitt.

Giemsavariante:

5. Schnitte ebenfalls bis ins dest. Wasser bringen.

6. Bleichen in 0,25% Kalium-Permanganatlösung (2 Minuten), dann entfärben in 1% Oxalsäure.

7. Schnitte in Wasser spülen.

8. Optimale Giemsafärbung heraustesten wie bei der Methylenblaufärbung (5 Objektträger, je einer 5, 10, 20, 30 und 45 Minuten).

9. Differenzieren in 95% Alkohol. Kontrollieren im Mikroskop! Die Granula sollen olivgrün und die Erythrozyten rot sein. Bei Überdifferenzierung werden die Granula gelb.

10. Absoluter Alkohol, Xylol, eindecken in Eukitt.

Resultat: Chromaffine Granula olivgrün, Kerne blau, Erythrozyten rot.

b. *Jodat-Reaktion für Noradrenalin*

Kaliumjodatlösung: 10% gesättigte Kaliumjodatlösung in 0,5 M Azetatpuffer pH 6,0 oder 0,16 M Phosphatpuffer pH 5,4.

1. 2 mm dicke, frische Gewebestücke 12–24 Stunden in der Jodatlösung fixieren.

2. Überführen in neutrales Formol.

3. Gefrierschnitte herstellen oder in Paraffin einbetten. Keine Kontrastfärbung.

4. Eindecken in DPX.

Resultat: Noradrenalingranula goldbraun.

c. *Formaldehyd-Kondensationsmethode*

1. Kleine Stücke (5 mm im Durchmesser) frischen Gewebes werden in einem Becher Isopentan, umgeben mit flüssigem Stickstoff (Seite 88), schnell eingefroren.

2. Das Gewebe wird dann gefriergetrocknet bei −40° C und 0,01 Torr, z.B. in einem Pearse-Spedivac-Gefriertrockner. Einige Stunden reichen für kleine Stücke, größere benötigen 1–2 Tage.

3. Langsam auftauen bis +35° C.

4. Das Gewebe wird 1 Stunde lang bei 80° C Paraformaldehyd-Dämpfen ausgesetzt. Für gute Resultate muß der Wassergehalt des Gases konstant niedrig bleiben. Dies wird erreicht durch Aufbewahrung in einem Exsiccator über Schwefelsäure.

5. Das Gewebe wieder in den Gefriertrockner bringen und unter Vakuum in gasfreies Paraffin einbetten.

6. 5–7 µ Schnitte trockenmontieren und mit Paraffin verschließen.

7. Mikroskopieren unter dem Fluoreszenzmikroskop. Exzitationsfilter BG 12, Sperrfilter, z.B. K 510.

Resultat: Katecholamine fluoreszieren grüngelb. Serotonin fluoresziert gelb. Diese Methode setzt frisches Gewebe voraus, gewöhnlich Operationsmaterial. Kürzlich wurde aber in einer kontrollierten, experimentellen Studie gezeigt, daß selbst nach 12stündiger Aufbewahrung nach dem Tode bei Zimmertemperatur noch eine relativ gut erhaltene Fluoreszenz in noradrenalinhaltigem Gewebe vorhanden war (ELBADAWI

et al., 1970). Für Untersuchungen am Zukkerkandlschen Organ könnte es sich somit lohnen, diese Methode zu versuchen, wenn die post mortem-Zeitgrenze eingehalten wird.

d. *Glutaraldehyd-Reaktion*

A. Methode nach Tramezzani *et al.*, 1964 (siehe Symington)

1. *Ammoniakalisches Silberhydroxyd:* Zu 10 ml 10% Silbernitrat werden 5 Tropfen 40% Natriumhydroxyd zugesetzt, dann Ammoniak, bis der Niederschlag verschwindet. Auffüllen mit dest. Wasser bis 20 ml.

2. *Fontana:* Zu 20 ml 10% Silbernitrat tropfenweise starken Ammoniak zugeben. Es bildet sich ein Niederschlag, der verschwindet, wenn noch mehr Ammoniak zugefügt wird. Danach 20 ml dest. Wasser zufügen. 24 Stunden stehen lassen.

3. *Ammoniakalisches Silberkarbonat:* Zu 100 ml 10% Silbernitrat werden 300 ml 5% Natriumkarbonat zugesetzt. Es bildet sich ein Niederschlag. Tropfenweise Ammoniak zugeben, bis der Niederschlag fast verschwunden ist. 100 ml dest. Wasser zufügen.

All diese Lösungen sind in gleicher Weise brauchbar für die Methode.

1. Fixation von 2 mm dicken, frischen Gewebestücken mit 6,5% Glutaraldehyd in Millonig-Puffer pH 7,2 bei Zimmertemperatur 12 Stunden oder länger.

2. Gefrierschnitte herstellen und

3. spülen in dest. Wasser.

4. 20 Sekunden imprägnieren mit einer der oben beschriebenen Silberlösungen.

5. Spülen in dest. Wasser.

6. Einstellen für 2 Minuten in 1% Natriumthiosulfat.

7. Spülen in Wasser, entwässern und eindecken in Eukitt.

Resultat: Noradrenalinhaltige Zellen sind gelb gefärbt, während adrenalinhaltige blaß oder ungefärbt bleiben.

B. Methode nach Coupland et al., 1966 (siehe Symington)

1. Fixation von 2 mm dicken, frischen Gewebsstücken mit 4–6% Glutaraldehyd in 0,1 M Phosphatpuffer pH 7,3 vier oder mehr Stunden bei 0–4°C.

2. Gefrierschnitte.

3. Einstellen der Schnitte über Nacht in gesättigtes (10%) Kaliumjodat, 3% Kaliumbichromat, 1% Natriummolybdat oder 1% Osmiumtetroxid bei pH 7,3.

4. Entwässern und einschließen.

Resultat: Wie bei Methode A.

Literatur

Kapitel 1

Infektionen

Bolande, R. P.: *Cellular Aspects of Developmental Pathology.* Philadelphia: Lea & Febiger 1967.

Brambell, F. W. R.: *The Transmission of Passive Immunity from Mother to Young.* Amsterdam: North-Holland 1970.

Kissane, J. M., Smith, M. G.: *Pathology of Infancy and Childhood.* St. Louis: Mosby 1967.

Maurer, A. M.: *Pediatric Hematology.* New York: McGraw-Hill 1969.

Monif, G. R. G.: *Viral Infections of the Human Fetus.* London: MacMillan 1969.

Olding, L.: Bacterial infection in cases of perinatal death.
A morphological and bacteriological study based on 264 autopsies. Acta paediat. scand. Suppl. **171** (1966).

Stoffwechsel

Harris, H.: *The Principles of Human Biochemical Genetics.* Amsterdam: North-Holland 1970.

Hsia, D. Y.-Y.: *Inborn Errors of Metabolism. Part. 1. Clinical Aspects.* 2. Aufl. Chicago: Year Book Publ. 1966.

Stanbury, J. B., Wyngaarden, J. B., Fredrickson, D. S. (Hrsg.): *The Metabolic Basis of Inherited Disease.* 3. Aufl. New York: Blakiston-McGraw-Hill 1972.

Mißbildungen

Bergsma, D. (Hrsg.): The Clinical Delineation of Birth Defects (Malformation Syndromes, Limb Malformations, Skeletal Dysplasias and Phenotypic Aspects of Chromosomal Aberrations). *Birth Defects Series,* vol. V, No. 1–5, The National Foundation, New York 1969.

Bremer, J. L.: *Congenital Anomalies of the Viscera.* Cambridge, Mass.: Harvard Univ. Press 1957.

Davidson, E. H.: *Gene Activity in Early Development.* New York: Academic Press 1969.

Gellis, S. S., Feingold, M. (Hrsg.): *Atlas of Mental Retardation Syndromes.* Visual Diagnosis of Facies and Physical Findings. US Government Printing Office, Washington, D.C. 20402, 1969.

Källén, B., Gamstorp, I.: *Teratologi, läran om missbildningar.* Stockholm: Almqvist & Wiksell 1967.

Langman, J.: *Medical Embryology, Normal and Abnormal.* 2. Aufl. S. 386. Baltimore: Williams & Wilkins 1969.

Saxén, L., Rapola, J.: *Congenital Defects.* Developmental Biology Series. New York: Holt, Rinehart & Winston 1969.

Smith, D. W.: Recognizable Patterns of Human Malformations. *Major Problems in Clinical Paediatrics,* vol. VII. Philadelphia: Saunders 1970.

Willis, R. A.: *The Borderland of Embryology and Pathology.* 2. Aufl. London: Butterworth 1962.

Wilson, J. G., Warkany, J.: *Teratology. Principles and Technique.* Chicago: Univ. of Chicago Press 1965.

Tumoren

Iliff, Ch. E., Ossofsky, H. J.: *Tumours of the Eye and Adnexa in Infancy and Childhood.* Springfield, Ill.: Thomas 1962.

Marsden, H. B., Steward, J. K.: *Tumours in Children.* Berlin-Heidelberg-New York: Springer 1968.

Mäkinen, J.: *Neuroblastoma. A Clinicopathological Study of Fiftyfour Children,* Helsinki 1970.

Willis, R. A.: *Tumours of Children.* London: Oliver & Boyd 1962.

Immunologie und Thymus

Bergsma, D. (Hrsg.): *Immunologic Deficiency Diseases in Man. Birth Defect Series,* vol. IV, No. 1. National Foundation, New York, 1968.

Brambell, F. W. R.: *The Transmission of Passive Immunity from Mother to Young.* Amsterdam: North-Holland 1970.

Goldstein, G., MacKay, I. R.: *The Human Thymus.* London: Heinemann 1969.

McKusick, V. A.: *Heritable Disorders of Connective Tissue*. 2. Aufl. St. Louis: Mosby Co. 1966.
Wolstenholme, G. E. W. (Hrsg.): *The Thymus: Experimental and Clinical Studies,* Ciba Foundation Symposium, London: Churchill 1966.

Malabsorption

Gerrard, J. W., Lubos, M. C.: The malabsorption syndrome. Pediat. Clin. N. Amer. **14**, 73 (1967).
Lojda, Z., Fric, Z. P., Jodl, J., Chmelik, V.: Cytochemistry of the human jejunal mucosa in the normal abdomen in malabsorption syndrome. In *Current Topics in Pathology* (Hrsg. Altmann, H.-W., et al.). *Ergebnisse der Pathologie vol. 52.* Berlin-Heidelberg-New York: Springer 1970.
Seifert, G. (Hrsg.): Die Malabsorption. *Verhandlungen der Deutschen Ges. f. Path.* Stuttgart: Fischer 1970.

Technik

Disbrey, B. D., Rack, J. H.: *Histological Laboratory Methods.* Edinburgh: Livingstone 1970.
Lynch, M. J., Raphael, S. S., Mellor, L. D., Spare, P. D., Inwood, M. J. H.: *Medical Laboratory Technology and Clinical Pathology.* 2. Aufl. Philadelphia: Saunders 1969.
Thompson, S. W.: *Selected Histochemical and Histopathological Methods.* Springfield, Ill.: Thomas 1966.

Milz, Herz und Gefäße

Edwards, J. E.: Congenital Malformation of the Heart and Great Vessels. In Gould, S. E. (Hrsg.): *Pathology of the Heart and Blood Vessels,* 3. Aufl. S. 262–526. Springfield, Ill.: Thomas 1968.
Jaffee, O. C. (Hrsg.): *Cardiac development with reference to congenital heart disease.* Univ. Dayton Press, 1970.
Kaplan, S. (Hrsg.): Symposium on pediatric cardiology. Pediat. Clin N. Amer. **18**, 1 (1971).
Lennert, K., Harms, D. (Hrsg.): *The Spleen. Structure, Function, Pathology, Clinical Aspects, Theory.* S. 455, Berlin-Heidelberg-New York: Springer 1970.

Leber

Scheuer, P.: *Liver Biopsy Interpretation.* London: Baillière, Tindall & Cassell 1968.

Nieren

Bernstein, J.: Developmental anomalies of the renal parenchyma-renal hypoplasia and dysplasia. *Pathology Annual* (Hrsg. Sommers, S. C.) S. 213. London: Butterworth 1968.
Calcagno, Ph. L. (Hrsg.): Renal diseases. Pediat. Clin. N. Amer. **11**, 3 (1964).
Edelmann, Ch. M., Jr. (Hrsg.): Symposium on pediatric nephrology. Pediat. Clin. N. Amer. **18**, 2 (1971).
Osathanondh, V., Potter, E. L.: Pathogenesis of polycystic kidneys (Types 1–4) Arch. Path. **77**, 459–512 (1964).
Vernier, R. L., Worthen, H. G., Wannamaker, L. W., Good, R. A.: Renal biopsy studies of the acute exacerbation in glomerulonephritis. Amer. J. Dis. Child. **98**, 653 (1959).

Endokrine Organe

Bloodworth, Jr., J. M. B. (Hrsg.): *Endocrine Pathology.* Baltimore: Williams & Wilkins 1968.
Hubble, D. (Hrsg.): *Paediatric Endocrinology.* Oxford: Blackwell 1969.

Wörterbücher der klinischen Syndrome und Periodika

Advances in Pediatrics. Year Book Publ., Chicago.
Annual Review of Medicine. Hrsg. DeGraff, A. C., Ann. Rev. Inc., Palo Alto, California.
Birth Defect Series. Red. Bergsma, D. The National Foundation, 800, 2nd Ave., New York, 10017 New York.
Durham, R. H.: *Encyclopedia of Medical Syndromes.* New York: Harper & Row 1960.
Jablonski, S.: *Illustrated Dictionary of Eponymic Syndromes and Diseases and their Synonyms.* Philadelphia: Saunders 1969.
Leiber, B., Olbert, T.: *Die klinischen Eponyme.* Medizinische Eigennamenbegriffe in Klinik und Praxis. München-Berlin-Wien: Urban & Schwarzenberg 1968.
Leiber, B., Olbrich, G.: *Die klinischen Syndrome.* 2 Bände. Bd. 1: Syndrome. Bd. 2: Symptomenregister. 5. Auflage. München-Berlin-Wien: Urban & Schwarzenberg 1972.
Monatsschrift für Kinderheilkunde. Springer-Verlag, Berlin.
Obstetrical & Gynecological Survey. Williams & Wilkins, Baltimore.
Pediatric Clinics of North America. Saunders, Philadelphia.

Kapitel 2

Allgemeines

Bartels, H.: Prenatal respiration. *Frontiers of Biology,* vol. 17 (Hrsg. Neuberger, A. & Tatum, E.L.) Amsterdam: North-Holland 1970.

Benirschke, K., Driscoll, S. G.: *The Pathology of the Human Placenta.* Berlin-Heidelberg-New York: Springer 1967.

Bergsma, D. (Hrsg.): *Symposium on the placenta. Its form and functions, with particular reference to the prevention of birth defects and fetal deaths. Birth Defect Series* I: 1 (April), 1965.

Brinck-Johnsen, T., Benirschke, K.: The Placenta. In *Endocrine Pathology* (Hrsg. Bloodworth, J. M. B.), S. 507–528. Baltimore: Williams & Wilkins 1968.

Driscoll, S. G.: Pathology of the developing fetus. Pediat. Clin. N. Amer. 12, No. 3, 493–514 (1965).

Fox, H., Jacobson, H. N.: Innervation of the amnion. Amer. J. Obstet Gynec. 102, 847–852 (1968).

Shanklin, D. R.: The influence of placental lesions on the newborn infant. Pediat. Clin. N. Amer. 17, 25 (1970).

Torpin, R.: *The Human Placenta, Its Shape, Form, Origin and Development.* Thomas, Springfield, Ill. 1969.

Chimärismus und Mosaizismus

Benirschke, K.: Spontaneous chimerism in mammals: A critical review. In *Current Topics in Pathology,* vol. 51 (Hrsg. Altmann, H.-W. et al.), S. 1–61 Berlin-Heidelberg-New York: Springer 1970.

Grubb, R.: Somatisk individualitet-immunologiska synpunkter In *Immunologi.* Teori och klinik (Hrsg. Hanson, L. Å.), S. 213, Stockholm: Almqvist & Wiksell 1968.

Diabetes

Fox, H.: Pathology of the placenta in diabetes mellitus. Obstet. Surg. 34, 792 (1969).

Freemartin

Benirschke, K.: Spontaneous chimerism in mammals: A critical review. In *Current Topics in Pathology,* vol. 51 (Hrsg. Altmann, H.-W. et al.), S. 1–61. Berlin-Heidelberg-New York: Springer 1970.

Biggers, J. D., McFeely, R. A.: Intersexuality in domestic animals. In *Advances in Reproductive physiology* (Hrsg. McLaren, Anne), vol. I: S. 29–59, New York: Academic Press 1966.

Lillie, F. R.: The theory of the free-martin. Science 43, 611–613 (1916).

Lillie, F. R.: The freemartin; a study of the action of sex hormones in the foetal life of cattle. J. exp. Zool. 23, 371–452 (1917).

Histochemie und Ultrastruktur

Aladjem, S.: Fetal assessment through biopsy of the human placenta. *Excerpta Medica International Congress Series* No. 183, The Foeto-Placental Unit, Milano, Sept. 4–6, S. 392 (1968).

Bergström, S.: Surface ultrastructure of human amnion and chorion in early pregnancy. Obstet. and Gynec. 38, 513 (1971).

Curzen, P.: A histochemical investigation of the concept of placental insufficiency. J. Obstet. Gynaec. Brit. Cwlth. 74, 385 (1967).

Dallenbach-Hellweg, G., Nette, G.: Über Proteineinschlüsse in basalen Trophoblastzellen der reifen menschlichen Plazenta. Virchows Arch. path. Anat. 336, 528 (1963).

Dempsey, E. W., Lessey, R. A., Luse, S. A.: Electron microscopic observations on fibrinoid and histiotroph in the junctional zone and villi of the human placenta. Amer. J. Anat. 128, 463 (1970).

Galton, M.: DNA content of placental nuclei. J. Cell Biol. 13, 183 (1962).

McKay, D. G., Hertig, A. T., Adams, E. C., Richardson, M. V.: Histochemical observations on the human placenta. Obstet. Gynec. 12, 1 (1958).

Moe, N., Jørgensen, L.: Fibrin deposits on the syncytium of the normal human placenta: Evidence of their thrombogenic origin. Acta path. microbiol. scand. 72, 519 (1968).

Moe, N.: *Studies on the Extracellular Deposits of the Normal Placenta.* Oslo: Universitetsförlaget 1970.

Strauss, F.: Die normale Anatomie der menschlichen Placenta. I: *Die Pathologie der Placenta.* Handbuch der speziellen pathologischen Anatomie und Histologie. Vol. VII, Abschnitt 5. Red. F. Strauss, K. Benirschke & S. G. Driscoll. Berlin-Heidelberg-New York: Springer 1966.

Wielenga, G., Willighagen, R. G. J.: Histochemical investigation of ischemic villi in the placenta. Amer. J. Obstet Gynec. 95, 959 (1966).

Mehrlinge

Benirschke, K.: Examination of the placenta. Accurate recording of twin placentation. A plea to the obstetrician. Obstet. and Gynec. **18**, 309–347 (1961).

Fogel, B. J., Nitkowsky, H. M., Gruenwald, P.: Discordant abnormalities in monozygotic twins. J. Pediat. **66**, 64–72 (1965).

Gemzell, C.: Induction of ovulation in the human by gonadotrophins. In *Progress in Gynecology* (Hrsg. Meigs & Sturgis), vol. 4, New York: Grune & Stratton 1963.

Pauls, F.: Monoamniotic twin pregnancy: A review of the world literature and a report of two new cases. Canad. Med. Ass. J. **100**, 254 (1969).

Strong, S. J., Corney, C.: *The Placenta in Twin Pregnancy*. Oxford: Pergamon 1967.

Plazentitis

Elliott, W. G.: Placental toxoplasmosis: Report of a case. Amer. J. clin. Path. **53**, 413 (1970).

Harwick, H. J., Iuppa, J. B., Fekety, F. R., Jr.: Microorganisms and amniotic fluid. *Obstet. and Gynec.* **33**, 256–260 (1969).

Kundsin, R. B., Driscoll, S. G., Ming, P. L.: Strain of mycoplasma associated with human reproductive failure. Science **157**, 1573–1574 (1967).

Kundsin, R. B., Driscoll, S. G.: Mycoplasmas and human reproductive failure. Surg. Gynec. Obstet. **131**, 89–92 (1970).

Olding, L.: Bacterial infection in cases of perinatal death.
A morphological and bacteriological study based on 264 autopsies. Acta peadiat. scand. Suppl. **171**, 1–104 (1966).

Kapitel 3

Allgemeines

Ambrus, C. M., Weintraub, D. H., Niswander, K. R., Fischer, L., Fleishman, J., Bross, I. D. J., Ambrus, J. L.: Evaluation of survivors of respiratory distress syndrome at 4 years of age. Amer. J. Dis. Child. **120**, 296 (1970).

Avery, M. E.: *The Lung and its Disorders in the Newborn Infant.* 2. Aufl. Philadelphia: Saunders 285 S., 1968.

Benzer, H.: Respiratorbeatmung und Oberflächenspannung in der Lunge. Der Einfluß der intermittierenden Überdruckbeatmung auf den Antiatelektasefaktor in der Kinderlunge. *Anaesthesiology and Resuscitation.* No. 38 (Hrsg. Frey, R. et al.) S. 1–51, Berlin-Heidelberg-New York: Springer 1969.

De Reuck, A. V. S., Porter, R. (Hrsg.): Development of the lung. Ciba Foundation Symp. London: J. & A. Churchill 1967.

Emery, J. L. (Hrsg.): *The Anatomy of the Developing Lung.* 223 S. Tadworth: Heineman 1969.

Farber, S., Sweet, L. K.: Amniotic sac contents in the lungs of infants. Amer. J. Dis. Child. **42**, 1372 (1921).

Gajl-Peczalska, K.: Plasma composition of hyaline membrane in the newborn as studied by immunofluorescence. Arch. Dis. Childh. **39**, 226 (1964).

Gitlin, D., Craig, J. M.: Nature of the hyaline membrane in asphyxia of the newborn. Pediatrics **17**, 64 (1956).

Gruenwald, P.: The course of the respiratory distress syndrome of newborn infants. As indicated by poor stability of pulmonary expansion. Acta pediat. **53**, 470 (1964).

Harrison, V. C., Heese, H. de V., Klein, M.: The significance of grunting in hyaline membrane disease. Pediatrics **41**, 549 (1968).

Karitzky, D., Pringsheim, W., Künzer, W.: Fibrinogen and fibrinolysis in the respiratory distress syndrome: Observation during the first day of life. Acta paediat. scand. **59**, 281 (1970).

Keuth, U.: Das Membransyndrom der Früh- und Neugeborenen. *Exp. Medizin, Pathologie und Klinik,* Band 16. Berlin-Heidelberg-New York: Springer 1965.

Lieberman, J.: Clinical syndromes associated with deficient fibrinolytic activity of the lung. New Engl. J. Med. **260**, 619 (1959).

Lind, J., Stern, L., Wegelius, C.: Human Foetal and Neonatal Circulation. *American Lecture Series* No. 549, Springfield, Ill.: Thomas 1964.

Nelson, N. M.: On the etiology of hyaline membrane disease. Pediat. Clin. N. Amer. **17**, 943 (1970).

Usher, R. H., Allen, A. C., McLean, F. H.: Risk of respiratory distress syndrome related to gestational age, route of delivery and maternal diabetes. Amer. J. Obstet. Gynec. **111**, 826 (1971).

Amniozentese

Arvidson, G., Ekelund, H., Åsted, B.: Phospholipid composition of human amniotic fluid during gestation and at term. Acta obstet, gynec. scand. **51**, 71 (1972).

Biezenski, J. J., Pomerance, W., Goodman, J.:

Studies on the origin of amniotic fluid lipids. I. Normal composition. Amer. J. Obstet. Gynec. **102**, 853 (1968).

Gluck, L., Kulovich, M. V., Borer, R. C. Jr., Brenner, P. H., Anderson, G. G., Spellacy, W. N.: Diagnosis of the respiratory distress syndrome by amniocentesis. Amer. J. Obstet. Gynec. **109**, 440 (1971).

Gusdon, J. P., Waite, B. M.: A colorimetric method for amniotic fluid phospholipids and their relationship to the respiratory distress syndrome. Amer. J. Obstet. Gynec. **112**, 62 (1972).

Nelson, G. H.: Relationship between amniotic fluid lecithin and respiratory distress syndrome. Amer. J. Obstet. Gynec. **112**, 827 (1972).

Pitkin, R. M., Zwirek, S. J.: Amniotic fluid creatinine. Amer. J. Obstet. Gynec. **98**, 1135 (1967).

Pomerance, W., Biezenski, J. J., Moltz, A., Goodman, J.: Origin of amniotic fluid lipids. II. Abnormal pregnancy. Obstet and Gynec. **38**, 379 (1971).

Experimentelles

Berfenstam, R., Edlund, T., Zettergren, L.: The hyaline membrane disease. A review of earlier clinical and experimental findings and some studies on the pathogenesis of hyaline membranes in O_2-intoxicated rabbits. Acta paediat. **47**, 82 (1958).

Brooks, R. E.: Ultrastructure of lung lesions produced by ingested chemicals. I. Effect of the herbicide paraquat on mouse lung. Lab. Invest. **25**, 536 (1971).

Farber, S., Wilson, J. L.: The hyaline membrane in the lungs. II. An experimental study. Arch. Path. **14**, 450 (1932).

Goldenberg, V. E., Buckingham, S., Sommers, S. C.: Pilocarpine stimulation of granular pneumocyte secretion. Lab. Invest. **20**, 147 (1969).

Gonzalez-Crussi, F., Boston R. W.: The absorptive function of the neonatal lung. Ultrastructural study of horseradish peroxidase uptake at the onset of ventilation. Lab. Invest. **26**, 114 (1972).

Harrison, G., Rosan, R. C., Sloane, A.: Bronchiolitis induced by experimental acute and chronic oxygen intoxication in young adult rats. J. Path. **102**, 115 (1970).

Lanman, J. T., Schaffer, A., Herod, L., Ogawa, Y., Castellanos, R.: Distensibility of the fetal lung with fluid in sheep. Pediat. Res. **5**, 586 (1971).

Modée, J., Ivemark, B. I., Robertson, B.: Ultrastructure of the alveolar wall in experimental paraquat poisoning. Acta path. microbiol. scand. Section A **80**, 54 (1972).

Robertson, B., Enhörning, G., Ivemark, B. I., Malmqvist, E., Modée, J.: Paraquat-induced derangement of pulmonary surfactant in the rat. Acta paediat. scand. Suppl. **206**, 37 (1970).

Robertson, B., Enhörning, G., Ivemark, B. I., Malmqvist, E., Modée, J.: Experimental respiratory distress induced by paraquat. J. Path. **103**, 239 (1971).

Gefäße

Assali, N. S., Johnson, G. H., Brinkman, C. R., Kirschbaum, T. H.: Control of pulmonary and systemic vasomotor tone in the fetus and neonate. Amer. J. Obstet. Gynec. **108**, 761 (1970).

Bozic, C.: Pulmonary hyaline membranes and vascular anomalies of the lung. Description of a case. Pediatrics **32**, 1094 (1963).

Chu, J., Clements, J. A., Cotton, E. K., Klaus, M. H., Sweet, A. Y., Thomas, M. A., Tooley, W. H.: The pulmonary hypoperfusion syndrome. Pediatrics **35**, 733 (1965).

Chu, J., Clements, J. A., Cotton, E. K., Klaus, M. H., Sweet, A. Y., Thomas, M. A., Tooley, W. H. with the assistance of Brandley, B. L., Brandorff, L. C.: Neonatal pulmonary ischemia. Part I: Clinical and physiological study. Pediatrics **40**, 709 (1967).

Grant, C. A., Robertson, B.: Hyaline membranes in bronchial-artery supplied areas of the human neonatal lung. Acta paediat. scand. **59**, 208 (1970).

Ivemark, B. I., Wallgren, G.: The pulmonary vascular pattern in idiopathic respiratory distress. A micro-angiographic study. Acta path. microbiol. scand. **76**, 203 (1969).

Lauweryns, J. M., Claessens, St., Boussauw, L.: The pulmonary lymphatics in neonatal hyaline membrane disease. Pediatrics **41**, 917 (1968).

Lauweryns, J. M., Deleersnyder, M., Boussauw, L.: The body lymphatics in neonatal hyaline membrane disease. Pediatrics **44**, 126 (1969).

Lindgren, I.: The pulmonary arterial and capillary pattern in hyaline membrane disease. A microangiographical and histological study. Acta paediat. scand. **54**, 526 (1965).

Lungenpathologie

Gandy, G., Jacobson, W., Gairdner, D.: Hyaline membrane disease. I. Cellular changes. Arch. Dis. Childh. **45**, 289 (1970).

Gruenwald, P.: Pulmonary pathology in the respiratory distress syndrome. Pediat. Clin. N. Amer. **13**, 703 (1966).

Hochheim, K.: Über einige Befunde in den Lungen von Neugeborenen und die Beziehung derselben zur Aspiration von Fruchtwasser. Path. anat. Arbeit. Joh. Orth zum 25jähr. Prof. Jubil., S. 421 (1903).

Lauweryns, J. M.: „Hyaline membrane disease" in newborn infants. Macroscopic, radiographic, and light and electron microscopic studies. Human. Path. **1**, 175 (1970).

Lauweryns, J. M., Deleersnyder, M., Boussauw, L.: The body lymphatics in neonatal hyaline membrane disease. Pediatrics **44**, 126 (1969).

Robertson, B.: The relationship between hyaline membranes of the newborn and the presence of other pulmonary lesions. Acta paediat. **52**, 569 (1963).

Robertson, B., Tunell, R., Rudhe, U.: Late stages of pulmonary hyaline membranes of the newborn. Acta paediat. **53**, 433 (1964).

Robertson, B.: Pulmonary hyaline membranes of the newborn. The structure of the membranes at varying postnatal age. Acta path. microbiol. scand. **62**, 581 (1964).

Pathologie der übrigen Organe

Altstatt, L. B., Dennis, L. H., Sundell, H., Malan, A., Harrison, V., Hedvall, G., Eichelberger, J., Fogel, B., Stahlman, M.: Disseminated intravascular coagulation and hyaline membrane disease. Biol. Neonate. **19**, 227 (1971).

Blackburn, W. R., Travers, H., Potter, D. M.: The role of the pituitary-adrenal-thyroid axes in lung differentiation. I. Studies of the cytology and physical properties of anencephalic fetal rat lung. Lab. Invest. **26**, 306 (1972).

Buckingham, S., Sommers, S. C., Sherwin, R. P.: Lesions of the dorsal vagus nucleus in the respiratory distress syndrome. Amer. J. clin. Path. **48**, 269 (1967).

Emery, J. L., Kalpaktsoglou, P. K.: The costochondral junction during later stages of intrauterine life and abnormal growth patterns found in association with perinatal death. Arch. Dis Childh. **42**, 1 (1967).

Lendrum, F. C.: The „pulmonary hyaline membrane" as a manifestation of heart failure in the newborn infant. J. Pediat. **47**, 149 (1955).

Naeye, R. L., Harcke, H. T., Jr. Blanc, W. A.: Adrenal gland structure and the develop-

ment of hyaline membrane disease. Pediatrics **47**, 650 (1971).

Robertson, B., Ivemark, B.: Abnormalities of the costochondral junction in cases of perinatal death, with special reference to hyaline membrane disease. Acta path. microbiol. scand. **77**, 172 (1969).

Robertson, B., Ivemark, B. I.: The association between trabecular rarefaction in the costochondral junction and the idiopathic respiratory distress syndrome. Biol. Neonat. **16**, 342 (1970).

Schwartz, Ph.: *Geburtsschäden bei Neugeborenen.* 552 S. Gustav Fischer, Jena, 1964.

Shanklin, D. R.: Cardiovascular factors in the development of pulmonary hyaline membrane. Arch. Path. **68**, 49 (1959).

v. Sydow, G., Ranström, S., Berezin, D., Axén, O.: Histological findings characteristic of rickets in foetuses and young infants. Acta paediat. **45**, 114 (1956).

Röntgen

Finnegan, L. P., McBrine, C. S., Steg, N. L., Williams, M. L.: Respiratory distress in the newborn. Value of roentgenography in diagnosis and prognosis. Amer. J. Dis. Child. **119**, 212 (1970).

Rudhe, U., Margolin, F. R., Robertson, B.: Atypical roentgen appearance of the lung in hyaline membrane disease of the newborn. Acta radiol. (Diagnosis) **10**, 57 (1970).

Stoffwechsel

Davis, J. A., Payne, W. W., Stevens, J., Yu, J.: Some metabolic aspects of the ill premature infant with the respiratory distress syndrome. Helv. paediat. Acta **24**, 609 (1969).

Surfactant

Adams, F. H., Enhörning, G.: Surface properties of lung extracts. I. A dynamic alveolar model. Acta physiol. scand. **68**, 23 (1966).

Adams, F. H., Fujiwara, T., Emmanouilides, G. C., Räihä, N.: Lung phospholipids of human fetuses and infants with and without hyaline membrane disease. J. Pediat. **77**, 833 (1970).

Askin, F. B., Kuhn, C.: The cellular origin of pulmonary surfactant. Lab. Invest. **25**, 260 (1971).

Avery, M. E., Said, S. I.: Surface phenomena in lungs in health and disease. Medicine **44**, 503 (1965).

Baum, M., Benzer, H., Lempert, J., Regele, H.,

Strühlinger, W., Tölle, W.: Oberflächen-spannungseigenschaften der Lungen Neugeborener. Untersuchungen an einem gemischten Autopsiegut von Totgeborenen, Frühgeborenen und an der Hyaline-Membranen-Krankheit – idiopathisches Atemnotsyndrom – verstorbenen Kindern. Respiration **28**, 409 (1971).

Benzer, H., Lempert, J., Müller, E., Thoma, G., Tölle, W.: Experimentelle Atelektasen und Oberflächenspannung in der Lunge. (Meßmethodik, Einfluß der Versuchsanordnung auf das Meßergebnis). Respiration **26**, 122 (1969).

Bennett, H. S.: Morphological aspects of extracellular polysaccharides. J. Histochem. Cytochem **11**, 14 (1963).

Boughton, K., Gandy, G., Gairdner, D.: Hyaline membrane disease. II. Lung lecithin. Arch. Dis. Childh. **45**, 311 (1970).

Brumley, G. W., Hodson, W. A., Avery, M. E.: Lung phospholipids and surface tension correlations in infants with and without hyaline membrane disease and in adults. Pediatrics **40**, 13 (1967).

Clements, J. A.: Surface phenomena in relation to pulmonary function. Physiologist **5**, 11 (1962).

Frosolono, M. F., Charms, B. L., Pawlowski, R., Slivka, S.: Isolation, characterization, and surface chemistry of a surface-active fraction from dog lung. J. Lipid. Res. **11**, 439 (1970).

Gluck, L., Kulovich, M. V., Eidelman, A. I., Cordero, L., Khazin, A. F.: Biochemical development of surface activity in mammalian lung. IV. Pulmonary lecithin synthesis in the human fetus and newborn and etiology of the respiratory distress syndrome. Pediat. Res. **6**, 81 (1972).

Kaibara, M., Kikkawa, Y.: Osmiophilia of the saturated phospholipid, dipalmitoyl lecithin, and its relationship to the alveolar lining layer of the mammalian lung. Amer. J. Anat. **132**, 61 (1971).

Kapanci, Y., Tosco, R., Eggermann, J.: Demonstration of the extracellular alveolar lining layer (surfactant) in human lungs. Virchows Arch. Abt. B **10**, 243 (1972).

Kikkawa, Y., Hahn, H.-S., Yang, Sheng-S., Bernstein, J.: Mucopolysaccharides in the pulmonary alveolus. II. Electron microscopic observations. Lab. Invest. **22**, 272 (1970).

Kuhn, C.: Cytochemistry of pulmonary alveolar epithelial cells. Amer. J. Path. **53**, 809 (1968).

Morgan, T. E.: Pulmonary surfactant. New Engl. J. Med. **284**, 1185 (1971).

Neergard, v. K.: Neue Auffassung über einen Grundbegriff der Atemmechanik. Die Retraktionskraft der Lunge, abhängig von der Oberflächenspannung in den Alveolen. Z. ges. exp. Med. **66**, 373 (1929).

Niden, A. H.: Bronchiolar and large alveolar cell in pulmonary phospholipid metabolism. Science **158**, 1323 (1967).

Pattle, R. E.: Properties, function and origin of the alveolar lining layer. Nature **175**, 1125 (1955).

Pattle, R. E.: Surface lining and lung alveoli. Physiol. Rev. **45**, 48 (1965).

Robertson, B., Enhörning, G., Malmqvist, E.: Quantitative determination of pulmonary surfactant with pulsating bubble. Scand. J. clin. Lab. Invest. **29**, 45 (1972).

Scarpelli, E. M.: *The Surfactant System of the Lung.* 269 S. Philadelphia: Lea & Febiger 1968.

Schneeberger, E. E.: A comparative cytochemical study of microbodies (peroxisomes) in great alveolar cells of rodents, rabbit and monkey. J. Histochem. Cytochem. **20**, 180 (1972).

Sjöstrand, F., Sjöstrand, T.: Über die granulierte Alveolarzelle und ihre Funktion. Z. mikr.-anat. Forsch. **44**, 370 (1938).

Sorokin, S. P.: A morphologic and cytochemical study of the great alveolar cell. J. Histochem. Cytochem. **14**, 884 (1967).

Tierney, D. F., Clements, J. A., Trahan, H. J.: Rates of replacement of lecithins and alveolar instability in rat lungs. Amer. J. Physiol. **213**, 671 (1967).

Kapitel 4

Civin, W. H., Edwards, J. E.: The postnatal structural changes in the intrapulmonary arteries and arterioles. Arch. Path. **51**, 192–200 (1951).

Ferencz, C.: Transposition of the great vessels. Pathophysiologic considerations based upon a study of the lungs. Circulation **33**, 232–241 (1966).

Hayek, H. von: *The Human Lung.* New York: Hafner Publishing Company 1960.

Harris, P., Heath, D.: *The Human Pulmonary Circulation.* London und Edinburgh: Livingstone 1962.

Heath, D.: Pulmonary vasculature in post-natal life and pulmonary haemodynamics. In Emery, J. L. (Hrsg.): *The Anatomy of the Developing Lung.* Heinemann-Spastics, S. 147–169 (1969).

Herzenberg, H., Askelund, V.: The morphological development of pulmonary arteries during the first year of life. Acta paediat. **50**, 263–276 (1961).

Liebow, A. A., Hales, M. R., Lindskog, G. E., Bloomer, W. E.: Plastic demonstrations of pulmonary pathology. Bull. int. Ass. med. Mus. **27**, 116 (1947).

Naeye, R.: Pathology of the pulmonary circulation. In Liebow, A. A. & Smith, D. E. (Hrsg.): *The Lung.* Baltimore: William & Wilkins 1968 S. 164–186.

Robertson, B.: The intrapulmonary arterial pattern in normal infancy and in transposition of the great arteries. Acta paediat. scand. Suppl. **184**, (1968).

Viles, P. H., Ongley, P. A., Titus, J. L.: The spectrum of pulmonary vascular disease in transposition of the great arteries. Circulation **40**, 31–42 (1969).

Wagenvoort, C. A.: Vasoconstriction and medial hypertrophy in pulmonary hypertension. Circulation **22**, 535–546 (1960).

Wagenvoort, C. A., Heath, D., Edwards, J. E.: *The Pathology of the Pulmonary Vasculature.* Thomas, Springfield, Ill., 1964.

Wagenvoort, C. A., Nauta, J., van der Schaar, P. J., Weeda, H. W. H., Wagenvoort, N.: Effect of flow and pressure on pulmonary vessels. A semiquantitative study based on lung biopsies. Circulation **35**, 1028–1037 (1967).

Wagenvoort, C. A., Nauta, J., van der Schaar, P. J., Weeda, H. W. H., Wagenvoort, N.: Vascular changes in pulmonic stenosis and tetralogy of Fallot studied in lung biopsies. Circulation **36**, 924–932 (1967).

Wagenvoort, C. A., Nauta, J., van der Schaar, P. J., Weeda, H. W. H., Wagenvoort, N.: The pulmonary vasculature in complete transposition of the great vessels judged from lung biopsies. Circulation **38**, 746–754 (1968).

Wagenvoort, C. A., Neufeld, H. N., Edwards, J. E.: The structure of the pulmonary arterial tree in fetal and early postnatal life. Lab. Invest. **10**, 751–762 (1961).

Kapitel 5

Allgemeines

Adams, C. W. M. (Hrsg.): *Neurohistochemistry.* Amsterdam: Elsevier 1965.

Allan, J. D., Raine, D. N. (Hrsg.): *Some Inherited Disorders of Brain and Muscle.* Edinburgh: Livingstone 1969.

Bernsohn, J., Grossman, H. J. (Hrsg.): *Lipid storage Diseases.* Enzymatic defects and clinical implications. New York: Academic Press 1971.

Brady, R. O.: Cerebral lipidoses. Ann. Rev. Med. **21**, 317 (1970).

Crocker, A. C.: Comparison of the biology of Niemann-Pick disease and of Hurler's disease. In *Lipid Storage Diseases* (Hrsg. J. Bernsohn & H. J. Grossman), S. 27. New York; Academic Press, 1971.

Crome, L. C., Stern, J.: *Pathology of Mental Retardation.* 2. Aufl. 544 S. London: Churchill, 1972.

Freeman, J. M., McKhann, G. M.: Degenerative disease of the central nervous system. Advance in Pediatrics, vol. 16, S. 127, Year Book Publ., 1969.

Hagberg, B.: Neurometabolische Krankheiten. In *Lehrbuch der Neurologie* (Hrsg. Matthes, A. & Kruse, R.). Stuttgart: Thieme, 1971.

Jatzkewitz, H.: Cerebral sphingolipidoses as inborn errors of metabolism. In *Some Inherited Disorders of Brain and Muscle* (Hrsg. Allan & Raine), S. 114, Edinburgh: E. & S. Livingstone, 1969.

Menkes, J. H., Andrews, J. M., Cancilla, P. A.: The cerebroretinal degenerations. J. Pediat. **79**, 183 (1971).

Milunsky, A., Littlefield, J. W., Kanfer, J. N., Kolodny, E. H., Shih, V. E., Atkins, L.: Prenatal genetic diagnosis. New Engl. J. Med. **283**, 1370–1381, 1441–1447, 1798–1504 (1970).

Raine, D. N.: Biochemical classification of the sphingolipidoses. In *Some Inherited Disorders of Brain and Muscle* (Hrsg. Allan & Raine), S. 89, Edinburgh: E. & S. Livingstone, 1969.

Résibois, A., Tondeur, M., Mockel, S., Dustin, P.: Lysosomes and storage disease. In *International Review of Experimental Pathology* (Hrsg. Richter & Epstein), vol. 9, S. 93 New York: Academic Press, 1970.

Svennerholm, L.: New principles for the classification of glycolipidoses. Relazione svolta al XIII Congresso della Società Italiana per lo studio del metabolismo normale e patologico, Milano, 5–6 Ottobre 1968. Metabolismo **5**, 61 (1969).

Symposium on Cerebral Lipidoses. Coimbra-Curia, 8th–15th July, 1967. Path. Europ. **3**, 121 (1968).

Vinken, P. J., Bruyn, G. W. (Hrsg.); Leukodystrophies and poliodystrophies. In *Handbook of Clinical Neurology,* vol. 10. Amsterdam: North-Holland, 1970.

Vinken, P. J., Bruyn, G. W. (Hrsg.): Neuroretinal degenerations and phacomatoses. In

Handbook of Clinical Neurology, vol. 13. Amsterdam; North-Holland, 1970.

Volk, B. W., Aronson, S. M. (Hrsg.): Sphingolipids, Sphingolipidoses and Allied Disorders. Proc. of the Symposium on Sphingolipidoses and Allied Disorders held in Brooklyn, New York, October 25–27, 1971. Advances in Experimental Medicine and Biology, vol. 19. New York; Plenum Press, 1972.

Zeman, W., Dyken, P.: Neuronal ceroid-lipofuscinosis (Batten's disease): Relationship to amaurotic family idiocy? Pediatrics **44**, 570 (1969).

Alexandersche Krankheit

Friede, R. L.: Alexander's disease. Arch. Neurol. (Chic.) **11**, 414 (1964).

Herndon, R. M., Rubinstein, L. J., Freeman, J. M.: Light and electron microscopic observations on Rosenthal fibers in Alexander's disease and in multiple sclerosis. J. Neuropath. exp. Neurol. **XXIX**, 524 (1970).

Schochet, S. S., Jr., Lampert, P. W., Earle, K. M.: Alexander's disease. Neurology (Minneap.) **18**, 543 (1968).

Sherwin, R. M., Bethrong, M.: Alexander's disease with sudanophilic leukodystrophy. Arch. Path. **89**, 321 (1970).

Aminoazidopathien

Crome, L. C., Stern, J.: Aminoacidurias. In *Pathology of Mental Retardation.* S. 260. London; Churchill, 1967.

Efron, Mary L., Ampola, Mary G.: The aminoacidurias. Pediat. Clin. N. Amer. **14**, 881 (1967).

Holtzman, N. A.: Dietary treatment of inborn error of metabolism. Ann. Rev. Med. **21**, 335 (1970).

Ceramidosen

Dawson, G., Stein, A. O.: Lactosyl ceramidosis: Catabolic enzyme defect of glycosphingolipid metabolism. Science **170**, 556 (1970).

Dawson, G., Matalon, R., Stein, A. O.: Lactosylceramidosis: Lactosylceramide galactosyl hydrolase deficiency and accumulation of lactosylceramide in cultured skin fibroblasts. J. Pediat. **79**, 423 (1971).

Fabrysche Krankheit

Christensen Lou, H. A., Reske-Nielsen, E.: The central nervous system in Fabry's disease. Arch. Neurol. (Chic.) **25**, 351 (1971).

Desnick, R. J., Sweeley, C. C., Krivit, W.: A method for the quantitative determination of neutral glycosphingolipids in urine sediment. J. Lipid Res. **11**, 31 (1970).

Kint, J. A.: Fabry's disease: Alpha-galactosidase deficiency. Science **167**, 1268 (1970).

Philippart, M., Sarlieve, L., Mancorda, A.: Urinary glycolipids in Fabry's disease. Their examination in the detection of atypical variants and the pre-symptomatic state. Pediatrics **43**, 201 (1969).

Gangliosidosen

Adachi, M., Torii, J., Schneck, L., Volk, B. W.: The fine structure of fetal Tay-Sachs disease. Arch. Path. **91**, 48 (1971).

Brown, N. J., Corner, B. D., Dodgson, M. C. H.: A second case in the same family of congenital familial cerebral lipidosis resembling amaurotic family idiocy. Arch. Dis. Childh. **29**, 48 (1954).

Eeg-Olofsson, Ol., Kristensson, K., Sourander, P., Svennerholm, L.: Tay-Sachs disease. A generalized metabolic disorder. Acta paediat. scand. **55**, 546 (1966).

Hagberg, B., Hultquist, G., Oehman, R., Svennerholm, L.: Congenital amaurotic idiocy. Acta paediat. scand. **54**, 116 (1965).

Landing, B. H., Silverman, F. N., Craig, J. M., Jacoby, M. D., Lahey, M. E., Chadwick, D. L.: Familial neurovisceral lipidosis. Amer. J. Dis. Child. **108**, 503 (1964).

O'Brien, J. S.: Generalized gangliosidosis. J. Pediat. **75**, 167 (1969).

O'Brien, J. S., Okada, S., Ho, W. M., Fillerup, D. L., Veath, M. L., Adams, K.: Ganglioside storage diseases. In *Lipid Storage Diseases* (Hrsg. Bernsohn, J. & Grossman, H. J.) S. 225, New York; Academic Press 1971.

Oehman, R., Ekelund, H., Svennerholm, L.: The diagnosis of Tay-Sachs disease. Acta paediat. scand. **60**, 399 (1971).

Okada, S., O'Brien, J. S.: Tay-Sachs disease: Generalized absence of a beta-D-N-acetylhexosidaminidase component. Science **165**, 698 (1969).

Pfeiffer, R. A., Diekmann, L., Wierich, W., Bassewitz, D. B. v., Jünemann, G., Damaske, E., Werries, E., Wässle, K.: Klinische, pathologische und biochemische Untersuchungen in einem Fall von infantiler generalisierter Gangliosidose (G_{M1}-Mucolipidose). Z. Kinderheilk. **112**, 23 (1972).

Schneck, L., Adachi, M., Volk, B. W.: The fetal aspects of Tay-Sachs disease. Pediatrics **49**, 342 (1972).

Singer, H. S., Nankervis, G. A., Schafer, I. A.: Leucocyte beta-galactosidase activity in the diagnosis of generalized G_{M1}-gangliosidosis. Pediatrics **49**, 352 (1972).

Suzuki, K., Suzuki, K., Chen, G. C.: G_{M1} gangliosidosis (generalized gangliosidosis). Morphology and chemical pathology. Path. europ. **3**, 389 (1968).

Suzuki, Y., Berman, P. H., Suzuki, K.: Detection of Tay-Sachs disease heterozygotes by assay of hexosaminidase A in serum and leucocytes. J. Pediat. **78**, 643 (1971).

Terry, R. D.: The lipid storage body. Some morphologic aspects of the lipidoses. In *Lipid Storage Diseases* (Hrsg. Bernsohn, J. & Grossman, H. J.), S. 3, New York; Academic Press 1971.

Thiemann, H., Diekmann, I., Bassewitz, D. V. v.: Die Feinstruktur der menschlichen Leber bei generalisierter Gangliosidose G_{M1}. Beitr. path. Anat. **140**, 194 (1970).

Thomas, G. H.: Beta-D-galactosidase in human urine: Deficiency in generalized gangliosidosis. J. Lab. clin. Med. **74**, 725 (1969).

Glykogenose

Field, R. A.: Glycogen deposition diseases. In *The Metabolic Bases of Inherited Disease* (Hrsg. Stanbury et al.), S. 141. New York; McGraw-Hill 1966.

Gambetti, P.: Nervous system in Pompe's disease. J. Neuropath. exp. Neurol. **30**, 412 (1971).

Hirschhorn, K., Nadler, H. L., Waithe, W. I., Brown, B. I., Hirschhorn, R.: Pompe's disease: detection of heterozygotes by lymphocyte stimulation. Science **166**, 1632 (1969).

Hirnbiopsie

Andrews, J. M., Cancilla, P. A.: Cytoplasmic inclusions in human globoid cell leukodystrophy. Krabbe's disease. Arch. Path. **89**, 53 (1970).

Biemond, A.: Indications. Legal and moral aspects of cerebral biopsies. In Fifth International Congress of Neuropathology, Proceedings, S. 372. New York; Excerpta Medica 1966.

Møller, J. E.: Diagnostic value of cortex biopsy. Scandinavian Society of Paediatric Pathology, Proceedings, Acta paediat. scand. **59**, 108 (1970).

Shuter, E. R., Robins, E., Freeman, M. L., Jungalwala, F. B.: Beta-hexosaminidase in the nervous system: The quantitative histochemistry of beta-galactosaminidase in the ce-

rebellar cortex and subjacent matter. Acta Histochem. Cytochem. **18**, 271 (1970).

Krabbesche Krankheit

Andrews, J. M., Cancilla, P. A.: Cytoplasmic inclusions in human globoid cell leukodystrophy. Arch. Path. **89**, 53 (1970).

Eto, Y., Suzuki, K., Suzuki, K.: Globoid cell leukodystrophy (Krabbe's disease): Isolation of myelin with normal glycolipid composition. J. Lipid Res. **11**, 473 (1970).

Hagberg, B., Kollberg, H., Sourander, P., Åkesson, H. O.: Infantile globoid cell leukodystrophy (Krabbe's disease). A clinical and genetic study of 32 Swedish cases 1953–1967. Neuropädiatrie **1**, 74 (1969).

Suzuki, K., Suzuki, Y., Eto, Y.: Deficiency of galactocerebroside B-galactosidase in Krabbe's globoid cell leukodystrophy. In *Lipid Storage Diseases* (Hrsg. Bernsohn, J. & Grossman, H. J.), S. 111. New York; Academic Press 1971.

Suzuki, Y., Suzuki, K.: Krabbe's globoid cell leukodystrophy: Deficiency of galactocerebrosidase in serum, leucocytes, and fibroblasts. Science **171**, 73 (1971).

Leighsche nekrotisierende Enzephalopathie

Dayan, A. D., Ockenden, B. G., Crome, L.: Necrotizing encephalopathy of Leigh. Neuropathological findings in 8 cases. Arch. Dis. Childh. **45**, 39 (1970).

Lesch-Nyhansche Krankheit

Boyle, J. A., Raivio, K. O., Astrin, K. H., Schulman, J. D., Graf, M. L., Seegmiller, J. E., Jacobsen, C. B.: Lesch-Nyhan syndrome: Preventive control by prenatal diagnosis. Science **169**, 688 (1970).

Newcombe, D. S.: The urinary excretion of aminoimidazolecarboxamide in the Lesch-Nyhan syndrome. Pediatrics **46**, 508 (1970).

Morbus Gaucher

Schettler, G., Kahlke, W.: Gaucher's disease. In *Lipids and Lipidoses* (Hrsg. Schettler, G), S. 260, Berlin-Heidelberg-New York: Springer 1967.

Mukopolysaccharidosen

Bori, P. F., Hooghwinkel, G. J. M., Edgar, G. W. F.: Brain ganglioside pattern in three

Literatur

forms of amaurotic idiocy and in gargoylism.
J. Neurochem. **13**, 1249 (1966).
Ho, M. W., O'Brien, J. S.: Hurler's syndrome:
deficiency of a specific beta-galactosidase
isoenzyme. Science **165**, 611 (1969).
Öckerman, P. A.: Acid hydrolase in skin and
plasma in gargoylism. Deficiency of beta-galactosidase in skin. Clin. chim. Acta **20**, 1
(1968).

Nervenbiopsie

Carlsson, C. B., Swanson, A. G.: Diseases of
peripheral nerves. In Genetics of neuromuscular disease. Pediat. Clin. N. Amer. **14**, 954
(1967).
Dyck, P. J., Lofgren, E. P.: Nerve biopsy. Choice
of nerve, method, symptoms and usefulness.
Med. Clin. N. Amer. **52**, 885 (1968).
Dyck, P. J., Gutrecht, J. A., Bastron, J. A., Kar-
nes, W. E., Dale, A. J. D.: Histologic and
teased-fiber measurements of sural nerve in
disorders of lower motor and primary sen-
sory neurons. Mayo Clin. Proc. **43**, 81
(1968).
Dyck, P. J., Ellefson, R. D., Lais, A. C., Smith,
R. C., Taylor, W. F., Van Dyke, R. A.: Histologic and lipid studies of sural nerves in
inherited hypertrophic neuropathy: Preliminary report of a lipid abnormality in nerve
and liver in Déjérine-Sottas disease. Mayo
Clin. Proc. **45**, 286 (1970).
Hagberg, B., Sourander, P., Thorén, L.: Peripheral nerve changes in the diagnosis of
metachromatic leukodystrophy. Acta paediat. Suppl. **135**, 63 (1962).
Page, K. M.: Histological methods for peripheral
nerves-Part I. J. med. Lab. Technol. **27**, 1
(1970).
Sourander, P., Olsson, Y.: Peripheral neuropathy in globoid cell leukodystrophy (M.
Krabbe). Acta neuropath. (Berl.) **11**, 69
(1968).

Neuroaxonale Dystrophie

Sandbank, U., Lerman, P., Geifman, M.: Infantile neuroaxonale dystrophy: Cortical axonic
and presynaptic changes. Acta neuropath.
(Berl.) **16**, 342 (1970).
Toga, M., Berard-Badier, M., Gambarelli-Du-
bois, D.: La dystrophie neuroaxonale infantile ou maladie de Seitelberger. Acta neuropath. (Berl.) **15**, 327 (1970).

Pelizaeus-Merzbachersche Krankheit

Förster, C., Daschner, F., Murken, J.-D.: Peli-
zaeus-Merzbacher-Krankheit: Zur Frage
der klinischen Diagnose. Z. Kinderheilk.
110, 248 (1971).

Refsumsche Krankheit

Flament-Durand, J., Noel, P., Rutsaert, J.,
Toussaint, D., Malmendier, C., Lyon, G.: A
case of Refsum's disease: Clinical, patholo-
gical, ultrastructural and biochemical study.
Path. europ. **6**, 172 (1971).
Herndon, J. H. Jr., Steinberg, D., Uhlendorf,
B. W.: Refsum's disease: Defective oxida-
tion of phytanic acid in tissue cultures de-
rived from homozygotes and heterozy-
gotes. New Engl. J. Med. **281**, 1034 (1969).
Kahlke, W.: Heredopathia atactica polyneuriti-
formis (Refsum's disease). In *Lipids and Li-
pidoses* (Hrsg. G. Schettler), S. 352, Berlin-
Heidelberg-New York: Springer 1967.
Steinberg, D., Vroom, F. Q., Engel, W. K.,
Cammermeyer, J., Mize, Ch. E., Avigan, J.:
Refsum's disease. A recently characterized
lipidosis involving the nervous system. Ann.
Int. Med. **66**, 365 (1967).
Try, K., Stokke, O.: *Biochemical and Dietary
Studies in Refsum's Disease (Heredopathia
Atactica Polyneuritiformis)* Oslo: Universi-
tetsförlaget, 1969.

Rektumbiopsie

Bodian, M., Lake B. D.: The rectal approach
to neuropathology. *Brit. J. Surg.* **50**, 702
(1963).
Brett, E. M., Berry, C. L.: Value of rectal biopsy
in paediatric neurology: Report of 165 biopsies. Brit. J. Med. **3**, 400 (1967).
Finch, E., Emery, J. L., Lister, J.: Histochemistry of the intrinsic nerves of the rectum and
colon. In *Some Recent Advances in Inborn
Errors of Metabolism* (Hrsg. Holt, K. S. &
Coffey, V. P.), S. 132, Edinburgh: E. & S.
Livingstone 1968.
Kamoshita, S., Landing, B. H.: Distribution of
lesions in myenteric plexus and gastrointestinal mucosa in lipidoses and other neurological disorders in children. Amer. J. clin.
Path. **49**, 312 (1968).
Martin, L. W., Landing, B. H., Nakai, H.: Rectal
biopsy as an aid in the diagnosis of infants and children. J. Pediat. **62**, 197
(1963).
Swenson, O.: *Pediatric Surgery*, S. 403, Apple-
ton-Century-Crofts. New York, 1958.

Sudanophile Leukodystrophie

Tsuchiya, Y., Numabe, T., Yokoi, S.: Neuropathological and neurochemical studies of three cases of sudanophilic leukodystrophy. Acta neuropath. (Berl.) **16**, 353 (1970).

Sulfatidose

Hackett, T., Hackett, R. J., Bray, P. F., Madsen, J. A.: Chemical detection of metachromatic leukodystrophy in disease and carrier states. Amer. J. Dis. Child. **122**, 223 (1971).

Hagberg, B.: Clinical symptoms, signs and tests in metachromatic leukodystrophy. In *Brain-lipids and Lipoproteins, and the Leukodystrophies* (Hrsg. Folch-Pi, J. & Bauer, H. J.), S. 134, Amsterdam: Elsevier 1963.

Kohn, R.: Papillomatosis of the gallbladder in metachromatic leukodystrophy. Amer. J. clin. Path. **52**, 737 (1969).

Murphy, J. V., Wolfe, H. J., Balasz, E. A., Moser, H. W.: A patient with deficiency of arylsulfatases A, B, C, and steroid sulfatase, associated with storage of sulfatide, cholesterol sulfate, and glycosaminoglycans. In *Lipid Storage Diseases* (Hrsg. Bernsohn, J. & Grossman, H. J.), S. 67. New York: Academic Press 1971.

Résibois, A.: Electron microscopic studies of metachromatic leukodystrophy. IV. Liver and kidney alterations. Path. europ. **6**, 278 (1971).

Stumpf, D. A., Austin, J. H.: Qualitative and quantitative differences in sulfatase A in different forms of classical metachromatic leukodystrophy. In *Lipid Storage Diseases* (Hrsg. Bernsohn, J. & Grossman, H. J.), S. 203. New York: Academic Press 1971.

Wilsonsche Krankheit

Bergsma, D. (Hrsg.): *Wilson's disease. Birth Defects. Original Article Series,* vol. IV, No. 2; April 1968.

Falkmer, S., Samuelsson, Sjölin, S.: Penicillamine-induced normalization of clinical signs, and liver morphology and histochemistry in a case of Wilson's disease. Pediatrics **45**, 260 (1970).

Zahnextraktion

Anneroth, G., Ivemark, B. I.: Histochemical localization of lipids in human dental pulp. *Svensk Tandläk.-T.* **63**, 747 (1970).

Gardner, D. G., Zeman, W.: Biopsy of the dental pulp in diagnosis of metachromatic leukodystrophy. Develop. Med. Child Neurol. **1**, 620 (1965).

Kapitel 6

Allgemeines

Adams, R. D., Denny-Brown, D., Pearson, C. M.: *Diseases of Muscle. A Study in Pathology.* 2. Aufl., New York: Hoeber-Harper 1962.

Allan, J. D., Raine, D. N.: *Some Inherited Disorders of Brain and Muscle.* Proceedings of the Fifth Symposium of The Society for the Study of Inborn Errors of Metabolism. Edinburgh: Livingstone 1969.

Banks, H. H. (Hrsg.): Musculoskeletal disorders. I–II. *Pediat. Clin. N. Amer.* **14**, No. 2–3 Mai 1967.

Bethlem, J.: *Muscle Pathology. Introduction and Atlas.* Amsterdam: North-Holland, 1970.

Canal, N., Scarlato, G., Walton, J. N. (Hrsg.): *Muscle Diseases. Proceedings of an International Congress on Muscle Diseases, Milan, 19–21 May, 1969.* Amsterdam: Excerpta Medica 1970.

Cohen, J.: Laboratory diagnostic measures in generalized muscular disease. *Pediat. Clin. N. Amer.* **14**, 461 (1967).

Dubowitz, V.: *The Floppy Infant. Clinics in Developmental Medicine.* No. 31. London: Heineman 1969.

Edström, L., Torlegard, K.: Area estimation of transversely sectioned muscle fibres. Z. wiss. Mikr., **69**, 3 (1969).

Engel, W. K.: Selective and nonselective susceptibility of muscle fiber types. A new approach to human neuromuscular disease. Arch. Neurol. (Chic.) **22**, 97 (1970).

Gamstorp, I.: *Pediatric Neurology.* London: Butterworth 1970.

Guth, L., Samaha, F. J., Albers, R. W.: The neural regulation of some phenotypic differences between the fiber types of mammalian skeletal muscle. Exp. Neurol. **26**, 126 (1970).

Joppich, G., Schulte, F. J.: *Neurologie des Neugeborenen.* Kap. VIII: Erkrankungen des peripheren motorischen Neurons und der Muskulatur. S. 132, Berlin-Heidelberg-New York: Springer 1968.

Walton, J. N. (Hrsg.): *Disorders of Voluntary Muscle.* 2. Aufl. London: Churchill 1969.

Literatur

Biopsie

Engel, W. K.: Muscle biopsy. Clin. Orthop. & Related Res. **39**, 80 (1965).

Engel, W. K., Cunningham, G. G.: Rapid examination of muscle tissue. An improved trichrome method for fresh-frozen biopsy sections. Neurology (Minneap.) **13**, 919 (1963).

Engel, W. K.: Muscle biopsies neuromuscular diseases. Pediat. Clin. N. Amer. **14**, 963 (1967).

Reske-Nielsen, E., Coërs, C., Harmsen, A.: Qualitative and quantitative histological study of neuromuscular biopsies from healthy young men. J. neurol. Sci. **10**, 369 (1970).

Reske-Nielsen, E., Harmsen, A., Højgaard, J.: Modified technique of muscle biopsy. Acta path. microbiol. scand. **77**, 578 (1969).

Dystrophien

Dubowitz, V.: Chemical and structural changes in muscle: The importance of the nervous system. In *Some Inherited Disorders of Brain and Muscle*. (Hrsg. Allan & Raine), S. 32, 1969.

Heyck, H., Laudahn, G. (Hrsg.): *Die progressiv-dystrophischen Myopathien*. 436 S., Berlin-Heidelberg-New York: Springer 1969.

James, T. N.: Observations on the cardiovascular involvement, including the cardiac conduction system, in progressive muscular dystrophy. *Amer. Heart J.* **63**, 48 (1962).

Mendell, J. R., Engel, W. K., Derrer, E. C.: Duchenne muscular dystrophy: Functional ischemia reproduces its characteristic lesions. Science **172**, 1143 (1971).

Pennington, R. J.: Biochemical abnormalities in muscular dystrophy. In *Some Inherited Disorders of Brain and Muscle* (Hrsg. Allan & Raine), S. 23, 1969.

Walton, J. N.: Clinical consideration in the classification and differential diagnosis of muscular dystrophy. In *Some Inherited Disorders of Brain and Muscle* (Hrsg. Allan & Raine), S. 1, 1969.

Weinstock, I. M., Iodice, A. A.: Acid hydrolase activity in muscular dystrophy and denervation atrophy. In *Lysosomes in Biology and Pathology* (Hrsg. Dingle & Fell), vol. 1, S. 450. Amsterdam: North-Holland 1969.

Elektronenmikroskopie

Cancilla, P. A., Kalyanaraman, K., Verity, M. A., Munsat, T., Pearson, C. M.: Familial myopathy with probable lysis of myofibrils in type I fibres. Neurology (Minneap.) **21**, 579 (1971).

Engel, A. G.: Ultrastructural reactions in muscle disease. *Med. Clin. N. Amer.* **52**, 908 (1968).

Hudgson, P., Perace, G. W.: Ultramicroscopic studies of diseased muscle. In *Disorders of Voluntary Muscle* (Hrsg. Walton, J. N.). S. 277 2. Aufl., London: Churchill, 1969.

Mastaglia, F. L., Walton, J. N.: An electron microscopic study of skeletal muscle from cases of the Kugelberg-Welander syndrome. Acta neuropath. (Berl.) **17**, 201 (1971).

Nakashima, N., Tamura, Z., Okamoto, S., Goto, H.: Inclusion bodies in human neuromuscular disorder. Arch. Neurol (Chic.) **22**, 270 (1970).

Gewebekulturen

Ross, K. F. A. & Hudgson, P.: Tissue culture in muscle disease. In *Disorders of Voluntary Muscle* (Hrsg. Walton, J. N.), S. 319, 2. Aufl., London: Churchill 1969.

Glykogenose

Cardiff, R. D.: A histochemical and electron microscopic study of skeletal muscle in a case of Pompe's disease (glycogenosis II). Pediatrics **37**, 249 (1966).

Hudgson, P.: Type II (Pompe's) skeletal muscle glycogenosis. In *Some Inherited Disorders of Brain and Muscle* (Hrsg. Allan & Raine), S. 60, 1969.

McArdle, B. M.: Skeletal muscle glycogenoses other than type II. In *Some Inherited Disorders of Brain and Muscle* (Hrsg. Allan & Raine), S. 46, 1969.

Histochemie

Dubowitz, V.: Histochemical aspects of muscle disease. In *Disorders of Voluntary Muscle* (Hrsg. Walton, J. N.), S. 239, 2. Aufl., London: Churchill 1969.

Edström, L., Nyström, B.: Histochemical types and sizes of fibres in normal human muscles. A biopsy study. Acta neurol. scand. **45**, 257 (1969).

Engel, W. K.: Chemocytology of striated annulets and sarcoplasmic masses in myotonic dystrophy. J. Histochem Cytochem. **10**, 229 (1962).

Engel, W. K.: The essentiality of histo- and cytochemical studies of skeletal muscle in the investigation of neuromuscular disease. Neurology (Minneap.) **12**, 778 (1962).

Engel, W. K.: Diseases of the neuromuscular

234

junction and muscle. In *Neurohistochemistry* (Hrsg. Adams, C. W. M.), S. 622. Amsterdam: Elsevier 1965.

Engel, W. K., Cunningham, G. G.: Alkaline phosphatase-positive abnormal fibers of human muscle. J. Histochem. Cytochem. **18**, 55 (1970).

Meijer, A. E. F. H.: Histochemical method for the demonstration of myosin adenosine triphosphatase in muscle tissue. Histochemie **22**, 51 (1970).

Samaha, F. J., Guth, L., Albers, R. W.: Phenotypic differences between the actomyosin ATPase of the three fiber types of mammalian skeletal muscle. Exp. Neurol **26**, 120 (1970).

Kongenitale Myopathien

Hudgson, P., Gardner-Medwin, D., Fulthorpe, J. J., Walton, J. N.: Nemaline myopathy. Neurology (Minneap.) **17**, 1125 (1967).

Shafiq, S. A., Dubowitz, V., Peterson, H. DeC., Milhorat, A. T.: Nemaline myopathy. Report of a fatal case, with histochemical and electron microscopic studies. Brain **90**, 817, (1967).

Shy, G. M.: Central core disease and nemaline myopathy. In *The Metabolic Basis of Inherited Disease.* (Hrsg. Stanbury Wyngaarden & Fredrickson), 2. Aufl. Kap. 40, S. 952. New York: McGraw-Hill 1966.

Mitochondriale Erkrankungen

Engel, A. G., Gomez, M. R., Groover, R. V.: Multicore disease. A recently recognized congenital myopathy associated with multifocal degeneration of muscle fibers. Mayo Clin. Proc. **46**, 666 (1971).

Engel, W. K., Vick, N. A., Glueck, C. J. & Levy, R. I.: Skeletal-muscle disorder, intermittent symptoms, possible lipid abnormality. New Engl. J. Med. **282**, 697, (1970).

Myasthenie

Namba, T., Brown, S. B., Grob, D.: Neonatal myastenia gravis. Report of two cases and review of the literature. Pediatrics **45**, 488 (1970).

Myositis ossificans

Ackerman, L. V.: Extraosseous localized noneoplastic bone and cartilage formation (so-called myositis ossificans). J. Bone Jt Surg. **40 A**, 279 (1958).

McKusick, V. A.: Fibrodysplasia ossificans progressiva. In *Heritable Disorders of Connective Tissue,* S. 687. 4. Aufl. St. Louis: Mosby 1972.

Neuropathien

Dyck, P. J., Ellefson, R. D., Lais, A. C., Smith, R. C., Taylor, W. F., Van Dyke, R. A.: Histologic and lipid studies of sural nerves in inherited hypertrophic neuropathy: Preliminary report of a lipid abnormality in nerve and liver in Déjérine-Sottas disease. Mayo Clin. Proc. **45**, 286 (1970).

Gamstorp, I.: Polyneuropathy in childhood. Acta paediat. scand. **57**, 230 (1968).

Polymyositis

Dowben, R. M., Vawter, G. F., Brandfonbrenner, A., Sniderman, S. P., Kaegy, R. D.: Polymyositis and other diseases resembling muscular dystrophy. Arch. intern. Med. **115**, 584 (1965).

Shafiq, S. A., Milhorat, A. T., Gorycki, M. A.: An electronmicroscope study of muscle degeneration and vascular changes in polymyositis. J. Path. Bact. **94**, 139 (1967).

Spinale Atrophien

Engel, W. K.: Muscle target fibers-a newly recognized sign of denervation. Nature **191**, 389 (1961).

Gamstorp, I.: Progressive spinal muscular atrophy with onset in infancy or early childhood. Acta paediat. scand. **56**, 408 (1967).

Shafiq, S. A., Milhorat, A. T., Gorycki, M. A.: Fine structure of human muscle in neurogenic atrophy. Neurology (Minneap.) **17**, 934 (1967).

Kapitel 7

Abul-Haj, S. K., Martz, D. G., Douglas, W. F., Geppert, L. J.: Farber's disease. Report of a case with observations on its histogenesis and notes on the nature of the stored material. J. Pediat. **61**, 221 (1962).

Balazs, E. A., Jeanloz, R. W.: A guide to the nomenclature. In *The Amino Sugars,* vol. II A, S. 13, New York: Academic Press 1965.

Barrett, A. J.: The biochemistry and function of mucosubstances. Histochem. J. **3**, 213 (1971).

Bartman, J., Blanc, W. A.: Fibroblast cultures in Hurler's and Hunter's syndromes. Arch. Path. **89**, 279 (1970).

Belcher, R.W.: Ultrastructure and cytochemistry of lymphocytes in the genetic mucopolysaccharidoses. Arch. Path. **93**, 1 (1972).

Conrad, G. W.: Collagen and mucopolysaccharide biosynthesis in mass cultures and clones of chick corneal fibroblasts *in vitro*. Develop. Biol. **21**, 611 (1970).

Danes, B. S.: Cell culture and rare connective tissue disorders. J. Pediat. **77**, 307 (1970).

Danes, B. S., Bearn, A. G.: Hurler's syndrome: A genetic study in cell culture. J. exp. Med. **123**, 1 (1966).

Dekaban, A. S., Patton, V. M.: Hurler's and Sanfilippo's variants of mucopolysaccharidosis. Arch. Path. **91**, 434 (1971).

D'Elia, R., Baroni, A.: Ultrastructure of human skin fibroblasts in gargoylism. Helv. paediat. Acta **25**, 492 (1970).

Dorfman, A.: Heritable diseases of connective tissue: The Hurler syndrome. In *The Metabolic Basis of Inherited Disease* (Hrsg. Stanbury et al.), S. 1218 New York: McGraw-Hill 1972.

Dorfman, A., Matalon, R.: The Hurler and Hunter syndromes. Amer. J. Med. **47**, 691 (1969).

Engfeldt, B., Hjertquist, S.-O.: The effect of various fixatives on the preservation of acid glycosaminoglycans in tissues. Acta path. microbiol. scand. **71**, 219 (1967).

Freeman, J. M., McKhann: Degenerative disease of the centralnervous system. In *Advances of Pediatrics*. **16**, 125 und 142 ff. Chicago: Year Book 1969.

Hambrick, G. W., Jr., Scheie, H. G.: Studies of the skin in Hurler's syndrome Arch. Derm. **85**, 63 (1962).

Haust, M. D., Gordon, B. A., Bryans, A. M., Wollin, D. G., Binnington, V.: Heparitin sulfate mucopolysaccharidosis (Sanfilippo disease): A case study with ultrastructural, biochemical, and radiological findings. Pediat. Res. **5**, 137 (1971).

Ho, M. W., O'Brien, J. S.: Hurler's syndrome: Deficiency of a specific beta galactosidase isoenzyme. Science **165**, 611 (1969).

Horton, W. A., Schimke, R. N.: A new mucopolysaccharidosis. J. Pediat. **77**, 252 (1970).

Humbel, R., Marchal, C., Fall, M.: Differential diagnosis of mucopolysaccharidosis by means of thin-layer chromatography of urinary acidic glycosaminoglycans. Helv. paediat. Acta **24**, 648 (1969).

Kjellman, B., Gamstorp, I., Brun, A., Öckerman, P.-A., Palmgren, B.: Mannosidosis: A clinical and histopathologic study. J. Pediat. **75**, 366 (1969).

Linker, A., Evans, L. R., Langer, L. O.: Mor-

quio's disease and mucopolysaccharide excretion. J. Paediat. **77**, 1039 (1970).

Loeb, H., Jonniaux, G., Resibois, A., Cremer, N., Dodion, J., Tondeur, M., Gregoire, P. E., Richard, J., Cieters, P.: Biochemical and ultrastructural studies in Hurler's syndrome. J. Pediat. **73**, 860 (1968).

Loeb, H., Tondeur, M., Toppet, M., Cremer, N.: Clinical, biochemical and ultrastructural studies of an atypical form of mucopolysaccharidosis. Acta paediat. scand. **58**, 220 (1969).

Lundquist, A., Öckerman, P.-A.: Fine-needle aspiration biopsy of human liver for enzymatic diagnosis of glycogen storage disease and gargoylism. Acta paediat. scand. **59**, 293 (1970).

McKusick, V. A.: The mucopolysaccharidoses. In *Heritable Disorders of Connective Tissue*, 4. Aufl. St. Louis, Mosby, S. 521, 1972.

Matalon, R., Dorfman, A.: Acid mucopolysaccharides in cultured human fibroblasts. Lancet **2**, 838 (1969).

Moser, H. W., Prensky, A. L., Wolfe, H. J., Rosman, N. P.: Farber's lipogranulomatosis. Report of a case and demonstration of an excess on free ceramide and ganglioside. Amer. J. Med. **47**, 869 (1969).

Muir, H.: The structure and metabolism of mucopolysaccharides (glycosaminoglycans) and the problem of the mucopolysaccharidoses. Amer. J. Med. **47**, 673 (1969).

Muir, H., Mittwoch, W., Bitter, T.: The diagnostic value of isolated urinary mucopolysaccharides and of lymphocyte inclusions in gargoylism. Arch. Dis. Childh. **38**, 358 (1963).

Nadler, H. L., Gerbie, A. B.: Role of amniocentesis in the intrauterine detection of genetic disorders. New Engl. J. Med. **282**, 596 (1970).

Neufeld, E. F., Frantantoni, J. C.: Inborn errors of mucopolysaccharide metabolism. Faulty degradative mechanisms are implicated in this group of human disease. Science **169**, 141 (1970).

Öckerman, P.-A.: Enzymdiagnostik av medfödda metaboliska rubbningar. Läkartidn. **65**, 1335 (1969).

Öckerman, P.-A.: Mannosidosis: Isolation of oligosaccharide storage material from brain. J. Pediat. **75**, 360 (1969).

Rampini, S., Isler, W., Baerlocher, K., Bischoff, A., Ulrich, J., Plüss, H. J.: Die Kombination von metachromatischer Leukodystrophie und Mukopolysaccharidose als selbständiges Krankheitsbild (Mukosulfatidose). Helv. paediat. Acta **25**, 436 (1970).

Scott, C. R., Lagunoff, D., Trump, B. F.: Familial neurovisceral lipidosis. J. Pediat. **71**, 357 (1967).

Sorvari, T. E., Näntö, V.: Investigations of dye binding in the sequential staining of mucosaccharides by Alcian Yellow – Alcian Blue. I. Histochemical experiments on different animal and human mucosaccharides. Histochem J. **3**, 261 (1971).

Sorvari, T. E., Näntö, V.: Investigations of dye binding in the sequential staining of mucosaccharides by Alcian Yellow – Alcian Blue. II. Spot tests and experiments on dye-mucopolysaccharide (glycosaminoglycan) precipitates. Histochem. J. **3**, 269 (1971).

Spranger, J., Wiedermann, H.-R., Tolksdorf, M., Graucob, E., Caesar, R.: Lipomucopolysaccharidose. Eine neue Speicherkrankheit. Z. Kinderheilk. **103**, 285 (1968).

Wiesmann, U., Neufeld, E. F.: Scheie and Hurler syndromes: Apparent identity of the biochemical defect. Science **169**, 72 (1970).

Kapitel 8

Allgemeines

Harris, H.: Glycogen diseases. In *The Principles of Human Biochemical Genetics*, S. 160. Amsterdam: North-Holland 1970.

Holtzman, N. A.: Dietary treatment of inborn errors of metabolism. Glycogen diseases. Ann. Rev. Med. **21**, 344 (1970).

Hug, G., Garancis, J. C., Schubert, W. K., Kaplan, S.: Glycogen storage disease types, II, III, VIII, and IX. Amer. J. Dis. Child. **111**, 457 (1966 a).

Mahnke, P.-Fr., Gantenbein, B.: Zur Häufigkeit und Problematik des Kernglykogens in der kindlichen Leber. Acta hepato-splenol. (Stuttg.) **12**, 321 (1965).

Öckerman, P. A.: Glycogen storage disease in Sweden. Acta paediat. scand. Suppl. **160**, 1965.

Pallavicini, J. Ch., Wiesman, U., Uhlendorf, W. B., di Saint' Agnese, P. A.: Glycogen content of tissue culture fibroblasts from patients with cystic fibrosis and other heritable disorders. J. Pediat. **77**, 280 (1970).

Synthesestörungen des Glykogens
Glykogen-Synthetase

Lewis, G. M., Spencer-Peet, J., Stewart, K. M.: Infantile hypoglycemia due to inherited deficiency of glycogen synthetase in liver. Arch. Dis. Childh. **38**, 40 (1963).

Parr, J., Teree, T. M., Larner, J.: Symptomatic hypoglycemia, visceral fatty metamorphosis and aglycogenosis in an infant lacking glycogen synthetase and phosphorylase. Pediatrics **35**, 770 (1965).

Brancher-Enzyme

Andersen, D. H.: Familial cirrhosis of the liver with storage of abnormal glycogen. Lab. Invest. **5**, 11 (1956).

Brown, B. I., Brown, D. H.: Lack of an α-1,4-glucan: α-1,4-glucan 6-glycosyl transferase in a case of Type IV glycogenosis. Proc. nat. Acad. Sci. (Wash.) **56**, 725 (1966).

Howell, R. R., Kaback, M. M., Brown, B. I.: Type IV glycogen storage disease: Branching enzyme deficiency in skin fibroblasts and possible heterozygote detection. J. Pediat. **78**, 638 (1971).

Schochet, S. S. Jr., McCormick, W. F., Zellweger, H.: Type IV glycogenosis (Amylopectinosis). Arch. Path. **90**, 354 (1970).

Phosphoglukomutase

Thomson, W. H. S., MacLaurin, J. C., Prineas, J. W.: Skeletal muscle glycogenosis: An investigation of two dissimilar cases. J. Neurol. Neurosurg. Psychiat. **26**, 60 (1963).

Phosphofruktokinase

Layzer, R. B., Rowland, L. P., Ranney, H. M.: Muscle phosphofructokinase deficiency. Arch. Neurol. (Chic.) **17**, 512 (1967).

Tarui, S., Okuno, G., Ikura, Y., Tanaka, T., Suda, M., Nishikawa, M.: Phosphofructokinase deficiency in skeletal muscle. A new type of glycogenosis. Biochem. biophys. Res. Commun. **129**, 1553 (1965).

Tarui, S., Kono, N., Nasu, T., Nishikawa, M.: Enzymatic basis for the coexistence of myopathy and hemolytic disease in inherited muscle phosphofructokinase deficiency. Biochem. biophys. Res. Commun. **34**, 77 (1969).

Abbaustörungen des Glykogens
Leberphosphorylase

Hug, G., Schubert, W. K., Chuck, G.: Phosphorylase kinase of the liver: deficiency in a girl with increased hepatic glycogen. Science **153**, 1534 (1966 b).

Schwartz, D., Savin, M., Drash, A., Field, J.: Studies in glycogen storage disease. IV. Leukocyte phosphorylase in a family with type VI GSD. Metabolism. **19**, 238 (1970).

Literatur

Alfa-1,4-Glukosidase

Bruni, C. B., Paluello, F. M.: A biochemical and ultrastructural study of liver, muscle, heart and kidney in type II glycogenosis. Virchows Arch. Abt. B **4**, 196 (1970).

Hernandez, A., Jr., Marchesi, V., Goldring, D., Kissane, J., Hartmann, Jr., A. F.: Cardiac glycogenosis. Hemodynamic, angiocardiographic, and electron microscopic findings-report of a case. J. Pediat. **68**, 400 (1966).

Hudgson, P.: Type II (Pompe's disease) skeletal muscle glycogenosis. In *Some Inherited Disorders of Brain and Muscle* (Hrsg. Allan, J. D. & Raine, D. N.), S. 60. Edinburgh: E. S. Livingstone 1969.

McAdams, A. J., Wilson, H. E.: The liver in generalized glycogen storage disease. Amer. J. Path. **40**, 99 (1966).

Nihill, M. R., Wilson, D. S., Hugh-Jones, K.: Generalized glycogenosis Type II (Pompe's disease). Arch. Dis. Childh. **45**, 122 (1970).

Pompe, J. C.: Genootschap ter beuordering van natuur-geneesens heelkunde, te Amsterdam. Ned. T. Geneesk. **76**, 304 (1932).

Salafsky, I. S., Nadler, H. L.: Alpha-1,4-glucosidase activity in Pompe's disease. J. Pediat. **79**, 794 (1971).

Debrancher-Enzyme

Garancis, J. C., Panares, R. R., Good, Th. A., Kuzma, J. F.: Type III Glycogenosis. A biochemical and electron microscopic study. Lab. Invest. **22**, 468 (1970).

Waaler, P. E., Gatatun-Tjeldstø, O., Moe, P. J.: Genetic studies in glycogen storage disease type III. Acta paediat. scand. **59**, 529–535 (1970).

Williams, Ch., Field, J. B.: Studies in glycogen storage disease. III. Limit dextrinosis: A genetic study. J. Pediat. **72**, 214 (1968).

Muskelphosphorylase

Fattah, S. M., Rubulis, A., Faloon, W. M.: McArdle's disease. Metabolic studies in a patient and review of the syndrome. Amer. J. Med. **48**, 693 (1970).

McArdle, B.: Type V glycogenosis. In *Some Inherited Disorders of Brain and Muscle* (Hrsg. Allan, J. D. & Raine, D. N.) S. 48. Edinburgh: E. S. Livingstone 1969.

Glukose-6-Phosphatase

Brante, G., Kaijser, K., Öckerman, P. A.: Glycogenosis type I (lack of glucose-6-phospha-tase) in four siblings. Acta paediat. Suppl. **157**, (1964).

von Gierke, E.: Hepato-nephromegalia glykogenia. Beitr. path. Anat. **82**, 497 (1929).

Kelley, W. N., Rosenbloom, F. M., Seegmiller, J. E., Howell, R. R.: Excessive production of uric acid in type I glycogen storage disease. J. Pediat. **72**, 488 (1968).

Spycher, M. A., Gitzelmann, R.: Glycogenosis type I (glucose-6-phosphatase deficiency): Ultrastructural alterations of hepatocytes in a tumor bearing liver. Virchows Arch. Abt. B **8**, 133 (1971).

Technik

Byron, F. M.: Demonstration of glycogen in glycogenosis types 1, 2 and 4. J. med. Lab. Technol. **27**, 43 (1970).

Czarnecki, C. M.: The effect of fixation on the chemical extraction of glycogen from rat liver. Histochem. J. **3**, 163 (1971).

Field, R. A.: Glycogen deposition diseases. In *The Metabolic Basis of Inherited Disease* (Hrsg. Stanbury, J. B. et al.) 2. Aufl., S. 165 New York: McGraw-Hill 1966.

Howell, R. R., Kaback, M. M., Brown, B. I.: Type IV glycogen storage disease: Branching enzyme deficiency in skin fibroblasts and possible heterozygote detection. J. Pediat. **78**, 638 (1971).

Lundquist, A., Öckerman, P. A.: Fine-needle aspiration biopsy of human liver for enzymatic diagnosis of glycogen storage diseases and gargoylism. Acta paediat. scand. **59**, 293 (1970).

Lynch, M. J. et al.: *Medical Laboratory Technology and Clinical Pathology*. 2. Aufl., S. 1090. Philadelphia: Saunders 1969 (Glykogen-Fixation).

Manns, E.: The preservation and demonstration of glycogen in tissue sections. J. med. Lab. Technol. **15**, 1 (1958).

Öckerman, P. A.: A technique for the enzymatic diagnosis of glycogen storage disease on very small tissue specimens. Acta paediat. scand. **57**, 105 (1968).

Valance-Owen, J.: The histological demonstration of glycogen in necropsy material. J. Path. Bact. **60**, 325 (1948).

Williams, H. E., Kendig, E. M., Field, J. B.: Leukocyte debranching enzyme in glycogen storage disease. J. clin Invest. **42**, 656 (1963)

Kapitel 9

Allgemeines

Kamoshita, S., Landing, B. H.: Distribution of lesions in myenteric plexus and gastrointestinal mucosa in lipidoses and other neurological disorders in children. Amer. J. clin. Path. **49**, 312 (1968).

Wolman, M.: Histochemistry of lipids in pathology. In *Handbuch der Histochemie* (Hrsg. Graumann & Neumann), vol. V: 2. Stuttgart: Gustav Fischer 1964.

Wolman, M.: *Pigments in Pathology*. New York: Academic Press 1969.

Yunis, E., Sherman, F. E.: Macrophages of the rectal lamina propria in children. Amer. J. clin. Path. **53**, 580 (1970).

Zollinger, H. U., Rohr, H.-P.: Struktur und Bedeutung der renalen Schaumzellen. Virchows Arch. Abt. A **348**, 205 (1969).

Ceroid

Fisher, E. R.: Pigmentation of intestinal tract. In *Pigments in Pathology* (Hrsg. Wolman, M.), S. 489. New York: Academic Press 1969.

Fisher, E. R., Hellström, H. R.: Ceroid-like colonic histiocytosis. Amer. J. clin. Path. **42**, 581 (1964).

Oppenheimer, E., Andrews, Jr., E. A.: Ceroid storage disease in childhood, Pediatrics **23**, 1091 (1959).

Chronische Granulomatose

Barnes, R. D., Bishun, N. P., Holliday, J.: Impaired lymphocyte transformation and chromosomal abnormalities in fatal granulomatous disease of childhood. Acta paediat. scand. **59**, 403 (1970).

Clawson, C. C., Rodey, G. E., Good, R. A.: Ultrastructure of familial lipochrome histiocytosis. Lab. Invest. **22**, 294 (1970).

Eschenbach, C.: Zur Aetiologie der progressiven septischen Granulomatose. Pediat. Res. **4**, 493 (1970).

Eschenbach, C., Seebach, G.: Anomalie der Lysosomenmembran von neutrophilen Granulocyten als Ursache der progressiven septischen Granulomatose. Virchows Arch. Abt. B **7**, 16 (1971).

Heyne, K.: Progressive septische Granulomatose (chronic granulomatous disease) im Säuglingsalter. Acta paediat. Acad. Sci. hung. **12**, 137 (1971).

Hitzig, W. H., Molz, G., Plüss, H. J., Renner, R.: Progressive septische Granulomatose. Helv. paediat. Acta **24**, 246 (1969).

Johnston, R. B., Baehner, R. L.: Chronic granulomatous disease: Correlation between pathogenesis and clinical findings. Pediatrics **48**, 730 (1971).

Křepela, K., Zástava, V., Kučerová, M., Bukva, V., Hamanová, J.: Fatal familial granulomatosis in children. Helv. paediat. Acta **25**, 428 (1970).

Quie, P. G.: Chronic granulomatous disease of childhood. Advanc. Pediat. **16**, 287 (1969).

Symchych, P. S., Wanstrup, J., Andersen, V.: Chronic granulomatous disease of childhood. A morphologic study. Acta path. microbiol. scand. **74**, 179 (1968).

Thompson, E. N., Soothill, J. F.: Chronic granulomatous disease: Quantitative clinicopathological relationships. Arch. Dis. Childh. **45**, 24 (1970).

Cortison-Lipidose

Breckenridge, R. T., Moore, R. D., Ratnoff, O. D.: A study of thrombocytopenia. New histologic criteria of the differentiation of idiopathic thrombocytopenia and the thrombocytopenia associated with disseminated lupus erythematosus. Blood **30**, 39 (1967).

Dollberg, L., Casper, J., Djaldetti, M., Klibansky, Ch., De Vries, A.: Lipid-laden histiocytes in the spleen in thrombocytopenic purpura. Amer. J. clin. Path. **43**, 16 (1965).

Hill, J. M., Speer, R. J., Gedikoglu, H.: Secondary lipidosis of spleen associated with thrombocytopenia and other blood dyscrasias treated with cortisone. Amer. J. clin. Path. **39**, 607 (1963).

Landing, B. H., Strauss, L., Crocker, A. C., Braunstein, H., Henley, W. L., Will, J. R., Sanders, M.: Thrombocytopenic purpura with histiocytosis of the spleen. New Engl. J. Med. **265**, 572 (1961).

Speer, R. J., Ridgway, H., Hill, J. M.: Lipids of the human spleen. Amer. J. clin. Path. **38**, 297 (1962).

Essentielle Hypercholesterinaemie und Lipaemie

Borrie, P.: Essential hyperlipemia and idiopathic hypercholesterolaemic xanthomatosis. Brit. med. J. **11**, 911 (1957).

Ferrans, V. J., Buja, L. M., Roberts, W. C., Fredrickson, D. S.: The spleen in type I hyperlipoproteinemia. Amer. J. Path. **64**, 67 (1971).

Goodman, M., Shuman, H., Goodman, S.: Idiopathic lipemia with secondary xanthomatosis, hepatosplenomegaly, and lipemia retinalis. J. Pediat. **16**, 598 (1940).

Kinsell, L. W., Schlierf, G., Kahlke, W., Schettler, G.: Essential hyperlipemia. In *Lipids and Lipidoses* (Hrsg. G. Schettler), S. 446. Berlin-Heidelberg-New York: Springer 1967.

Schettler, G., Kahlke, W., Schlierf, G.: Essential hypercholesterolemia. In *Lipids and Lipidoses* (Hrsg. G. Schettler), S. 412. Berlin-Heidelberg-New York: Springer 1967.

Fabry'sche Glykolipidose

Brady, R. O., Gal, A. E., Bradley, R. M., Mårtensson, E.: The metabolism of ceramid trihexosides. J. biol. Chem. **242**, 1021 (1967).

Brady, R. O., Gal, A. E., Bradley, R. M., Mårtensson, E., Warshaw, A. L., Laster, L.: Enzymatic defect in Fabry's disease. New Engl. J. Med. **276**, 1163 (1967).

Desnick, R. J., Sweeley, C. C., Krivit, W.: A method for the quantitative determination of neutral glycosphingolipids in urine sediment. J. Lipid Res. **11**, 31 (1970).

Francois, J., Snacken. J., Stockmans, L.: Fabry's disease (glycolipid lipidoses). Path. europ. **3**, 347 (1968).

Kint, J. A.: Fabry's disease: Alpha-galactosidase deficiency. Science **167**, 1268 (1970).

Malmqvist, E., Ivemark B. I., Lindsten, K. J., Maunsbach, A., Mårtensson, E.: Histochemical, electronmicroscopical and biochemical studies on Fabry's disease in a family with evidence of linkage with the sex-linked blood group Xg. Lab. Invest. **25**, 1 (1971).

Philippart, M., Sarlieve, L., Mancorda, A.: Urinary glycolipids in Fabry's disease. Their examination in the detection of atypical variants and the pre-symptomatic state. Pediatrics **43**, 201 (1969).

Sweeley, C. C., Klionsky, B., Desnick, R. J., Krivit, W.: Fabry's disease: Glycosphingolipid lipidosis. In *The Metabolic Basis of Inherited Disease* (Hrsg. Stanbury et al.), 3. Aufl. New York: MacGraw-Hill 1972.

Farbersche Lipogranulomatose

Crocker, A. C., Cohen, J., Farber, S.: The „lipogranulomatosis" syndrome; Review with report of patient showing milder involvement. In *Inborn Disorders of Sphingolipid Metabolism* (Hrsg. Aronson & Volk), S. 485. Oxford: Pergamon 1967.

Eleftheriou, D., Vlachos, J., Billis, A.: Fatal lipogranulomatosis with atrial pseudotumour, intrahepatic sclerosing cholangitis and lymphoreticular proliferation simulating malignant lymphoma. Path. europ. **5**, 348 (1970).

Molz, G.: Farbersche Krankheit. Pathologisch-anatomische Befunde. Virchows Arch. Abt. A **344**, 86 (1968).

Moser, H. W., Prensky, A. L., Wolfe, H. J., Rosman, N. P.: Farber's lipogranulomatosis. Report of a case and demonstration of an excess of free ceramide and ganglioside. Amer. J. Med. **47**, 869 (1969).

Samuelsson, K., Zetterström, R.: Ceramides in a patient with lipogranulomatosis (Farber's disease) with chronic course. Scand. J. clin. Lab. Invest. **27**, 393 (1971).

Samuelsson, K., Zetterström, R., Ivemark, B. I.: Studies on a case of lipogranulomatosis (Farber's disease) with protracted course. 4th International Symposium on Sphingolipids, Sphingolipidoses and Allied Disorders. New York: Plenum Press 1972.

Gangliosidose

O'Brien, J. S.: Generalized gangliosidoses. J. Pediat. **75**, 167 (1969).

Schettler, G., Kahlke, W.: Neurovisceral gangliosidoses. In *Lipids and Lipidoses* (Hrsg. Schettler), S. 242. Berlin-Heidelberg-New York: Springer 1967.

Scott, C. R., Lagunoff, D., Trump, B. F.: Familial neurovisceral lipidosis. J. Pediat. **71**, 357 (1967).

Suzuki, K.: Cerebral GM-1 gangliosidosis: Chemical pathology of visceral organs. Science **159**, 1471 (1968).

Melanose und Mukoidophagen

Azzopardi, J. G., Evans, D. J.: Mucoprotein-containing histiocytes (muciphages) in the rectum. J. clin. Path. **19**, 368 (1966).

Morbus Gaucher

Fredrickson, D. S.: Cerebroside lipidosis: Gaucher's Disease. In *The Metabolic Basis of Inherited Disease* (Hrsg. Stanbury et al.), S. 730. New York: McGraw-Hill 1972.

Niemann-Picksche Krankheit

Fredrickson, D.: Sphingomyelin lipidosis: Niemann-Pick disease. In *The Metabolic Basis of Inherited Disease* (Hrsg. Stanbury et al.), S. 586. New York: McGraw-Hill 1966.

Ivemark, B. I., Svennerholm, L., Thorén, C., Tunell, R.: Niemann-Pick disease in infancy. Report of two siblings with clinical, histologic and chemical studies. Acta paediat. **52**, 391 (1963).

Schettler, G., Kahlke, W.: Niemann-Pick disease. In *Lipids and Lipidoses* (Hrsg. Schettler), S. 288, Berlin-Heidelberg-New York: Springer 1967.

Schaumzellen bei Thalassaemie

Gordon, G. B., Hyun, B. H., Kuhn, M. L.: Pathogenesis of the foam cell in thalassemia. Lab. Med. Bull Path. **10**, 398 (1969).

Schaumzellen in den Nieren

Zollinger, H. U., Rohr, H.-P.: Struktur und Bedeutung der renalen Schaumzellen. Virchows Arch. Abt. A **348**, 205 (1969).

Sulfatidose

Kohn, R.: Papillomatosis of the gallbladder in metachromatic leukodystrophy. Amer. J. clin. Path. **52**, 737 (1969). (Siehe auch Kap. 5.)

Tangiersche Krankheit

Bale, P. M., Clifton-Bligh, P., Benjamin, B. N. P., Whyte, H. M.: Pathology of Tangier disease. J. clin. Path. **24**, 609 (1971).

Fredrickson, D.: Familial high-density lipoprotein deficiency: Tangier disease. In *The Metabolic Basis of Inherited Disease* (Hrsg. Stanbury, Wyngaarden & Fredrickson), S. 520, 3. Aufl. New York: McGraw-Hill 1972.

Kahlke, W.: Tangier disease. In *Lipids and Lipidoses* (Hrsg. Schettler), S. 401. Berlin-Heidelberg-New York: Springer 1967.

Whipplesche Krankheit

Aust, C. H., Smith, E. B.: Whipple's disease in a 3-month-old infant with involvement of the bone marrow. Amer. J. clin. Path. **37**, 66 (1962).

Maizel, H., Ruffin, J. M., Dobbins, W. O.: Whipple's disease. A review of 19 patients from one hospital and a review of the literature since 1950. Medicine (Baltimore) **49**, 175 (1970).

Phillips, M. J., Finlay, J. M.: Bacilli-lipid associations in Whipple's disease. J. Path. Bact. **94**, 131 (1967).

Roberts, D. M., Themann, H., Knust, F.-J.,

Preston, F. E., Donaldson, J. R.: An electron-microscope study of bacteria in two cases of Whipple's disease. J. Path. **100**, 249 (1970).

Rowlands, D. T., Landing, B. H.: Colonic histiocytosis in children. Report of a form resembling that seen in Whipple's disease. Amer. J. Path. **36**, 201 (1960).

Wolmansche Krankheit

Kahana, D., Berant, M., Wolman, M.: Primary familial xanthomatosis with adrenal involvement (Wolman's disease). Report of a further case with nervous system involvement and pathogenetic considerations. Pediatrics **42**, 70 (1968).

Lake, B. D., Patrick, A. S.: Wolman's disease: Deficiency of E 600-resistant acid esterase activity with storage of lipids in lysosomes. J. Pediat. **76**, 262 (1970).

Lough, J., Fawcett, J., Wiegensberg, B.: Wolman's disease. An electron microscopic, histochemical, and biochemical study. Arch. Path. **89**, 163 (1970).

Marshall, W. C., Ockenden, B. G., Fosbrocke, A. S., Cumings, J. N.: Wolman's disease. A rare lipidosis with adrenal calcification. Arch. Dis. Childh. **44**, 331 (1969).

Kapitel 10

Allgemeines

v. Hornstein, B., Hedinger, Chr.: Sphärische intratubuläre Körperchen in präpuberalen Hoden und Nebenhoden. Virchows Arch. path. Anat. **339**, 83 (1965).

v. Hornstein, B., Hedinger, Chr.: Acidophil gekörnte, onkozytenartige Zellen im präpuberalen Keimepithel. Virchows Arch. path. Anat. **341**, 1 (1966).

Huber, R., Weber, E., Hedinger, Chr.: Struktur intratubulärer Körperchen (sog. Ringtubuli) des kindlichen Hodens. Virchows Arch. Abt. A **344**, 40 (1968).

Huber, R., Weber, E., Hedinger, Chr.: Zur mikroskopischen Anatomie der sog. hypoplastischen Zonen des normal descendierten Hodens. Virchows Arch. Abt. A **344**, 47 (1968).

Janko, A. B., Sandberg, E. C.: Histochemical evidence for the protein nature of the Reinke crystalloid. *Obstet & Gynec.* **35**, 182 (1970).

Johnson, A. D., Gomes, W. R., Vandemark, N. L. (Hrsg.): *The Testis, vol. 1 Development, Anatomy & Physiology; vol. 2 Biochemistry.* New York: Academic Press 1970.

Literatur

Koudstaal, J., Frensdorf, E. L., Kremer, J., Mudde, J. M., Hardonk, M. J.: The histochemical pattern of the human adult testes. Acta endocr. (Kbh) **55**, 415 (1967).
Koudstaal, J., Frensdorf, E. L., Kremer, J., Mudde, J. M. Hardonk, M. J.: A clinical and histochemical study of disorders of the human testes. Acta endocr. (Kbh) **55**, 427 (1967).
Lennox, B., Ahmad, K. N., Mack, W. S.: A method for determining the relative total length of the tubules in the testis. J. Path. **102**, 229 (1970).
Pryse-Davies, J., Dewhurst, C. J.: The development of the ovary and uterus in the foetus, newborn and infant: A morphological and enzyme histochemical study. J. Path. **103**, 5 (1971).
Rosemberg, E., Paulsen, C. A. (Hrsg.): *The Human Testis*. Advances in Exp. Med. & Biol. Vol. 10. New York: Plenum Press 1970.
Waites, G. M. H., Setchell, B. P.: Physiology of the testis, epididymis and scrotum. In *Advances in Reproductive Physiology* (Hrsg. McLaren, A.), vol. 4, S. 1. London: Logos Press 1969.

Hoden und Intersexualität

Aarskog, D.: Clinical and cytogenetic studies in hypospadias. Acta paediat. scand. *Suppl.* **203**, 1970.
Butler, L. J., Snodgrass, G. J. A., France, N. E., Russel, A., Swain, V. A. J.: True hermaphroditism or gonadal intersexuality. Cytogenetic and gonadal analyses of 5 new examples related to 67 known cases studied cytogenetically. Arch. Dis. Childh. **44**, 666 (1969).
Crawford, J. D. et al.: Syndromes of testicular feminization. An informal appraisal and review of the latest advances in insights, with special emphasis on pathogenesis, biochemical mechanisms at work and psycho-social clinical problems. Clin. Pediat. (Phila.) **9**, 165 (1970).
Federman, D. D.: *Abnormal Sexual Development*. A Genetic and Endocrine Approach to Differential Diagnosis. Philadelphia: W. B. Saunders Company 1968.
Federman, D. F.: The pathogenesis of ambiguous sexual development. In *Progress in Gynecology* (Hrsg. Sturgis, S. H. & Taymor, M. L.), vol. V, S. 3. New York: Grune & Stratton 1970.
Ferguson-Smith, M. A.: Testes and intersexuality. In *Paediatric Endocrinology* (Hrsg. Hubble, D.), S. 359. Oxford: Blackwell 1969.

Hughesdon, P. E., Kumarasamy, T.: Mixed germ cell tumours. Gonadoblastomas in normal and dysgenetic gonads. Case reports and review. Virchows Arch. Abt. A **349**, 258 (1970).
Jirásek, J. E.: *Development of the Genital System and Male Pseudohermaphroditism*. (Hrsg. M. M. Cohen, Jr.) Baltimore: The Johns Hopkins Press 1971.
Jost, A.: The extent of foetal endocrine autonomy. In *Foetal Autonomy* (Hrsg. Wolstenholme, G. E. W. & O'Connor, M.), S. 79, Ciba Foundation Symposium. London: Churchill 1969.
Martineau, M.: Chromosomes in human testicular tumours. J. Path. **99**, 271 (1970).
Teter, J., Boczkowski, K.: Occurrence of tumours in dysgenetic gonads. Cancer **20**, 1301 (1967).

Hypogonadismus

Holsclaw, D. S., Schwachman, H.: Genital function in cystic fibrosis. In *Proceedings of the 5th international Cystic Fibrosis Conference* (Hrsg. Lawson, D.), Sept. 22–26, 1969, S. 308. London: Cystic Fibrosis Research Trust 1969.
Tillinger, K.-G.: Testicular morphology. A histo-pathological study with special reference to biopsy findings in hypogonadism with mainly endocrine disorders and in gynecomastia. Acta endocr. (Kbh) Suppl. **30**, 1957.

Kryptorchismus

Bergljung, L.: Retentio testis. Läkartidn. **67**, 1175 (1970).
Bergstrand, C. G., Ivemark, B., Qvist, O.: Testicular development in cryptorchism. Acta paediat. scand. Suppl. **159**, 135 (1965).
Brendler, H., Wulfsohn, M. A.: Surgical treatment of the high undescended testis. Surg. Gynec. Obstet. **124**, 605 (1967).
Charny, C. W., Wolgin, W.: *Cryptorchism*. New York: Hoeber-Harper 1957.
Lunderquist, A., Nommesen, N., Rafstedt, S., Åkesson, B.-Å.: Cryptorchidism. Roentgenological and surgical aspects. Acta paediat. scand. **57**, 473 (1968).
Qvist, O., Bergstrand, C. G., Ivemark, B. I.: Testikelns utveckling vid kryptorchism (abstr.). Nord. Med. **72**, 830 (1964).
Salle, B., Hedinger, Chr., Nicole, R.: Significance of testicular biopsies in cryptorchidism in children. Acta endocr. (Kbh) **58**, 67 (1968).
Scheibli, P.: Häufigkeit von sogenannten Ring-

tubuli mit intratubulären Körperchen in normal descendierten und fehlgelagerten Knabenhoden. Virchows Arch. Abt. A **344**, 249 (1968).

Technik

Alfi, O. S., Donnell, G. N., Derencsenyi, A.: Quinacrine fluoromicroscopy in the identification of human mitotic chromosomes. Pediatrics **48**, 423 (1971).

George, K. P.: Cytochemical differentiation along human chromosomes. Nature **226**, 80 (1970).

Johnsen, S. G.: Testicular biopsy score count-A method for registration of spermatogenesis in human testes; normal values and results in 335 hypogonadal males. Hormones **1**, 1 (1970).

Khudr, G., Benirschke, K.: Fluorescence of the Y chromosome: A rapid test to determine fetal sex. Amer. J. Obstet. Gynec. **110**, 1091 (1971).

Pearson, P. L., Bobrow, M., Vosa, C. G.: Technique for identifying Y chromosome in human interphase nuclei. Nature **226**, 78 (1970).

Rowley, M. J., Heller, C. G.: The testicular biopsy: Surgical procedure, fixation and staining technique. Fertil. and Steril. **17**, 177 (1966).

Kapitel 11

Chromaffines Gewebe

Brundin, T.: Studies on the preaortal paraganglia of newborn rabbits. Acta physiol. scand. **70**, Suppl. 290 (1966).

Corrodi, H., Jonsson, G.: The formaldehyde fluorescence method for the histochemical demonstration of biogenic monoamines. A review of the methodology. J. Histochem. Cytochem. **15**, 65 (1967).

Coupland, R. E., Hopwood, D.: The mechanism. of the differential staining reaction for adrenaline- and noradrenaline-storing granules in tissues fixed in glutaraldehyde. J. Anat. (Lond.) **100**, 227 (1966).

Elbadawi, A., Hayashi, K. D., Schenk, E. A.: Histochemical demonstration of norepinephrine in postmortem tissues. Histochemie **21**, 21 (1970).

Falck, B., Owman, Ch.: A detailed methodological description of the fluorescence method for the cellular demonstration of biogenic monoamines. *Acta Univ. Lund.* II: **7**, 1–19 (1965).

Gjessing, L.: Biochemistry of functional neural crest tumors. In *Advances in Clinical Chemistry* (Hrsg. Bodansky, O.), vol. **11**, S. 81–131, New York: Academic Press 1968.

Hillarp, N.-Å., Hökfelt, B.: Evidence of adrenaline and noradrenaline in separate adrenal medullary cells. Acta physiol. scand. **30**, 55 (1953).

Hillarp, N.-Å., Hökfelt, B.: Histochemical demonstration of noradrenaline and adrenaline in the adrenal medulla. J. Histochem. Cytochem. **3**, 1 (1955).

Honoré, L. H.: A light microscopic method for the differentiation of noradrenaline- and adrenaline-producing cells of the rat adrenal medulla. J. Histochem. Cytochem. **19**, 483 (1971).

Jost, A.: Problems of fetal endocrinology: the adrenal glands. Recent Progr. Hormone Res. **22**, 541 (1966).

Sherwin, R. P.: The adrenal medulla, paraganglia and related tissues. In *Endocrine Pathology* (Hrsg. Bloodworth, J. M. B., Jr.), S. 256. Baltimore: Williams & Wilkins 1968.

Sherwin, R. P., Rosen, V. J.: New aspects of the chromoreactions for the diagnosis of pheochromocytoma. Amer. J. clin. path. **43**, 200 (1965).

Willis, R. A.: The chromaffin tissues. In *The Borderland of Embryology and Pathology*, 2. Aufl. S. 111. London: Butterworth 1962.

Nebennierenrinde

Aarskog, D.: Cortisol in the Newborn Infant. *Norwegian Monographs on Medical Science.* Universitetsförlaget, Oslo 1964. Acta paediat. scand. Suppl. **158**.

Aterman, K., Kerenyi, N., Lee, M.: Adrenal cytomegaly. Virchows Arch. Abt. A **355**, 105 (1972).

Bartman, J., Driscoll, S. G.: Fetal adrenal cortex in erythroblastosis fetalis. Arch. Path. **87**, 343 (1969).

Bartter, F. C., Pronove, P., Gill, J. R., Jr., MacCardle, R. C.: Hyperplasia of the juxtaglomerular complex with hyperaldosteronism and hypokalemic alkalosis. A new syndrome. Amer. J. Med. **33**, 811 (1962).

Baulieu, E. E., Peillon, F., Migeon, C. J.: Adrenogenital syndrome. In *The Adrenal Cortex* (Hrsg. Eisenstein, A. B.), S. 553. London: Churchill 1967.

Bech, K.: Morphology of the fetal adrenal cortex, and maternal urinary oestriol excretion in pregnancy. Acta obstet. gynec. scand. **50**, 215 (1971).

Bech, K., Tygstrup, I., Nerup, J.: The involution of the foetal adrenal cortex. Acta path. microbiol. scand. **76**, 391 (1969).

Bloodworth, J. M. B.: The adrenal. In *Pathology Annual* (Hrsg. Sommers, Sh. C.), vol. 1, S. 172. New York: Appleton-Century-Fox 1966.

Bolande, R. P.: Adrenal changes in post-term infants and the placental dysfunction syndrome. Amer. J. Path. **34**, 137 (1958).

Borit, A., Kosek, J.: Cytomegaly of the adrenal cortex. Electron microscopy in Beckwith's syndrome. Arch. Path. **88**, 58 (1969).

Dohm, G.: *Die Nebennierenrinde im Kindesalter. Orthologie und Pathologie.* Berlin-Heidelberg-New York: Springer 1965.

Eaton, A. P., Maurer, W. F.: The Beckwith-Wiedemann syndrome. Amer. J. Dis. Child. **122**, 520 (1971).

Eisenstein, A. B. (Hrsg.): *The Adrenal Cortex.* By 26 authors. London: Churchill, 1967.

Eneroth, P., Ferngren, H., Gustafsson, J.-Å., Ivemark, B. & Stenberg, Å.: Excretion of steroid hormones in an anencephalic newborn infant. Acta endocr. (Kbh.) **70**, 113 (1972).

Ericsson, H., Ivemark, B. I., Johnsson, T., Zetterström, R.: Generalized herpes simplex infection associated with staphylococcal septicemia in a newborn infant. Acta paediat. **47**, 666 (1958).

Hall, K., Luft, R.: Laboratoriediagnostik vid binjurebarksjukdomar. *Medicinsk årbog* XII, S. 101. Köpenhamn: Munksgaard 1969,

Hashida, Y., Kenny, F. M., Yunis, E. J.: Ultrastructure of the adrenal cortex in Cushing's disease in children. Human Path. **1**, 595 (1970).

International Symposium on Foeto-Placental Unit. Amsterdam: *Excerpta Medica* No. 170 1968.

Jendricke, K.: Der Hypophysenvorderlappen bei den kongenitalen adrenogenitalen Syndromen. Virchows Arch. path. Anat. **343**, 230 (1968).

Johannisson, E.: The Foetal Adrenal Cortex in the Human. Its ultrastructure at different stages of development and in different functional states. Acta endocr. (Kbh) Suppl. **130**, 1968.

Kenny, F. M., Reynolds, J. W., Green, O. C.: Partial 3-beta-hydroxysteroid dehydrogenase (3β-HSD) deficiency in a family with congenital adrenal hyperplasia: Evidence for increasing 3β-HSD activity with age. Pediatrics **48**, 756 (1971).

Liu, N.: The adrenal gland. I. Some aspects of endocrinology in the fetus and the newborn. Pediat. Clin. N. Amer. **13**, 1058 (1966).

McNutt, N. S., Jones, A. L.: Observations on the ultrastructure of cytodifferentiation in the human fetal adrenal cortex. Lab. Invest. **22**, 513 (1970).

Mitschke, H., Saeger, W., Donath, K.: Zur Ultrastruktur der Nebenniere beim Cushing-Syndrom. Virchows Arch. Abt. A **353**, 234 (1971).

Mohl, H. L., Fliegel, C. P.: Ein Beitrag zur Nebennierenblutung beim Neugeborenen. Z. Kinderchir. **10**, 391 (1971).

Naeye, R. L.: Infants of diabetic mothers: A quantitative morphologic study. Pediatrics **35**, 980 (1965).

Nichols, J.: The adrenal cortex. In *Endocrine Pathology* (Hrsg. Bloodworth, J. M. B.), S. 224. Baltimore: Williams & Wilkins 1968.

O'Donohoe, N. V., Holland, P. D. J.: Familial congenital adrenal hypoplasia. Arch. Dis. Childh., **43**, 717 (1968).

Oppenheimer, E. H.: Adrenal cytomegaly: Studies by light and electron microscopy. Arch. Path **90**, 46 (1970).

Osterwalder, H.: Die juxtaglomerulären Zellen beim virilisierenden adrenogenitalen Syndrom mit und ohne Salzverlustsyndrom. Schweiz. med. Wschr. **101**, 1298 (1971).

Ranström, S.: The morbid anatomy of erythroblastosis fetalis and its relation to the Rh-factor. Acta paediat. **40**, 41 (1951).

Riley, C.: Lipids of human adrenals. Biochem. J. **87**, 500 (1963).

Sucheston, M. E., Cannon, M. S.: Microscopic comparison of the normal and anencephalic human adrenal gland with emphasis on the transient zone. Obstet. Gynec. **35**, 544 (1970).

Symington, Th.: *Functional Pathology of the Human Adrenal Gland.* Edinburgh: Livingstone 1969.

Wald, M. K., Perrin, E. V., Bolande, R. P.: Bartter's syndrome in early infancy. Physiologic, light and electron microscopic observations. Pediatrics **47**, 254 (1971).

Zondek, L. H., Zondek, Th.: Congenital adrenal hypoplasia in two infants. Acta paediat. scand. **57**, 250 (1968).

Kapitel 12

Deligeorgis, D., Yannakos, D., Panayotou, P., Doxiadis, S.: The normal borders of the liver in infancy and childhood. Arch. Dis. Childh. **45**, 702–704 (1970).

Gruenwald, P., Minh, H. N.: Evaluation of body and organ weights in perinatal pathology. I. Normal standards derived from autopsies. Amer. J. clin. Path. **34**, 247 (1960).

Gruenwald, P.: Growth of the human fetus. In *Advances in Reproductive Physiology*, vol. II (Hrsg. McLaren, A.), S. 290, New York: Academis Press 1967.

McNicoll, B.: Palpability of the liver and spleen in infants and children. Arch. Dis. Childh. **32**, 348 (1957).

Kapitel 13

Adams, C. W. M., Bayliss, O. B.: Schiff reactions with lipids and the disputed terminal rinse with hydrochloric acid. Histochemie **28**, 220 (1971).

Alfi, O. S., Donnell, G. N., Derencsenyi, A.: Quinacrine fluoromicroscopy in the identification of human mitotic chromosomes. Pediatrics **48**, 423 (1971).

Conn, H. J. et al.: *Staining Procedures used by the Biological Stain Commission.* 2. Aufl. Baltimore: Williams & Wilkins 1960 (PTAH, S. 44).

Disbrey, B., Rack, J. H.: *Histological Laboratory Methods.* Edinburgh: Livingstone 1970.

Elleder, M., Lojda, Z.: Studies in lipid histochemistry. II. The nature of the material stained with acid haematein test and with OTAN reaction in red blood cells. Histochemie **24**, 21 (1970).

Engel, W. K., Cunningham, G. C.: Rapid Examinations of muscle tissue. Neurology **13**, 919 (1963). (Trichrom-Methode).

Engel, W. K., Cunningham, G. C.: Alkaline phosphatase-positive abnormal fibers of human muscle. J. Histochem. Cytochem. **18**, 55 (1970).

Engfeldt, B., Hjertquist, S.-O.: The effect of various fixatives on the preservation of acid glycosaminoglycans in tissues. Acta path. microbiol. scand. **71**, 219 (1967) (CPC-formalin).

George, K. P.: Cytochemical differentiation along human chromosomes. Nature **226**, 80 (1970) (Y-Chromosom).

Khudr, G., Benirschke, K.: Fluorescence of the Y chromosome: A rapid test to determine fetal sex. Amer. J. Obstet. Gynec. **110**, 1091 (1971).

Lillie, R. D.: *Histopathologic Technic and Practical Histochemistry.* New York: Blakiston 1954 (PAAS, S. 310).

Lynch, M. J. et al.: *Medical Laboratory Technology and Clinical Pathology.* Philadelphia: Saunders 2. Aufl., Kupfernachweis, S. 1133, 1969.

Muir, H., Mittwoch, U., Bitter, T.: The diagnostic value of isolated urinary mucopolysaccharides and of lymphocyte inclusions in gargoylism. Arch. Dis. Childh. **38**, 358 (1963).

Niles, N. R., Chaen, J., Cunningham, G. J., Bitensky, L.: The histochemical demonstration of adenosine triphosphatase activity in myocardium. J. Histochem. Cytochem. **12**, 740 (1964). (myofibrilläre ATP-ase).

Pearse, A. G. E.: *Histochemistry. Theoretical and Applied.* 2. Aufl., London: Churchill 1960. (Hale, S. 836).

Pearson, P. L., Bobrow, M., Voss, C. G.: Technique for identifying Y chromosomes in human interphase nuclei. Nature **226**, 78 (1970).

Roulet, F.: *Methoden der Pathologischen Histologie.* Wien: Springer 1948. (Ladewig, S. 283).

Symington, Th.: *Functional Pathology of the Adrenal Gland.* Edinburgh: Livingstone 1969, S. 532–535 (chromaffine Reaktionen).

Thompson, S. W.: *Selected Histochemical and Histopathological Methods.* Thomas, 1966. (Posphorylase-Nachweis nach Takeuchi S. 678).

Zech, L.: Investigation of metaphase chromosomes with DNA-binding fluorochromes Exp. Cell. Res. **58**, 463 (1969) (quinacrine mustard zum Y-Nachweis).

Sachverzeichnis

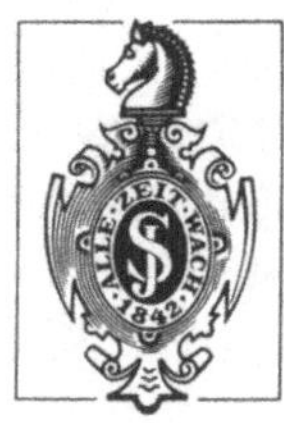

Springer-Verlag
Berlin · Heidelberg · New York

München Johannesburg London Madrid New Delhi Paris
Rio de Janeiro Sydney Tokyo Utrecht Wien

Methoden in der medizinischen Cytogenetik

Herausgeber: H. G. Schwarzacher, U. Wolf. Unter Mitarbeit
von W. Gey, S. Ohno, E. Passarge, R. A. Pfeiffer, M. Tolksdorf
50 Abb. XII, 186 Seiten. 1970. Gebunden DM 48,—; US $18.50
ISBN 3-540-04968-1
Englische Ausgabe unter dem Titel
"Methods in Human Cytogenetics" erhältlich

G. H. Valentine

Die Cromosomenstörungen

Eine Einführung für Kliniker
Übersetzt aus dem Englischen von E. Wolf
74 Abb. XV, 152 Seiten. 1968. (Heidelberger Taschenbücher,
Band 45) DM 14,80; US $5.70
ISBN 3-540-04188-5

Handbuch der Kinderheilkunde

In 9 Bänden. Herausgeber: H. Opitz, F. Schmid
Komplett lieferbar. Sonderpreis für Käufer des Gesamt-
werkes Gebunden DM 3442,40; US $1325.40

Band 1 (2 Teile): **Geschichte der Kinderheilkunde,
Physiologie und Pathologie der Entwicklung
Physiologie und Pathologie der Neugeborenenperiode**

Band 2 (2 Teile): **Pädiatrische Diagnostik
Pädiatrische Therapie**

Band 3: **Immunologie — Soziale Pädiatrie**

Band 4: **Stoffwechsel — Ernährung — Verdauung**

Band 5: **Infektionskrankheiten**

Band 6: **Erkrankungen der Stützgewebe. Erkrankungen des
Blutes und der blutbildenden Organe**

Band 7: **Lungen — Luftwege, Herz — Kreislauf,
Nieren — Harnwege**

Band 8 (2 Teile): **Neurologie — Psychologie — Psychiatrie
Tumoren im Kindesalter**

Preisänderungen
vorbehalten

Band 9: **Pädiatrische Grenzgebiete. Augen — Ohren —
Zähne — Haut**